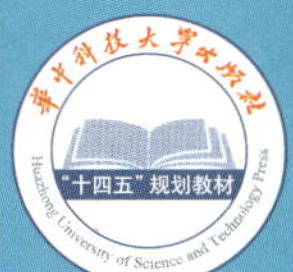
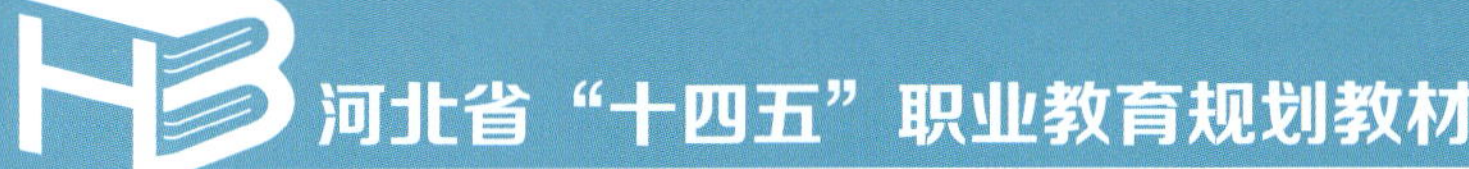

河北省“十四五”职业教育规划教材

高等职业学校“十四五”规划新形态一体化系列教材

◆ 供护理、助产、药学、口腔、影像、检验等专业使用

正常人体形态结构

ZHENGCHANG RENTI XINGTAI JIEGOU

主　编　申社林　郭建美　张义伟

副主编　李伟航　王景伟　王艳盛　刘慧卿

编　委（以姓氏笔画为序）

王艳盛　邢台医学院

王景伟　邢台医学院

申社林　邢台医学院

刘少斌　邢台医学院

刘慧卿　华北医疗健康集团邢台总医院

李　洁　华北医疗健康集团邢台总医院

李伟航　牡丹江大学

张义伟　宁夏医科大学

周　晴　邢台医学院

郭建美　邢台医学院

华中科技大学出版社

http://press.hust.edu.cn

中国·武汉

内容简介

本教材是高等职业学校“十四五”规划新形态一体化系列教材。

本教材除绪论外，共分为十三章，内容主要包括细胞、基本组织、运动系统、消化系统、呼吸系统、泌尿系统、生殖系统、腹膜、脉管系统、内分泌系统、感觉器、神经系统、人体胚胎学概要。

本教材适合护理、助产、药学、口腔、影像、检验等专业学生使用。

图书在版编目(CIP)数据

正常人体形态结构/申社林，郭建美，张义伟主编. —武汉：华中科技大学出版社，2021.8(2025.8 重印)
ISBN 978-7-5680-7396-7

Ⅰ. ①正…　Ⅱ. ①申…　②郭…　③张…　Ⅲ. ①人体形态学-教材　②人体结构-教材　Ⅳ. ①R32
②Q983

中国版本图书馆 CIP 数据核字(2021)第 170157 号

正常人体形态结构　　申社林　郭建美　张义伟　主编
Zhengchang Renti Xingtai Jiegou

策划编辑：居　颖
责任编辑：毛晶晶　丁　平
封面设计：原色设计
责任校对：曾　婷
责任监印：周治超
出版发行：华中科技大学出版社(中国・武汉)　　电话：(027)81321913
　　　　　武汉市东湖新技术开发区华工科技园　　邮编：430223
录　　排：华中科技大学惠友文印中心
印　　刷：武汉科源印刷设计有限公司
开　　本：889mm×1194mm　1/16
印　　张：19.5
字　　数：543 千字
版　　次：2025 年 8 月第 1 版第 4 次印刷
定　　价：79.90 元

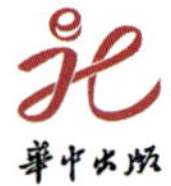

前言

Qianyan

本教材是依据《国务院关于加快发展现代职业教育的决定》以及《教育部关于深化职业教育教学改革全面提高人才培养质量的若干意见》文件精神，以专业培养目标为导向，以职业技能培养为根本，力求职业教育专业设置与产业需求、课程内容与职业标准、教学过程与生产过程"三对接"，融传授知识、培养能力、提高素质为一体，以满足应用型医护人才的需求而编写的高等职业学校"十四五"规划新形态一体化系列教材。

本教材符合"三基、五性"原则，注重基础理论与实践相结合、基本知识与临床相结合、基本技能与应用相结合，在内容上力求克服内容偏多的弊端，删繁就简，加强与职业岗位需求对接、强化与临床护士执业资格考试接轨，突出实用性和针对性。在编写形式上注重职业教育特点，力求简洁活泼，通俗流畅，图文并茂，形象直观。本教材在章前设有学习目标，在正文中设有必要的知识链接，在章末设有小结、能力检测和实验指导，同时附有思政、微课、课件等教学资源，并应用二维码使数字资源与纸质教材内容相衔接，以满足职业教育多样化的需要。本教材中配有彩色精美插图数百幅，专业名词均以全国科学技术名词审定委员会公布的名词为准。

本教材可供全国高职高专医药院校三年制专科和五年制专科护理及相关医学类专业使用，建议学时数在90学时左右，各院校可根据专业特点酌情安排。

参加本教材编写的人员为全国多所医学高等院校中有多年教学经验的一线教师以及教学医院中有临床经验的医师和护师，这保证了教材编写质量。本教材在编写过程中，得到了相关院校领导和老师的大力支持，在此表示衷心的感谢。同时，本教材在编写过程中，参考了相关文献，在此向有关作者表示诚挚的谢意！

由于编者水平有限，书中疏漏之处在所难免，敬请广大读者提出宝贵意见，以便再版时修订并加以完善。

编　者

目录

Mulu

绪　论

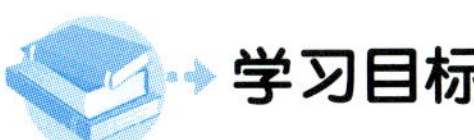

学习目标

掌握　正常人体形态结构的定义及分科、解剖学姿势、常用的方位术语。

熟悉　人体的组成和系统的划分。

了解　正常人体形态结构在医学中的地位及学习方法。

思政学习

本章课件

一、正常人体形态结构的定义及分科

正常人体形态结构是一门形态科学，是研究正常人体形态、结构、发生、发展规律的科学。它包括人体解剖学、组织学和胚胎学。

人体解剖学(human anatomy)是通过解剖操作，用肉眼观察的方法研究人体形态、结构的科学。按其研究和叙述的方法不同，人体解剖学通常分为系统解剖学、局部解剖学等。**系统解剖学**(systematic anatomy)是按照人体的器官系统阐述各器官形态结构的科学；**局部解剖学**(regional anatomy)则是按照人体的部位，由浅入深逐层描述各部结构的形态及其相互关系的科学。

组织学(histology)是借助切片技术和显微镜观察的方法，研究正常人体的细胞、组织和器官微细结构的科学。

胚胎学(embryology)是研究个体发生、发育及生长变化规律的科学。

二、正常人体形态结构在医学中的地位

正常人体形态结构是医学科学中一门重要的基础课程，它与医学各学科有着密切的联系。学习这门课程的目的在于理解和掌握正常人体形态结构的知识，为学习其他医学基础课程和专业课程奠定必要的基础。因为只有在充分认识正常人体形态结构的基础上，才能进一步理解人体的生理现象，正确认识人体的病理变化，采取有效的治疗和护理措施，协助患者康复。

另外，医学中1/3以上的名词、术语来源于解剖学、组织学和胚胎学，所以正常人体形态结构是学习医学的必修课。

三、人体的组成和系统的划分

人体结构和功能的基本单位是细胞。许多形态相似且功能相近的细胞借细胞间质结合在一起构成组织。人体的组织有四大类，即上皮组织、结缔组织、肌组织和神经组织。几种不同的组织结合在一起，构成具有一定形态和功能的结构称为器官，如肝、肾、心、肺、胃等。由若干

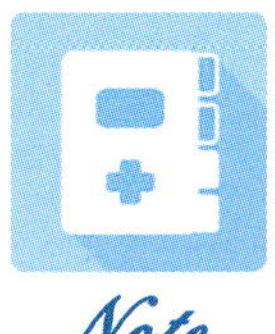

个功能相关的器官组合起来，完成某一方面的生理功能，构成人体的系统。人体有运动系统、消化系统、呼吸系统、生殖系统、泌尿系统、内分泌系统、脉管系统、感觉器和神经系统等。人体各系统在神经、体液的调节下，彼此联系，相互协调，共同构成一个完整的有机体，进行正常的生理活动。

按照人体的部位，人体可分为头部、颈部、躯干部和四肢四部分。头部又分为颅和面两部，躯干部又可分为背部、胸部、腹部、盆部、会阴部。四肢可分为上肢和下肢，上肢分为肩、上臂、前臂和手四部分，下肢又分为臀、大腿、小腿和足四部分。

四、正常人体形态结构的学习方法

学习正常人体形态结构必须运用理论联系实际、形态和功能相互依存、局部和整体统一以及进化和发展等观点和方法，正确理解人体形态结构及其演变规律。

（一）理论联系实际的观点

正常人体形态结构是一门实践性极强的课程。学习本课程必须坚持理论联系实际，做到三个结合：①图、文结合，学习时做到文字和图形并重，两者结合，建立感性认识，帮助理解和记忆；②理论学习与观察标本相结合，通过对解剖标本的观察、辨认，建立理性认识，加深理解和记忆；③理论知识与临床应用相结合，基础知识是为临床服务的，在学习过程中适度联系临床应用，达到学以致用的目的。

（二）形态和功能相互依存的观点

人体每个器官都有其特定的形态结构和功能。形态结构是实现器官功能的物质基础，如耳廓的形态有利于收集声波；眼呈球形，能灵活运动，有利于扩大视野。功能的改变又可影响器官形态结构的变化，如人类的上、下肢虽然和动物的四肢为同源器官，但由于直立和劳动，上、下肢有了明显分工，上肢尤其是手的形态结构适合成为握持工具，发展为从事技巧性劳动的器官；下肢及其足的形态则与直立行走功能相适应。因此，形态结构与功能是相互依赖、相互影响的。

（三）局部和整体统一的观点

人体是由多个器官、系统有机组合而成的一个统一的整体，任何一个器官或局部都是整体不可分割的一部分，它们在结构和功能上，既相互联系又相互影响。我们学习时要从单一器官、系统入手，但必须注意从整体上观察、学习各器官、系统的形态结构，注意器官、系统在整体中的地位和作用，防止片面、孤立地认识器官、系统。例如，脊柱的整体功能体现在各个椎骨和椎间盘的形态上，如某一个椎间盘的损伤就会影响脊椎的运动甚至影响脊柱的整体形态。

（四）进化和发展的观点

人类由灵长类的古猿经过长期进化发展而来，尽管现代人与动物有着本质上的差异，但人体的形态结构至今保留着许多脊椎动物的基本特征，如脊柱位于躯干的背侧、两侧肢体对称、体腔分为胸腔和腹腔等。即使是现代人本身，也在不断地演化发展，如器官和组织的形态和功能随年龄增长而变化。不同人体的器官的位置、形态结构基本相同，但个体间存在明显的差异，甚至可能出现异常和变异。因此，只有用进化和发展的观点来理解人体的形态结构和功能，才能正确、全面认识人体。

五、常用的方位术语

人体的构造十分复杂，为了准确描述人体各部结构的位置及其相互关系，应采用国际通用标准，统一规定解剖学姿势、方位、轴、面等方面的术语。

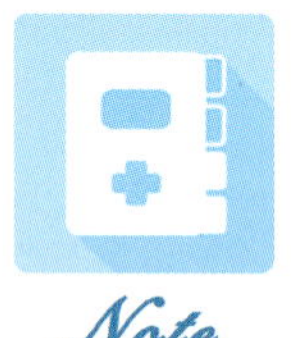

（一）解剖学姿势

身体直立，两眼平视正前方，上肢自然下垂于躯干两侧，手掌向前，下肢并拢，足尖向前，这样的姿势称为解剖学姿势。

（二）方位

根据解剖学姿势，描述人体各部结构的位置关系，常用的表示方位的术语如下。

1. 上(superior)和**下**(inferior)　靠近头者为上，靠近足者为下。上和下在胚胎学中则分别采用**头侧**(cranial)和**尾侧**(caudal)的说法。

2. 前(anterior)和**后**(posterior)　靠近腹者为前，靠近背者为后。前和后在胚胎学中则分别采用**腹侧**(ventral)和**背侧**(dorsal)的说法。

3. 内侧(medial)和**外侧**(lateral)　以身体正中面为准，距正中面近者为内侧，距正中面远者为外侧。在四肢，前臂的内侧又称**尺侧**(ulnar)，外侧又称**桡侧**(radial)；小腿的内侧又称**胫侧**(tibial)，外侧又称**腓侧**(fibular)。

4. 内(internal)和**外**(external)　凡有空腔的器官，在腔内或离腔较近的为内，远离腔者为外。

5. 浅(superficial)和**深**(profundal)　以体表为准，近体表者为浅，离体表远者为深。

6. 近侧(proximal)和**远侧**(distal)　多用于四肢，距肢体根部较近者为近侧，反之为远侧。

（三）轴

轴可设置于人体任何部位，主要与关节运动有关。人体有 3 种互相垂直的轴(图 0-1)。

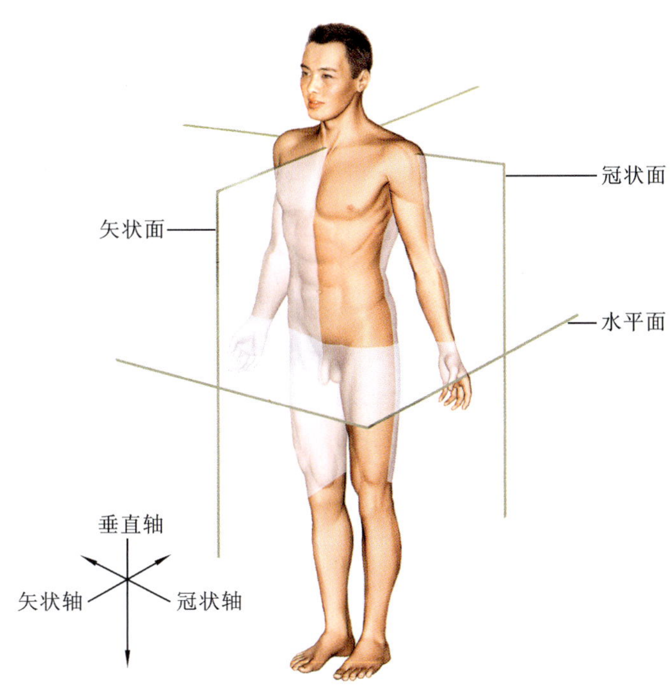

图 0-1　人体的轴和面

1. 矢状轴(sagittal axis)　为前、后方向的水平轴。

2. 冠状轴(frontal axis)　为左、右方向的水平轴，与人体的矢状轴互相垂直。

3. 垂直轴(vertical axis)　为上、下方向，与人体的长轴平行，且与上述两轴互相垂直。

（四）面

参照上述三种轴的方位，可将身体或任何局部切成相互垂直的三种断面。

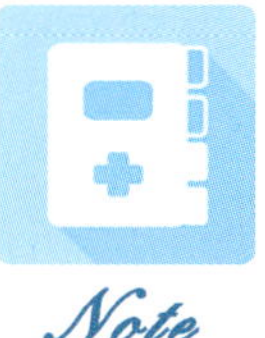

1. 矢状面(sagittal plane)　在前、后方向上,将人体纵切为左、右两部,其断面即矢状面。通过人体正中的矢状面称**正中矢状面**,将人体分为左、右相等的两半。

2. 冠状面(frontal plane)　又称额状面,在左、右方向上,将人体纵切为前、后两部,其断面即冠状面。

3. 水平面(horizontal plane)　又称横断面,与上述二面相互垂直,将人体分为上、下两部的切面称水平面。

在描述器官的切面时,沿其长轴所做的切面称**纵切面**,与长轴垂直的切面称**横切面**。

六、组织学研究的常用技术

(一) 光学显微镜技术

借助光学显微镜(简称光镜,LM)观察组织切片是学习组织学最基本、最常用的观察工具,其分辨率最高可达 0.2 μm,可将物体放大 1500 倍。光镜观察要求组织细胞有较好的透明度,必须把组织制成很薄的切片。最常用的切片是石蜡切片。在制备切片过程中,需进行染色。染色的目的是使组织内不同结构呈现不同颜色,以利于观察。染色的方法很多,最常用的是苏木精-伊红染色法(简称 HE 染色法)。苏木精染液为碱性,将细胞核、核糖体等染成紫蓝色;伊红染液为酸性,将细胞质等染成红色。凡组织结构易被碱性染料着色者称为**嗜碱性**;易被酸性染料着色者称为**嗜酸性**;若对两种染料的亲和力都不强,则称为**中性**。此外,有些组织结构经硝酸银处理(又称银染)后呈现黑色,此现象称为**嗜银性**。

除石蜡切片外,还有冰冻切片、涂片、铺片和磨片等。

(二) 电子显微镜技术

电子显微镜(简称电镜,EM)可将物体放大几万倍、几十万倍,甚至 100 万倍,分辨率可达 0.2 nm。常用的电镜有透射电镜(TEM)和扫描电镜(SEM)。透射电镜用于观察细胞内部的超微结构,必须制备比光镜切片更薄的超薄切片;扫描电镜主要用于观察组织、细胞和器官表面的立体结构,不需要制成切片,其分辨率比透射电镜低。

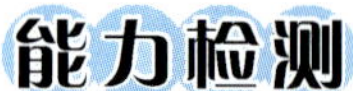

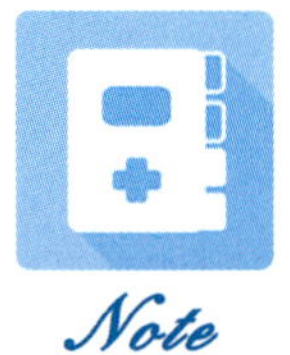

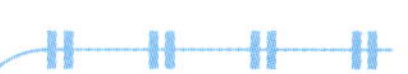

第一章
细　　胞

本章课件

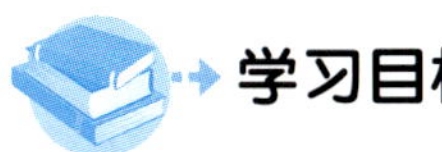

学习目标

掌握　细胞的基本形态结构与功能。
熟悉　各种细胞器的组成、超微结构和功能。
了解　细胞分裂和细胞周期。

地球上的生物，几乎都是由**细胞**(cell)构成的。人体大约有1800万亿个细胞，刚出生的新生儿的机体约有200亿个细胞。细胞是人体形态结构和功能的基本单位。人体由多种细胞构成，它们具有不同的形态结构和功能，共同完成人体的生命活动。只有了解细胞的形态结构和基本功能，才能对人体以及各器官、系统的生命活动规律有更深入的理解和认识。

第一节　细胞的形态

人体细胞的形态多种多样(图1-1)，有球形、多边形、长梭形、扁平形、立方形、圆柱形和多突状星形等。如血液中的白细胞呈球形、红细胞呈双凹圆盘形；上皮细胞多呈扁平形、立方形

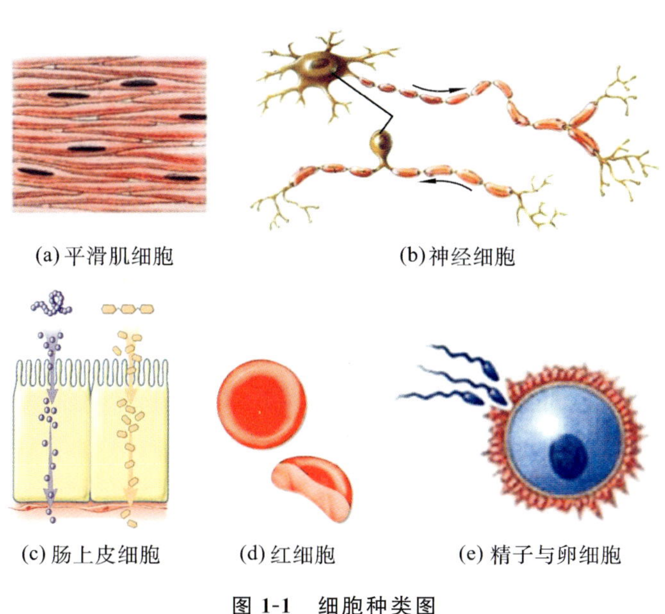

图1-1　细胞种类图

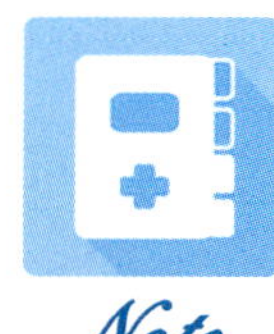
Note

或多边形；肌细胞呈长梭形或圆柱形；神经细胞则为多突起细胞等。此外，还有一些细胞常形成纤毛和微绒毛等特殊结构，具有其特定的生理功能。

人体内的各种细胞，其大小不一。如小脑的颗粒细胞，直径只有 4 μm；成熟的卵细胞，直径约 135 μm；最大的细胞是神经细胞，其突起最长可超过 1 m。细胞的形态、大小可因其不同的功能状态而改变。例如，骨骼肌细胞可因锻炼而变粗大；成年妇女子宫平滑肌的长度约为 50 μm，但在妊娠期可增加到 500 μm。

第二节　细胞的结构

人体细胞尽管千变万化，但其构造基本相同。在光镜下观察，可将细胞分为细胞膜、细胞质和细胞核三部分。在电镜下观察，细胞质和细胞核内也存在与细胞膜结构类似的膜性结构，所以将细胞结构分为膜相结构和非膜相结构两部分。膜相结构包括细胞膜和细胞质内的线粒体、内质网、高尔基复合体、溶酶体、过氧化氢酶体以及细胞核的核膜等；非膜相结构包括细胞质内的核糖体、细胞骨架、包含物、基质和细胞核内的染色质、核仁、中心体、核基质等。

一、细胞膜

（一）细胞膜的结构

细胞膜(cell membrane)是构成细胞表面的一层薄膜，也称**细胞质膜**。在电镜下，可见细胞膜呈“两暗夹一明”的三层结构，其内、外暗层表示高电子密度；中间明层表示低电子密度。每层厚约 2.5 nm，全层厚约 7.5 nm。凡具有这三层结构的膜称为**单位膜**(unit membrane)。

细胞膜的化学成分由类脂、蛋白质和糖类组成，其中类脂和蛋白质为主要成分。细胞膜的分子结构(图 1-2)，目前广泛采用“液态镶嵌模型”学说来描述。该学说认为：①以液态的类脂分子排列成内、外两层，构成细胞膜的基本骨架，并具有流动性；②蛋白质分子有的嵌在类脂双分子层之间，称镶嵌蛋白质，有的附着在类脂双分子层的内表面，称附着蛋白质；③糖分子与蛋白质分子结合成糖蛋白，或与类脂分子结合成糖脂，其中糖链部分多呈树枝状分布在质膜外表面；④膜的两侧结构是不对称的。

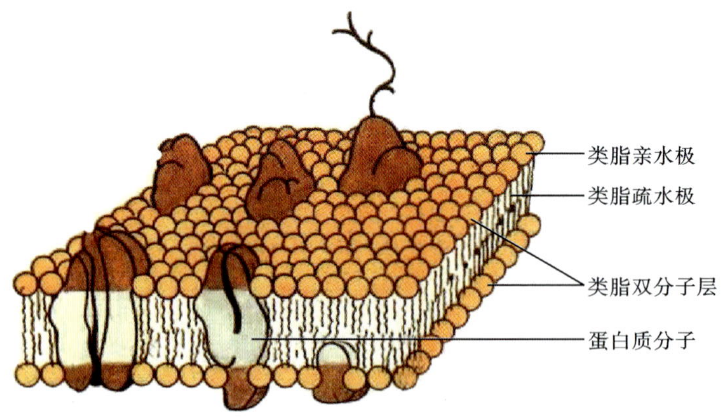

图 1-2　细胞膜的分子结构图

（二）细胞膜的功能

1. 保护功能　细胞膜维持细胞的一定形态，构成细胞支架，对细胞起保护作用。

2. 屏障作用　类脂双分子层是形成细胞膜屏障的结构基础，可限制细胞外某些物质的进

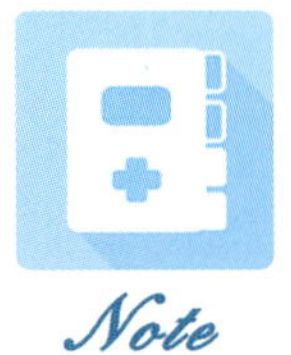
Note

入，防止细胞内某些物质的丢失，保证了细胞内物质的相对稳定。

3. 物质转运 细胞膜可以有选择性地进行物质交换，细胞膜上的镶嵌蛋白质能协助某些物质通过细胞膜，从而保证细胞代谢的正常进行。

4. 受体作用 细胞膜上某些蛋白质能与一定的化学物质发生特异性的结合，称为该化学物质的受体，与受体结合的化学物质称为这种受体的配体。受体一旦与配体结合，可立即引起细胞内一系列的生物化学反应，产生相应的生理效应。

二、细胞质

细胞质(cytoplasm)是细胞膜与细胞核之间的部分，包括细胞基质、包含物和细胞器。

(一) 细胞基质

细胞基质是无定形的胶状物，其主要成分由水、无机盐、糖类、脂类和蛋白质等组成，它是细胞进行物质代谢的场所，构成细胞的内环境。

(二) 包含物

包含物主要是细胞基质中含有的各种代谢产物和储存物质，包括分泌颗粒、色素颗粒、糖原、脂滴等。

(三) 细胞器

细胞器(organelle)是指细胞质内具有一定形态、执行特定生理功能的有形结构。光镜下，可见到线粒体、高尔基复合体、中心体等；电镜下可看到内质网、核糖体、溶酶体、过氧化物酶体和细胞骨架等(图 1-3)。

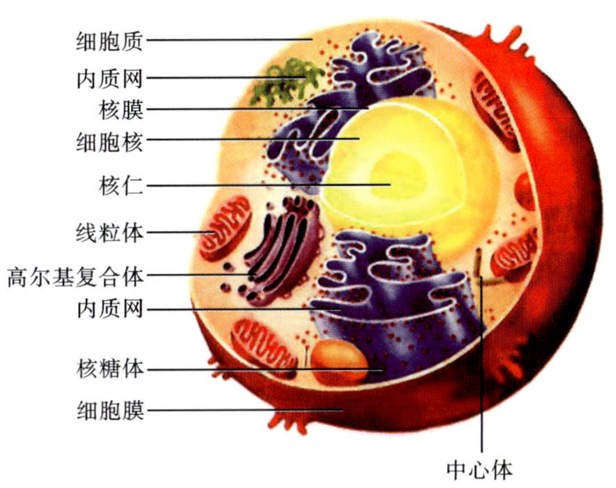

图 1-3 细胞结构示意图

1. 线粒体(mitochondrion) 除成熟的红细胞外，线粒体普遍存在于各种细胞的胞质中。光镜下，线粒体呈杆状、线状或颗粒状；电镜下，线粒体由内、外两层单位膜围成囊状结构(图 1-4)。外膜光滑，内膜向内折叠形成许多嵴。线粒体是细胞内含酶最多的细胞器，主要参与营养物质的氧化供能，因此，线粒体常被称为细胞的"动力工厂"。线粒体的分布和数量与细胞的种类和功能有关。代谢旺盛且耗能较大的细胞，其线粒体数量多且线粒体嵴密集而发达。

2. 核糖体(ribosome) 电镜下，核糖体为直径 15～25 nm 的致密小颗粒，无被膜包裹。核糖体主要由核糖核酸(RNA)和蛋白质构成，是细胞内合成蛋白质的场所。核糖体以两种形式存在：一种附着于内质网表面，称为附着核糖体，主要合成细胞的"外销性"输出蛋白；另一种游离于基质中，称为游离核糖体，主要合成细胞的"内销性"结构蛋白。

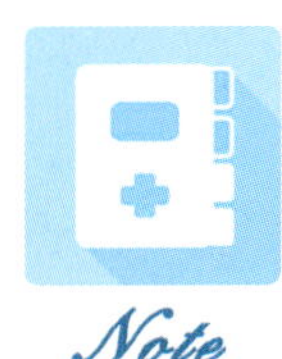

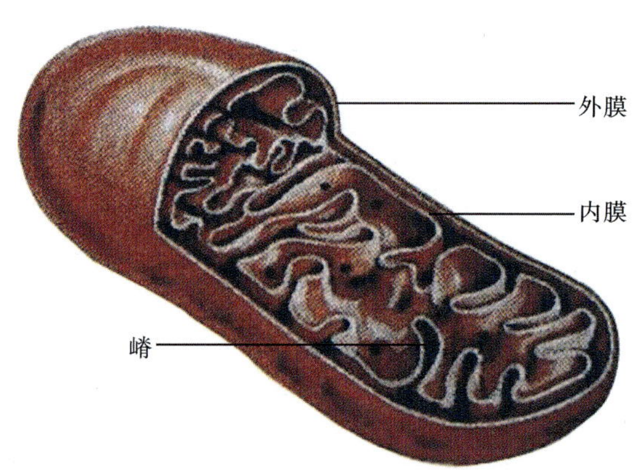

图 1-4　线粒体结构示意图

3. 内质网(endoplasmic reticulum,ER)　由一层单位膜围成的大小不等的管、泡或扁囊状结构,此结构相互连通,形成了连续的网状系统。根据形态和功能,内质网可分为两种基本类型,即粗面内质网和滑面内质网(图 1-5)。

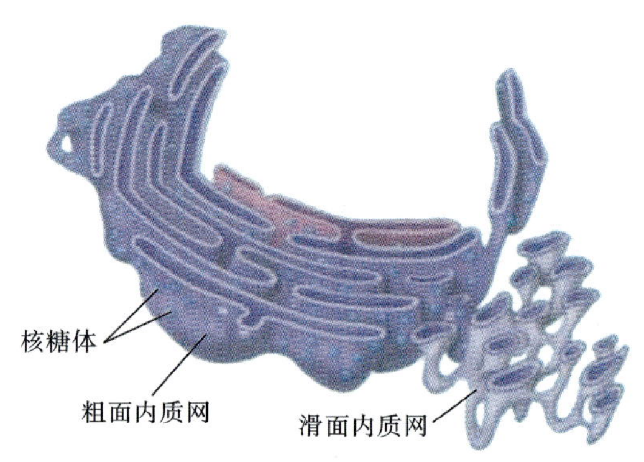

图 1-5　内质网结构示意图

(1) **粗面内质网**(rough endoplasmic reticulum,RER)　呈扁囊状,排列较为整齐,膜表面附着大量的核糖体颗粒。核糖体合成的输出蛋白经粗面内质网输送。

(2) **滑面内质网**(smooth endoplasmic reticulum,SER)　呈管泡样的网状结构,常由分支的管道形成较为复杂的立体结构,膜表面没有核糖体附着。其功能更为复杂,它与糖、脂类、固醇类激素的合成及分泌有关。

4. 高尔基复合体(Golgi complex)　几乎存在于所有细胞中。光镜下,呈网状结构,又称**内网器**;电镜下,位于细胞核周围或一侧,由一层单位膜构成,其结构分为三部分,即扁平囊泡、小泡和大泡。它与细胞的分泌功能和溶酶体的形成关系密切。粗面内质网合成的蛋白质经高尔基复合体浓缩和加工,形成分泌颗粒,通过胞吐作用将分泌物质释放到细胞外(图 1-6)。

5. 溶酶体(lysosome)　由一层单位膜围成的圆形或卵圆形的囊状结构,是由高尔基复合体所形成的一种特殊囊泡。溶酶体内含有多种酸性水解酶,具有极强的消化、分解物质的能力,是专门从事细胞内消化的细胞器。溶酶体同时还起着清除有害物质、保护细胞的作用,因此常将溶酶体比喻为"细胞内的清除器"。溶酶体的清除作用不是单纯的"大扫除",而是在清除废物的同时把有用的物质留下并加以利用,这就是细胞功能的奥妙之处。

6. 过氧化物酶体(peroxisome)　也称**微体**(microbody),是细胞的防毒小体。电镜下,过氧化物酶体是由一层单位膜围成的圆形或椭圆形小体。过氧化物酶体内含有多种酶,主要有氧化酶、过氧化物酶、过氧化氢酶等,可清除细胞内的过氧化物和过氧化氢,对细胞起到保护作用。

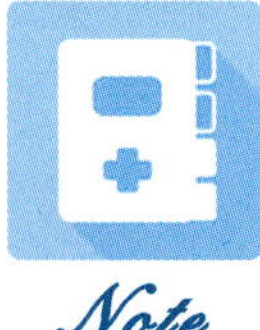
Note

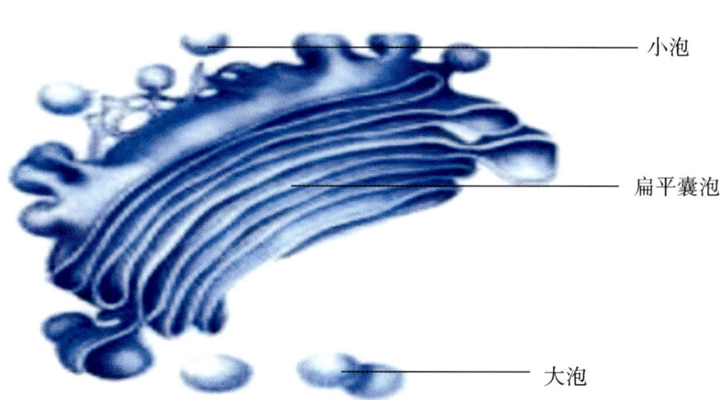

图 1-6 高尔基复合体示意图

7. 中心体(centrosome) 光镜下,中心体呈球状,由中心粒和中心球构成,在分裂间期细胞中,中心体不易见到,但在细胞进行有丝分裂时特别明显。电镜下,中心粒为两个相互垂直的短筒状小体,其壁由 9 组微管构成,每组包括 A、B、C 三个亚微管。中心体与细胞的分裂活动有关。在细胞进行分裂时,中心粒复制成两对,并借纺锤丝与染色体相连,引导染色体向细胞两极移动。

8. 细胞骨架(cytoskeleton) 细胞骨架普遍存在于细胞质中,是由蛋白质纤维组成的网状结构,包括微管、微丝、中间丝和微梁网格。它们对细胞有支持、固定作用,同时与细胞内的物质运输、细胞器的移动以及肌细胞的收缩等有关。

三、细胞核

细胞核(nucleus)是细胞内最大的细胞器,是细胞遗传、代谢、生长及繁殖的控制中心,在细胞生命活动中起决定性作用。一个细胞通常具有一个细胞核(成熟的红细胞除外),也有两个细胞核的(如肝细胞),还有几十个甚至几百个细胞核的(如骨骼肌细胞)。细胞核的形状常与细胞形态相适应,其位置常位于细胞中央,也可位于一侧。细胞核由核膜、核仁、染色质(染色体)和核基质构成(图 1-3)。

1. 核膜(nuclear membrane) 核膜为细胞核表面的界膜,由内、外两层单位膜组成,两层单位膜之间的腔隙称为核周隙。外膜表面常附着核糖体,与内质网相连,细胞分裂期核膜的消失与重建,均与内质网的相互转换有关。核膜具有核孔,是细胞核与细胞质之间进行物质交换的通道。核膜的主要作用是控制细胞核与细胞质之间的物质和信息交流,对细胞核内容物起保护作用。

2. 核仁(nucleolus) 光镜下的核仁为均质、折光性很强的球形小体。一般细胞有1～2个核仁,其主要成分是蛋白质和核糖核酸(RNA)。核仁是合成核糖体的场所。

3. 染色质(chromatin)与**染色体**(chromosome) 染色质与染色体为同一物质在细胞周期不同时期的不同表现形式,其主要成分是脱氧核糖核酸(DNA)和蛋白质。在细胞分裂间期,光镜下,染色质易被碱性染料染成深蓝色,呈粒状或块状;在细胞进行有丝分裂时,染色质细丝螺旋盘曲缠绕成为具有特定形态结构的短棒状染色体。

染色体的数目是恒定的。人类体细胞有 23 对(46 条)染色体,其中 22 对为常染色体,1 对为性染色体。每对常染色体的两条染色单体在结构和功能上完全一致;性染色体则因性别不同而不同,女性为 XX,男性则为 XY。由于 DNA 是遗传的物质基础,因此染色体是遗传物质的载体。

4. 核基质(nuclear matrix) 核基质为细胞核内的一种黏稠液体,含有水、蛋白质和无机盐等。其中酸性蛋白质组成核内骨架,对核孔、核仁及染色质起支持作用。

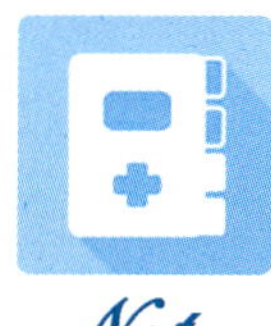

第三节　细 胞 增 殖

细胞增殖是机体生长发育的基础，是通过细胞分裂的方式实现的。人类的细胞分裂主要包括有丝分裂和减数分裂（成熟分裂）。有丝分裂是人类体细胞的主要分裂方式，减数分裂是人类生殖细胞的分裂方式。

一、细胞增殖周期

细胞增殖周期指连续进行有丝分裂的细胞，从上一次细胞分裂结束开始，到下一次细胞分裂结束时的一个周期过程，简称**细胞周期**（cell cycle）。细胞周期包括分裂间期和分裂期。分裂间期以细胞内部 DNA 合成为中心，又可分为 DNA 合成前期（G_1期）、DNA 合成期（S 期）、DNA 合成后期（G_2期）。分裂期（M 期）以染色体的形成变化过程为依据，可分为前、中、后、末 4 个时期（表 1-1）。

表 1-1　细胞周期

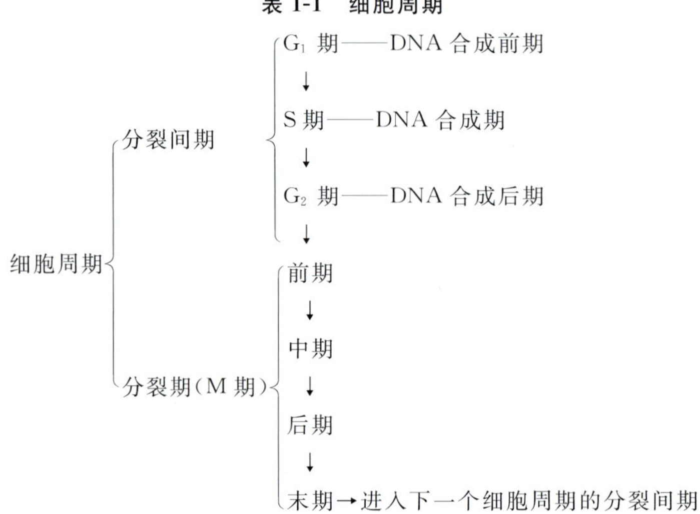

细胞周期中各期所需时间不同，正常情况下，M 期最短，G_1期最长，整个细胞周期平均为 9～24 h（图 1-7）。

二、细胞周期各期的特点

（一）分裂间期细胞各期特点

1. DNA 合成前期（G_1期）　此期是从上一次细胞周期完成后开始的。其特点是物质代谢活跃，可迅速合成 RNA 和蛋白质，为 S 期的 DNA 复制做好物质和能量的准备。

细胞进入 G_1期后，并不是都进入下一时期继续增殖，而是出现三种结局：①不再增殖细胞，如角质细胞、红细胞、高度分化的神经细胞、肌细胞等进入 G_1期后，失去分裂能力，终生处于 G_1期，直至衰老死亡；②暂不增殖细胞或休止期（G_0）细胞，如肝细胞等，此类细胞进入 G_1期后，不立即转入 S 期，在需要时，如损伤、手术等时才进入 S 期继续增殖；③增殖细胞，如骨髓造血干细胞、消化道上皮细胞等，此类细胞能立即从 G_1期进入 S 期，并保持旺盛的分裂能力，直至完成细胞分裂。

肿瘤细胞进入 G_1期后可出现上述三种细胞群，但抗癌药物只能杀灭一定时期的增殖细胞，故了解细胞周期知识，对于合理制订抗癌治疗方案有重要临床意义。

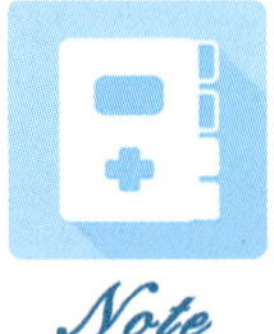
Note

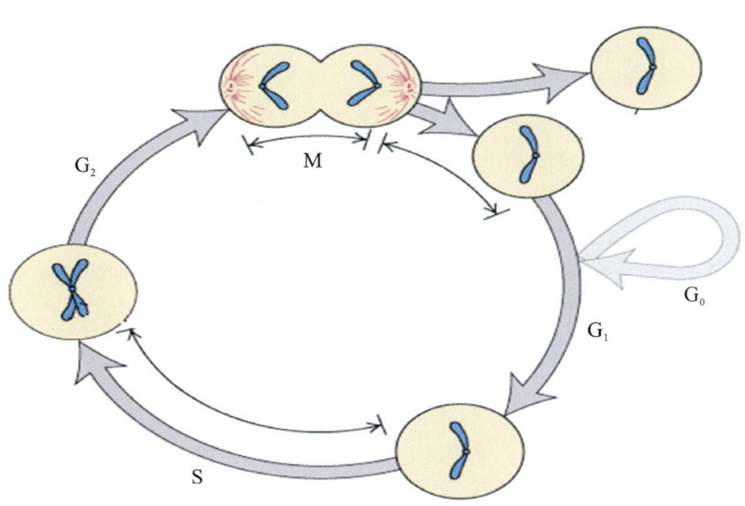

图 1-7　细胞周期示意图

2. DNA 合成期(S 期)　此期的主要特征是 DNA 复制，DNA 复制使 DNA 含量增加一倍，保证分裂形成的两个子细胞 DNA 含量不变。从 G_1 期进入此期是细胞周期的关键，通常只要 DNA 合成一开始，细胞增殖活动就会继续下去，直到分成两个子细胞。在 S 期，如果干扰 DNA 复制，就能抑制细胞的分裂。

3. DNA 合成后期(G_2 期)　此期 DNA 合成终止，可合成少量 RNA 和蛋白质，主要是为 M 期做物质准备。G_2 期结束标志着细胞分裂期开始。

(二) 分裂期细胞各期特点

细胞在完成 G_2 期后就进入 M 期。在分裂过程中，染色体向两个子细胞移动时因有纺锤丝的牵引，故称有丝分裂。其特点是将复制的遗传物质平均分配到两个子细胞中。M 期是一个复杂而连续的动态变化过程，依其形态变化可分为前期、中期、后期和末期(图 1-8)。

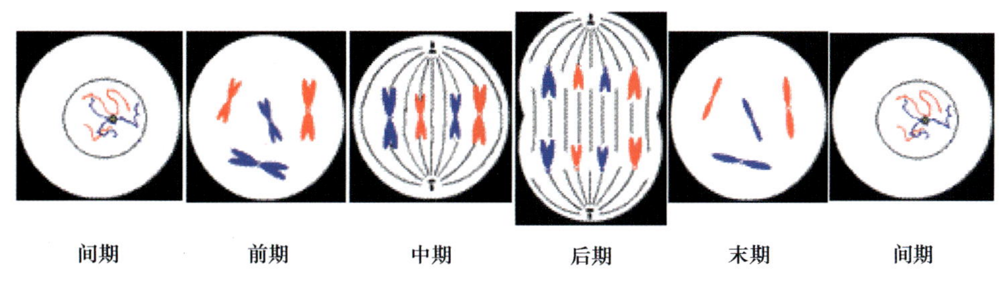

图 1-8　细胞有丝分裂过程

1. 前期　染色质细丝高度螺旋化，形成具有一定形态和数量的染色体。中心粒复制成双，向细胞两极移动，中间以纺锤丝相连。核膜、核仁逐渐消失。

2. 中期　染色体已移到细胞中央，排列在赤道板上，每条染色体已纵裂为两个染色单体，但仍有着丝点相连。两个中心粒分别移到细胞两极，有微管束与染色体着丝点相连构成纺锤体。

3. 后期　此期两条染色单体分离，在纺锤丝的牵引下分别向细胞的两极移动，形成了数目完全相等的两组染色体。与此同时，细胞拉长，细胞中部逐渐缩窄。

4. 末期　染色体已到达两极，并解除螺旋化，恢复染色质状态。核膜、核仁以及伴随细胞

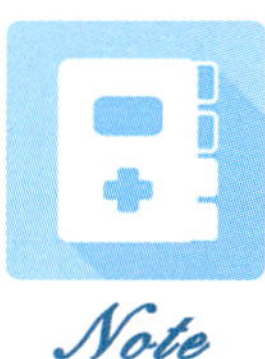

分裂而消失的细胞器重新出现，纺锤体消失。细胞中部继续缩窄，最后断离，形成两个新的子细胞。

在细胞周期中，分裂间期的主要生理意义是合成 DNA，复制两套遗传信息，而分裂期的主要生理意义是通过染色体的形成、纵裂和移动，把两套遗传信息准确无误地均分到两个子细胞中，使子细胞具有与母细胞相同的遗传信息，如此一代一代传下去，保持了遗传的稳定性。

知识链接

细胞凋亡

细胞凋亡是由一系列代谢变化而引起的细胞自我毁灭过程，又称程序性细胞死亡，它是在基因控制下通过合成特殊蛋白而完成细胞主动死亡的过程，其显著特征是细胞染色质 DNA 的特征性片段化降解。在机体的发育过程中，细胞凋亡在机体自我保护、控制细胞数目、去除有害细胞、清除衰老细胞、组织的损伤修复等方面具有重要的生物学意义。

小结

细胞是人体形态结构和功能的基本单位。人体细胞形态各异，大小不一，但基本构造分为细胞膜、细胞质和细胞核三部分。“液态镶嵌模型”学说认为，细胞膜是一种流动的嵌有不同结构、不同功能蛋白质的类脂双分子层结构。细胞质含有许多具有一定形态结构和功能的细胞器，光镜下可见线粒体、高尔基复合体、中心体等；电镜下可见内质网、核糖体、溶酶体、过氧化物酶体和细胞骨架等。细胞核由核膜、核仁、染色质（染色体）和核基质构成，细胞核是细胞遗传、代谢、生长及繁殖的控制中心。细胞增殖通过细胞生长和分裂使细胞数目增加，有丝分裂是人类体细胞的主要增殖方式，并具有周期性。

能力检测

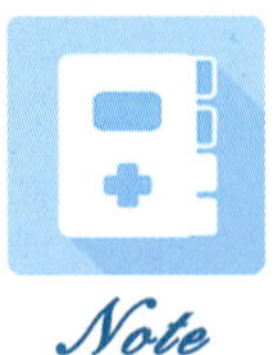
Note

第二章 基本组织

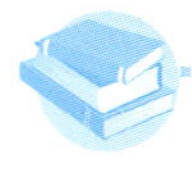

学习目标

掌握 被覆上皮的分类、分布及各类上皮的主要结构特点；结缔组织的特点、分布、功能；血液的组成成分，各种血细胞的光镜下结构及功能；骨骼肌、心肌、平滑肌的一般结构特点；神经元的形态结构和分类、化学突触的超微结构。

熟悉 内皮、间皮、腺上皮的概念；疏松结缔组织各种成分的结构及功能；骨骼肌、心肌的超微结构特点。

了解 上皮组织的特殊结构与功能；致密结缔组织和脂肪组织的结构特点及功能。

思政学习

本章课件

人体的器官是由不同的组织构成的，组织是由形态相似、功能相近的细胞群和细胞间质有机结合在一起形成的。人体的组织可分为上皮组织、结缔组织、肌组织和神经组织四类，这些组织构成人体器官的基本成分，故称**基本组织**(primary tissue)。

第一节 上皮组织

上皮组织(epithelial tissue)简称上皮(epithelium)，由大量排列紧密的上皮细胞和少量的细胞间质构成。上皮组织可分为被覆上皮、腺上皮和特殊上皮三种类型。被覆上皮覆盖于体表或衬贴在体腔和管腔器官的内表面；腺上皮是构成腺体的主要成分；特殊上皮可完成特殊功能，如感觉上皮和生殖上皮等。上皮组织具有保护、分泌、吸收和排泄等功能。

一、被覆上皮

（一）被覆上皮的类型和结构

被覆上皮(covering epithelium)有以下共同特征：①细胞数量多、细胞间质少，排列紧密，一般呈膜状，覆盖在人体的外表面或管、腔、囊的内表面；②上皮细胞具有明显的极性，朝向体表或管腔的一面称游离面，与其相对的另一面称基底面，基底面借基膜与深层的结缔组织相连；③上皮组织内无血管，其营养依靠深层结缔组织内的血管透过基膜供给；④上皮组织内有丰富的神经末梢；⑤上皮组织之间的连接面形成特化的连接结构。根据细胞的形态及层数，被覆上皮可分为下列几种类型(表 2-1)。

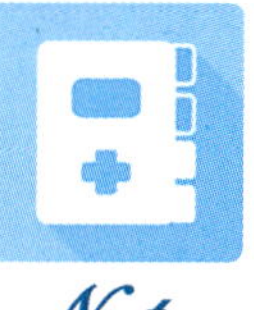

Note

表 2-1　被覆上皮的分类和主要分布

分　类	分　布
单层扁平上皮	内皮:心脏、血管和淋巴管的腔面 间皮:胸膜、腹膜和心包膜的表面 其他:肺泡壁和肾小囊壁层等处
单层立方上皮	肾小管上皮、甲状腺滤泡上皮等
单层柱状上皮	胃、肠、子宫黏膜等处
假复层纤毛柱状上皮	呼吸道腔面
复层扁平上皮	非角化型:口腔、食管、阴道等腔面 角化型:皮肤的表皮
复层柱状上皮	睑结膜、男性尿道等腔面
变移上皮	肾盂、肾盏、输尿管和膀胱等腔面

微课——
单层上皮

1. 单层扁平上皮(simple squamous epithelium)　单层扁平上皮由一层扁平如鱼鳞状的细胞组成,故又称单层鳞状上皮。从表面看,细胞呈多边形,边缘为锯齿状或波浪状,细胞核为椭圆形,多位于细胞的中央;从垂直切面看,细胞扁薄,胞质少,含核部位略厚(图 2-1)。

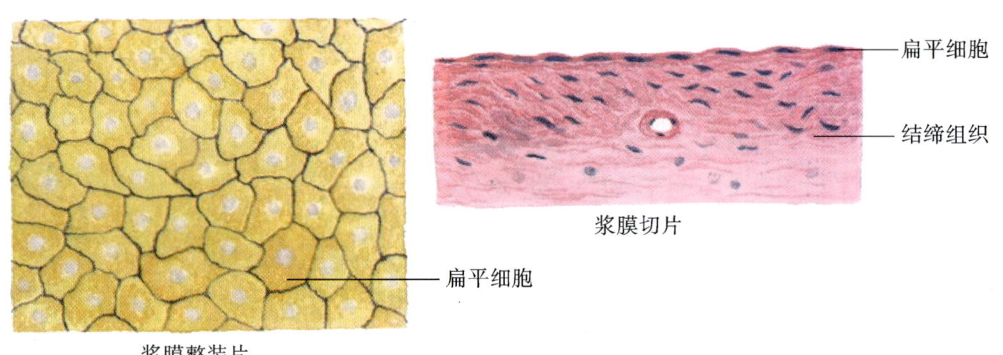

图 2-1　单层扁平上皮

分布于心脏、血管、淋巴管腔面的单层扁平上皮称**内皮**(endothelium),内皮表面光滑,可减少血液和淋巴液流动的阻力。分布于胸膜、腹膜和心包膜等处的单层扁平上皮称**间皮**(mesothelium),间皮表面光滑,可减少内脏活动的摩擦力。

2. 单层立方上皮(simple cuboidal epithelium)　单层立方上皮由一层近似立方形的细胞组成。从表面看,细胞呈多角形,从垂直切面观察,细胞呈立方形,胞核圆形,位于细胞中央(图 2-2)。单层立方上皮主要分布于甲状腺滤泡和肾小管等处,具有吸收和分泌功能。

3. 单层柱状上皮(simple columnar epithelium)　单层柱状上皮由一层柱状细胞构成。从表面看,细胞呈多角形,从垂直切面观察,细胞呈柱状,胞核椭圆形,靠近细胞的基底部(图 2-3)。单层柱状上皮主要分布于胃、肠、子宫和输卵管等器官的内表面,具有吸收和分泌功能。胃、肠黏膜的单层柱状上皮之间,常含有杯状细胞。杯状细胞呈高脚酒杯状,核呈三角形,靠近基底部。杯状细胞可分泌黏液,具有保护和润滑作用。

4. 假复层纤毛柱状上皮(pseudostratified ciliated columnar epithelium)　假复层纤毛柱状上皮由柱状细胞、梭形细胞、杯状细胞和锥形细胞这四种细胞构成。细胞的基底面均附着于基膜上,细胞的高低不一,形态不同,只有柱状细胞和杯状细胞的游离面能与腔面接触,柱状细胞游离面上有大量纤毛。从垂直切面观察,上述四种细胞的细胞核不在同一平面上,看似复层,实为单层,故称假复层纤毛柱状上皮(图 2-4)。假复层纤毛柱状上皮主要分布于呼吸道腔面,具有保护和分泌功能。

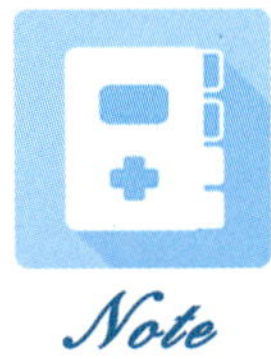
Note

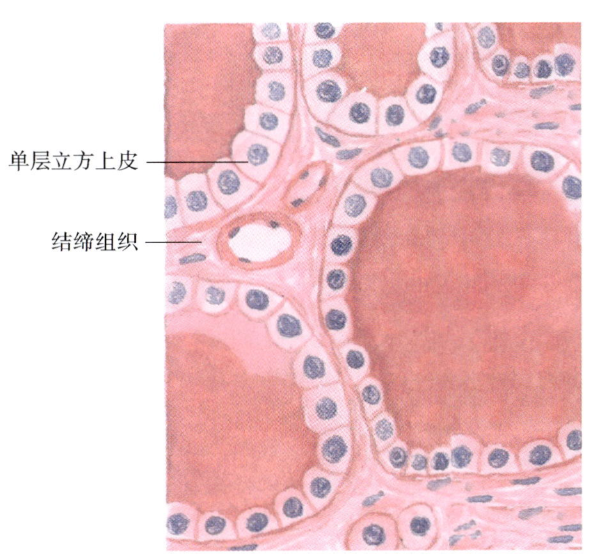

图 2-2 单层立方上皮

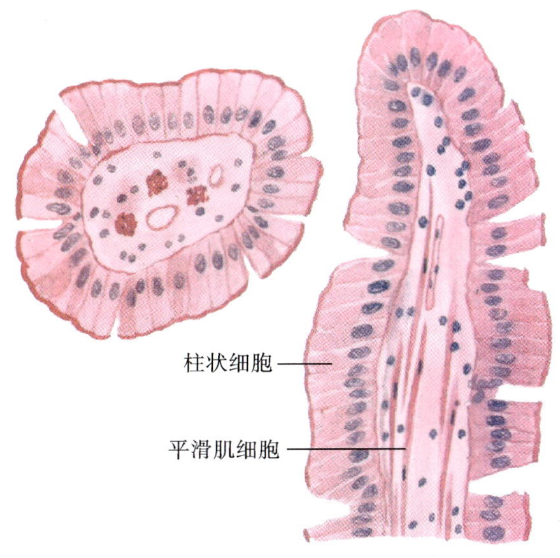

图 2-3 单层柱状上皮

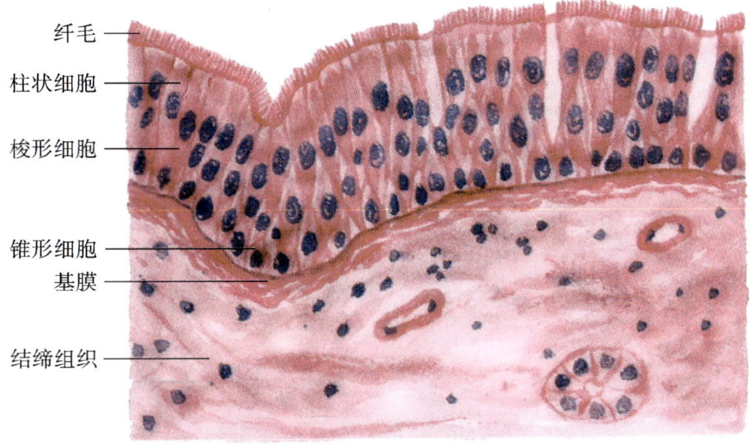

图 2-4 假复层纤毛柱状上皮

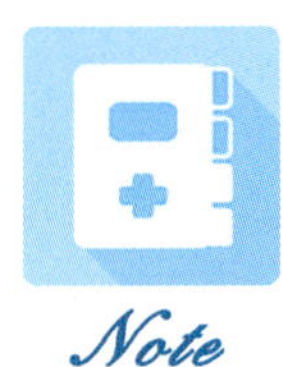

5. 复层扁平上皮(stratified squamous epithelium)　复层扁平上皮由多层细胞构成,表层细胞呈扁平鳞片状,故又称复层鳞状上皮。从垂直切面观察,紧靠基膜的是一层基底细胞,呈低柱状或立方形,该层细胞可不断分裂增生并逐渐向表层推移,以补充表层死亡或损伤脱落的细胞。中间数层为多边形细胞,靠近表面为数层扁平细胞。复层扁平上皮的基底面,借一层薄的基膜与深层结缔组织相接,连接面凹凸不平,以扩大接触面积(图 2-5)。复层扁平上皮分布于皮肤的表面、口腔、食管和阴道等处,具有耐摩擦和阻止异物侵入等作用。

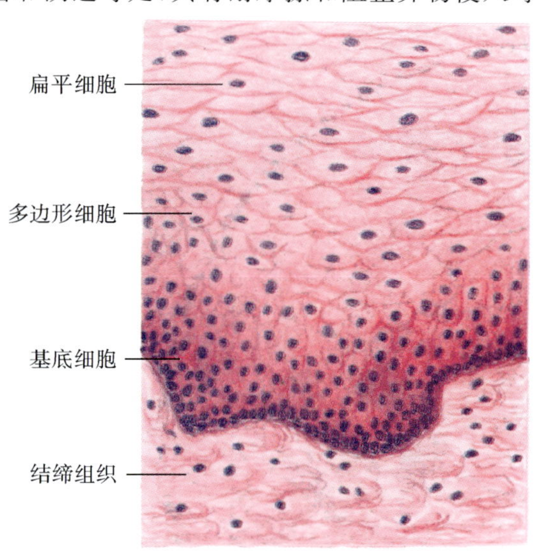

图 2-5　复层扁平上皮

分布于皮肤表面的复层扁平上皮,表层细胞经角化形成角质层,称为角化的复层扁平上皮;分布于口腔、食管、阴道等处的复层扁平上皮细胞未角化,称为未角化的复层扁平上皮。

6. 变移上皮(transitional epithelium)　变移上皮又称移行上皮,由多层细胞组成。其特点是细胞的形态和层数可随器官功能状态的改变而改变,主要分布于肾盂、输尿管和膀胱等处。如膀胱空虚时,上皮变厚,细胞层数变多,可达 5～6 层,表层的细胞呈大立方形,有的细胞含双核称盖细胞,中间几层细胞呈多边形,基底细胞则为低柱状或立方形;当膀胱充盈时,上皮变薄,层数减少为 2～3 层,细胞形态也随之变为扁平状(图 2-6)。

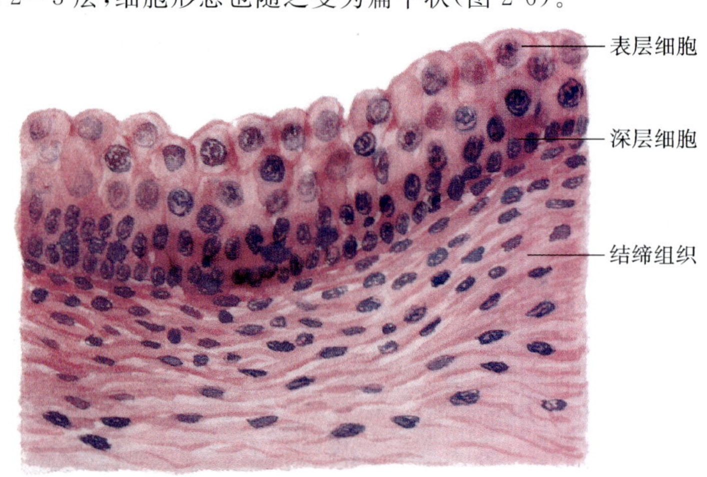

图 2-6　变移上皮

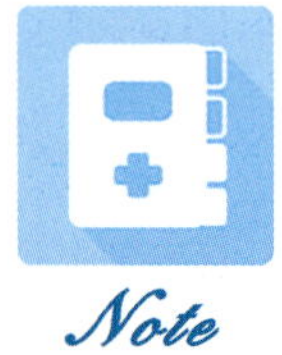

(二) 上皮组织的特殊结构

由于上皮细胞呈极性分布,在上皮细胞的游离面、侧面和基底面常分化出各种特殊的结构，这些特殊结构与其功能相适应(图 2-7、表 2-2)。

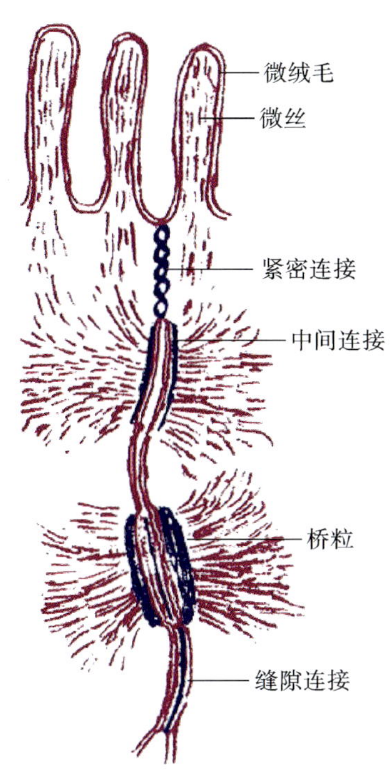

图 2-7 上皮细胞连接超微结构模式图

表 2-2 上皮组织的特殊结构

细 胞 面	特 殊 结 构
游离面	微绒毛、纤毛
侧面	紧密连接、中间连接、桥粒、缝隙连接
基底面	基膜、质膜内褶

1. 游离面

(1) **微绒毛**(microvillus) 微绒毛是由上皮细胞的细胞膜和细胞质共同向游离面伸出形成的微细指状突起。其主要分布在小肠上皮等处，光镜下，可见小肠绒毛整齐、密集排列，形成纹状缘。微绒毛可加大细胞的表面积，增加细胞的吸收功能。

(2) **纤毛**(cilium) 纤毛是由上皮细胞的细胞膜和细胞质共同向游离面突出形成的突起。光镜下清晰可见；电镜下，可见纤毛中央有两条单独的微管，周围有九组二联微管。纤毛可有节律地定向摆动，能将一些分泌物或附着在其表面的灰尘和细菌等向一定方向推送。

2. 侧面 上皮细胞排列紧密，其侧面常形成一些特殊结构，称为细胞连接，根据结构和功能，细胞连接可分为紧密连接、中间连接、桥粒和缝隙连接四种。

(1) **紧密连接**(tight junction) 位于上皮细胞靠近顶端处，紧密连接除有机械性的连接作用外，还可以阻止病原体侵入深部组织，防止体液丢失。

(2) **中间连接**(intermediate junction) 位于紧密连接深部，具有黏着和传递收缩力的作用。

(3) **桥粒**(desmosome) 位于中间连接的深面，呈斑状连接，有固定和支持作用。

(4) **缝隙连接**(gap junction) 位于桥粒的深面，相邻细胞质膜间有小管相通，具有使细胞之间进行物质交换和传递冲动的功能。

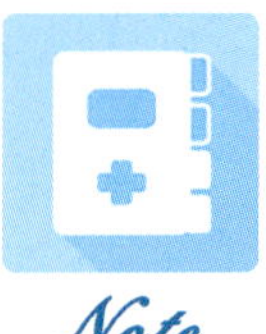

3. 基底面

（1）**基膜**（basement membrane） 基膜是上皮细胞的基底面与深层的结缔组织之间形成的一层薄膜。HE 染色的切片上呈红色的波浪线。基膜的功能是固定、连接和支持，并具有选择性通透作用，有利于细胞的新陈代谢。

（2）**质膜内褶**（plasma membrane infolding） 质膜内褶是上皮细胞基底面的细胞膜向细胞内凹陷，形成的许多内褶，内褶间的胞质有大量纵向排列的线粒体（图 2-8），可为主动转运提供能量。质膜内褶可扩大细胞基底面的表面积，有利于物质交换。

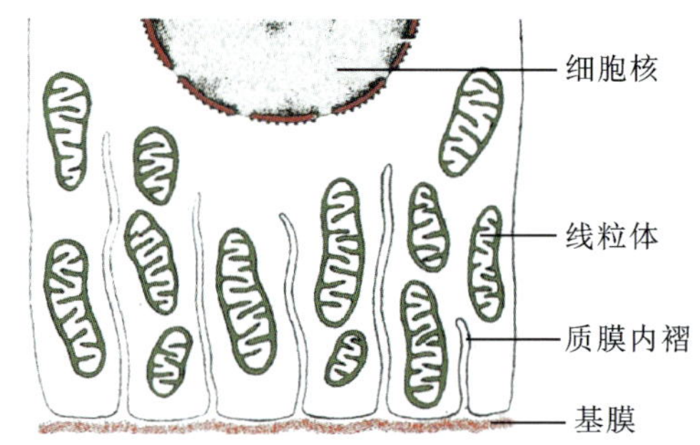

图 2-8 质膜内褶超微结构模式图

知识链接

上皮组织的再生

放射自显影研究表明，上皮组织内存在少量未分化的干细胞，在生理状态下，它可以反复分裂增生，产生新细胞，称为再生。当皮肤的表皮、消化道的上皮等不断衰老、死亡、脱落时，未分化的干细胞便迅速增生，形成新细胞进行补充，此种增生称为生理性再生。当上皮组织发生炎症或受到损伤时，其边缘未受伤的上皮组织基底层的细胞便迁移到损伤表面增生、分化，形成新的上皮，此种增生称为病理性再生。

二、腺上皮和腺

由腺细胞构成的专门行使分泌功能的上皮称为**腺上皮**（glandular epithelium），以腺上皮为主构成的器官称为**腺**（gland）。

（一）腺的发生及分类

腺上皮是由胚胎时期的被覆上皮向深部结缔组织增生、迁移而形成的，最初增生的细胞在结缔组织中形成突出的上皮索，然后进一步分化成腺。腺分为两类，即**外分泌腺**（exocrine gland）和**内分泌腺**（endocrine gland）（图 2-9）。外分泌腺又称有管腺，分泌物可经导管输送到体表或管腔内表面，如汗腺、唾液腺、胰腺等。内分泌腺又称无管腺，腺细胞排列成团块状或条索状，内含丰富的毛细血管，其分泌物直接释放入血液或淋巴液，如甲状腺、肾上腺等，详细内容参见内分泌系统。

（二）外分泌腺的结构和分类

外分泌腺可分为单细胞腺和多细胞腺。杯状细胞就是单细胞腺，人体大多数腺为多细胞腺。多细胞腺一般由分泌部和导管两部分组成。

1. 分泌部 又称腺泡，由一层细胞围成，中央为腺泡腔。根据腺泡的分泌物种类不同，腺泡可分为浆液性腺泡、黏液性腺泡、混合性腺泡三种。

2. 导管 与腺泡直接相连，由单层或复层上皮构成，其功能主要是排出分泌物。

外分泌腺的分类方法主要有两种：①依据分泌部位的形态，分为管状腺、泡状腺和管泡状腺；②根据分泌物的性质，分为黏液性腺、浆液性腺和混合性腺（图 2-10）。

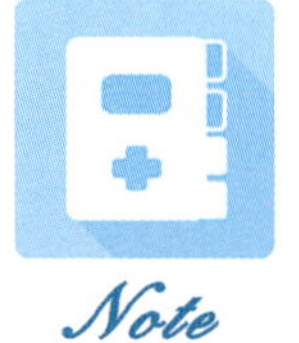
Note

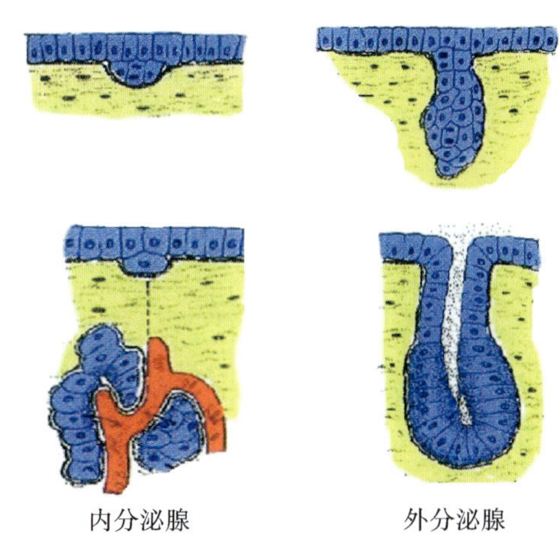

图 2-9 内分泌腺与外分泌腺发生模式图

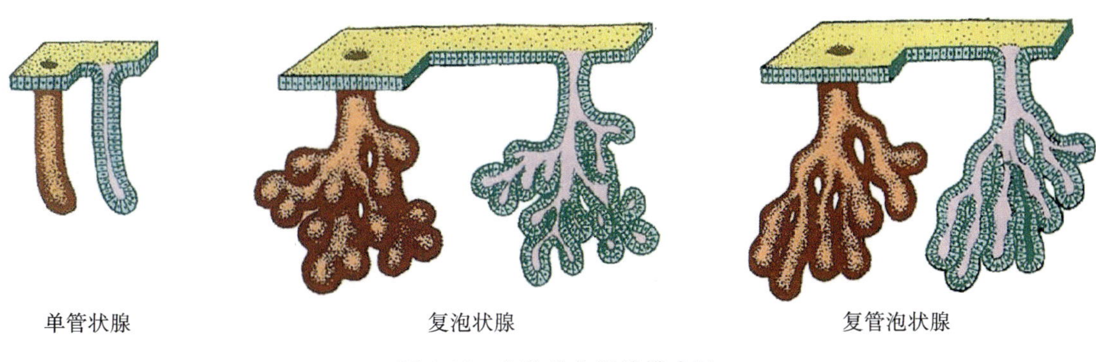

图 2-10 几种外分泌腺模式图

第二节 结缔组织

结缔组织(connective tissue)由细胞和大量细胞间质构成。与上皮组织相比,结缔组织具有下列特点:①细胞数量少,种类多;②细胞散在细胞间质中,无极性分布;③细胞间质多,包括基质和纤维,基质中含有组织液;④不直接与外界环境接触,又称内环境组织;⑤一般有血管分布;⑥起源于胚胎时期的间充质。

结缔组织结构复杂、形态多样。广义的结缔组织包括液态的血液、凝胶状的固有结缔组织、固态的软骨组织与骨组织。一般所说的结缔组织仅指固有结缔组织。结缔组织在人体内分布广泛,具有连接、支持、营养、保护和修复等功能。

一、固有结缔组织

固有结缔组织根据结构和功能的不同,可分为疏松结缔组织、致密结缔组织、脂肪组织和网状组织。

(一) 疏松结缔组织

疏松结缔组织(loose connective tissue)结构疏松,呈蜂窝状,故又称**蜂窝组织**(areolar tissue)。临床上所说的蜂窝组织炎就是指疏松结缔组织的炎症。其结构特点是细胞种类较多,纤维较少,排列稀疏。疏松结缔组织在体内分布广泛,常见于器官、组织、细胞之间,具有连

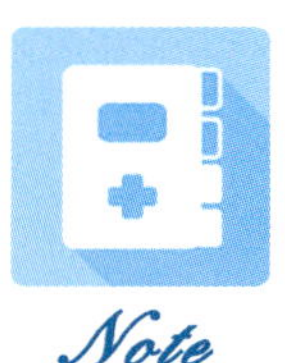

接、营养、防御、保护和修复等功能。疏松结缔组织的组成如表 2-3 所示。

表 2-3 疏松结缔组织的组成

组　成	名　称
细胞	成纤维细胞、巨噬细胞、浆细胞、肥大细胞、脂肪细胞、未分化的间充质细胞
细胞间质	胶原纤维、弹性纤维、网状纤维、基质

1. 细胞 包括成纤维细胞、巨噬细胞、浆细胞、肥大细胞、脂肪细胞、未分化的间充质细胞等。

(1) **成纤维细胞**(fibroblast) 成纤维细胞是疏松结缔组织中最主要的一种细胞。成纤维细胞的胞体较大,呈多突扁平状,胞质较丰富,呈弱嗜碱性;胞核较大,呈扁卵圆形,核仁明显(图 2-11)。电镜下,胞质内有丰富的粗面内质网(图 2-12(a))和发达的高尔基复合体,该细胞具有合成和分泌蛋白质的结构特点。成纤维细胞的功能是合成纤维和基质,在创伤修复过程中,参与组织修复,促进伤口愈合。

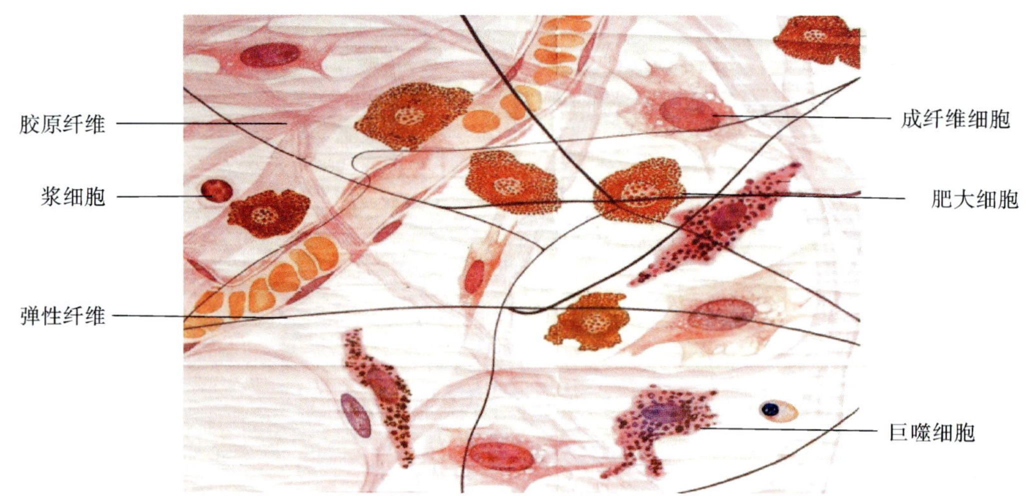

图 2-11 疏松结缔组织结构模式图

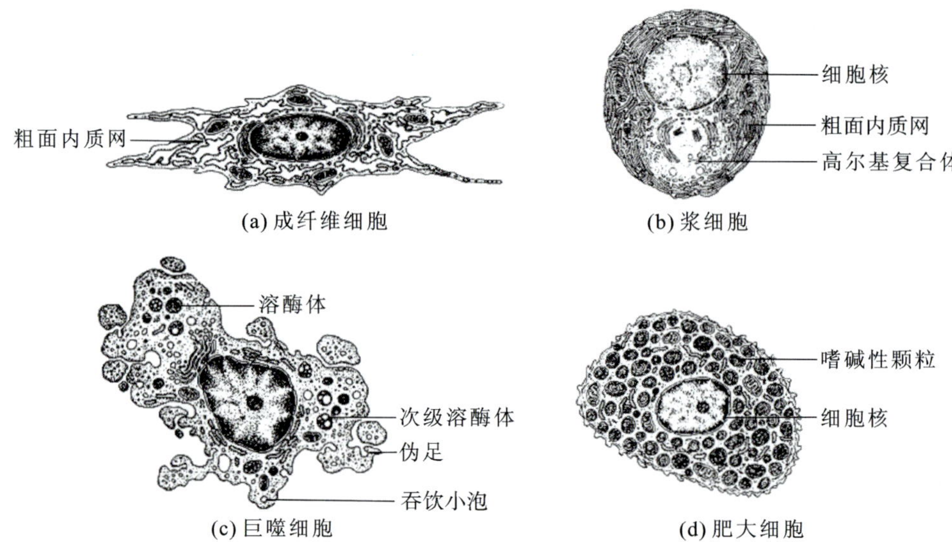

图 2-12 疏松结缔组织四种细胞超微结构图

(2) **浆细胞**(plasma cell) 细胞呈圆形或卵圆形,核圆形,多偏居细胞一侧,染色质在核膜

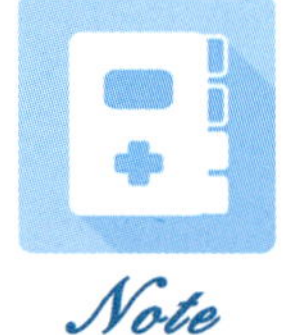
Note

内面呈辐射状排列，形似车轮，胞质嗜碱性（图 2-11）。电镜下，胞质内含有大量密集的粗面内质网和发达的高尔基复合体（图 2-12(b)）。浆细胞来源于 B 淋巴细胞，在抗原的刺激下，B 淋巴细胞激活、增殖，转变为浆细胞。浆细胞合成、分泌**免疫球蛋白**（immunoglobulin），即**抗体**（antibody）。抗体能抑制或杀灭细菌和病毒，促进巨噬细胞对抗原的特异性吞噬。

（3）**巨噬细胞**（macrophage） 巨噬细胞是广泛存在于人体内的一种免疫细胞。巨噬细胞呈圆形或椭圆形，其形态随功能状况而改变，当功能活跃时，可伸出伪足，伪足呈多突的不规则形。其细胞核较小，呈卵圆形或肾形，着色深，核仁不明显；胞质丰富，呈嗜酸性。电镜下，胞质内含有大量溶酶体、吞噬体、吞饮小泡等结构（图 2-11，图 2-12(c)）。巨噬细胞是由血液中单核细胞穿出血管进入结缔组织后分化而成的，具有活跃的吞噬作用、抗原呈递作用和分泌功能。

（4）**肥大细胞**（mast cell） 体积较大，呈圆形或卵圆形，细胞核小而圆，多位于中央；胞质内充满了粗大的嗜碱性颗粒（图 2-12(d)）。颗粒内含肝素、组胺、慢反应物质和嗜酸性粒细胞趋化因子等。肝素具有抗凝血作用，组胺、慢反应物质和嗜酸性粒细胞趋化因子则与过敏反应有关。

（5）**脂肪细胞**（fat cell） 体积较大，常呈圆球形；胞质被脂滴挤到细胞周缘，胞核被挤成扁圆形，位于细胞一侧。在 HE 染色切片中，脂滴被溶解，细胞呈空泡状。脂肪细胞可合成和储存脂肪，参与脂类代谢。

（6）**未分化的间充质细胞** 未分化的间充质细胞是一种原始、幼稚的细胞，常分布于小血管周围，它们具有多向分化的潜能。在机体创伤修复过程中，可增殖分化为成纤维细胞、脂肪细胞、平滑肌细胞和血管内皮细胞。

2. 细胞间质 包括纤维和基质。

（1）**纤维**（fiber） 包埋在基质内，根据纤维的形态结构和化学特性，可分为胶原纤维、弹性纤维和网状纤维三种。

① **胶原纤维**（collagenous fiber）：数量最多，新鲜时呈白色，故又称白纤维。在 HE 染色切片中呈粉红色，嗜酸性。纤维粗细不等，呈波纹状，互相交织分布（图 2-11）。胶原纤维主要由成纤维细胞分泌合成。胶原纤维韧性大，抗拉力强。

② **弹性纤维**（elastic fiber）：新鲜时呈黄色，故又称黄纤维。在 HE 染色切片中染成淡红色，不易与胶原纤维区分。但用特殊染色（醛复红或地衣红）能将其染成紫色或棕褐色。弹性纤维较细，交织成网（图 2-11）。弹性纤维具有很强的弹性。

③ **网状纤维**（reticular fiber）：短而细，分支多，相互交织成网。在 HE 染色切片中不着色，不易分辨。用硝酸银染色，可将其染成黑色，故又称嗜银纤维。网状纤维主要分布于造血器官和淋巴器官等处，构成支架。

（2）**基质**（ground substance） 基质是一种无定形的胶状物质，具有一定的黏性，充满于纤维与细胞之间。基质的主要成分是蛋白多糖、纤维粘连蛋白和水。

蛋白多糖是由蛋白质与多糖分子结合成的大分子复合物。其中多糖以透明质酸含量最多，它是一种长链大分子结构的物质，其上结合许多蛋白分子和多糖分子，形成了带有许多微孔的结构，称为分子筛。小于其孔径的物质如水、营养物质、代谢产物、激素和气体等可以通过，有利于血液与细胞之间进行物质交换；大于其孔径的大分子物质，如细菌等不能通过，具有限制有害物质扩散的屏障作用。溶血性链球菌和肿瘤细胞等能产生透明质酸酶，分解透明质酸，破坏分子筛结构，使基质失去防御屏障，导致感染和肿瘤浸润扩散。

组织液（tissue fluid）是从毛细血管动脉端渗入基质内的液体，经毛细血管静脉端和毛细淋巴管回流入血液或淋巴系统。组织液不断更新，有利于血液与细胞进行物质交换，成为组织和细胞赖以生存的内环境。当组织液的产生和回流失去平衡时，基质中的组织液含量增多或减少，导致组织水肿或脱水。

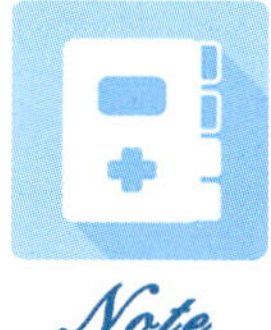

（二）致密结缔组织

致密结缔组织(dense connective tissue)是一种以纤维为主要成分的固有结缔组织。其纤维粗大，排列致密，细胞和基质成分少，以支持和连接为其主要功能。根据纤维的性质和排列方式，可分为规则致密结缔组织和不规则致密结缔组织。规则致密结缔组织主要构成肌腱和韧带，由大量密集的胶原纤维顺着受力方向平行排列成束；不规则的致密结缔组织分布于真皮、硬脑膜、巩膜等处，粗大的胶原纤维彼此交织成致密的板层结构(图 2-13)。

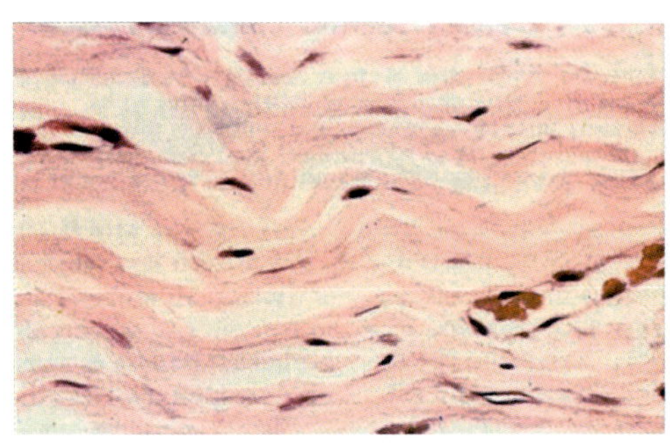

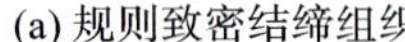

(a) 规则致密结缔组织

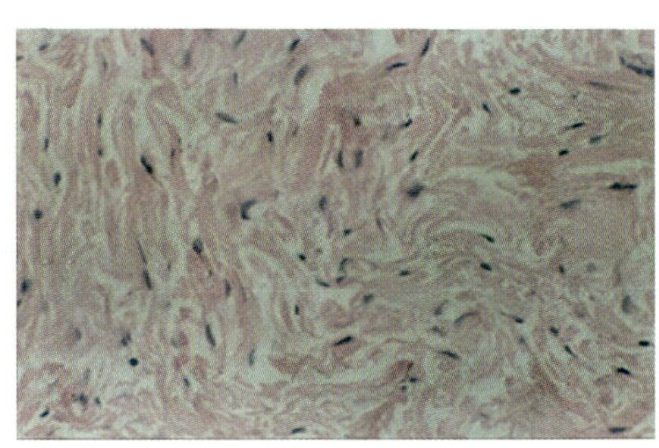

(b) 不规则致密结缔组织

图 2-13　致密结缔组织

（三）脂肪组织

脂肪组织(adipose tissue)主要由大量脂肪细胞构成，疏松结缔组织将成群的脂肪细胞分隔成许多脂肪小叶(图 2-14)。脂肪组织主要分布于皮下、网膜、系膜和黄骨髓等处，具有储存脂肪、产生能量、维持体温、缓冲机械性压力、参与脂肪代谢等作用。

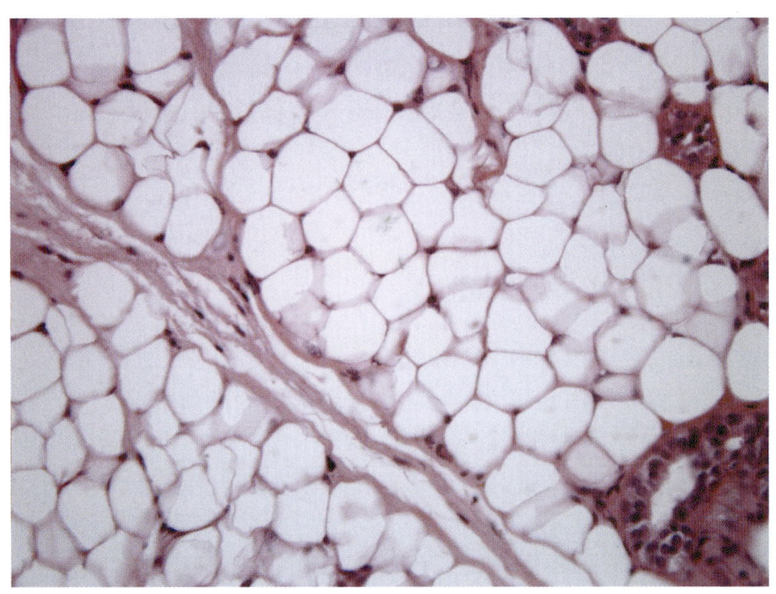

图 2-14　脂肪组织

（四）网状组织

网状组织(reticular tissue)主要由网状细胞、网状纤维和基质构成(图 2-15)。网状细胞是有突起的星状细胞，相邻细胞的突起相互连接成网。网状组织是骨髓、淋巴器官、淋巴组织等的结构基础，可为血细胞的生存和发育提供适宜的微环境。

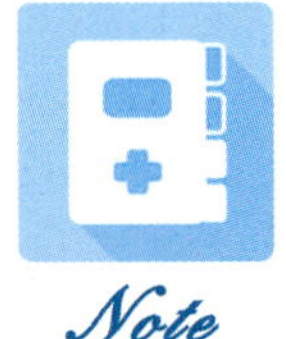

Note

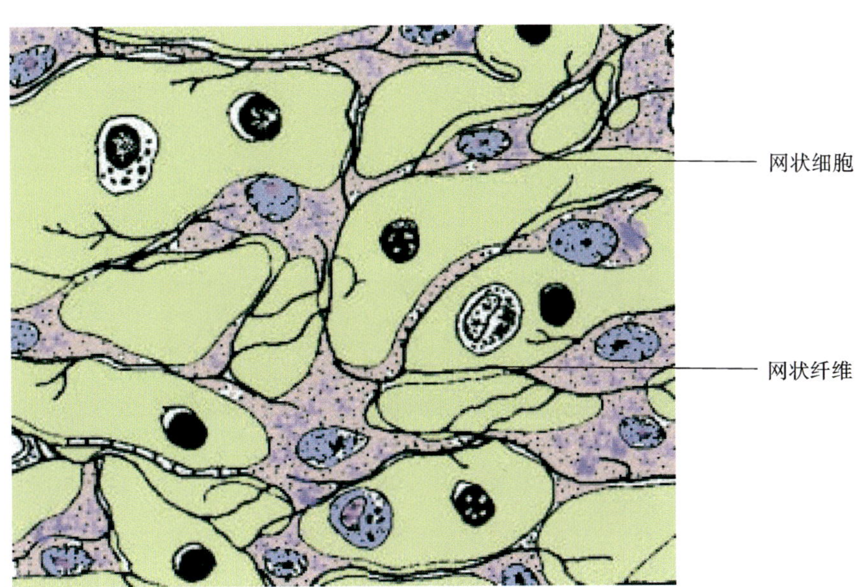

图 2-15 网状组织模式图

二、软骨组织

（一）软骨组织的一般结构

软骨组织（cartilage tissue）由软骨细胞和细胞间质构成。

1. 细胞间质 细胞间质由基质和纤维组成。软骨基质呈凝胶状，具有韧性，其主要成分为蛋白多糖和水，基质中有一些小腔，称为**软骨陷窝**。纤维包埋在基质中，不同的软骨组织含不同的纤维。

2. 软骨细胞 软骨细胞包埋在软骨陷窝内。其细胞形态不一，位于软骨的浅层，软骨细胞多呈扁平椭圆形，细胞小而幼稚，一个软骨陷窝内常只见一个软骨细胞。在软骨的深层，软骨细胞体积增大，呈圆形或椭圆形，并不断在软骨陷窝内分裂、增殖，形成细胞群（通常以2～8个细胞为一群），称为同源细胞。

软骨组织内没有血管、淋巴管和神经，其营养物质可通过软骨膜渗透提供。

（二）软骨的分类及结构特点

软骨由软骨组织及软骨膜构成。软骨膜是包在软骨组织外的一层致密结缔组织膜，富有血管和细胞，其细胞可转化为软骨细胞，血管可为其提供营养。软骨较硬，略有弹性，能承受压力，并耐摩擦。

根据软骨组织所含纤维的不同，软骨可分为**透明软骨**（hyaline cartilage）、**纤维软骨**（fibrous cartilage）和**弹性软骨**（elastic cartilage）三种（图 2-16）。

1. 透明软骨 其基质中含有少量胶原纤维，新鲜时呈半透明状。透明软骨主要包括关节软骨、肋软骨及呼吸道软骨等。

2. 纤维软骨 其基质中含有大量呈平行或交错排列的胶原纤维束，软骨细胞较小而少，常成行分布于纤维束之间。纤维软骨主要分布于椎间盘、关节盘及耻骨联合等处，具有较强的韧性。

3. 弹性软骨 其基质中含有大量的弹性纤维，并互相交织成网。弹性软骨分布于耳廓及会厌等处，具有较强的弹性。

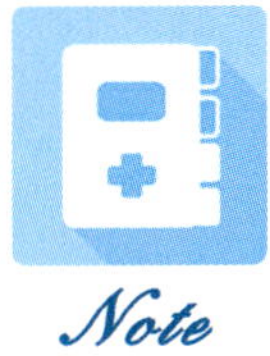

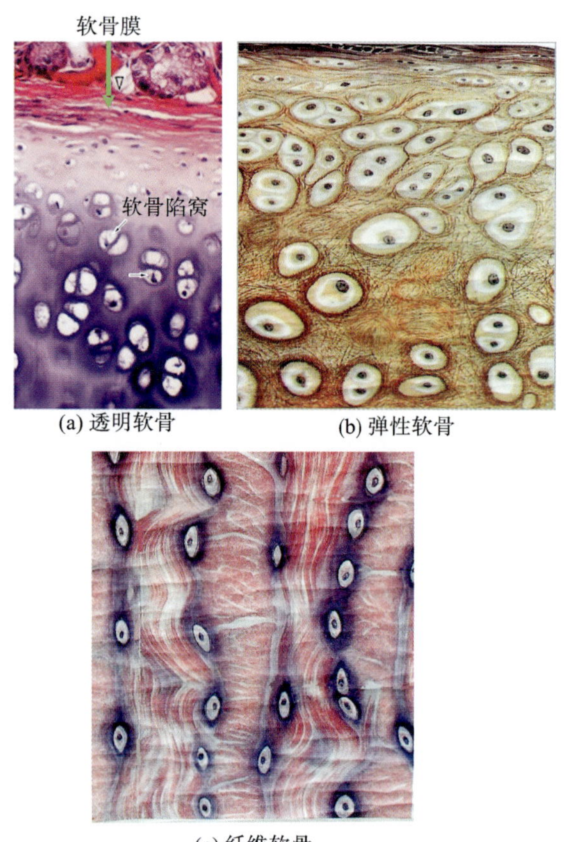

图 2-16 软骨光镜结构模式图

三、骨组织

骨组织(osseous tissue)是一种坚硬的结缔组织，由骨细胞及大量钙化的细胞间质组成(图 2-17)。

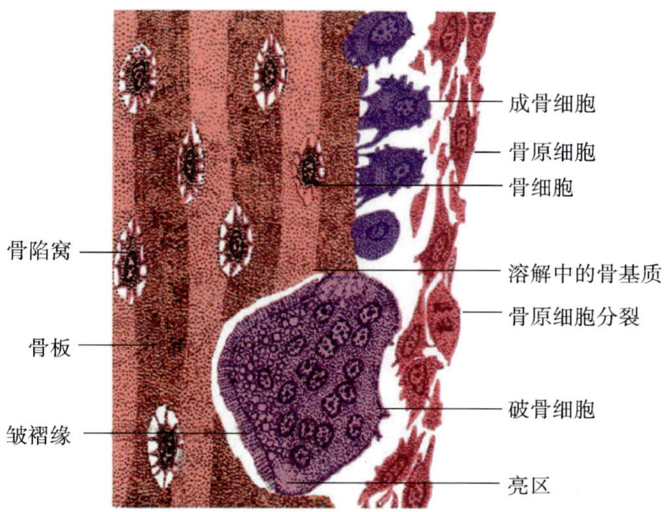

图 2-17 骨组织模式图

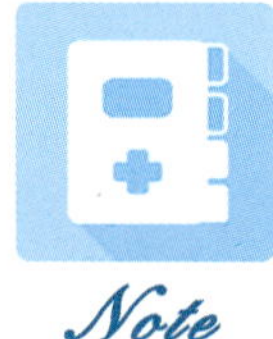
Note

（一）骨组织的一般结构

1. 细胞间质 即骨基质，由有机质和无机质构成。有机质主要为胶原纤维和少量的基质，基质呈无定形凝胶状，具有黏合胶原纤维的作用，有机质使骨具有韧性；无机质主要为钙盐，其化学成分主要为羟基磷灰石结晶，人体 99%以上的钙和 85%的磷以羟基磷灰石的形式储存于骨组织中，无机质使骨具有坚硬性。

骨组织中的胶原纤维多平行成层排列，借基质黏合在一起，并有钙盐沉积，形成薄板状结构，称为**骨板**(bone lamella)。骨板内或骨板之间的小腔隙称为**骨陷窝**(bone lacuna)，骨陷窝周围呈放射状排列的细小管道称为**骨小管**(bone canaliculus)。相邻的骨小管彼此连通。

2. 骨细胞(osteocyte) 单个分散于骨板内或骨板间。骨细胞是有许多细长突起的细胞，胞体呈扁椭圆形位于骨陷窝内，突起伸入骨小管中，相邻骨细胞的突起以缝隙连接相连。骨细胞对骨基质的更新和维持有重要作用。

（二）骨组织的结构特点

骨组织可分为骨松质和骨密质两种。

1. 骨松质(spongy bone) 分布于骨的深面，是由大量针状或片状的骨小梁连接而成的，骨小梁之间有肉眼可见的孔隙，孔隙内充满了红骨髓。

2. 骨密质(compact bone) 分布于骨的表面。骨密质由骨板及分布于骨板内或骨板间的骨细胞构成。根据骨板排列方式可分为环骨板、骨单位和间骨板(图 2-18)。

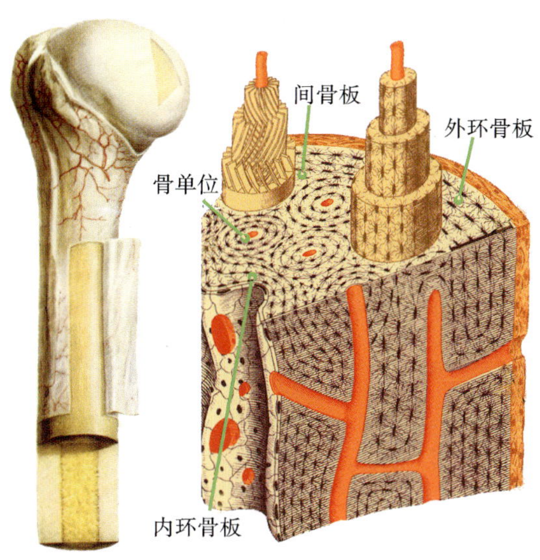

图 2-18 骨密质立体模式图

(1) **环骨板**(circumferential lamella) 分布于长骨干的外表面及近骨髓腔的内表面，分别称外环骨板和内环骨板。外环骨板较厚，整齐地环绕骨干排列；内环骨板较薄，排列不规则。外环骨板和内环骨板均有横向穿越的穿通管，来自骨膜的血管和神经由此管抵达中央管。

(2) **骨单位**(osteon) 又称**哈弗斯系统**(Haversian system)，位于内、外环骨板之间，数量较多，由 10～20 层同心圆排列的骨板围成，其中央有一条纵行的小管称**中央管**(central canal)。中央管有血管和神经穿行。

(3) **间骨板**(interstitial lamellae) 为填充在骨单位之间的一些不规则平行骨板，它们是骨生长和改建过程中，骨单位或环骨板未被吸收的残留部分。

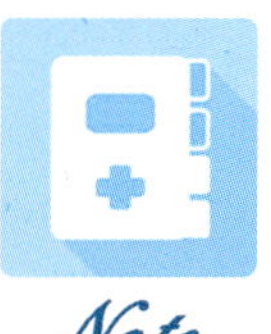

四、血液

血液(blood)呈液态,是流动于心血管内的结缔组织,成人循环血容量约 5000 mL,约占体重的 7%。血液由**血浆**(plasma)和**血细胞**(blood cell)组成。从血管取少量血液加入适量抗凝血剂(如肝素或枸橼酸钠),经自然沉降或离心沉淀后,血液可分出三层:上层为淡黄色的血浆,下层为红细胞,中间的薄层为白细胞和血小板。

血浆相当于结缔组织的细胞间质,约占血液容积的 55%,其中水约占 90%,其余为血浆蛋白(如白蛋白、球蛋白、纤维蛋白原等)、脂蛋白、无机盐、酶、激素和各种代谢产物。血液在体外静置后,溶解状态的纤维蛋白原转变为不溶解状态的纤维蛋白,形成血凝块,析出的淡黄色清亮液体称**血清**(serum)。

血细胞约占血液容积的 45%,包括红细胞、白细胞和血小板(图 2-19)。在正常生理情况下,血细胞的形态和数量相对恒定(表 2-4)。血细胞的形态、数量、百分比和血红蛋白含量称血常规。机体患病时,血常规常有显著变化,故检查血常规对了解机体状况和诊断疾病十分重要。

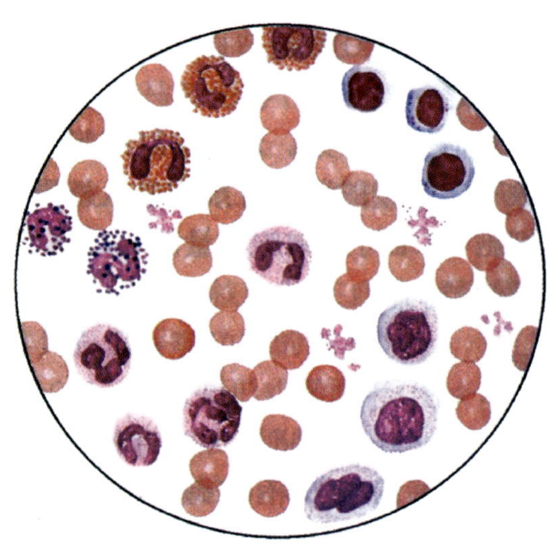

图 2-19　各种血细胞的光镜结构

表 2-4　血细胞分类和正常值

血　细　胞	正　常　值
红细胞	男:$(4.0\sim5.5)\times10^{12}$/L
	女:$(3.5\sim5.0)\times10^{12}$/L
白细胞	$(4.0\sim10.0)\times10^{9}$/L
中性粒细胞	50%～70%
嗜酸性粒细胞	0.5%～3%
嗜碱性粒细胞	0%～1%
单核细胞	3%～8%
淋巴细胞	25%～30%
血小板	$(100\sim300)\times10^{9}$/L

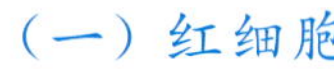

(一) 红细胞

成熟的**红细胞**(erythrocyte,red blood cell,RBC)直径 7.5～8.5 μm,呈双面微凹的圆盘状,无细胞核和细胞器,细胞质内充满**血红蛋白**(hemoglobin,Hb)(图 2-20)。血红蛋白是一种

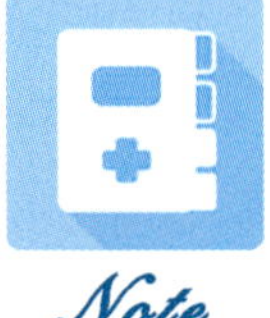
Note

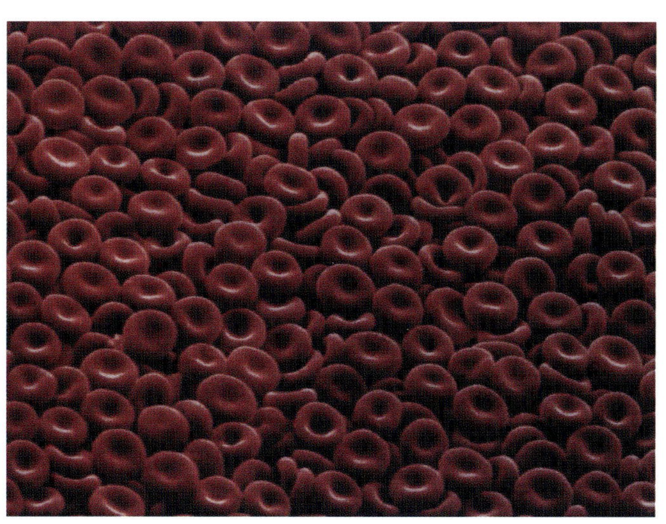

图 2-20 人红细胞扫描电镜图

微课——红细胞

含铁的蛋白质，它具有结合与运输 O_2 和 CO_2 的功能，供给全身组织和细胞所需的 O_2，并带走细胞代谢所产生的 CO_2。正常人体每升血液中血红蛋白含量，男性为 120～160 g，女性为 110～150 g。

红细胞的数目及血红蛋白的含量可随生理因素而改变，如婴儿高于成人，高原地区居民大多高于平原地区居民。红细胞的形态和数目的改变，以及血红蛋白的质和量的改变超出正常范围，则为病理现象，一般情况下，红细胞数少于 3.0×10^{12}/L，血红蛋白含量低于 100 g/L，则为贫血，同时常伴有红细胞形态的改变。

外周血中除大量成熟红细胞以外，还有少量未完全成熟的红细胞，称**网织红细胞**(reticulocyte)。这些细胞内尚存留部分核糖体，用煌焦油蓝染色呈细网状。网织红细胞大约经过 24 h 后完全成熟，核糖体消失。在成人，正常网织红细胞的数量占红细胞总数的0.5%～1.5%，新生儿可达 3%～6%。网织红细胞计数，可作为了解红骨髓造血功能的一项指标。

红细胞的平均寿命约 120 天。衰老的红细胞多在脾、骨髓和肝等处被巨噬细胞吞噬。

（二）白细胞

白细胞(leukocyte，white blood cell，WBC)是一种有核的球形细胞，能通过变形运动穿过毛细血管壁进入结缔组织或淋巴组织中，发挥防御和免疫功能。在某些疾病状态下，白细胞总数及各种白细胞的比例皆可发生变化。

根据白细胞胞质内有无特殊颗粒，可将其分为有粒白细胞和无粒白细胞两类。有粒白细胞又根据颗粒的嗜色性，分为中性粒细胞、嗜酸性粒细胞和嗜碱性粒细胞三种；无粒白细胞包括单核细胞和淋巴细胞两种(图 2-21)。

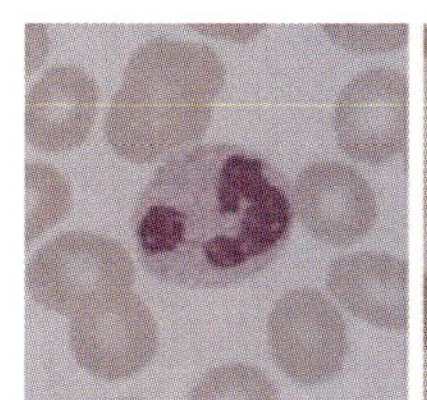
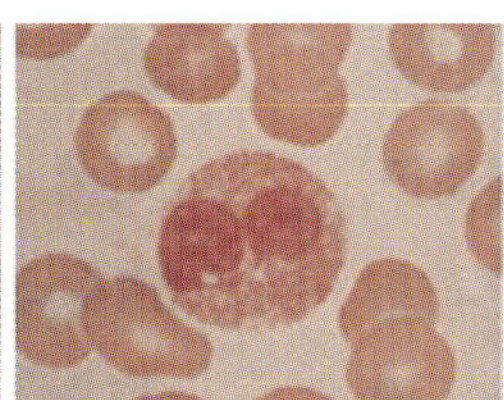
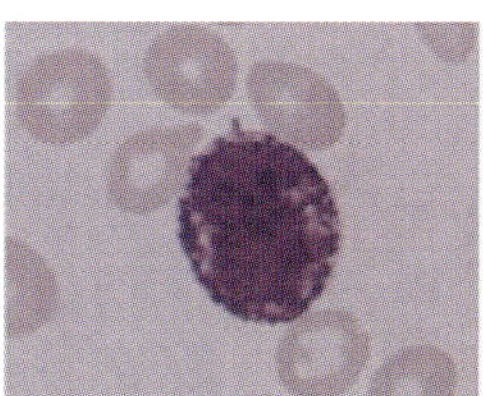
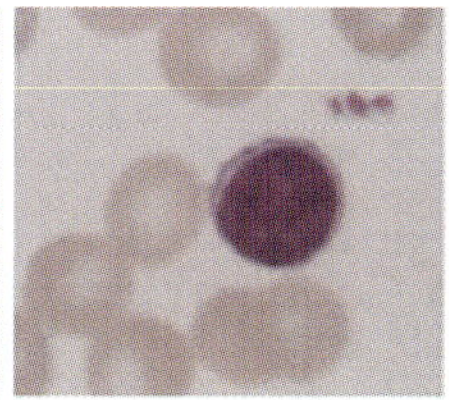
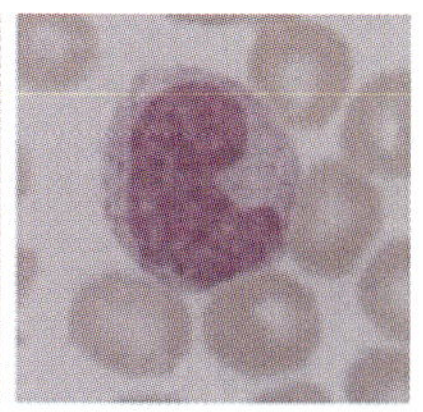

图 2-21 血液白细胞

1. 中性粒细胞(neutrophilic granulocyte，neutrophil) 中性粒细胞是白细胞中数量最多的一种。细胞呈球形，直径为 10～12 μm，细胞核呈杆状或分叶状，一般分为 2～5 叶，叶间有

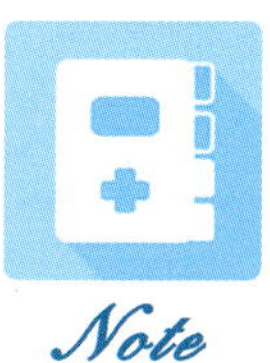

细丝相连，正常人以2～3叶居多。幼稚的细胞核呈杆状，衰老的细胞核分叶数目多。在机体严重感染时，血涂片检查可见杆状核多的白细胞，称核左移，说明大量新生的白细胞从骨髓进入血液；4～5叶核的细胞增多，则称核右移，说明衰老的白细胞增多或骨髓造血功能发生障碍。中性粒细胞的胞质内含有许多细小、分布均匀的中性颗粒，被染成淡紫红色，颗粒内含有酸性磷酸酶、过氧化物酶、溶菌酶等。

中性粒细胞具有活跃的变形运动和吞噬能力。当机体受到某些细菌感染时，中性粒细胞能以变形运动穿出毛细血管，聚集到病变部位，吞噬、消化细菌。

2. 嗜酸性粒细胞(eosinophilic granulocyte，eosinophil) 嗜酸性粒细胞呈球形，直径为10～15 μm，细胞核常为两叶；胞质内充满粗大、分布均匀的嗜酸性颗粒，被染成橘红色。颗粒内含有酸性磷酸酶、芳基硫酸酯酶、过氧化物酶和组胺酶等。

嗜酸性粒细胞也能做变形运动，并具有趋化性。它能吞噬抗原-抗体复合物，灭活组胺，减弱过敏反应。在机体患过敏性疾病或寄生虫病时，血液中嗜酸性粒细胞增多。

3. 嗜碱性粒细胞 (basophilic granulocyte，basophil) 嗜碱性粒细胞呈球形，直径为10～12 μm，胞核呈"S"形或不规则形；胞质内含有嗜碱性颗粒，其大小不等、分布不均，被染成紫蓝色，嗜碱性颗粒内含有肝素、组胺和慢反应物质等。嗜碱性粒细胞的功能与肥大细胞相似，但两者的关系尚待研究。

4. 单核细胞(monocyte) 单核细胞是白细胞中体积最大的细胞，直径为14～20 μm，呈球形，细胞核呈卵圆形、肾形、马蹄形或不规则形等；胞质丰富，呈弱嗜碱性，含散在的嗜天青颗粒，嗜天青颗粒为溶酶体，内含碱性磷酸酶、过氧化物酶和溶菌酶等。单核细胞具有趋化性和活跃的变形运动能力。单核细胞穿过血管壁进入结缔组织后，分化成具有吞噬功能的巨噬细胞。

5. 淋巴细胞(lymphocyte) 淋巴细胞呈球形，大小不等，直径为6～20 μm，依细胞体积的大小，可分为大、中、小淋巴细胞三种类型。光镜下，细胞核呈圆形，染色质致密，着色深；胞质少，染成天蓝色，含少量嗜天青颗粒。

淋巴细胞根据发生的部位、表面特性和免疫功能的不同，至少可分为T淋巴细胞、B淋巴细胞、杀伤性(K)淋巴细胞和自然杀伤(NK)淋巴细胞等。

血液中的T淋巴细胞产生于胸腺，约占淋巴细胞总数的75%，能识别、攻击和杀灭异体细胞、肿瘤细胞等，参与细胞免疫；B淋巴细胞产生于骨髓，占淋巴细胞总数的10%～15%。B淋巴细胞受抗原刺激后增殖分化为浆细胞，产生抗体，参与体液免疫。

（三）血小板

血小板(blood platelet)是骨髓内巨核细胞胞质脱落下来的碎块。血小板呈双凸圆盘状，直径为2～4 μm，无细胞核。在血涂片中，因受到机械或化学刺激，血小板形状常不规则，呈多突状，聚集成群。血小板中央部有蓝紫色的颗粒，称颗粒区；周边部呈均质浅蓝色，称透明区。

血小板在止血和凝血过程中起重要作用。当血管受损伤破裂时，血小板迅速黏附、聚集于损伤处，形成血栓，堵塞破口。血小板计数低于100×10^9/L为血小板减少，低于50×10^9/L时则有自发出血危险。

第三节 肌 组 织

肌组织(muscle tissue)主要由具有收缩功能的肌细胞构成，肌细胞之间有少量的结缔组织以及丰富的血管、淋巴管和神经。肌细胞呈细长纤维状，故又称**肌纤维**(muscle fiber)，其细

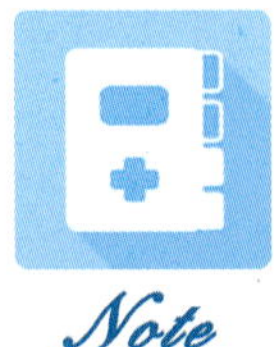

胞膜称**肌膜**，细胞质称**肌质**（sarcoplasm），肌质内的滑面内质网称**肌质网**（sarcoplasmic reticulum）。肌纤维的结构特点是肌质内含有大量的肌丝，肌丝是肌纤维收缩与舒张的主要物质基础。

根据形态、结构和功能特点，将肌组织分为骨骼肌、心肌和平滑肌三种。光镜下见骨骼肌纤维有明暗相间的横纹，故又称**横纹肌**（striated muscle）；心肌也有明暗相间的横纹，但不如骨骼肌明显，也属横纹肌。骨骼肌的活动受意识支配，称**随意肌**；心肌和平滑肌的活动不受意识支配，称**不随意肌**。

一、骨骼肌

微课——骨骼肌

骨骼肌（skeletal muscle）分布于头颈部、躯干和四肢，大多附着于骨骼。每条骨骼肌表面包有的结缔组织膜称**肌外膜**，即解剖学上的深筋膜。肌外膜伸向肌内部，将肌分成许多肌束，包在肌束表面的结缔组织膜称**肌束膜**，包在每条肌纤维外面的结缔组织膜称**肌内膜**。

（一）骨骼肌纤维的一般结构

骨骼肌纤维呈细长圆柱状，长短不一，一般为1～40 mm。细胞核呈扁椭圆形，一条骨骼肌纤维可有几十个甚至几百个细胞核，位于细胞周边，紧靠肌膜的内面。肌质内含有大量与肌纤维长轴平行排列的**肌原纤维**（myofibril）。在每条肌原纤维上有着色浅的**明带**（light band）（又称I带）和着色深的**暗带**（dark band）（又称A带），明带和暗带交替排列。在同一肌纤维中，所有肌原纤维的明带和暗带都相互对齐，排列在同一平面上，因而肌纤维呈现明暗相间的横纹（图2-22）。

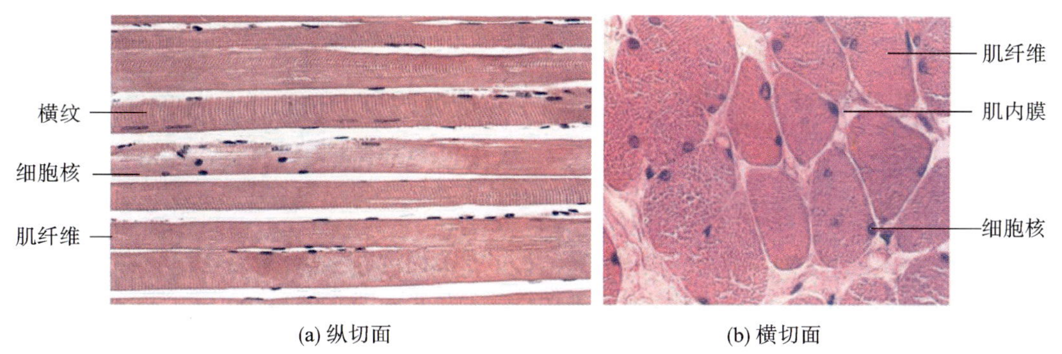

图2-22 骨骼肌光镜结构模式图

在暗带的中部，有一窄的浅色区称H带，H带的中央有一条暗线称M线。在明带的中央有一条暗线称Z线，相邻两条Z线之间的一段肌原纤维称**肌节**（sarcomere）。每个肌节都由1/2 I带＋A带＋1/2 I带组成。每条肌原纤维都是由许多肌节连接而成的，肌节是骨骼肌纤维结构和功能的基本单位。

（二）骨骼肌纤维的超微结构（图2-23、图2-24）

1. 肌原纤维 电镜下，每条肌原纤维由大量更细的肌丝平行排列而成。肌丝分粗肌丝和细肌丝两种。粗肌丝由肌球蛋白构成，位于A带内，中央借M线固定，两端游离；细肌丝主要由肌动蛋白构成，其一端固定于Z线，另一端伸入A带内的粗肌丝之间，直达H带的边缘。因此，I带内只有细肌丝，H带内只有粗肌丝，而H带两侧的A带内既有粗肌丝又有细肌丝。

当肌纤维收缩时，粗肌丝牵拉细肌丝向M线方向滑行，这时I带和H带同步缩窄，肌节随之缩短；当肌纤维舒张时，I带和H带相应增宽，肌节伸长。A带宽度在舒缩时均不发生改变。

2. 横小管（transverse tubule） 横小管又称T小管，是由肌膜向肌质内凹陷形成的小管，其走向与肌纤维长轴垂直，故称横小管。人和哺乳动物的横小管位于A带和I带交界处，同一

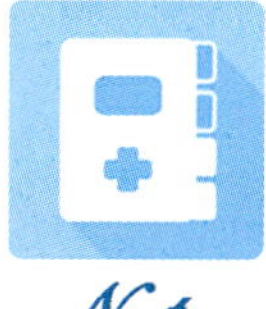
Note

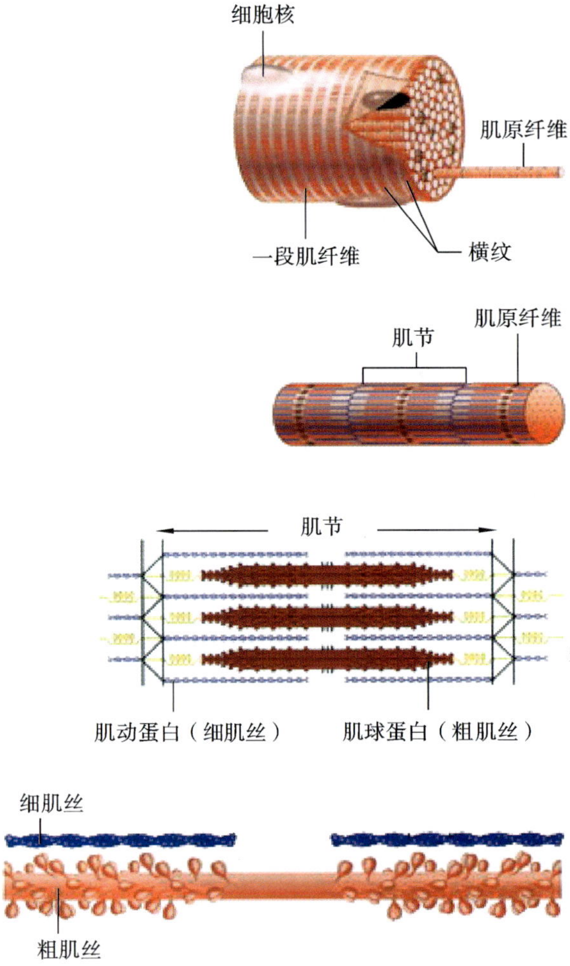

图 2-23 骨骼肌肌原纤维示意图

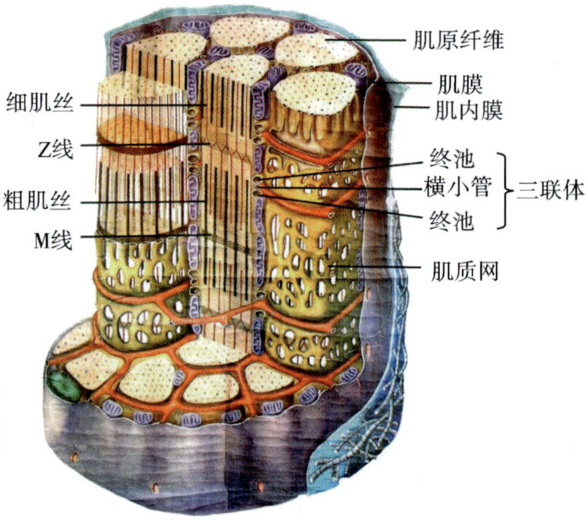

图 2-24 骨骼肌纤维超微结构立体模式图

水平的横小管分支吻合，并环绕在每条肌原纤维的周围。横小管可将肌膜的兴奋迅速传至肌纤维内。

3. 肌质网 肌质网是肌纤维内特化的滑面内质网，位于相邻两条横小管之间，包绕在肌原纤维的周围，其走向大致纵向排列，故又称**纵小管**(longitudinal tubule)，也称 L 小管。纵小管靠近横小管的两侧扩大，呈扁囊状，称**终池**。横小管及两侧的终池组成**三联体**。肌质网膜上有丰富的钙泵和钙通道，具有调节肌质内 Ca^{2+} 浓度的功能。

二、心肌

心肌(cardiac muscle)分布于心壁和邻近心脏的大血管壁上，主要由心肌纤维构成。

(一) 心肌纤维的一般结构

心肌纤维呈短圆柱状，常有分支，并相互连接成网。心肌纤维一般有一个细胞核，少数为双核，细胞核呈椭圆形，位于细胞中央。相邻心肌纤维的相互连接处形成**闰盘**。在 HE 染色的切片上，呈着色较深的横行或阶梯状粗线(图 2-25)。

(二) 心肌纤维的超微结构特点

心肌纤维的超微结构与骨骼肌纤维相似，但与骨骼肌纤维比较，具有下列特点：①粗、细肌丝形成粗细不等的肌丝束，肌原纤维不明显；②横小管较粗，位于 Z 线水平；③肌质网稀疏，纵小管不发达，终池较小而少，多见于横小管一侧，与横小管形成**二联体**(图2-26)；④闰盘的横位

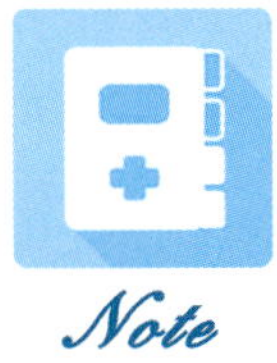

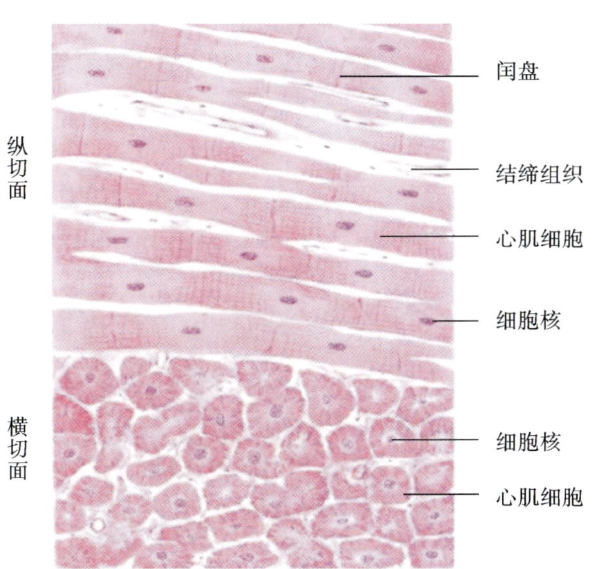

图 2-25 心肌光镜结构模式图

部分位于Z线水平，有中间连接和桥粒，起牢固的连接作用；在纵位部分存在缝隙连接，有利于细胞间化学信息的交流和电冲动的传导，以保证心肌纤维同步收缩(图2-27)。

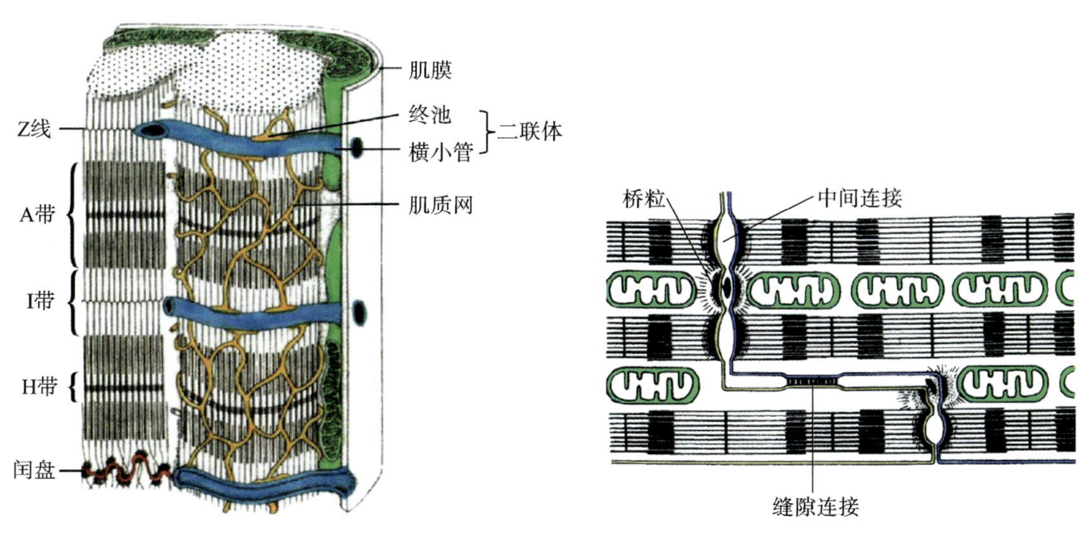

图 2-26 心肌纤维超微结构示意图　　图 2-27 心肌闰盘超微结构模式图

知识链接

心肌纤维的分类

根据形态、结构、分布和功能，心肌纤维可分为三类：①工作心肌纤维，指心室、心房中有收缩功能的普通心肌纤维；②传导系统心肌纤维，是一种特殊分化的心肌纤维，构成心的传导系统，包括窦房结、房室结等；③具有内分泌功能的心肌纤维。

三、平滑肌

平滑肌(smooth muscle)广泛分布于内脏器官、血管和皮肤的立毛肌等处，主要由平滑肌纤维构成。

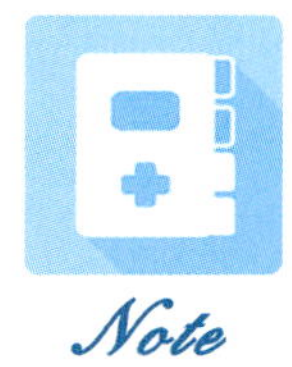

平滑肌纤维呈长梭形，长短不一。每条平滑肌纤维只有一个细胞核，呈杆状或椭圆形，位于细胞中央。平滑肌纤维多平行排列成层或成束（图 2-28）。平滑肌纤维内也有粗肌丝和细肌丝，只形成肌丝束，不形成肌原纤维，无横纹结构。平滑肌纤维的肌膜向肌质内凹陷，形成许多小凹，相当于横纹肌的横小管。

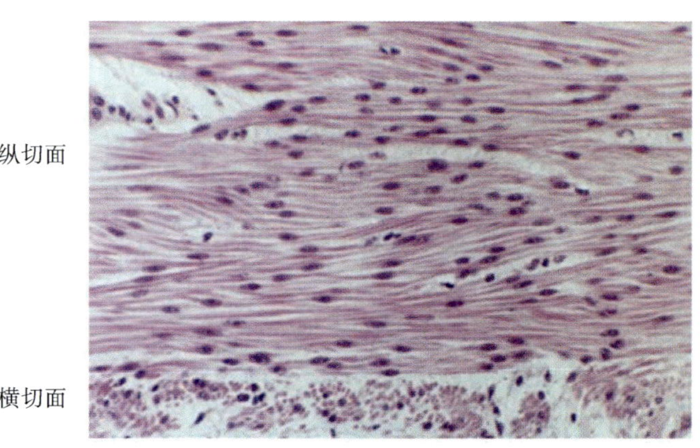

图 2-28 平滑肌光镜结构模式图

相邻平滑肌纤维之间有缝隙连接，有利于肌纤维之间化学信息的交流和神经冲动的传导，使成束、成层的平滑肌纤维同步收缩和舒张，形成一个功能整体。

第四节 神 经 组 织

神经组织（nervous tissue）由**神经细胞**（nerve cell）和**神经胶质细胞**（neuroglial cell）构成。神经细胞又称**神经元**（neuron），是神经系统结构和功能的基本单位，具有感受刺激、整合信息和传导冲动的功能；神经胶质细胞的数量多，对神经元具有支持、绝缘、保护和营养等功能。

微课——
神经元

一、神经元

（一）神经元的形态和结构

神经元的形态多样，大小不一，但每个神经元都由胞体和突起两部分组成（图 2-29）。

1. 胞体 胞体为神经元的代谢和营养中心。胞体的形态不一，可呈圆形、锥体形、梭形和星形等。胞体的细胞膜与突起表面的膜构成连续完整的细胞膜，具有接受刺激和传导冲动的功能。细胞核大而圆，位于细胞的中央，核膜明显。细胞质内除含有线粒体、高尔基复合体、溶酶体和中心体等一般细胞器外，还有丰富的嗜染质和神经原纤维等特殊结构。

（1）嗜染质 嗜染质又称**尼氏体**（Nissl body），是胞质内一种嗜碱性物质。光镜下，尼氏体呈颗粒状或斑块状；电镜下，尼氏体由发达的粗面内质网和游离的核糖体组成，表明尼氏体具有合成蛋白质和神经递质的功能。尼氏体的数量、分布可随神经元的种类、生理状态不同而改变。当神经元受损时，尼氏体减少甚至消失；当神经元损伤修复时，尼氏体又可恢复正常。

（2）**神经原纤维**（neurofibril） 呈细丝状，在胞体内相互交织成网，并伸入突起的末梢部。电镜下，神经原纤维由微管和神经丝呈束状聚集而成，神经丝是中间丝的一种，由神经丝蛋白构成，神经原纤维对神经元起支架作用，并与营养物质、神经递质及离子的运输有关。

2. 突起 突起是神经元的细胞膜和细胞质突出而形成的，根据其形态和功能可分为轴突和树突两种。

（1）**轴突**（axon） 一个神经元只有一个轴突。轴突细而长，有的可达 1 m 以上，神经元胞

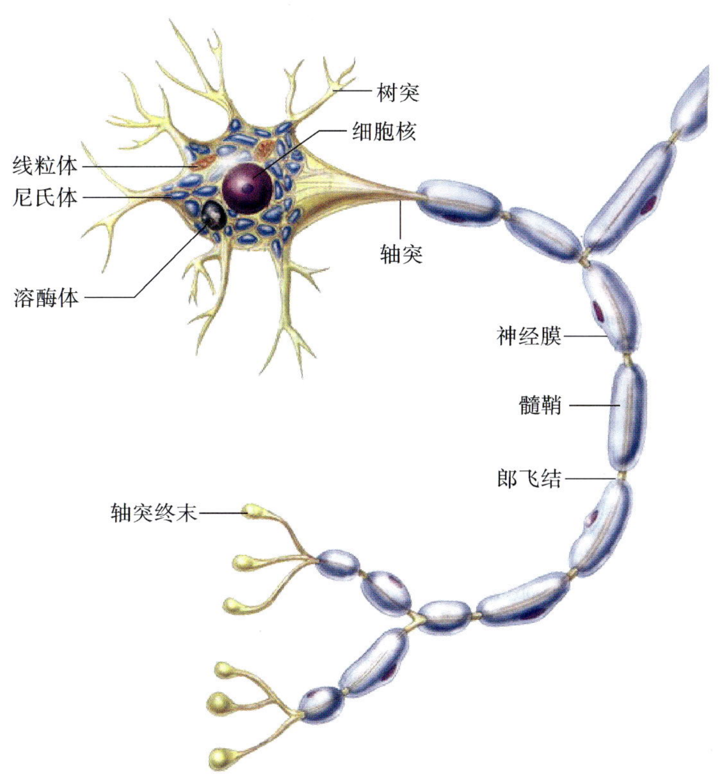

图 2-29 神经元形态结构模式图

体发出轴突的部位呈圆锥形，称**轴丘**(axon hillock)，轴丘内无尼氏体，故染色较浅。轴突末端的分支较多，可与其他神经元的胞体或树突接触，也可伸入器官内，形成效应器。轴突内无尼氏体和高尔基复合体，但有神经原纤维，其功能是将胞体发出的神经冲动传至其他神经元或效应器。

(2) **树突**(dendrite) 一个神经元可伸出一个或数个树突。树突分支呈树枝状，故名树突。树突分支表面有许多短小突起，称树突棘，这些结构扩大了神经元接受刺激的面积。树突的内部结构与胞体相似，其功能是接受刺激，并将冲动传入胞体。

(二) 神经元的分类

1. 根据神经元突起的数目分类(图 2-30)

(1) **多极神经元**(multipolar neuron) 有一个轴突，多个树突。

(2) **双极神经元**(bipolar neuron) 有一个轴突和一个树突。

(3) **假单极神经元**(pseudounipolar neuron) 由胞体发出一个突起，在离胞体不远处即分为两支，一支伸入脊髓或脑，称中枢突；另一支伸入其他组织或器官，称周围突。

2. 根据神经元的功能分类(图 2-31)

(1) **感觉神经元**(sensory neuron) 又称**传入神经元**(afferent neuron)，可接受体内、外环境的各种刺激，形成冲动，并将冲动传向中枢的神经元。

(2) **运动神经元**(motor neuron) 又称**传出神经元**(efferent neuron)，是将冲动自中枢传至周围的神经元。

(3) **联络神经元**(association neuron) 又称**中间神经元**(interneuron)，位于感觉神经元和运动神经元之间，起联络作用。

3. 根据神经元释放的神经递质分类 可将神经元分为胆碱能神经元、肾上腺素能神经元、氨基酸能神经元和肽能神经元等。

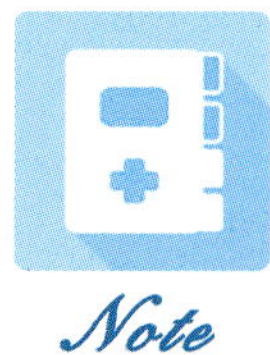

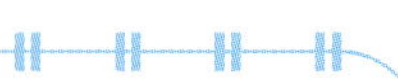

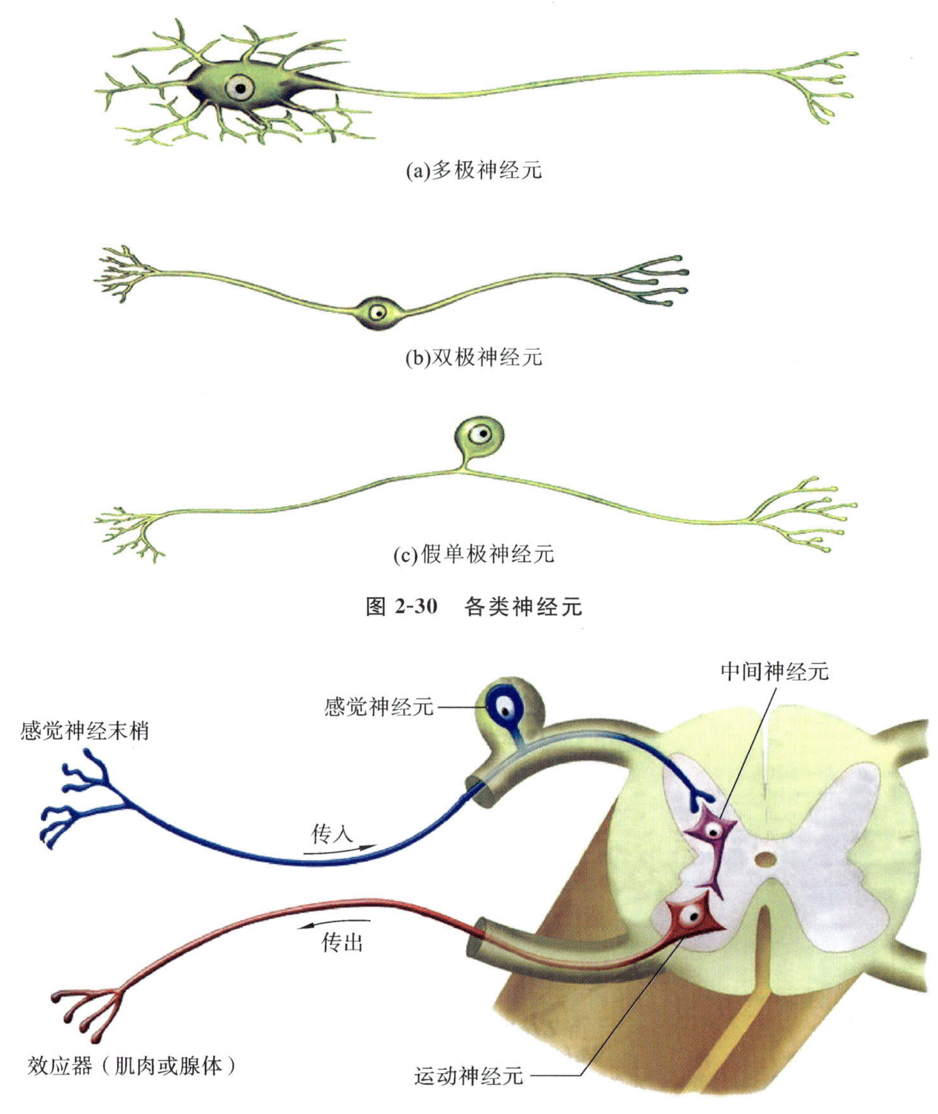

图 2-30 各类神经元

图 2-31 不同功能的神经元

（三）突触

突触(synapse)是神经元与神经元之间或神经元与非神经元之间的一种特化的细胞连接，是神经元传递信息的重要结构。

1. 突触的分类 突触最常见的是一个神经元的轴突终末与另一个神经元的树突或胞体接触，分别构成轴-树突触、轴-体突触。此外，还有轴-轴突触、树-树突触等。突触可分为电突触和化学突触。电突触在人和哺乳动物中较少。通常所说的突触是指化学突触，化学突触是以神经递质作为传递信息的媒介。

2. 化学突触的结构 电镜下，化学突触由突触前成分、突触间隙和突触后成分组成(图2-32)。

(1) **突触前成分**(presynaptic element) 神经元轴突终末的膨大部分，主要由突触前膜和突触小泡组成。突触小泡内含神经递质，与突触前膜融合，将神经递质释放入突触间隙中。

(2)**突触间隙**(synaptic cleft) 位于突触前膜和突触后膜之间的狭小间隙，宽为 15～30 nm。

(3)**突触后成分**(postsynaptic element) 后一神经元或效应器与突触前成分相对应的局

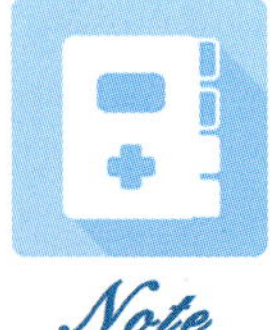
Note

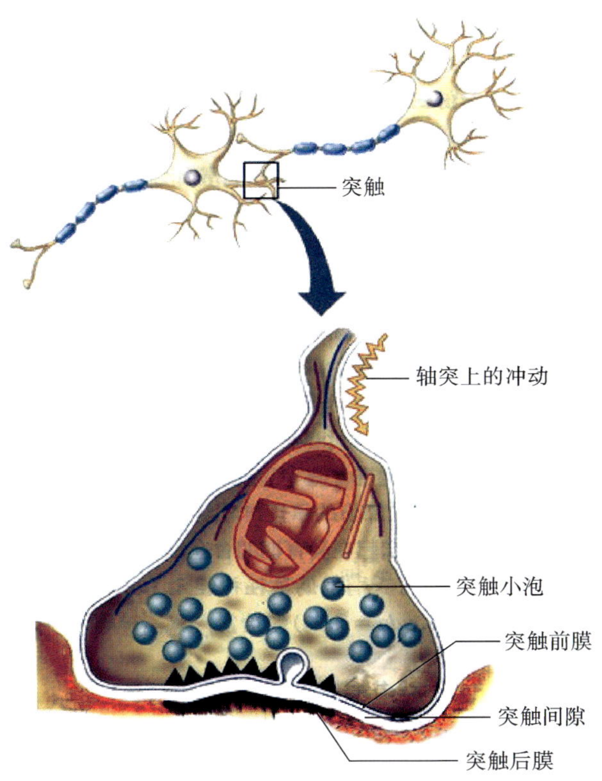

图 2-32　神经元及突触超微结构模式图

部区域。该处的细胞膜特化增厚，为突触后膜，其表面含有能与神经递质特异性结合的受体。

（四）神经纤维和神经

1. 神经纤维(nerve fiber)　由神经元的长突起及包在其周围的神经胶质细胞构成。根据结构可分为有髓神经纤维和无髓神经纤维。

（1）**有髓神经纤维**(myelinated nerve fiber)（图 2-33、图 2-34）　周围神经系统的有髓神经纤维，中央为神经元的轴突，轴突的周围包有髓鞘和神经膜，髓鞘由施万细胞形成。中枢神经系统的有髓神经纤维，其结构与周围神经系统的有髓神经纤维基本相同，所不同的是髓鞘由少突胶质细胞形成。神经膜和髓鞘呈节段性，相邻两个节段之间无髓鞘的狭窄处称**神经纤维结**(node of nerve fiber)，又称**郎飞结**(Ranvier node)。两个郎飞结之间的一段神经纤维称**结间体**。

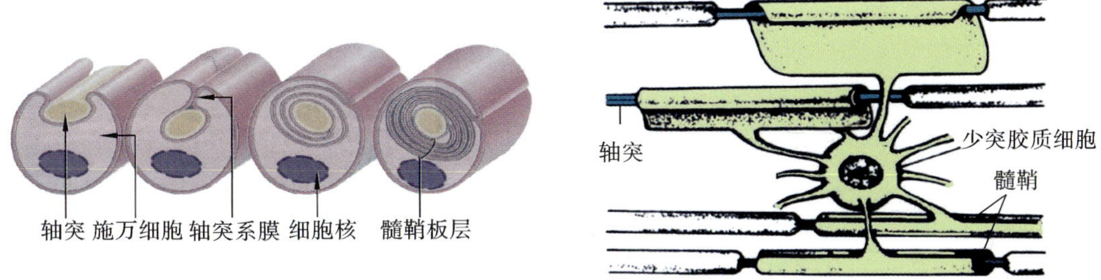

图 2-33　神经纤维髓鞘形成示意图

（2）**无髓神经纤维**(unmyelinated nerve fiber)　周围神经系统的无髓神经纤维，轴突较细，外有神经膜细胞包裹，但不形成髓鞘。中枢神经系统的无髓神经纤维，轴突外面无神经膜细胞包裹，为裸露的轴突。

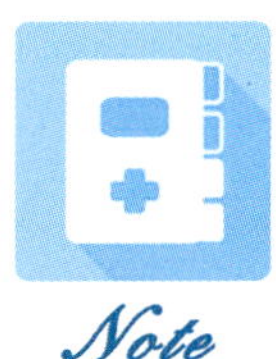

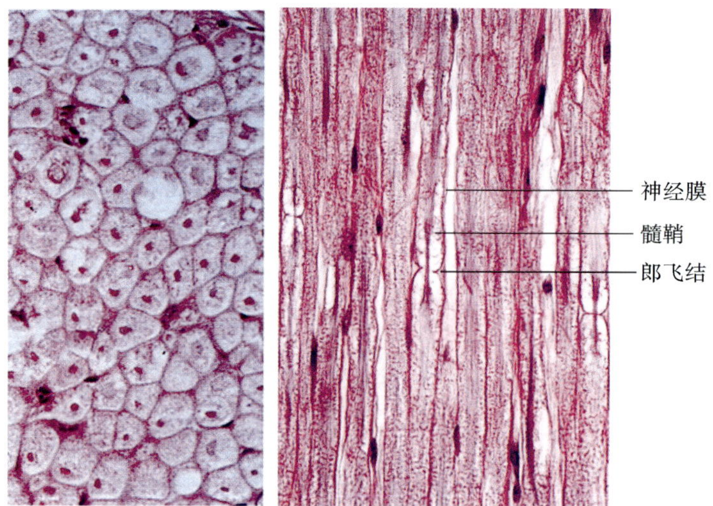

图 2-34　有髓神经纤维

神经纤维的功能是传导神经冲动。有髓神经纤维神经冲动的传导呈跳跃式，由于髓鞘的绝缘作用，神经冲动的传导从一个郎飞结跳跃到下一个郎飞结，故传导速度较快。无髓神经纤维因无髓鞘和郎飞结，神经冲动沿轴突膜连续性传导，故传导速度慢。

2. 神经　周围神经系统的神经纤维集合形成神经纤维束，若干条神经纤维束又聚集构成神经。其中包裹在神经表面的结缔组织膜称神经外膜，包裹在神经纤维束外面的结缔组织膜称神经束膜，包裹在神经纤维外面的薄层结缔组织膜称神经内膜。

（五）神经末梢

神经末梢（nerve ending）是周围神经纤维的终末部分，终止于其他组织和器官内所形成的特有结构。按其功能可分为感觉神经末梢和运动神经末梢两类。

1. 感觉神经末梢（sensory nerve ending）　感觉神经末梢是感觉神经元周围突的末端。它们通常与周围的其他组织共同构成感受器。感受器能接受刺激，并把刺激转变为神经冲动，通过感觉神经纤维传至中枢产生感觉。感觉神经末梢可分为游离神经末梢和有被囊神经末梢两类。

（1）**游离神经末梢**（free nerve ending）　由神经纤维的终末反复分支而成，其裸露的细支广泛分布于上皮组织和部分结缔组织中，能感受冷、热、疼痛的刺激（图 2-35）。

（2）**有被囊神经末梢**（encapsulated nerve ending）　此类神经末梢外面包裹有结缔组织囊，常见的有以下几种。

① **触觉小体**（tactile corpuscle）：呈椭圆形，分布于皮肤的真皮乳头内，以手指掌侧和足趾底面最多，其功能是感受触觉。

② **环层小体**（lamellar corpuscle）：呈圆形或椭圆形，广泛分布于皮下组织、腹膜、肠系膜、韧带和关节囊等处，其功能是感受压力和振动等。

③ **肌梭**（muscle spindle）：呈梭形，分布于骨骼肌纤维之间。肌梭是一种本体感受器，能感受肌纤维伸缩时牵张的刺激，调节骨骼肌纤维张力。

2. 运动神经末梢（motor nerve ending）　运动神经末梢是运动神经元轴突的终末部分，在肌组织或腺体等处形成的特殊结构称效应器。它支配肌纤维的收缩，调节腺细胞的分泌。运动神经末梢可分为躯体运动神经末梢和内脏运动神经末梢两类。

（1）**躯体运动神经末梢**（somatic motor nerve ending）　支配骨骼肌的运动神经末梢。躯体运动神经元的轴突在到达支配的骨骼肌时，失去髓鞘，裸露的轴突先形成爪状分支，分支

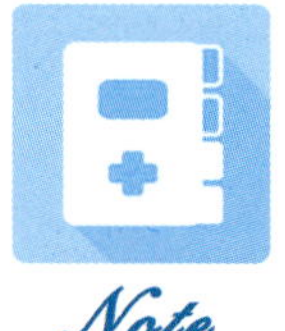
Note

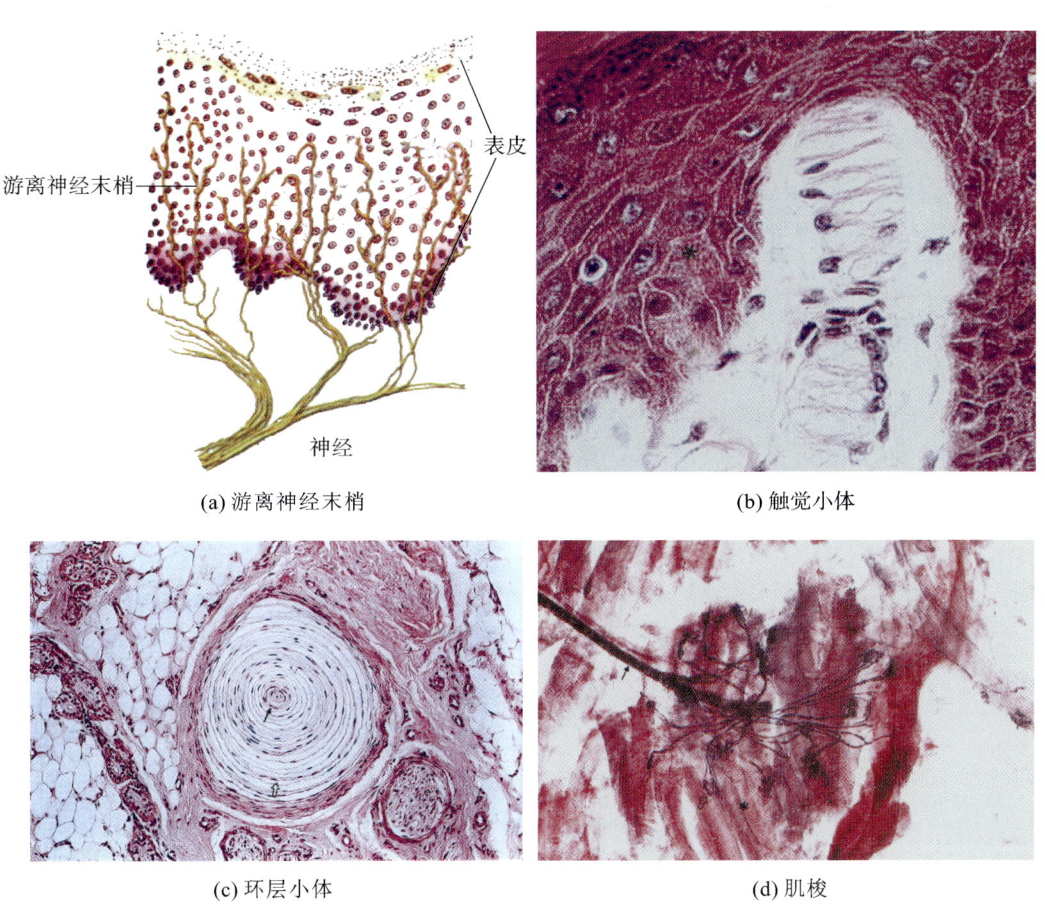

(a) 游离神经末梢

(b) 触觉小体

(c) 环层小体

(d) 肌梭

图 2-35 感觉神经末梢光镜结构模式图

末端再形成纽扣样膨大，附着于骨骼肌纤维的表面上，构成**运动终板**（motor end plate）（图 2-36）。

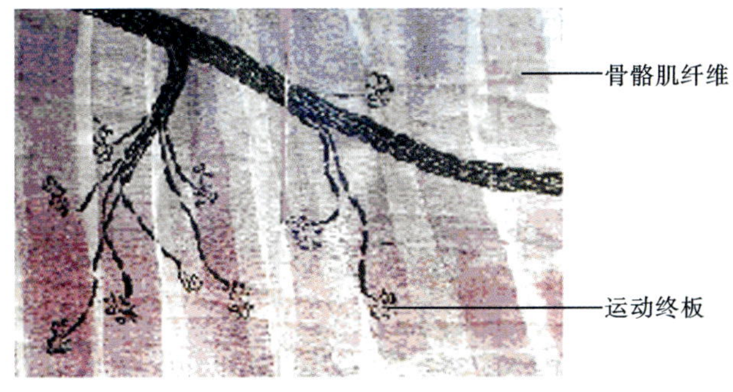

图 2-36 运动终板模式图

（2）**内脏运动神经末梢**（visceral motor nerve ending） 分布于心肌、平滑肌和腺体等处的运动神经末梢。其神经纤维较细，无髓鞘，分支末段呈串珠样膨体，贴附于肌纤维表面或穿行于腺细胞之间，与相应的细胞构成突触。

二、神经胶质细胞

神经胶质细胞是一种有突起的细胞，但无树突和轴突之分。根据其分布不同，分为中枢神经系统的神经胶质细胞和周围神经系统的神经胶质细胞两类。

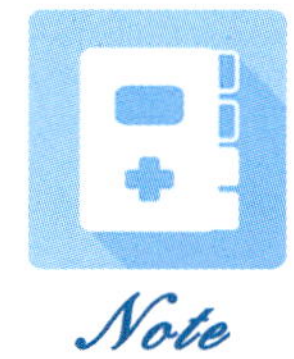

（一）中枢神经系统的神经胶质细胞

中枢神经系统内的神经胶质细胞有以下四种（图 2-37）。①**星形胶质细胞**（astrocyte）：胞体呈星形，由胞体伸出许多放射状突起，星形胶质细胞参与血-脑屏障的构成。②**少突胶质细胞**（oligodendrocyte）：胞体较小，突起少，是中枢神经系统内有髓神经纤维髓鞘的形成细胞。③**小胶质细胞**（microglia）：最小的神经胶质细胞，胞体呈椭圆形，突起细长，有分支，表面有棘突，具有吞噬功能。④**室管膜细胞**（ependymal cell）：单层立方或柱状上皮样细胞，衬覆于脑室及脊髓中央管的腔面，形成室管膜，可防止脑脊液直接进入脑和脊髓组织中，对脑和脊髓有支持和保护作用。

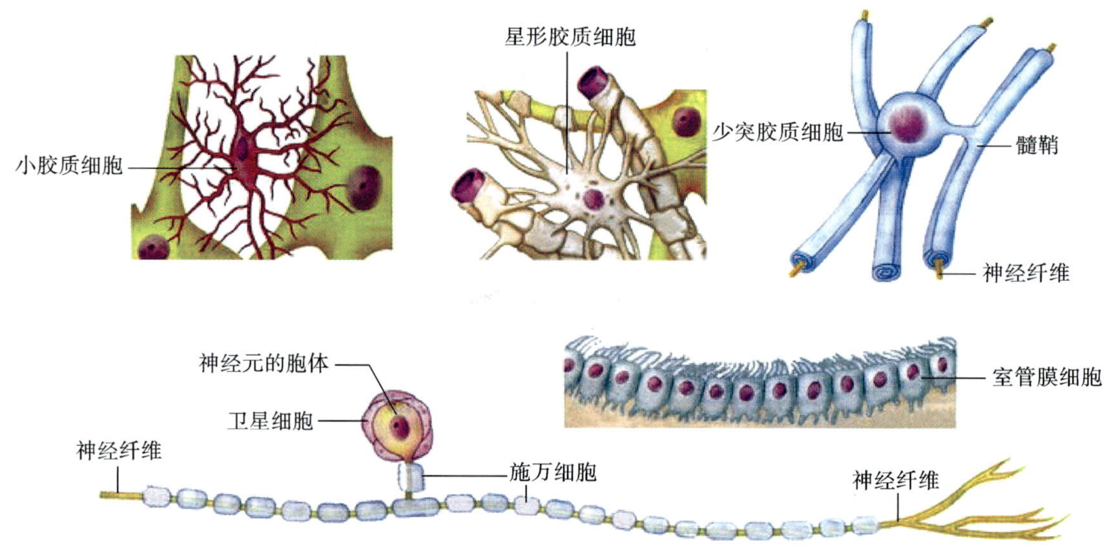

图 2-37　中枢神经系统的几种胶质细胞

在中枢神经系统内，血-脑屏障是存在于毛细血管内的血液和脑神经组织之间的一种屏障，它由连续性毛细血管内皮和内皮细胞之间的紧密连接、基膜和神经胶质膜构成。它具有阻止血液中某些物质进入脑组织以及维持脑细胞内环境相对稳定的作用。

（二）周围神经系统的神经胶质细胞

周围神经系统内的神经胶质细胞有以下两种。①神经膜细胞：又称**施万细胞**（Schwann cell），包裹在周围神经纤维轴突的外面，形成髓鞘。②**卫星细胞**（satellite cell）：又称被囊细胞，是神经节内包裹神经元胞体的一层扁平或立方形胶质细胞。

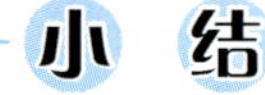

小　结

人体有上皮组织、结缔组织、肌组织、神经组织四大基本组织。

上皮组织可分为被覆上皮、腺上皮和特殊上皮三种类型。被覆上皮又分为单层扁平上皮、单层立方上皮、单层柱状上皮、假复层纤毛柱状上皮、复层扁平上皮、变移上皮等类型。腺上皮是由胚胎时期的被覆上皮向深部结缔组织中增生、迁移而形成的，构成内分泌腺和外分泌腺。

结缔组织包括固有结缔组织、软骨组织、骨组织和血液四大类。固有结缔组织又分为疏松结缔组织、致密结缔组织、脂肪组织和网状组织。疏松结缔组织由多种细胞、基质和纤维等组成。软骨组织由软骨细胞、细胞基质构成，根据所含纤维不同，软骨分为透明软骨、弹性软骨和纤维软骨三种。骨组织由骨细胞及大量钙化的细胞间质（骨质）组成。血液由血浆和血细胞组成，血浆相当于细胞间质，血细胞包括红细胞、白细胞和血小板。

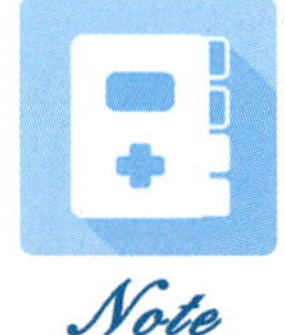
Note

肌组织主要由肌纤维构成，可分为骨骼肌、心肌和平滑肌三种。

神经组织由神经元和神经胶质细胞组成。神经元由胞体和突起组成，可分为不同的种类。神经胶质细胞分为周围神经系统的神经胶质细胞和中枢神经系统的神经胶质细胞。

能力检测

实验指导

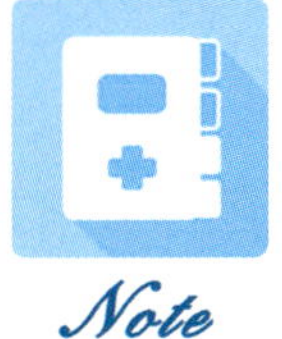

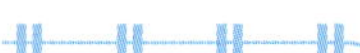

第三章
运动系统

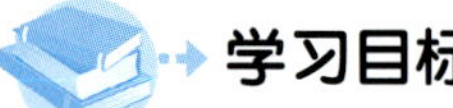

掌握　骨的分类和构造，主要骨的结构特点，关节的基本结构、辅助结构和运动；脊柱、胸廓和骨盆的组成和结构特点；肩、肘、髋、膝关节的组成、结构特点和运动，主要肌的位置和作用，腹股沟管的位置、构成及其内容。

熟悉　新生儿颅的特点；男、女性骨盆的差别；肌形成的局部结构。

了解　全身骨连结的概况；骨骼肌的整体分布概况。

运动系统(locomotor system)由骨、骨连结和骨骼肌三部分构成，约占人体体重的60%。全身各骨借骨连结相连构成人体的支架，称骨骼。骨骼肌附着于骨，在躯体运动神经的支配下，牵引骨骼产生运动。在运动过程中，骨是运动的杠杆，骨连结是运动的枢纽，骨骼肌是运动的动力。运动系统对人体具有支持、保护和运动等功能。

人体某些部位的骨或骨骼肌，常在体表形成比较明显的隆起或凹陷，称为体表标志。这些体表标志在临床工作中具有十分重要的意义。

第一节　骨和骨连结

一、概述

（一）骨

每块骨均具有一定的形态和结构，坚硬而有弹性，含有丰富的血管和神经。它不但能生长发育，而且具有改建、修复和再生能力。成人共有206块骨，按部位分为颅骨、躯干骨和四肢骨三部分(图3-1)。

1. 骨的形态和分类　骨按形态可分为长骨、短骨、扁骨和不规则骨四种类型。

(1) 长骨　呈长管状，分一体两端；体称骨干，其内部的空腔称**骨髓腔**，容纳骨髓；两端膨大称**骺**，具有光滑的**关节面**，骨干与骺相接的部分称**干骺端**，幼年时为骺软骨，其软骨细胞不断分裂并骨化，使骨加长；成年后，骺软骨骨化，骨干与骺融为一体，留有**骺线**；长骨主要分布于四肢，如肱骨、指骨等。

(2) 短骨　一般呈立方形，多成群分布于连结牢固且运动灵活的部位，如腕骨和跗骨等。

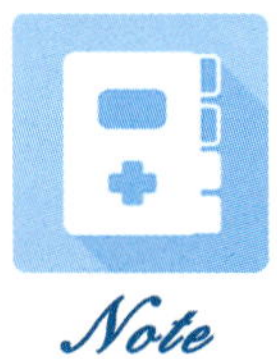

（3）扁骨　呈板状，主要构成颅腔、胸腔和盆腔的壁，起保护作用，如顶骨、胸骨和肋骨等。

（4）不规则骨　形状不规则，主要分布于躯干、颅底和面部，如椎骨、颞骨等。有些不规则骨内有含气的腔，称含气骨，如上颌骨。

此外，存在于经常与骨面发生摩擦的某些肌腱内的扁圆形小骨，称**籽骨**，如髌骨等。

2. 骨的构造　骨由骨质、骨髓和骨膜构成(图 3-2)。

（1）**骨质**　由骨组织构成，分为骨密质和骨松质。骨密质分布于骨的表层，致密坚硬，抗压性强；骨松质分布于骨密质的深面，结构疏松，由骨小梁交织排列而成。

（2）**骨髓**(bone marrow)　充填于骨髓腔和骨松质间隙内，分为**红骨髓**和**黄骨髓**。红骨髓呈红色，主要由网状组织和大量的血细胞构成，胎儿和幼儿的骨髓都是红骨髓，具有造血功能；约 5 岁以后，长骨骨髓腔内的红骨髓逐渐被脂肪组织代替，称黄骨髓，失去造血功能。当大量失血或重度贫血时，黄骨髓可转化为红骨髓，恢复造血功能。一般在长骨两端、扁骨和不规则骨骨松质内，终生保留红骨髓。

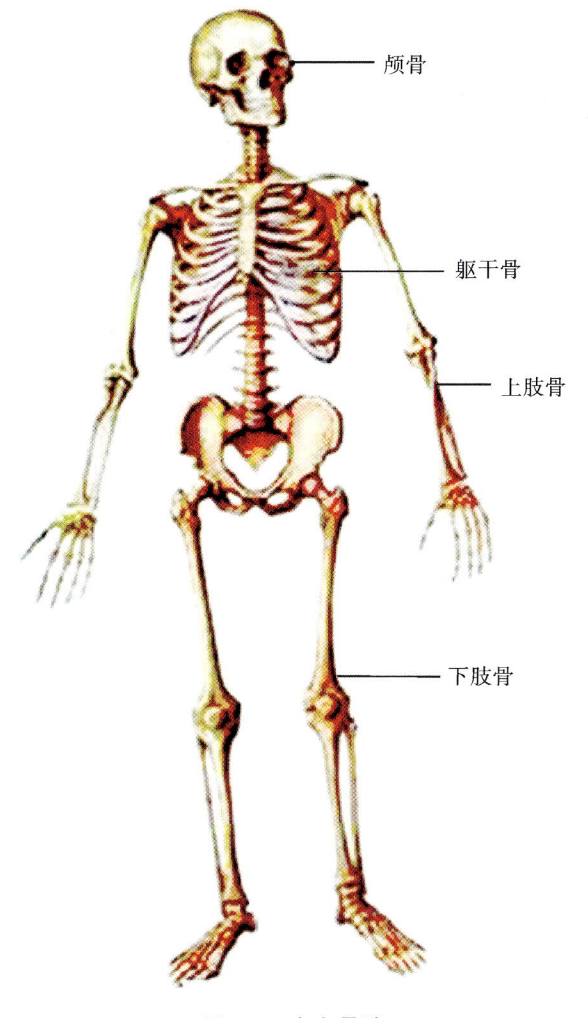

图 3-1　全身骨骼

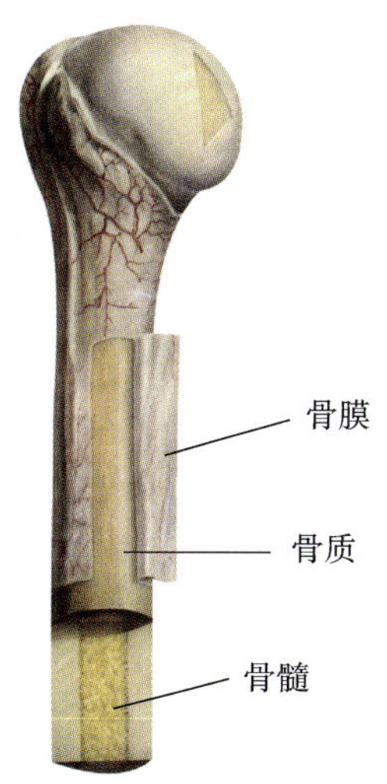

图 3-2　骨的构造

（3）**骨膜**(periosteum)　除关节面以外，骨的内、外表面覆盖有结缔组织膜，分别称骨内膜和骨外膜。骨膜内含有血管和神经，贴近骨表面的骨膜内含有骨原细胞，它能增殖分化为骨细胞，具有造骨功能，骨膜对骨的生长、骨折修复有重要的作用。临床上处理骨折时，应尽可能保留骨膜，以利于骨的修复。

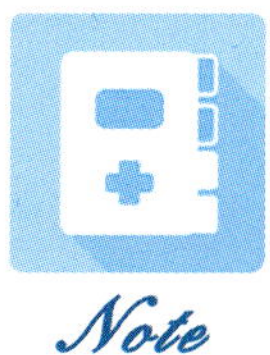
Note

知识链接

骨髓穿刺

临床常选髂骨、胸骨等处行骨髓穿刺，抽取骨髓，辅助诊断各种类型贫血、白血病及其他恶性肿瘤等疾病，还可做细菌培养。

3. 骨的化学成分和物理特性　骨主要由有机质和无机质组成。有机质主要为骨胶原纤维和黏多糖蛋白，使骨具有韧性和弹性。无机质主要为磷酸钙和碳酸钙，使骨具有坚硬性。有机质与无机质的比例随年龄不同而发生变化。成人的骨，有机质约占 1/3，无机质约占 2/3，此比例使骨既具有较大的硬度，又具有一定弹性和韧性。幼儿的骨，有机质较多，无机质较少，外伤时骨易变形，不易发生完全性骨折；老年人的骨，有机质较少，无机质较多，骨的脆性增大，易发生骨折。

4. 骨的发生　骨来源于胚胎时期的间充质。骨的发生有两种方式：膜内成骨和软骨内成骨。膜内成骨是由间充质先形成结缔组织膜，然后由膜直接骨化形成骨组织，如人体的顶骨、额骨和锁骨等，均是以此种方式发生的。软骨内成骨是由间充质先分化形成软骨雏形，然后在软骨雏形的基础上被新生骨组织所代替，如躯干骨、四肢骨等，均是以此种方式发生的。

（二）骨连结

骨与骨之间的连结装置称骨连结。根据连结形式的不同，骨连结分为直接连结和间接连结两种（图 3-3）。

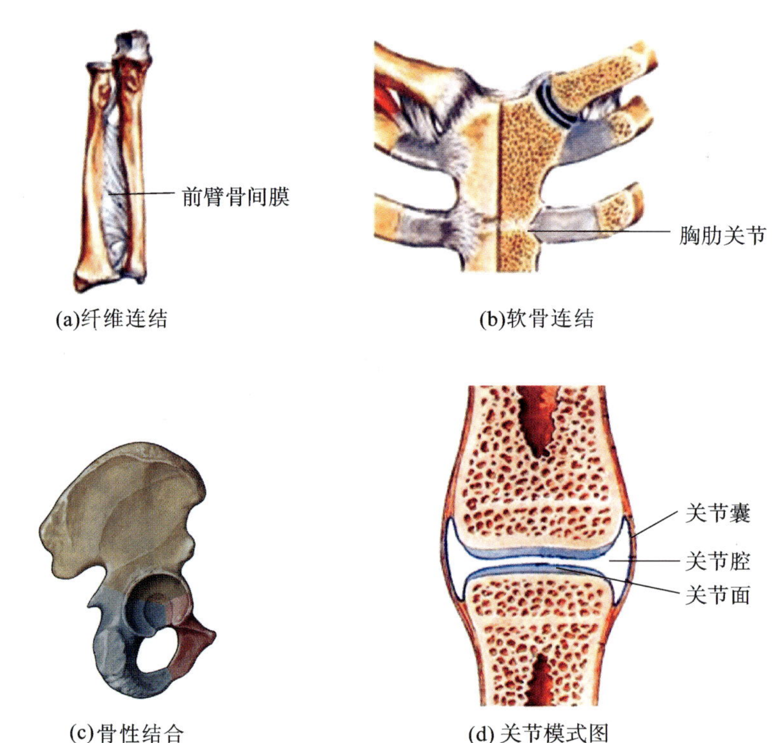

(a)纤维连结　(b)软骨连结

(c)骨性结合　(d) 关节模式图

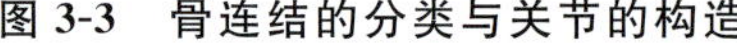
图 3-3　骨连结的分类与关节的构造

1. 直接连结　骨与骨之间借致密结缔组织、软骨或骨直接相连，包括**纤维连结**、**软骨连结**和**骨性结合**。直接连结紧密而牢固，无腔隙，不能活动或能少许活动。

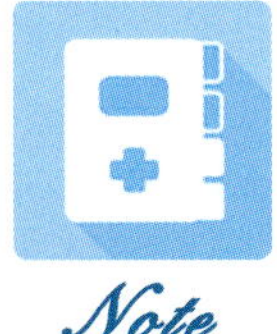

2. 间接连结　间接连结又称**关节**（articulation），骨与骨之间借膜性的结缔组织囊相连，

相对的骨面之间有腔隙，具有较大的活动性。关节是人体骨连结的主要形式。

(1) 关节的基本结构　每个关节都具有的结构，包括关节面、关节囊和关节腔。

微课——关节

① **关节面**(articular surface)：构成关节各骨的邻接面，多为一凸一凹，分别称关节头和关节窝。关节面覆盖有薄层透明软骨，称**关节软骨**，其表面光滑，可减少运动时的摩擦和缓冲外力的冲击。

② **关节囊**(articular capsule)：结缔组织构成的膜性囊，附着于关节面周缘及其附近的骨面上，将构成关节的各骨彼此相连。关节囊分内、外两层。外层为**纤维层**，由致密结缔组织构成，厚而坚韧，含丰富的血管和神经；内层为**滑膜层**，由疏松结缔组织构成，紧贴纤维层内表面，薄而柔软，能分泌滑液，滑液有润滑关节面和营养关节软骨等作用。

③ **关节腔**(articular cavity)：关节面与关节囊滑膜层围成的密闭腔隙。腔内呈负压，含有少量滑液，对维持关节的稳固性具有一定作用。

(2) 关节的辅助结构　关节除具备基本结构外，某些关节还具有韧带、关节盘和关节唇等辅助结构。

① **韧带**(ligament)：连于相邻两骨之间的致密结缔组织束，位于关节囊内或关节囊外，分别称囊内韧带或囊外韧带。韧带有加强关节稳固性或限制关节过度运动的作用。

② **关节盘**(articular disc)：位于两关节面之间的纤维软骨板，周缘附着于关节囊内面，将关节腔分为两部分。关节盘使关节面更加适应，以增加关节的稳固性和灵活性。

③ **关节唇**(articular labrum)：附着于关节窝周缘的纤维软骨环，可加深关节窝，增大关节面，以增加关节的稳固性。

(3) 关节的运动　关节都是围绕运动轴进行运动的，包括以下四种方向相反的运动形式。

① 屈和伸：关节围绕冠状轴进行的运动。一般使两骨之间的夹角变小为屈，反之为伸。

② 内收和外展：关节围绕矢状轴进行的运动。骨向正中矢状面靠拢为内收，反之为外展。

③ 旋内和旋外：关节围绕垂直轴进行的运动。骨的前面转向内侧为旋内，反之为旋外。在前臂，将手背转向前方为旋前，反之为旋后。

④ 环转：近端关节头在原位转动，骨的远侧端做圆周运动，实际上是屈、展、伸、收的连续运动。

二、躯干骨及其连结

成人躯干骨共 51 块，包括椎骨(26 块)、胸骨(1 块)和肋(12 对)。躯干骨借骨连结构成**脊柱**(vertebral column)和**胸廓**。

(一) 脊柱

微课——脊柱

脊柱由 26 块椎骨借椎骨间连结而构成。

1. 椎骨　成人椎骨包括颈椎 7 块、胸椎 12 块、腰椎 5 块、骶骨 1 块和尾骨 1 块。

(1)椎骨的一般形态　**椎骨**(vertebra)由前方的椎体和后方的椎弓构成(图 3-4)。椎体呈短圆柱状，椎弓呈半环形，椎体和椎弓共同围成**椎孔**，全部椎孔连成**椎管**，椎管内容纳脊髓等；椎弓与椎体连接处缩窄的部分称**椎弓根**，其上、下缘各有一切迹，分别称椎上切迹和椎下切迹，相邻椎骨的椎上、下切迹围成**椎间孔**，内有脊神经和血管通过；两侧椎弓根向后内延续并愈合成宽阔的**椎弓板**，由椎弓板发出 7 个突起(向两侧发出的一对称**横突**，向上、下各发出的一对分别称**上关节突**和**下关节突**，向后正中发出的一个突起称**棘突**)。

(2) 各部椎骨的主要形态特征

① **颈椎**(cervical vertebrae)(图 3-5)：椎体较小，椎孔相对较大，呈三角形；横突上有**横突孔**，其内有椎动脉和椎静脉通过；第 2～6 颈椎的棘突末端分叉；第 3～7 颈椎体上面的两侧缘

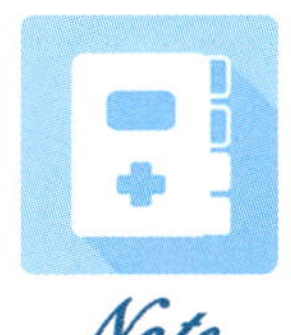

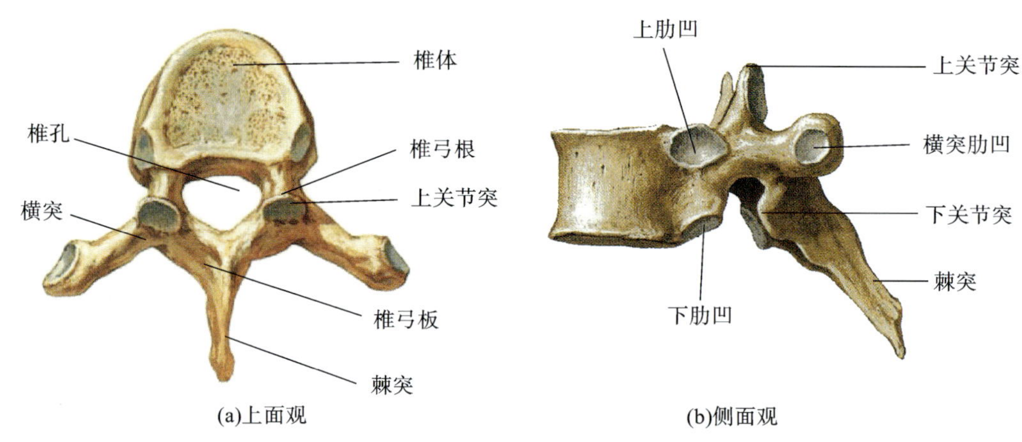

图 3-4 椎骨(胸椎)

向上微突,称椎体钩,常与上一节颈椎相应处形成钩椎关节;若椎体钩过度增生,可使椎间孔狭窄,压迫脊神经。

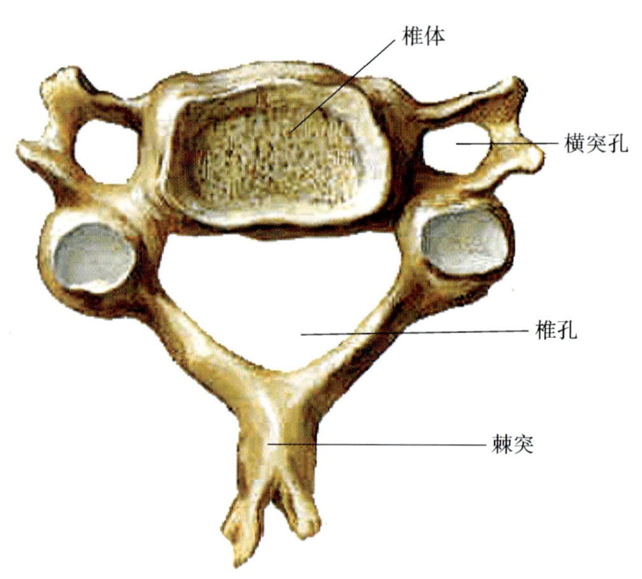

图 3-5 颈椎(上面)

第 1 颈椎又称**寰椎**。其特点是无椎体和棘突,由**前弓**、**后弓**和两个**侧块**构成;前弓后面正中有**齿突凹**,与枢椎的齿突相关节;侧块上面各有一椭圆形的上关节凹,与枕骨的枕髁相关节。

第 2 颈椎又称**枢椎**。其特点是椎体向上伸出一指状突起,称**齿突**,与寰椎的齿突凹相关节。

第 7 颈椎又称**隆椎**。其特点是棘突特别长,末端无分叉,体表易触摸,常作为计数椎骨序数的标志。

② **胸椎**(thoracic vertebra):椎体较大,椎孔呈心形;椎体两侧面上、下缘分别有上、下肋凹,横突末端的前面有横突肋凹;棘突较长,斜向后下方(图 3-4)。

③ **腰椎**(lumbar vertebra):椎体粗大,椎孔大且近似三角形;棘突宽而短,呈板状,水平伸向后方(图 3-6);相邻棘突之间的间隙较宽,临床上常于此处行腰椎穿刺术。

④ **骶骨**(sacrum):由 5 块骶椎融合而成,呈倒三角形,底向上,尖向下(图 3-7);上缘中份向前隆凸,称**岬**,前面光滑,可见 4 对**骶前孔**;后面粗糙,正中线上有棘突融合的**骶正中嵴**,嵴两侧有与骶前孔相通的 4 对**骶后孔**,两侧部的上份有**耳状面**,骶骨内有**骶管**,向上通椎管,向下开口于**骶管裂孔**,裂孔两侧各有一向下的突起,称**骶角**,可在体表触及,是骶管麻醉时确定进针部位的标志。

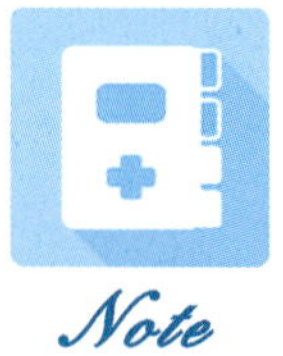
Note

⑤ **尾骨**(coccyx):由 4 块退化的尾椎融合而成,上接骶骨,下端游离,称**尾骨尖**(图 3-7)。

2. 椎骨间的连结 椎骨之间借椎间盘、韧带和关节相连。

(1) **椎间盘**(intervertebral disc) 位于相邻两个椎体之间,其周围部称**纤维环**,由多层呈同心圆排列的纤维软骨板构成;中央偏后为胶状物质称**髓核**,柔软而富有弹性(图 3-8)。椎间盘既坚韧又富有弹性,使相邻椎体牢固连结,可承受压力,具有"弹性垫"缓冲振荡的作用;纤维环后部薄弱,且后外侧缺乏韧带保护,故在脊柱外伤或劳损时易引起纤维环破裂,髓核脱出,可产生压迫脊髓或脊神经根的症状,多见于腰部,其次为颈部。

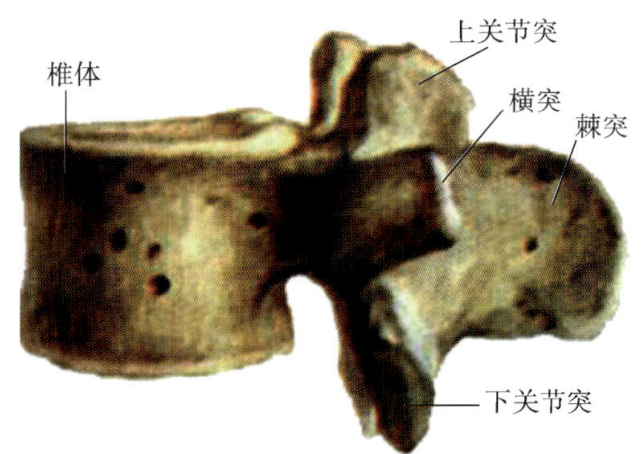

图 3-6 腰椎(侧面)

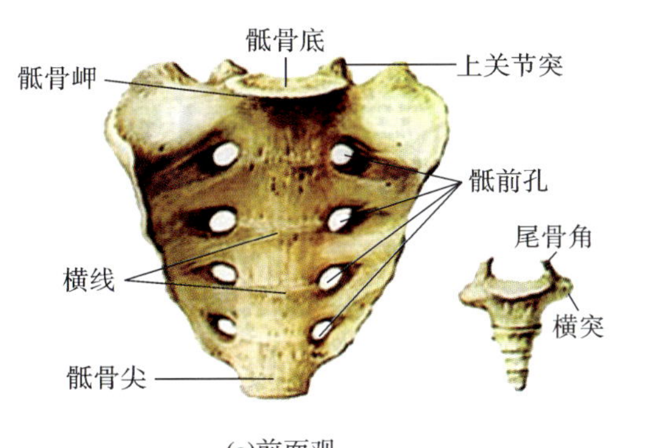

(a)前面观

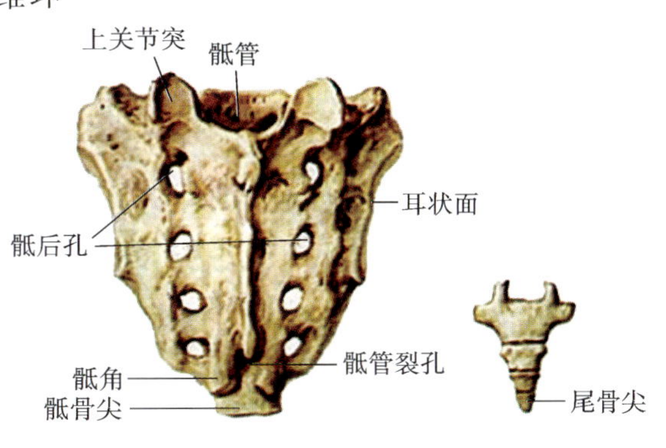

(b)后面观

图 3-7 骶骨、尾骨

(2) 韧带 包括纵贯脊柱全长的三条长韧带和三条短韧带(图 3-9)。①前纵韧带:位于椎体和椎间盘的前面,有限制脊柱过度后伸和防止椎间盘向前脱出的作用。②后纵韧带:位于椎体和椎间盘的后面,参与构成椎管前壁,有限制脊柱过度前屈和防止椎间盘向后脱出的作用。③棘上韧带:连于各棘突末端,有限制脊柱过度前屈的作用。④黄韧带:连于相邻椎弓板之间,参与构成椎管后壁,有限制脊柱过度前屈的作用。⑤棘间韧带:连于相邻棘突之间。⑥横突间韧带:连于相邻横突之间。

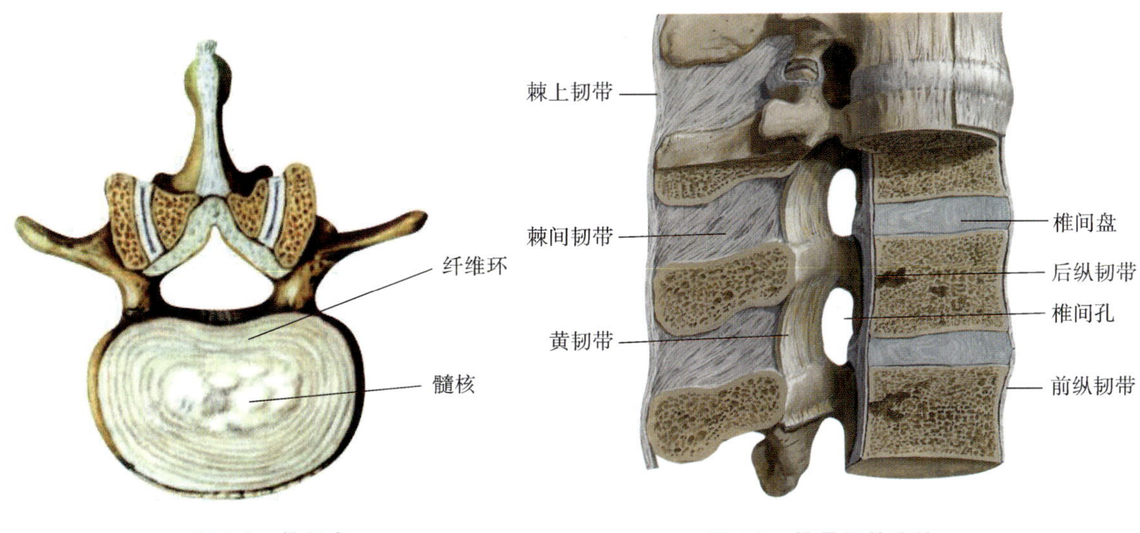

图 3-8 椎间盘

图 3-9 椎骨间的连结

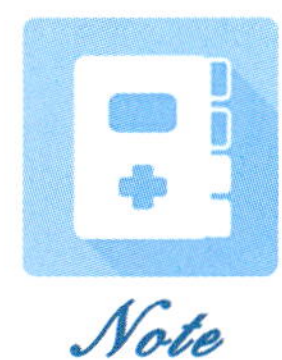

知识链接

腰椎穿刺

临床常选择第3～4腰椎棘突间行腰椎穿刺术。腰椎穿刺术(简称腰穿)主要用于:①抽取脑脊液,对脑和脊髓病变进行诊断和治疗;②手术前麻醉,如蛛网膜下隙阻滞(简称腰麻)。穿刺时穿刺针由浅入深依次经过棘上韧带、棘间韧带和黄韧带。

(3)关节　包括寰枕关节、寰枢关节和关节突关节。寰枕关节由枕骨和寰椎构成,可使头做前俯、后仰和侧屈运动;寰枢关节由寰椎和枢椎构成,可使寰椎连同头部一起做旋转运动(摇头动作);关节突关节由相邻椎骨的上、下关节突构成,属微动关节,活动幅度很小。

3. 脊柱的整体观(图3-10)

(1)前面观　椎体自上而下逐渐增大,自骶骨耳状面以下迅速变小,这与承受和传递重力有关。

(2)后面观　棘突连贯形成纵嵴;颈椎棘突短,但第7颈椎棘突长而突出;胸椎棘突斜向后下,排列成叠瓦状;腰椎棘突宽、短,呈板状,水平后伸。

(3)侧面观　可见脊柱有4个生理性弯曲,即颈曲、胸曲、腰曲、骶曲,其中胸曲和骶曲凸向后,颈曲和腰曲凸向前。脊柱的这些弯曲增大了脊柱的弹性,运动时可减缓振荡,对脑和胸、腹腔脏器有保护作用。

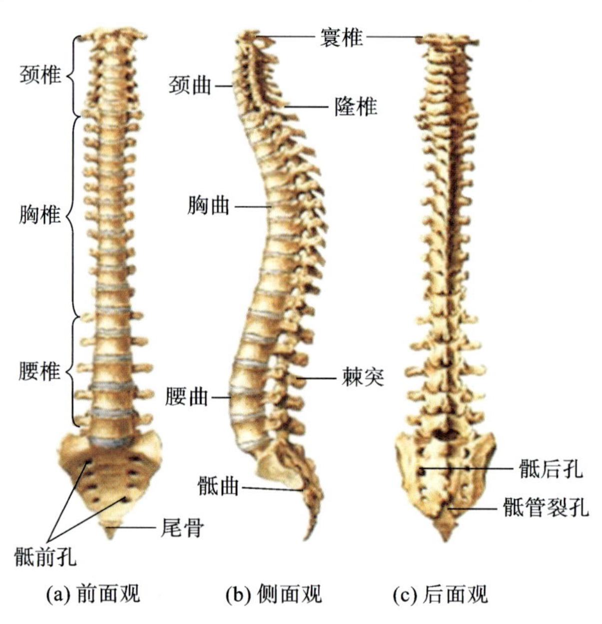

图3-10　脊柱整体观

4. 脊柱的功能　脊柱是人体的中轴,上承托颅,下连接下肢骨,具有支持和传递重力的作用;脊柱参与胸腔、腹腔和盆腔的构成,具有支持和保护腔内器官的作用;脊柱有椎管,可容纳和保护脊髓和脊神经根;脊柱具有运动功能,可做前屈、后伸、侧屈、旋转和环转等运动。

(二)胸廓

胸廓由12块胸椎、12对肋和1块胸骨连结而成(图3-11)。

1. 肋(rib)　由肋骨和肋软骨组成,共12对。**肋骨**(costal bone)属于扁骨,分体和前、后两端(图3-12)。后端膨大称肋头,其外侧缩细称肋颈,颈、体交界处外侧的隆起称肋结节。肋

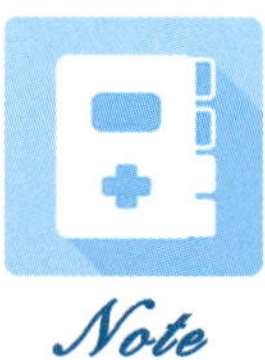

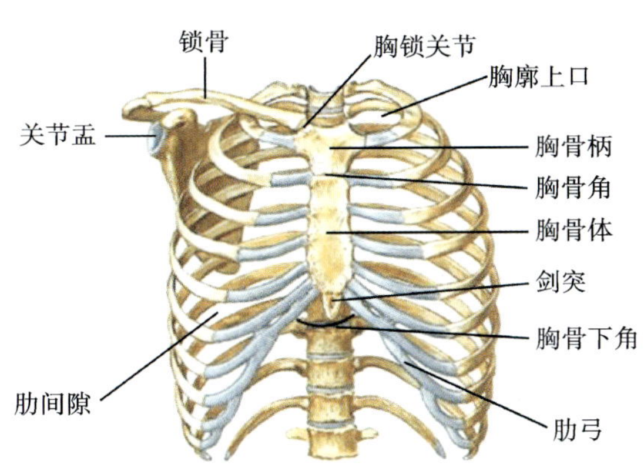

图 3-11 胸廓

体分内、外两面和上、下两缘，其内面近下缘处有**肋沟**，有肋间神经和血管走行。肋体后部急转处称**肋角**。

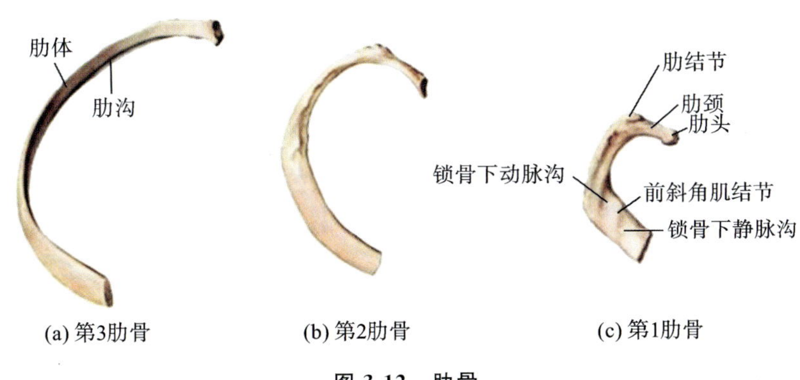

图 3-12 肋骨

第 1～7 对肋的前端借肋软骨与胸骨相连结，称**真肋**；第 8～10 对肋不直接与胸骨相连，称**假肋**；第 11～12 对肋的前端游离，称**浮肋**。

2. 胸骨(sternum) 位于胸前壁正中，为长形扁骨，自上而下分为**胸骨柄**、**胸骨体**和**剑突**三部分(图 3-13)。胸骨柄上缘中份凹陷称**颈静脉切迹**，两侧有**锁切迹**，与锁骨相连结。胸骨柄和胸骨体连结处向前凸，称**胸骨角**(sternal angle)，可在体表触及，其两侧连结第 2 肋软骨，是计数肋的重要标志。胸骨体外侧缘有**肋切迹**。剑突扁而薄，下端游离。

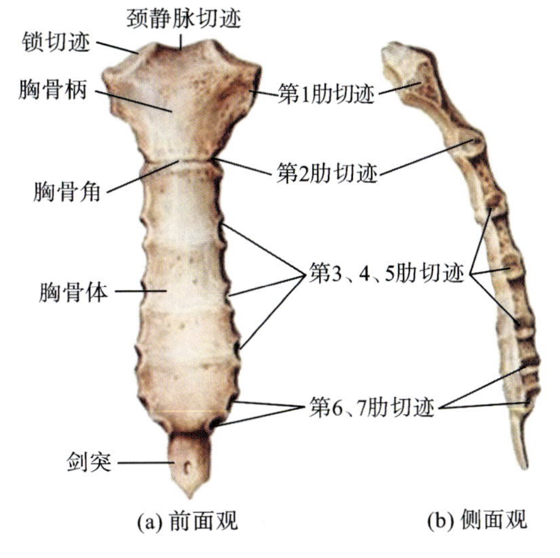

图 3-13 胸骨

3. 胸廓的连结 主要有肋椎关节和胸肋关节。

(1) **肋椎关节**(costovertebral joint) 包括由肋头与上、下肋凹构成的**肋头关节**和由肋结节与横突肋凹构成的**肋横突关节**。两者为联合关节，使肋的前部做上升或下降运动。

(2) **胸肋关节**(sternocostal joints) 由第 2～7 对肋软骨分别与胸骨体相应的肋切迹构成。另外，第 1 对肋软骨与胸骨柄连结成软骨结合；第 8～10 对肋软骨前端依次与上位肋软骨下缘相连，形成的一条连续软骨缘称肋弓。

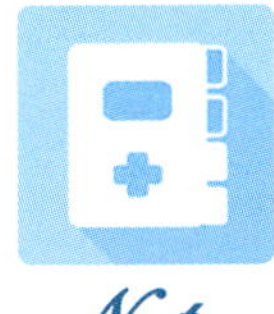

4. 胸廓的形态 胸廓近似前后略扁的圆锥形。胸廓有上、下两口：上口小，向前下倾斜，由第1胸椎、第1对肋及胸骨柄上缘围成；下口较大，由第12胸椎、第12对肋、第11对肋前端、肋弓和剑突围成。两侧肋弓之间的夹角称**胸骨下角**（图3-11）。相邻两肋之间的间隙称肋间隙。胸廓的内腔称胸腔。

知识链接

胸廓的形态变化

胸廓的形态可因年龄、性别和健康状况不同而有所差异。新生儿胸廓呈圆桶状，前后径和横径相近；成年人的胸廓呈扁圆锥形，前后径小于横径；老年人则因肋的弹性减退，运动减弱，胸廓变得扁而长；成年女性的胸廓较男性的胸廓略圆而短；经常进行体育锻炼者，胸廓多较为宽阔，而身体瘦弱者，胸廓往往扁平而狭长，佝偻病患儿的胸廓前后径大，胸骨向前突出，形成所谓"鸡胸"；肺气肿患者的胸廓各径线均增大，形成"桶状胸"。

5. 胸廓的功能 胸廓主要参与呼吸运动。在呼吸肌作用下，吸气时，肋前端上提，胸廓的横径和前后径扩大，胸腔容积增大；呼气时，胸廓做相反的运动，胸腔容积减小。胸腔可容纳气管、肺、食管、心脏及出入心脏的大血管等，具有支持和保护胸、腹腔脏器的功能。

三、颅骨及其连结

颅（skull）由23块**颅骨**组成（中耳的3对听小骨未计在内）（图3-14）。颅的后上部诸骨围成颅腔，容纳脑，故称脑颅；前下部诸骨构成面部支架，故称面颅。

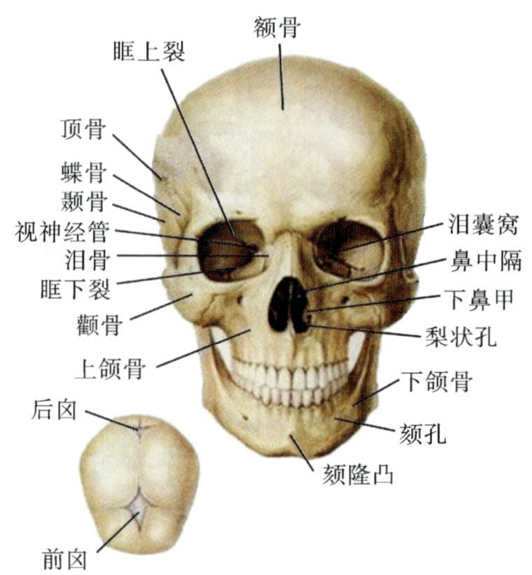

图3-14 颅（前面观）

（一）颅的组成

1. 脑颅 由8块颅骨构成，包括不成对的**额骨**、**筛骨**、**蝶骨**、**枕骨**，成对的**顶骨**和**颞骨**，它们共同围成颅腔。颅腔的顶称颅盖，由前方的额骨、后方的枕骨和两者之间的顶骨构成；颅腔的底称颅底，由位于颅底中央的蝶骨、前方的额骨和筛骨、后方的枕骨以及两侧的颞骨构成。

2. 面颅 由15块颅骨构成，包括不成对的**下颌骨**、**犁骨**和**舌骨**，成对的**鼻骨**、**泪骨**、**颧骨**、**上颌骨**、**腭骨**和**下鼻甲**，它们构成颜面的骨性基础，共同围成眶、骨性鼻腔和骨性口腔。上颌骨位于口腔上方、鼻腔两侧，在它的内上方邻接两骨，内侧是鼻骨，后方是泪骨；上颌骨外上方是

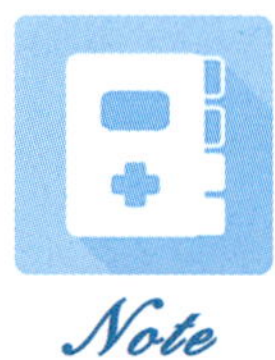
Note

颧骨，后内方接腭骨；鼻腔外侧壁下部有下鼻甲，鼻腔正中有犁骨；上颌骨的下方是下颌骨；下颌骨的后下方是舌骨。

（二）部分颅骨的形态

1. 下颌骨 位于面颅下部，呈蹄铁形，分中部的**下颌体**及两侧的**下颌支**（图 3-15）。下颌体呈凸向前的弓形，上缘为**牙槽弓**，有容纳下颌牙的牙槽，下缘圆钝称**下颌底**，下颌体的前外侧有一对**颏孔**（mental foramen）。下颌支呈长方形，上端有两个突起，前方的称**冠突**，后方的称**髁突**，髁突上端膨大称**下颌头**（head of mandible），下方缩细称**下颌颈**。下颌支内面中央有一开口称**下颌孔**（mandibular foramen），有下牙槽血管和神经通过。下颌支后缘与下颌底相交处，称**下颌角**（angle of mandible），下颌角可在体表触及。

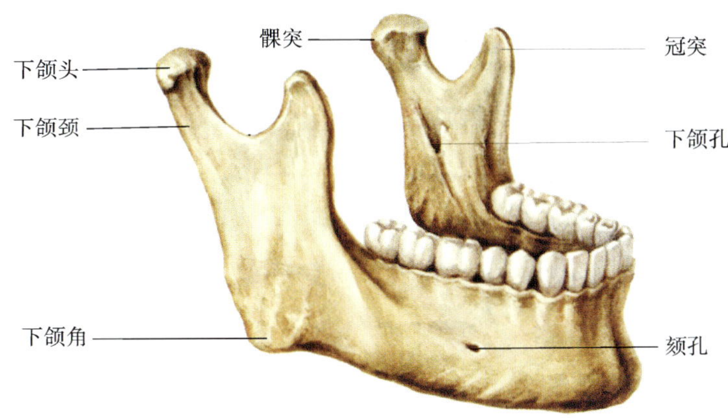

图 3-15 下颌骨（外面观）

2. 舌骨 位于下颌骨与喉之间，呈蹄铁形，中间称舌骨体，由体向后伸出一对大角，体与大角结合处向上伸出一对小角。舌骨体和大角均可在体表触及。

（三）颅的整体观

1. 颅的顶面观 颅顶各骨之间连结形成 3 条缝：额骨与顶骨之间有**冠状缝**；两顶骨之间有**矢状缝**；顶骨与枕骨之间为**人字缝**。

2. 颅的侧面观 颅的侧面中部有外耳门，向内通外耳道，其前方的弓形骨桥称**颧弓**，后下方的突起称**乳突**，两者在体表均可触及。颧弓上方的凹陷称**颞窝**，在颞窝区内，额骨、顶骨、颞骨、蝶骨 4 块骨邻接处形成的“H”形缝，称**翼点**（图 3-16），此处骨质薄，内面有脑膜中动脉前支通过。若此处骨折，易损伤该动脉，引起颅内血肿。

3. 颅的前面观 颅的前面中央有一大孔，称**梨状孔**，向后通骨性鼻腔。梨状孔的外上方为眶，下方为骨性口腔（图 3-14）。

（1）**眶**（orbit） 为一对四棱锥体形的腔隙，容纳眼球及眼附属器。底朝前即眶口，略呈四边形，眶上缘中、内 1/3 交界处有**眶上孔**或**眶上切迹**，眶下缘中点下方有**眶下孔**。尖向后内即眶尖，有**视神经管**通颅中窝。眶有 4 个壁：上壁前外侧部有**泪腺窝**，容纳泪腺；内侧壁前下部有**泪囊窝**，容纳泪囊，此窝向下经**鼻泪管**通鼻腔；下壁与外侧壁交界处后份有**眶下裂**，眶下壁中部有眶下沟，向前经眶下管通眶下孔；外侧壁与上壁交界处后份有**眶上裂**，向后通颅中窝。

（2）骨性鼻腔 位于面颅中央，借骨性鼻中隔分为左、右两部分。骨性鼻腔向前开口于梨状孔，向后开口于鼻后孔，通鼻咽部。在鼻腔外侧壁，自上而下有 3 个向下弯曲的骨片，分别称**上鼻甲**、**中鼻甲**和**下鼻甲**，各鼻甲下方分别有**上鼻道**、**中鼻道**和**下鼻道**。上鼻甲和蝶骨体之间的间隙称**蝶筛隐窝**（图 3-17）。

（3）**鼻旁窦**（paranasal sinus） 位于鼻腔周围颅骨内的含气空腔，包括上颌窦、额窦、蝶窦

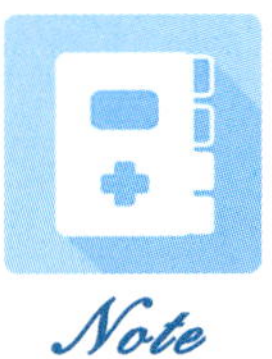

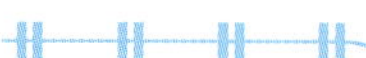

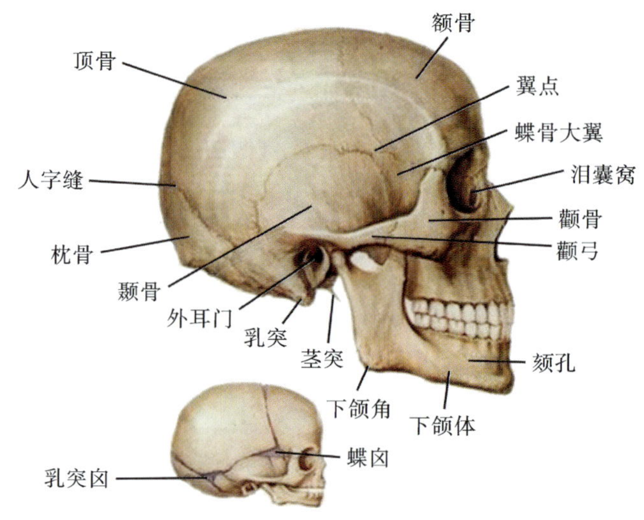

图 3-16 颅(侧面观)

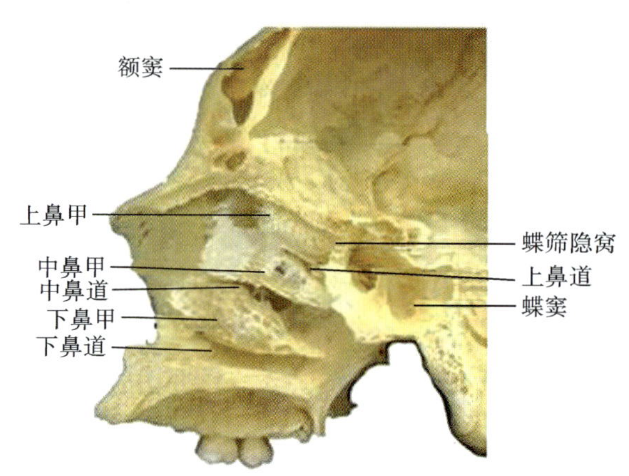

图 3-17 骨性鼻腔(外侧壁)

和筛窦,其名称和位置与所在骨的名称一致,它们均开口于鼻腔。鼻旁窦具有发音共鸣和减轻颅骨重量的作用。

(4) 骨性口腔 由上颌骨、腭骨和下颌骨围成,向后通口咽部。

4. 颅底的内面观 颅底内面高低不平,由前向后呈前高、后低三个阶梯状的窝(图3-18),分别称颅前窝、颅中窝和颅后窝。

(1) 颅前窝 窝正中有一向上的突起,称**鸡冠**;鸡冠两侧凹陷处为**筛板**,筛板上有许多小孔,称**筛孔**,向下通鼻腔。由于筛板和额骨眶板较薄,故颅底骨折易发生于颅前窝。

(2) 颅中窝 窝中部隆起,由蝶骨体构成,其上面形如马鞍称**蝶鞍**,蝶鞍中部的凹窝称**垂体窝**,容纳垂体;垂体窝的前外侧有视神经管,管的外侧有眶上裂,均与眶相通;蝶骨体两侧凹陷,由前向后依次有**圆孔**、**卵圆孔**和**棘孔**。

(3) 颅后窝 窝中央有**枕骨大孔**,向下通椎管;枕骨大孔的前外侧缘有舌下神经管内口,前上方的平坦斜面称**斜坡**,后上方的隆起称**枕内隆凸**,此凸向两侧有**横窦沟**,此沟至颞骨弯向前下延续为**乙状窦沟**,乙状窦沟终于**颈静脉孔**;颅后窝前外侧壁有**内耳门**,通内耳道。

5. 颅底的外面观 颅底外面可分为前、后两部(图 3-19)。前部较低,上颌骨的牙槽弓之间围成**骨腭**,由上颌骨和腭骨的水平板构成。骨腭后缘上方有一对鼻后孔。后部中央有枕骨大孔,其两侧有椭圆形的关节面称**枕髁**,与寰椎构成关节。枕髁的前外侧有颈静脉孔,颈静脉孔的前方有颈动脉管的外口。颈静脉孔的后外侧的细长突起称**茎突**,茎突与乳突之间有**茎乳**

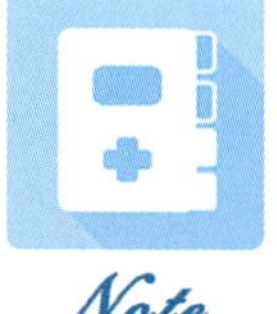
Note

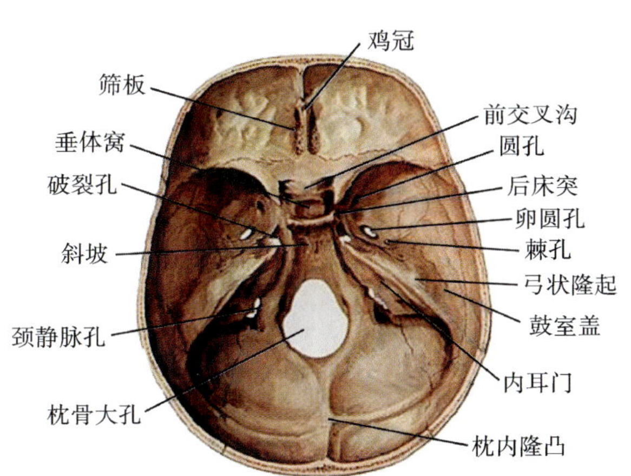

图 3-18 颅底(内面观)

孔。颧弓根部后方有**下颌窝**,窝前的横行突起称**关节结节**。枕骨大孔后上方的突起称**枕外隆凸**,可在体表触及。

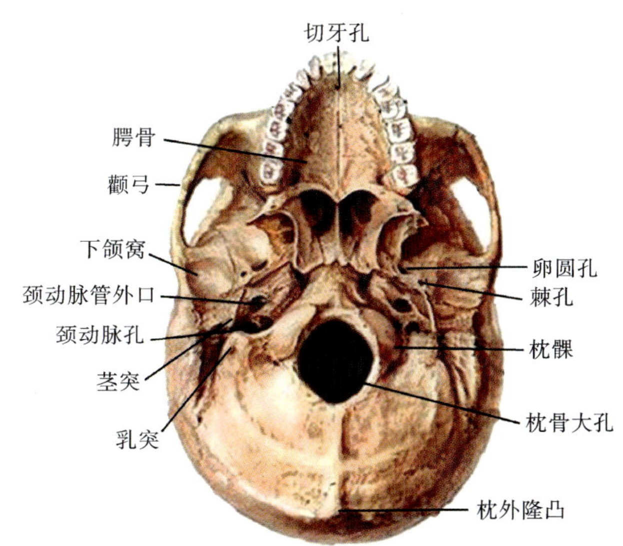

图 3-19 颅底(外面观)

颅底的孔、管、裂都有血管和神经通过,颅底骨折时,可损伤血管和神经。

(四) 颅骨的连结

颅骨的连结大多为缝和软骨连结。随着年龄的增长,有些缝和软骨连结可转化为骨性结合。只有下颌骨与颞骨之间构成颞下颌关节。

颞下颌关节(temporomandibular joint),简称**下颌关节**,由下颌骨的下颌头与颞骨的下颌窝和关节结节共同构成。关节囊松弛,关节囊外有韧带加强;关节囊内有关节盘,将关节腔分为上、下两部分。

下颌关节属于联合关节,两侧联合运动,可使下颌骨做上提、下降、前移、后退及侧方运动。由于关节囊松弛,当张口过大时,下颌头可滑向关节结节前方,造成下颌关节脱位。

(五) 新生儿颅的特征

新生儿脑颅大于面颅,其比例为 8∶1,而成人的脑颅与面颅之比约为 4∶1。新生儿颅的高度与身长相比,相对较大,约占 1/4,而成人颅高只占 1/8。

新生儿颅骨尚未完全骨化,颅盖各骨之间尚存在结缔组织膜,各骨交接处的间隙称**颅囟**。

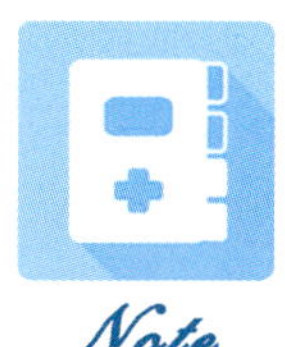

其中位于矢状缝与冠状缝交接处的最大囟称**前囟**，在出生后 1～2 岁时闭合；位于矢状缝与人字缝交接处的囟称**后囟**，生后不久即闭合(图 3-20)。

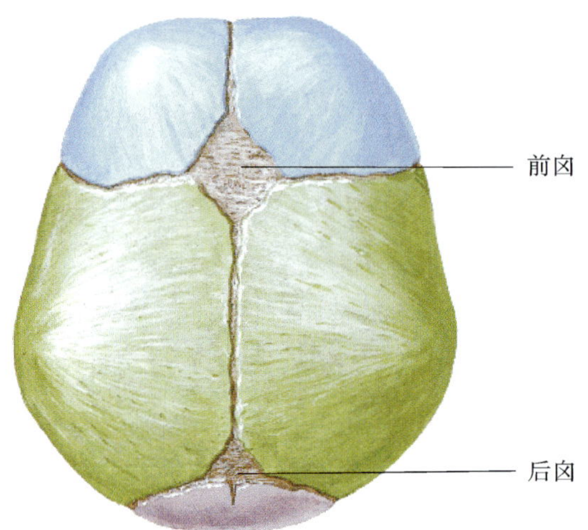

图 3-20　新生儿颅

四、四肢骨及其连结

四肢骨包括上肢骨 64 块，下肢骨 62 块。骨连结以关节为主。由于人类直立，上肢成为劳动器官，因而上肢骨相对较小，关节灵活，适合完成各种精细活动；下肢骨主要起支撑体重和行走的作用，因而下肢骨粗壮，其关节稳固，以利于支持躯体。

(一) 上肢骨及其连结

1. 上肢骨　每侧有 32 块，包括锁骨、肩胛骨、肱骨、尺骨、桡骨和手骨。

(1) **锁骨**(clavicle)　横架于胸廓前上方，略呈"～"形弯曲(图 3-1)，全长均可在体表触及。锁骨内侧端粗大，称胸骨端，与胸骨柄相关节；外侧端扁平，称肩峰端，与肩胛骨的肩峰相关节。内侧 2/3 凸向前，外侧 1/3 凸向后。锁骨的内侧 2/3 与外侧 1/3 交界处较细，易发生骨折。

(2) **肩胛骨**(scapula)　位于胸廓后面的外上方，平对第 2～7 肋之间，为三角形扁骨(图 3-21)，有 3 个角(上角、下角、外侧角)、3 个缘(外侧缘、内侧缘、上缘)和 2 个面。上角约平对第 2 肋；下角约平对第 7 肋，为计数肋的重要标志；外侧角肥厚，其凹向外的梨形浅窝称**关节盂**，其上、下方各有一小隆起，分别称**盂上结节**和**盂下结节**。外侧缘肥厚，内侧缘较薄，上缘外侧份有肩胛切迹，切迹外侧有一凸向前的指状突起称**喙突**。前面为一大的浅窝，称**肩胛下窝**，后面有一斜向外上的骨嵴，称**肩胛冈**，肩胛冈的外侧端突起，称**肩峰**，其是肩部的最高点；肩胛冈上、下方的浅窝分别称**冈上窝**和**冈下窝**。

(3) **肱骨**(humerus)　位于臂部，为典型的长骨(图 3-22)，可分为一体两端。上端有半球形的**肱骨头**，与关节盂相关节；肱骨头的外侧和前方各有一个隆起，分别称**大结节**和**小结节**，两结节向下延伸，分别形成大结节嵴和小结节嵴；上端与体交界处稍细称**外科颈**，此处易发生骨折。肱骨体中部外侧面有粗糙的**三角肌粗隆**，后面有从内上斜向外下的浅沟，称**桡神经沟**，有桡神经通过，肱骨中段骨折易损伤此神经。下端内、外侧各有一突起，分别称**内上髁**和**外上髁**，在体表均可触及；在下端的远侧面，外侧有半球形的**肱骨小头**，内侧有形如滑车的**肱骨滑车**，内上髁的后方有一浅沟，称**尺神经沟**，有尺神经通过，肱骨内上髁骨折易损伤尺神经。肱骨滑车后面上方的深窝称**鹰嘴窝**。

(4) **尺骨**(ulna)　位于前臂内侧部，分为一体两端(图 3-23)。上端粗大，前面的半月形关节面称**滑车切迹**，与肱骨滑车相关节，在滑车切迹的上、下方各有一突起，分别称**鹰嘴**和**冠突**，

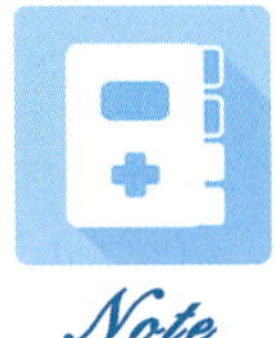
Note

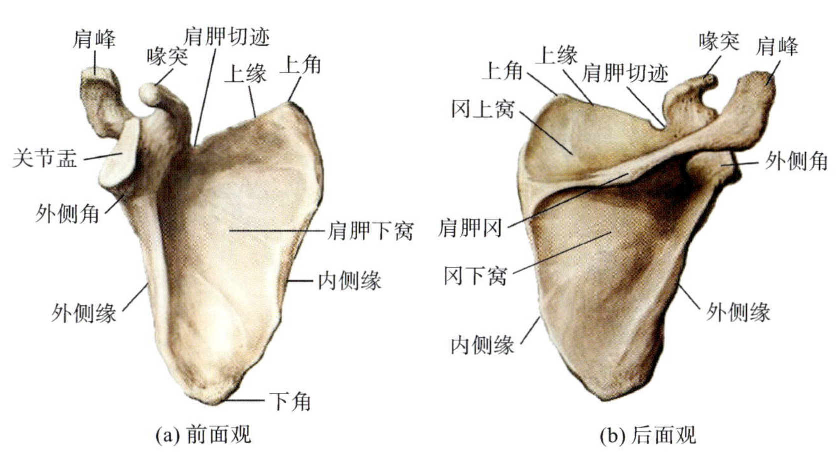

图 3-21 肩胛骨(右侧)

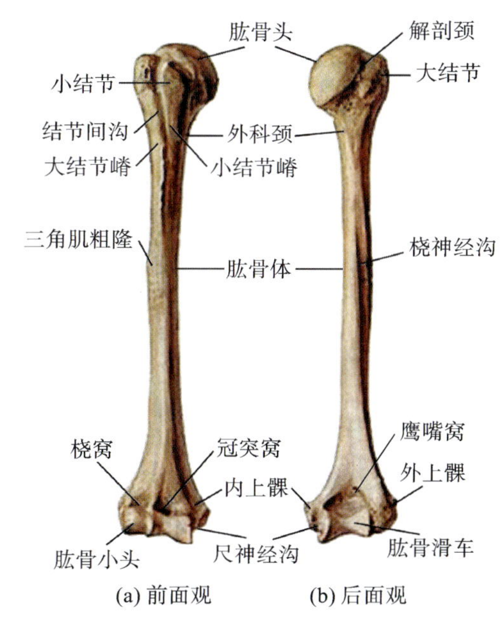

图 3-22 肱骨

冠突外侧有一凹面,称**桡切迹**。下端称**尺骨头**,其内侧向下的突起称**尺骨茎突**。鹰嘴、尺骨茎突在体表均可触及。

(5) **桡骨**(radius) 位于前臂外侧部,分为一体两端(图 3-23)。上端呈短圆柱状,称**桡骨头**,头上面有关节凹,与肱骨小头相关节,头周围有环状关节面,与尺骨桡切迹相关节。桡骨头下方缩细,称**桡骨颈**,其内下方的突起称**桡骨粗隆**。下端粗大,其内面有一凹面,称**尺切迹**,与尺骨头相关节。桡骨下面有腕关节面与腕骨相关节,下端外侧向下的突起称**桡骨茎突**,在体表可触及。在桡骨茎突的内侧可触及桡动脉搏动。

(6) **手骨** 包括腕骨、掌骨和指骨(图 3-24)。

① **腕骨**:共 8 块,属于短骨,排成近、远侧二列。近侧列由桡侧向尺侧依次为**手舟骨**、**月骨**、**三角骨**和**豌豆骨**,远侧列则为**大多角骨**、**小多角骨**、**头状骨**和**钩骨**。

② **掌骨**:共 5 块,属于长骨,由桡侧向尺侧依次为第 1～5 掌骨。其近端为底,与腕骨相接;远端为头,与指骨相接;中间部为体。

③ **指骨**:共 14 块,属于长骨,除拇指为 2 块外,其余四指均为 3 块,由近侧向远侧分别称近节指骨、中节指骨和远节指骨。

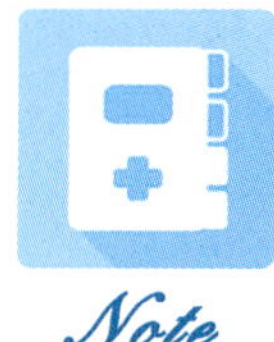

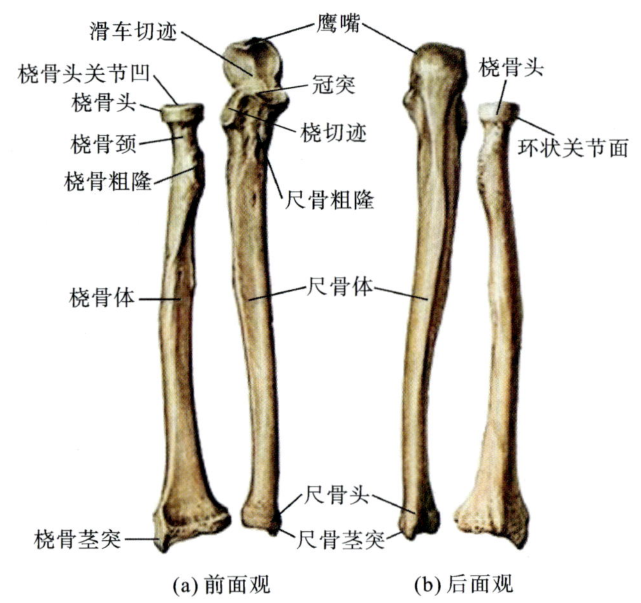

图 3-23　桡骨和尺骨

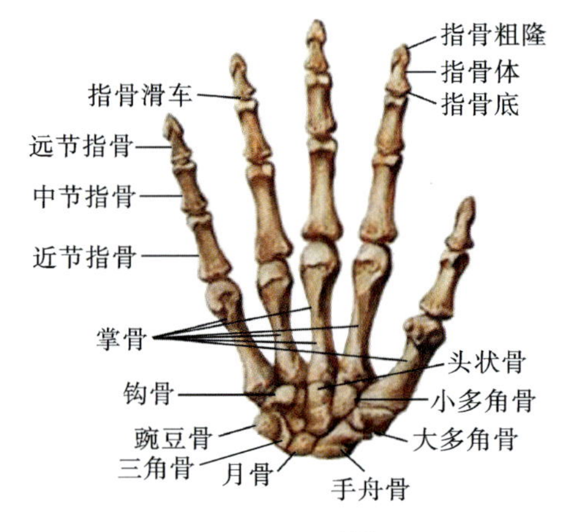

图 3-24　手骨

2. 上肢骨的连结

(1) 胸锁关节　由锁骨的内侧端与胸骨柄的锁切迹构成(图 3-1),是上肢骨与躯干骨之间的唯一关节。关节囊坚韧,周围有韧带加强,囊内有关节盘。胸锁关节可使锁骨外侧端做向前、向后、向上、向下及旋转等运动,但运动幅度小。

(2) 肩锁关节　由锁骨的外侧端与肩胛骨的肩峰构成,属微动关节。

(3) **肩关节**(shoulder joint)　由肱骨头和肩胛骨的关节盂构成(图 3-25)。肱骨头大,关节盂浅而小,周围有盂唇;关节囊薄而松弛,囊内有肱二头肌长头腱通过;关节囊的前、后和上部有肌和肌腱加强,下方薄弱,故肩关节易向下方脱位。

肩关节为全身运动最灵活、运动幅度最大的关节,可做前屈、后伸、内收、外展、旋内、旋外及环转运动。

(4) **肘关节**(elbow joint)　由肱骨下端和尺骨、桡骨上端构成(图 3-26)。包括三个关节:①**肱桡关节**:由肱骨小头与桡骨头关节凹构成。②**肱尺关节**:由肱骨滑车与尺骨的滑车切迹构成。③**桡尺近侧关节**:由桡骨环状关节面与尺骨桡切迹构成。

肘关节由三个关节包在一个关节囊内而形成复合关节。关节囊的前、后壁薄而松弛;内、外侧壁厚而紧张,有韧带加强;桡骨环状关节面的周围有桡骨环状韧带包绕桡骨头,可防止桡

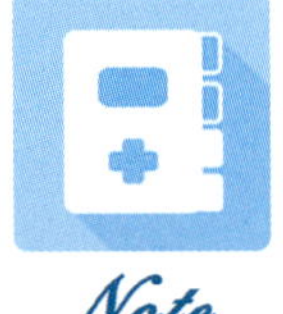

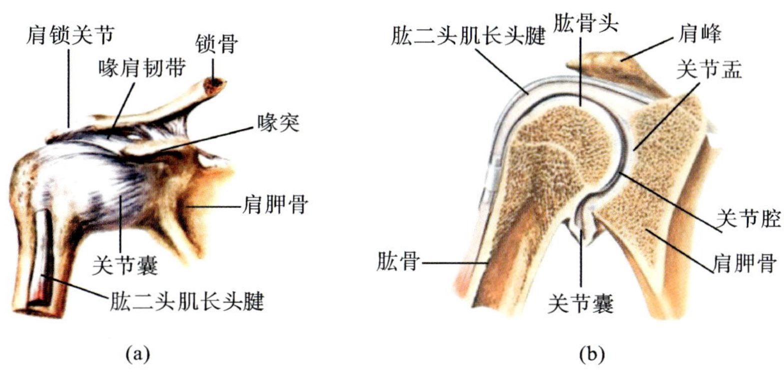

图 3-25 肩关节

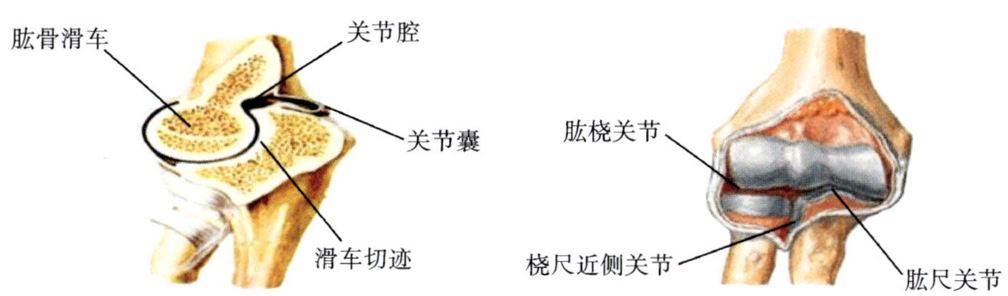

图 3-26 肘关节

骨头脱出。小儿桡骨头发育不全，易发生桡骨头半脱位。

肘关节可做前屈、后伸运动。肘关节伸直时，肱骨内、外上髁和尺骨鹰嘴三点在一条直线上；屈至 90°时，三点连成一等腰三角形。肘关节脱位时，三者关系发生改变。

（5）前臂骨的连结　包括桡尺近侧关节、桡尺远侧关节和前臂骨间膜。桡尺近侧关节在结构上属肘关节的一部分，在功能上需与桡尺远侧关节联合运动；桡尺远侧关节由桡骨的尺切迹和尺骨头构成；前臂骨间膜为坚韧的结缔组织膜，连于桡骨与尺骨之间。

桡尺近侧关节和桡尺远侧关节联合运动时，可使前臂做旋前和旋后运动。

（6）**手关节**　包括桡腕关节、腕骨间关节、腕掌关节、掌指关节和指骨间关节（图 3-27）。

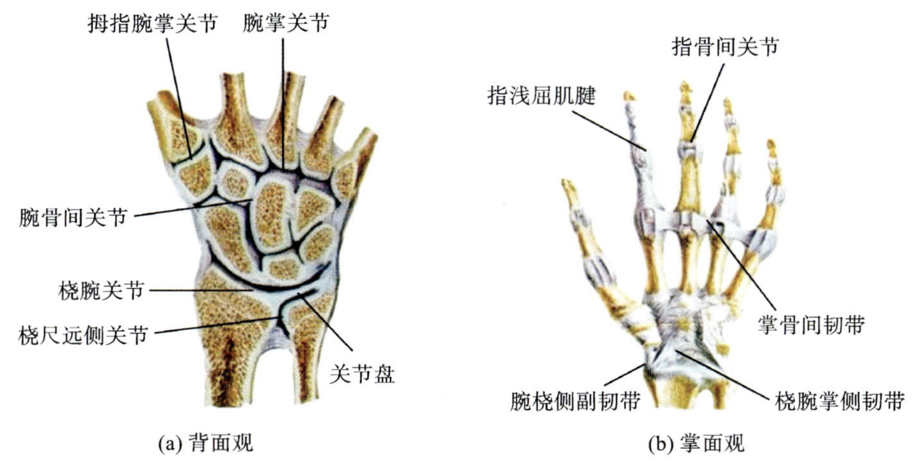

图 3-27 手关节

① **桡腕关节**（radiocarpal joint）：又称**腕关节**，由桡骨的腕关节面和尺骨头下方的关节盘与手舟骨、月骨和三角骨的近侧关节面共同组成，可做屈、伸、内收、外展和环转运动。

② 腕骨间关节：为腕骨之间的连结，只能做微小的运动。

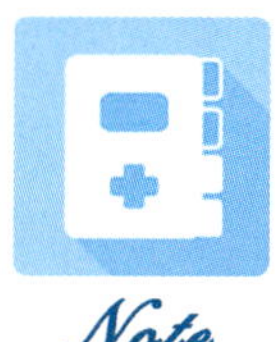

③ 腕掌关节：由远侧列的腕骨和五块掌骨底构成。其中拇指腕掌关节运动灵活，可做屈、伸、收、展、环转和对掌运动。对掌运动是拇指与其他各指掌侧面的相对运动。

④ 掌指关节：由掌骨头与近节指骨底构成，可做屈、伸、收、展和环转运动。指的收和展以中指为准，靠近中指的运动为收，远离中指的运动为展。

⑤ 指骨间关节：由各指相邻两节指骨构成，可做屈、伸运动。

（二）下肢骨及其连结

1. 下肢骨 每侧有 31 块，包括髋骨、股骨、髌骨、胫骨、腓骨和足骨。

（1）**髋骨**（hip bone） 位于盆部，属不规则骨，由髂骨、坐骨和耻骨组成（图 3-28），16 岁左右上述 3 块骨完全融合。髋骨外侧面有一深窝，称**髋臼**，髋臼前下部有一卵圆形的大孔，称**闭孔**。

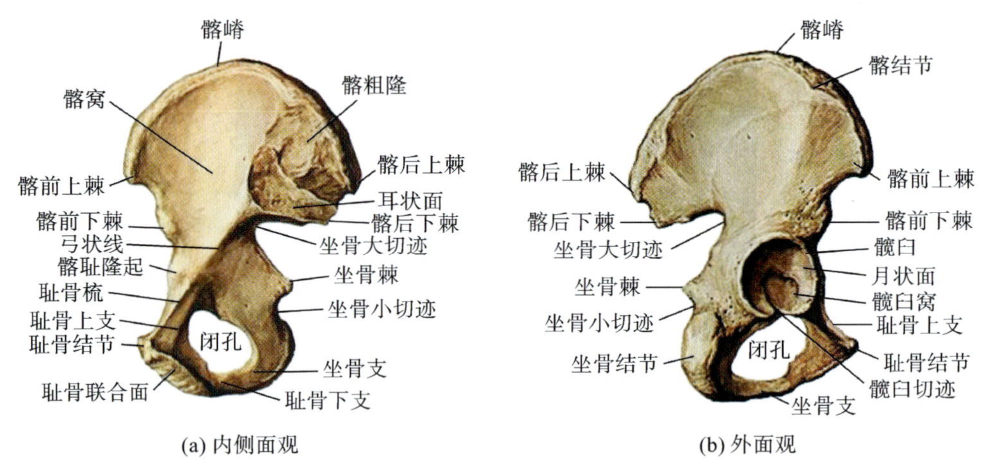

图 3-28 髋骨

髂骨（ilium）构成髋骨的上部，分为肥厚的**髂骨体**和扁阔的**髂骨翼**。髂骨翼上缘称**髂嵴**，两侧髂嵴最高点的连线，平对第 4 腰椎棘突，是腰椎穿刺时确定穿刺部位的标志。髂嵴前、后端的突起分别称**髂前上棘**和**髂后上棘**。在髂前上棘后方 5～7 cm 处，髂嵴向外侧突起，称**髂结节**。髂骨翼内面的浅窝称**髂窝**，髂窝下界有斜行的圆钝骨嵴，称**弓状线**。**髂窝**后方有耳状面，与骶骨的耳状面相关节。

坐骨（ischium）构成髋骨的后下部，分体和支两部分。坐骨体下部有粗糙的隆起，称**坐骨结节**。坐骨体后上方的三角形突起称**坐骨棘**，其上、下方各有一切迹，分别称**坐骨大切迹**和**坐骨小切迹**。坐骨结节向前上延伸为坐骨支，与耻骨下支相接，参与构成闭孔。

耻骨（pubis）构成髋骨的前下部，分体、上支、下支三部分。从耻骨体向前内伸出耻骨上支，其末端急转向下形成耻骨下支，二者移行处的内侧面称**耻骨联合面**。耻骨上支的上缘锐薄，称**耻骨梳**，后端与弓状线相连，向前终于圆形的突起，称**耻骨结节**。耻骨结节至耻骨联合面上缘之间的骨嵴称**耻骨嵴**。

髂嵴、髂前上棘、髂后上棘、髂结节、坐骨结节和耻骨结节在体表均可触及，是重要的骨性标志。

（2）**股骨**（femur） 位于股部，是人体最粗大的长骨，分为一体两端（图 3-29）。上端有朝向内上方的球状膨大，称**股骨头**，与髋臼相关节。股骨头中央稍下方有一小凹，称股骨头凹，有股骨头韧带附着。股骨头外下缩细部称**股骨颈**。颈与体交界处上外方的隆起称**大转子**，后下方的隆起称**小转子**。大转子在体表可触及，是判断股骨颈骨折或髋关节脱位的重要标志。股骨体略弓向前，后面有纵行的骨嵴，称**粗线**，粗线上端的外侧部粗糙，称**臀肌粗隆**（gluteal tuberosity）。下端有两个凸向后的膨大，分别称**内侧髁**和**外侧髁**。两髁之间的深窝称**髁间窝**，

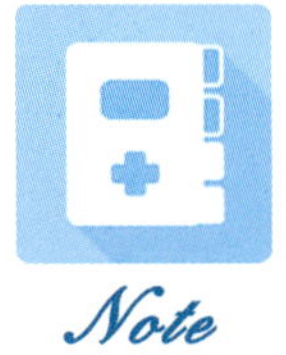
Note

两髁前面的关节面称**髌面**，与髌骨相关节。两髁侧面最突起处分别为**内上髁**和**外上髁**，是重要的体表标志。

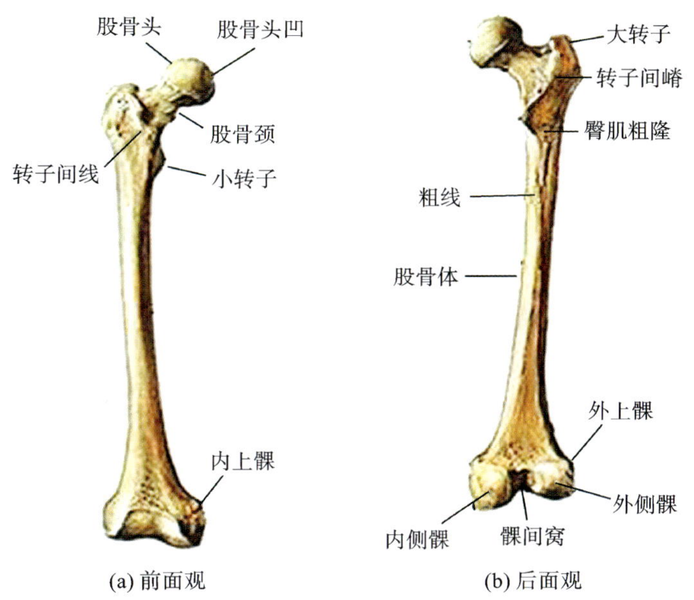

图 3-29 股骨

(3) **髌骨**(patella) 为人体最大的籽骨，位于膝关节前方的股四头肌腱内。

(4) **胫骨**(tibia) 位于小腿内侧，属于长骨，分为一体两端(图 3-30)。上端膨大，凸向两侧，形成**内侧髁**和**外侧髁**；两髁的上面各有关节面，两个关节面之间的隆起称**髁间隆起**；上端前面的隆起称**胫骨粗隆**。下端的内侧有向下的突起，称**内踝**，其是重要的体表标志；下端的外侧有腓切迹，与腓骨相接；下端的下面为凹陷的下关节面。

(5) **腓骨**(fibula) 位于小腿外侧，属于长骨，分为一体两端(图 3-30)。上端稍膨大，称**腓骨头**。腓骨头下方缩细，称**腓骨颈**。下端膨大，称**外踝**。

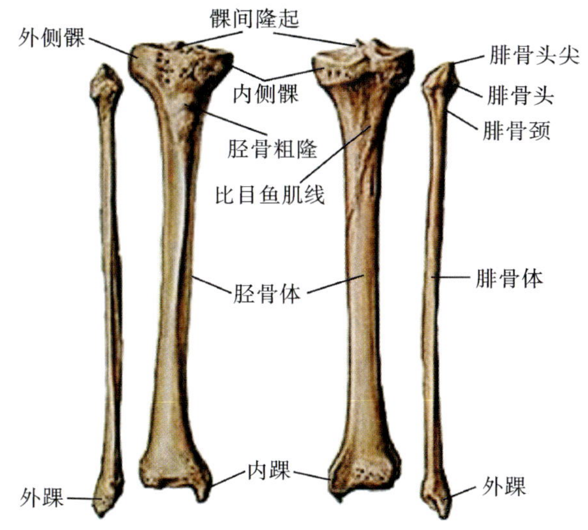

图 3-30 胫骨和腓骨

(6) **足骨** 包括跗骨、跖骨和趾骨(图 3-31)。

① **跗骨**：共 7 块，属于短骨，排成前、中、后三列。后列上方为**距骨**，下方为**跟骨**；中列为距骨前方的**足舟骨**；前列由内侧向外侧依次是**内侧楔骨**、**中间楔骨**、**外侧楔骨**和**骰骨**。

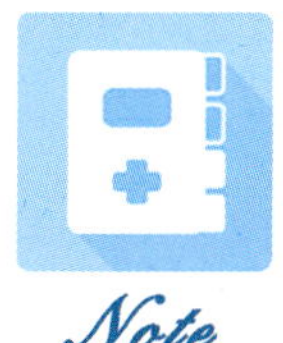

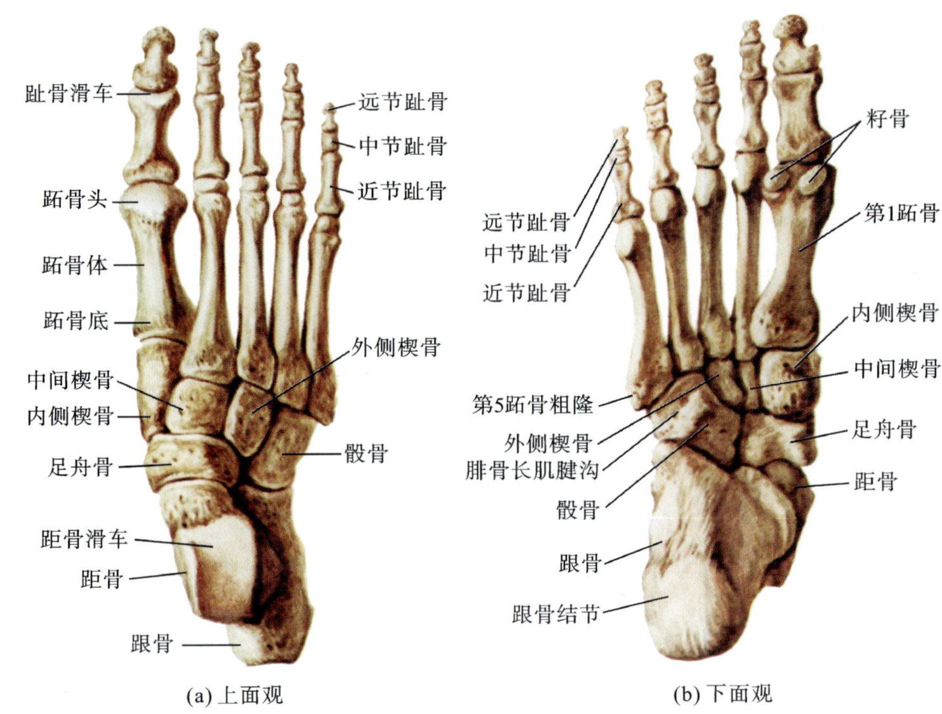

图 3-31　足骨

② **跖骨**：共 5 块，属于长骨，自内侧向外侧依次是第 1～5 跖骨。

③ **趾骨**：共 14 块，属于长骨。其命名与指骨的相同。

2. 下肢骨的连结

(1) 髋骨的连结　两侧髋骨借骶髂关节、韧带和耻骨联合相互连结，它们与骶骨和尾骨共同构成骨盆(图 3-32)。

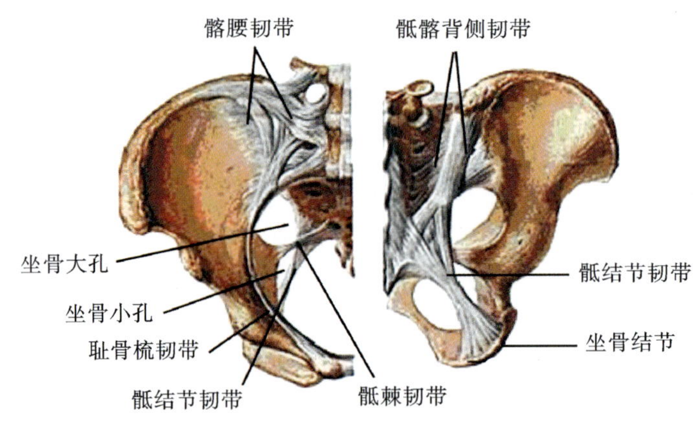

图 3-32　骨盆及韧带

① **骶髂关节**：由骶骨耳状面与髂骨耳状面构成。关节面结合紧密，关节囊厚而坚韧，周围有韧带加强，活动甚微。

② 韧带连结：包括两条韧带。**骶结节韧带**由骶、尾骨侧缘连至坐骨结节，**骶棘韧带**由骶、尾骨侧缘连至坐骨棘。两条韧带与坐骨大、小切迹分别围成**坐骨大孔**和**坐骨小孔**，孔内均有血管和神经通过。

③ **耻骨联合**：由两侧耻骨联合面借耻骨间盘连结而成。耻骨间盘由纤维软骨构成。女性在分娩时，耻骨联合稍有活动。

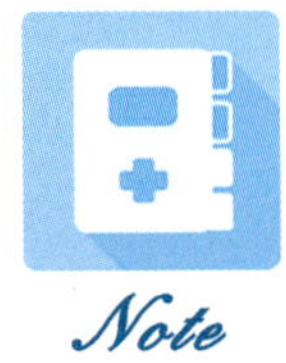
Note

④ **骨盆**(pelvis)：由骶骨、尾骨和左、右髋骨连结而成。骨盆以界线为界分为大骨盆和小

骨盆。**界线**自后向前依次由骶骨岬、弓状线、耻骨梳、耻骨结节和耻骨联合上缘围成。界线以上为**大骨盆**，以下为**小骨盆**。小骨盆上口为界线；下口由尾骨尖、骶结节韧带、坐骨结节、坐骨支、耻骨下支和耻骨联合下缘围成。两侧坐骨支和耻骨下支连成**耻骨弓**，两弓之间的夹角称**耻骨下角**。小骨盆的内腔称**骨盆腔**。

骨盆具有传递重力、支持和保护盆腔器官的作用。在女性，骨盆还是胎儿娩出的产道，故成年女性骨盆与男性骨盆有明显的差别（表 3-1）。

表 3-1 男性、女性骨盆形态的主要差别

项　目	男　性	女　性
骨盆形状	窄而长	宽而短
骨盆上口	心形	椭圆形
骨盆下口	狭小	宽大
骨盆腔	漏斗形	圆桶形
耻骨下角	70°～75°	90°～100°

（2）**髋关节**（hip joint）　由髋臼和股骨头构成（图 3-33）。髋臼周缘附有髋臼唇，可增加髋臼的深度，以加强关节的稳固性；关节囊厚而坚韧，股骨颈前面全部包在囊内，后面外侧1/3无关节囊包绕，故股骨颈骨折有囊内和囊外之分；关节囊内有连于股骨头凹与髋臼间的**股骨头韧带**，内含有营养股骨头的血管；关节囊外有韧带加强，其中前方有髂股韧带加强，可限制髋关节过度后伸，关节囊后下部相对薄弱，故髋关节脱位易从后下方脱出。

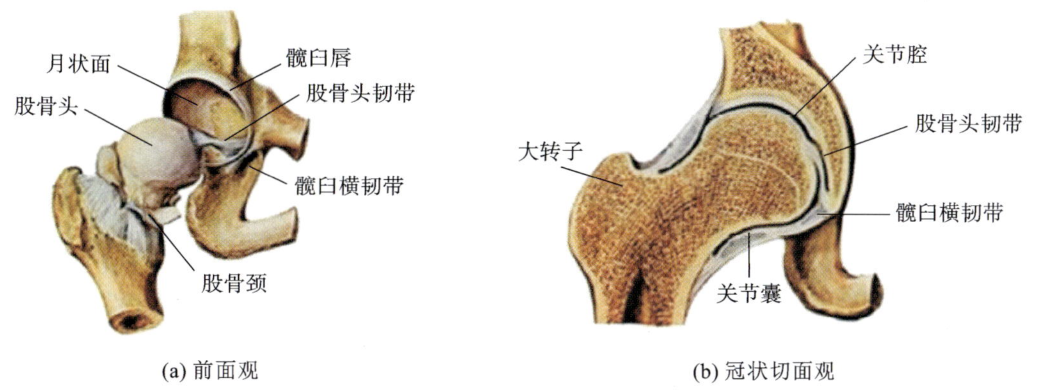

(a) 前面观　　(b) 冠状切面观

图 3-33 髋关节

髋关节可做前屈、后伸、内收、外展、旋转和环转运动。髋关节的运动幅度较肩关节的小，但稳固性较肩关节的大，以适应下肢负重、行走的需要。

（3）**膝关节**（knee joint）　由股骨下端、胫骨上端和髌骨构成（图 3-34）。关节囊薄而松弛，周围有韧带加强，前方为股四头肌腱延续而成的**髌韧带**，向下止于胫骨粗隆，内、外侧分别有胫侧副韧带和腓侧副韧带加强；关节囊内有连于股骨和胫骨之间的**前交叉韧带**和**后交叉韧带**，前交叉韧带可限制胫骨向前移位，后交叉韧带可限制胫骨向后移位；关节囊内有位于股骨和胫骨关节面之间的两块纤维软骨板，分别称**内侧半月板**和**外侧半月板**，内侧半月板呈“C”形，外侧半月板呈“O”形，半月板上面微凹，下面平坦，可使两骨的关节面更加适应，从而增加了关节的灵活性和稳固性。

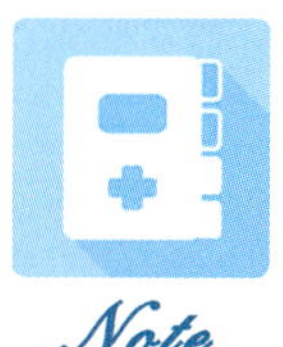
Note

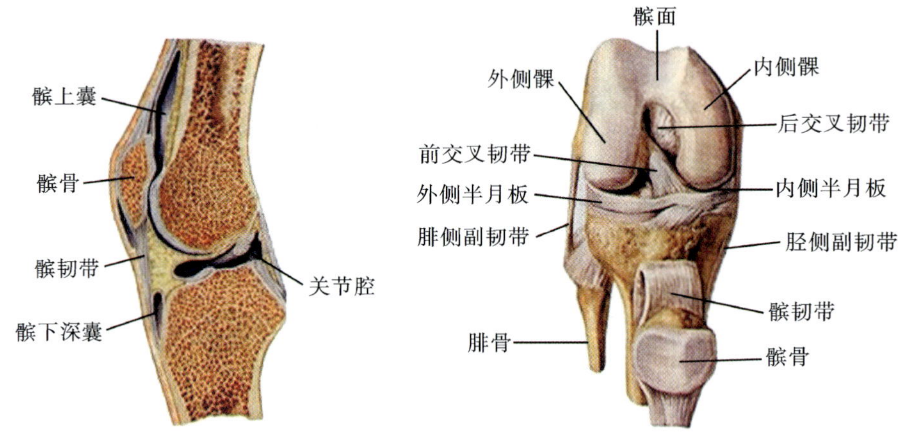

图 3-34 膝关节

知识链接

半月板损伤

半月板损伤多由扭转外力引起，当一腿承重，小腿固定在半屈曲外展位时，身体及股部猛然内旋，内侧半月板在股骨内侧髁与胫骨之间，受到旋转压力，而致半月板撕裂。扭伤时膝关节屈曲程度越大，则撕裂部位越靠后，外侧半月板损伤的机制相同，但作用力的方向相反，破裂的半月板如部分滑入关节之间，会使关节活动发生机械障碍，妨碍关节伸屈活动，形成“交锁”。半月板损伤后，膝关节有剧痛，不能自动伸直，关节肿胀。膝关节间隙处的压痛是半月板损伤的重要依据。

膝关节可做屈、伸运动。在半屈位时，还可做轻度的旋内、旋外运动。

（4）小腿骨的连结　胫、腓骨上端之间构成胫腓关节，两骨体之间借小腿骨间膜相连，下端借韧带相连。胫骨和腓骨间运动甚小。

（5）足关节　包括踝关节、跗骨间关节、跗跖关节、跖趾关节和趾骨间关节（图 3-35）。

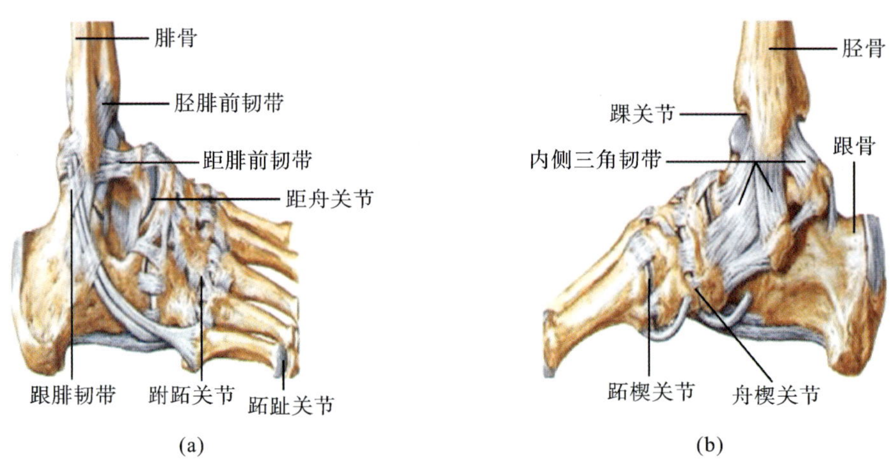

图 3-35 足关节

① **踝关节**（ankle joint）：由胫、腓骨下端和距骨构成。关节囊前、后壁薄而松弛；两侧有韧带加强，其中**内侧韧带**强大，**外侧韧带**较薄弱，故足过度内翻时，易引起外侧韧带撕裂。踝关节可做背屈（伸）和跖屈（屈）运动。跖屈时还可做轻度的侧方运动。

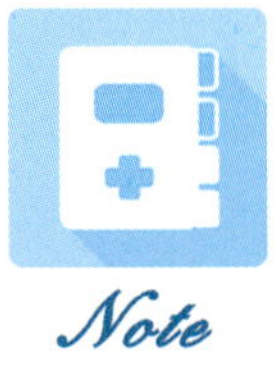
Note

② 跗骨间关节：为各跗骨之间的关节。跗骨间关节联合运动可使足内翻或外翻。足底朝向内侧称足内翻，足底朝向外侧称足外翻。

③ 跗跖关节：由 3 块楔骨及骰骨与 5 块跖骨底构成，属于微动关节。

④ 跖趾关节：由跖骨头与近节趾骨底构成，可做轻微的屈、伸、收、展运动。

⑤ 趾骨间关节：同指骨间关节，能做屈、伸运动。

足弓(arch of foot)是跗骨和跖骨借关节和韧带连结形成凸向上方的弓，可分为前后方向的内、外侧纵弓和左右方向的横弓(图 3-36)。足弓增加了足的弹性，有利于行走和跳跃，并有缓冲振荡，保护足底血管、神经的作用。如果维持足弓的结构发育不良或损伤，均可导致足弓塌陷，形成扁平足。

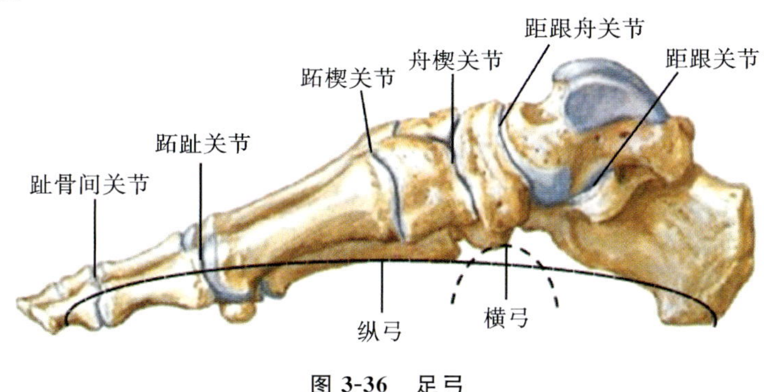

图 3-36　足弓

第二节　肌

一、概述

人体全身共有 600 余块骨骼肌，约占体重的 40%。每块肌都有一定的形态和结构，执行一定的功能，都含有丰富的血管，受神经支配，每块肌都是一个器官。全身骨骼肌按部位分为头颈肌、躯干肌、四肢肌。

（一）骨骼肌形态和构造

骨骼肌按形态一般可分为长肌、短肌、扁肌和轮匝肌四种(图 3-37)：①长肌呈长梭形或带状，多分布于四肢；②短肌较短小，多分布于躯干深层；③扁肌呈薄片状，多分布于胸腹壁，除有运动功能外，还有保护腔内器官的作用；④轮匝肌呈环形，多位于孔裂周围，收缩时可关闭孔裂。

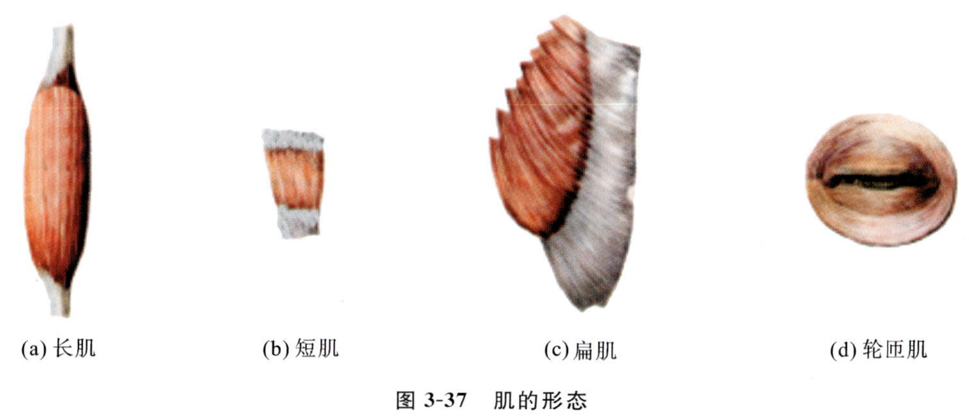

(a) 长肌　(b) 短肌　(c) 扁肌　(d) 轮匝肌

图 3-37　肌的形态

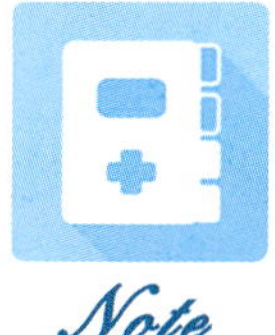

骨骼肌一般由**肌腹**和**肌腱**构成。肌腹位于中间，主要由肌纤维构成，色红而柔软，具有收缩和舒张功能；肌腱位于肌的两端，由致密结缔组织构成，呈银白色，坚韧而无收缩功能。肌借肌腱附着于骨上。长肌的肌腱多呈条索状；扁肌的肌腱宽阔，呈膜状，又称**腱膜**。

（二）肌的起止点、作用和配布

肌通常以两端附着于两块或两块以上的骨上，并跨过一个或多个关节。肌收缩时，肌在相对固定骨上的附着点称**起点**或定点，在移动骨上的附着点称**止点**或动点。全身肌的起、止点有一定的规律。通常起点靠近身体正中面或四肢近侧端，止点则在另一端。起点和止点是相对的，在一定条件下可以互换。

肌大多配布在关节的周围，每个关节至少配布有两组运动方向相反的肌，在运动轴的两侧相互对抗的肌，互称**拮抗肌**；在运动轴同一侧作用相同的肌，称**协同肌**。它们既相互拮抗，又相互依存，在神经系统支配下，彼此协调，使动作准确有序。

（三）肌的辅助装置

肌的辅助装置主要有筋膜、滑膜囊、腱鞘等，它们具有保护肌和辅助肌运动的作用。

1. 筋膜(fascia)　遍布全身，可分为浅筋膜和深筋膜(图 3-38)。

(1) 浅筋膜　位于皮下，亦称皮下筋膜，由疏松结缔组织构成，内含脂肪组织、浅动脉、皮下静脉、皮神经以及表浅淋巴结和淋巴管等。脂肪的多少因人而异，并与性别、部位、营养状况等有关。浅筋膜有维持体温和保护深部结构的作用。

(2) 深筋膜　位于浅筋膜深面，亦称固有筋膜，由致密结缔组织构成。深筋膜包被肌或肌群，形成筋膜鞘，在四肢深入肌群间的深筋膜附着于骨面形成肌间隔，包被血管、神经等，形成血管神经鞘。

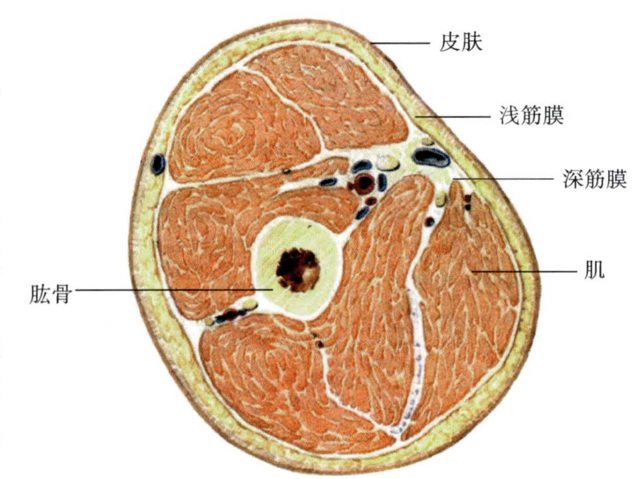

图 3-38　臂部横切面示意图(示筋膜)

2. 滑膜囊(synovial bursa)　为封闭的结缔组织小囊，壁薄，内含滑液，多位于肌腱与骨面相接触的部位，起减少摩擦的作用。滑膜囊炎可致局部疼痛和功能障碍。

3. 腱鞘(tendinous sheath)　为套于某些长肌腱外面的结缔组织鞘管，多见于活动性较大的腕、踝、手指、足趾等处。腱鞘分外层的**纤维层**和内层的**滑膜层**。滑膜层又分为**脏层**和**壁层**，包在肌腱表面的部分为脏层，紧贴于纤维层的内面部分为壁层，脏、壁两层相互移行，形成滑膜腔，腔内含有少量滑液，起润滑作用，以减少长肌腱在腱鞘内滑动时的摩擦。腱鞘炎时，由于腱鞘损伤，可导致疼痛和影响肌腱的滑动，严重时局部呈结节性肿胀。

二、头颈肌

（一）头肌

头肌可分为面肌和咀嚼肌两部分。

1. 面肌　为扁薄的皮肌，大多起自颅骨，止于面部皮肤。面肌大多分布于睑裂、口裂和鼻孔周围，肌纤维呈环形或辐射状排列。面肌收缩时开大或闭合孔裂，并牵动面部皮肤产生各种表情，故又称表情肌。面肌主要有眼轮匝肌、口轮匝肌、枕额肌和颊肌等(图 3-39)。

2. 咀嚼肌　配布于颞下颌关节周围，参与咀嚼运动，主要有咬肌和颞肌等(图 3-39)。

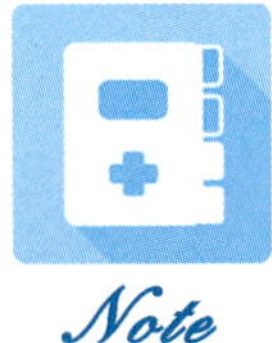

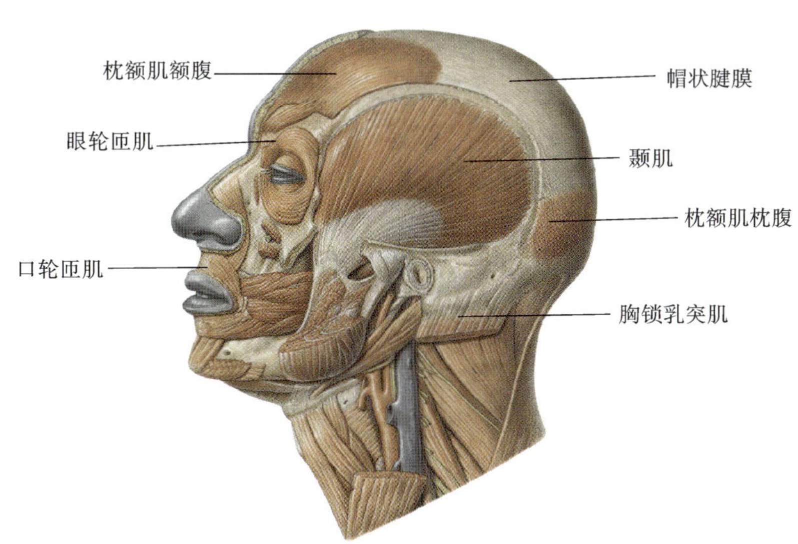

图 3-39　头颈肌

（1）**咬肌**(masseter)　位于下颌支外面，起自颧弓，止于下颌角外侧面。作用是上提下颌骨。

（2）**颞肌**(temporalis)　位于颞窝内，起自颞窝，肌束呈扇形，经颧弓深面止于下颌骨冠突。其作用是上提下颌骨。

（二）颈肌

颈肌依其所在位置分为浅、深两群肌。

1. 浅群肌　浅群肌包括颈阔肌、胸锁乳突肌和舌骨上、下肌群。

（1）颈阔肌　位于颈部浅筋膜中，为扁阔的皮肌(图3-40)，收缩时下拉口角，并使颈部皮肤出现皱褶。

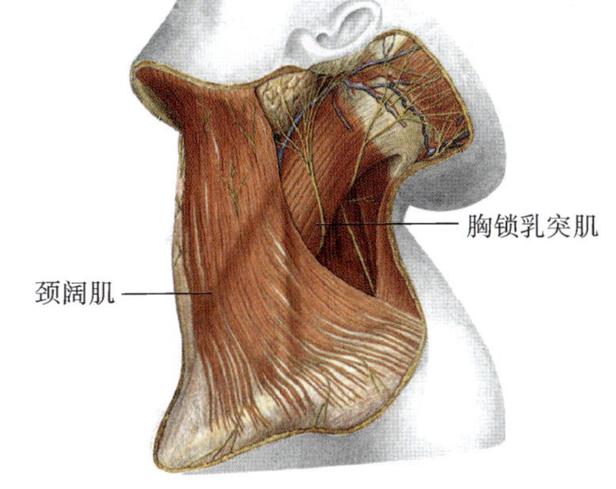

图 3-40　颈阔肌

（2）**胸锁乳突肌**(sternocleidomastoid)　位于颈部两侧，以两个头分别起自胸骨柄前面和锁骨的内侧端，斜向后上方，止于颞骨乳突(图 3-39)。单侧收缩使头向同侧倾斜，颜面转向对侧；两侧同时收缩可使头后仰。

（3）舌骨上肌群　位于舌骨和下颌骨之间，参与构成口腔的底。主要作用是上提舌骨，协助吞咽；当舌骨固定时，可下降下颌骨，协助张口。

（4）舌骨下肌群　位于颈前正中线两侧，居喉、气管和甲状腺的前方，作用是下降舌骨和使喉上、下移动，参与吞咽运动。

2. 深群肌　主要有前斜角肌、中斜角肌和后斜角肌。

上述 3 块斜角肌均起自颈椎横突，其中前、中斜角肌止于第 1 肋，后斜角肌止于第 2 肋。前、中斜角肌与第 1 肋围成的三角形肌间隙称**斜角肌间隙**，内有锁骨下动脉和臂丛通过。两侧斜角肌同时收缩，可上提第 1、2 肋，协助吸气；一侧斜角肌收缩，可使颈侧屈。

三、躯干肌

躯干肌可分为背肌、胸肌、膈、腹肌和会阴肌。

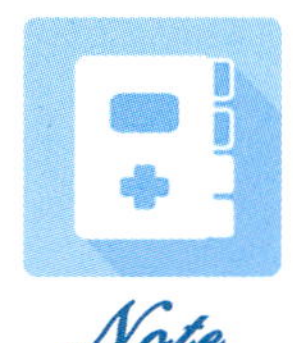

（一）背肌

背肌位于躯干后面，分浅、深肌群（图 3-41）。

1. 浅群肌 主要有斜方肌和背阔肌。

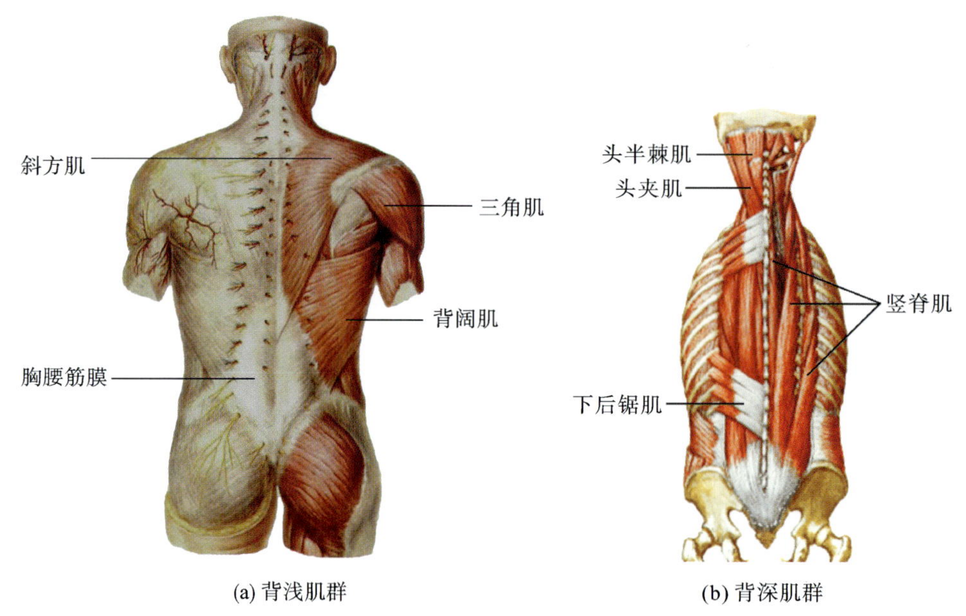

图 3-41 背肌

(1) **斜方肌**（trapezius） 位于项部和背上部的浅层，一侧呈三角形，两侧合起来呈斜方形。斜方肌起自上项线、枕外隆凸、项韧带、第 7 颈椎及全部胸椎棘突，上部肌束斜向外下方，中部肌束平行向外，下部肌束斜向外上方，止于锁骨外侧 1/3、肩峰和肩胛冈。其主要作用是使肩胛骨向脊柱靠拢；上部肌束上提肩胛骨，下部肌束使肩胛骨下降；当肩胛骨固定时，双侧斜方肌收缩可使头后仰。

(2) **背阔肌**（latissimus dorsi） 位于背下部及胸的后外侧，为全身最大的扁肌，起自下 6 个胸椎及全部腰椎的棘突、骶正中嵴和髂嵴后部，肌束向外上方集中，止于肱骨小结节嵴。其作用是使肩关节内收、后伸和旋内；当上肢上举于固定位时，可上提躯干。

2. 深群肌 主要有**竖脊肌**（erector spinae），又称骶棘肌，纵列于棘突两侧的沟内。起自骶骨背面和髂嵴后部，向上沿途止于各椎骨、肋骨和枕骨。其作用是使脊柱后伸和仰头，是维持人体直立姿势的重要肌。此肌的扭伤或劳损，即所谓的“腰肌劳损”，是腰痛的常见原因之一。

（二）胸肌

胸肌可分为胸上肢肌和胸固有肌（图 3-42）。

1. 胸上肢肌 均起自胸廓外面，止于上肢骨，包括胸大肌、胸小肌和前锯肌。

(1) **胸大肌**（pectoralis major） 位于胸廓前壁浅层，呈扇形，起自锁骨内侧半、胸骨和第 1～6 肋软骨等处，向外以扁腱止于肱骨大结节嵴。其作用是使肩关节内收、旋内和前屈；当上肢固定时，可上提躯干，还可提肋助吸气。

(2) **胸小肌**（pectoralis minor） 位于胸大肌深面，起自第 3～5 肋，止于肩胛骨的喙突。其主要作用是拉肩胛骨向前下方。

(3) **前锯肌**（serratus anterior） 位于胸廓侧壁，以数个肌齿起自上位 8 个肋骨的外面，肌束行向后内，经肩胛骨的前面，止于肩胛骨内侧缘和下角。其主要作用是拉肩胛骨向前紧贴胸廓。

2. 胸固有肌 起、止均在胸廓，参与构成胸壁，包括肋间外肌、肋间内肌等。

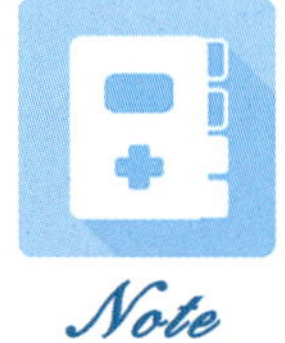
Note

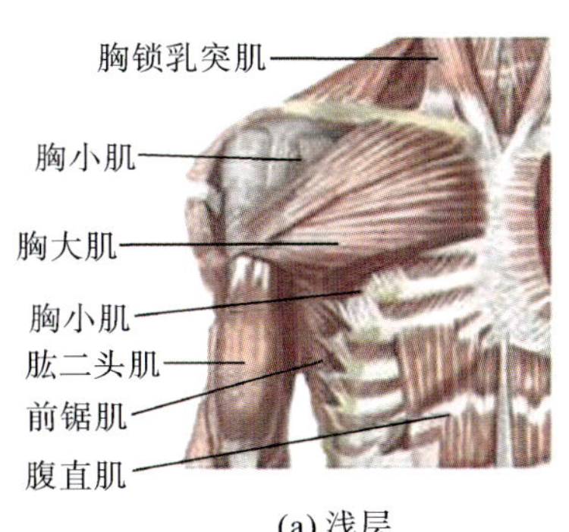

(a) 浅层

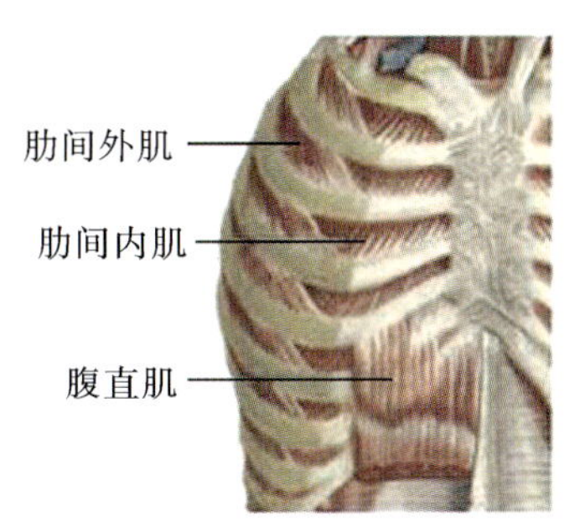

(b) 深层

图 3-42　胸肌

(1) 肋间外肌　位于肋间隙的浅层，起自上位肋的下缘，肌束斜向前下，止于下位肋的上缘。其作用是提肋助吸气。

(2) 肋间内肌　位于肋间外肌的深层，起自下位肋的上缘，肌束斜向内上，止于上位肋的下缘。其作用是降肋助呼气。

(三) 膈

膈(diaphragm)位于胸腔和腹腔之间，封闭胸廓下口。膈为一向上、呈双膨隆的宽阔扁肌。其周围为肌部，起自胸廓下口的周缘和上 2～3 腰椎体前面，肌束向中央集中移行为**中心腱**(图 3-43)。

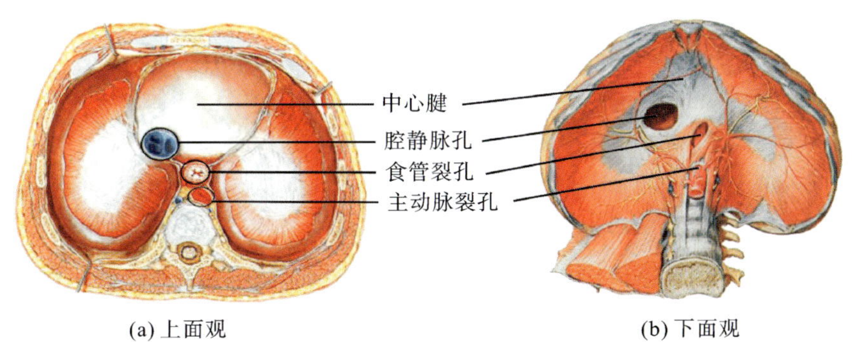

(a) 上面观　　(b) 下面观

图 3-43　膈

膈上有 3 个裂孔。①**主动脉裂孔**：位于第 12 胸椎前方，有主动脉和胸导管通过。②**食管裂孔**：位于主动脉裂孔的左前上方，约平第 10 胸椎，有食管和迷走神经通过。③**腔静脉孔**：位于主动脉裂孔的右前上方，约平第 8 胸椎，有下腔静脉通过。

膈为主要的呼吸肌。收缩时，膈顶下降，胸腔容积扩大，引起吸气；舒张时，膈顶上升恢复原位，胸腔容积缩小，引起呼气。膈与腹肌联合收缩，可增加腹内压，协助排便、分娩等活动。双侧膈肌麻痹可出现呼吸困难。

(四) 腹肌

微课——腹肌

腹肌位于胸廓下部与骨盆之间，参与构成腹腔的前外侧壁和后壁，分为前外侧群和后群(图 3-44)。

1. 前外侧群　主要有腹直肌、腹外斜肌、腹内斜肌和腹横肌。

(1) **腹直肌**(rectus abdominis)　位于腹前壁正中线两侧的腹直肌鞘内，上宽下窄，起自耻骨嵴，向上止于胸骨剑突及第 5～7 肋软骨前面。肌的全长被 3～4 条横行的腱划分成多个肌腹。

(2) 腹外斜肌、腹内斜肌和腹横肌　在腹前外侧壁腹直肌两侧是三层宽阔的扁肌，由浅到

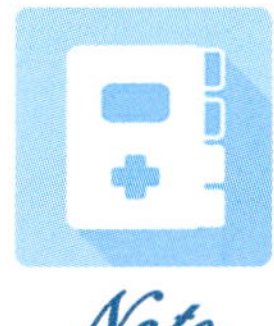

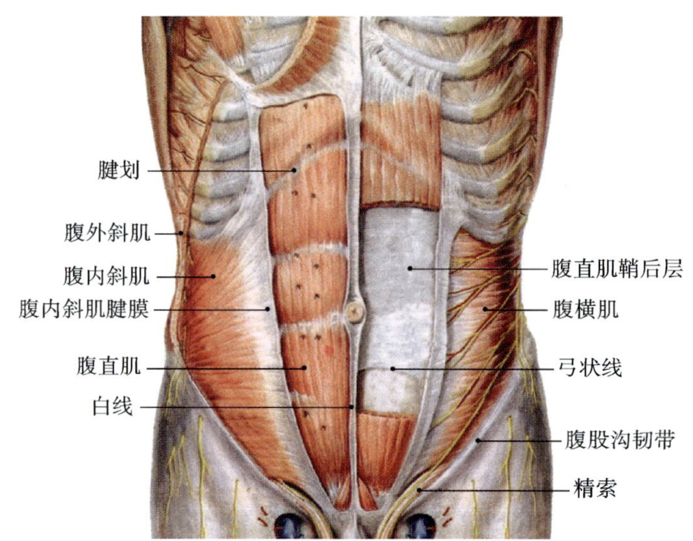

图 3-44　腹前外侧群肌

深依次为**腹外斜肌**(obliquus externus abdominis)、**腹内斜肌**(obliquus internus abdominis)和**腹横肌**。三层扁肌至腹直肌外侧缘移行为腱膜,包裹腹直肌形成腹直肌鞘,并止于白线。腹外斜肌腱膜的下缘卷曲、增厚,连于髂前上棘与耻骨结节之间,称为**腹股沟韧带**。腹内斜肌下部肌束呈弓形,跨过男性的精索或女性的子宫圆韧带,与腹横肌腱膜结合,止于耻骨梳。此部纤维为**腹股沟镰**,亦称**联合腱**。

腹前外侧群肌的作用:保护腹腔脏器;腹肌收缩时,腹内压增加,可协助排便、分娩、呕吐和咳嗽;可使脊柱前屈、侧屈和旋转;还可降肋助呼气。

2. 后群　有腰大肌和腰方肌。腰大肌在下肢肌中叙述。

腰方肌位于腹后壁腰椎两侧,起自髂嵴,止于第 12 肋。收缩时牵拉第 12 肋,单侧收缩使脊柱侧屈。

3. 腹肌形成的结构(图 3-45、图 3-46)

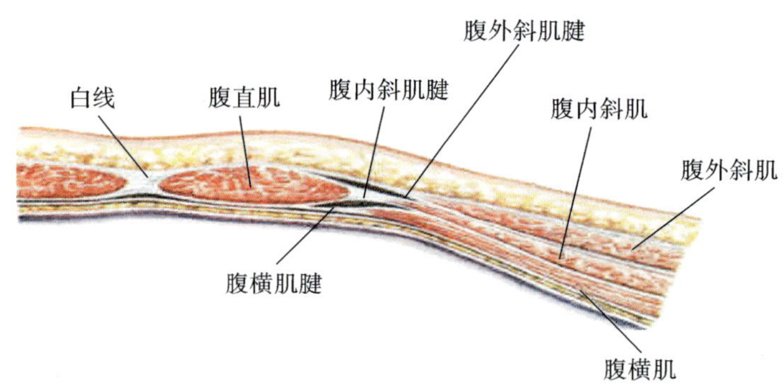

图 3-45　腹前壁的横切面(弓状线以上)

(1) 腹直肌鞘　由三层扁肌的腱膜包裹腹直肌形成,分为前、后两层。前层由腹外斜肌腱膜和腹内斜肌腱膜的前层愈合而成;后层由腹内斜肌腱膜的后层和腹横肌腱膜愈合而成。在脐下 3～4 cm 处,鞘的后层缺如,其下缘形成一凸向上的弧形界线,称**弓状线**。弓状线以下,腹直肌后面直接与腹横筋膜相贴。

(2) 白线　位于腹前壁正中线上,两侧腹直肌鞘之间,由三层扁肌的腱膜交织而成。上端附于剑突,下端附于耻骨联合。白线坚韧而缺少血管,常作为腹部手术入路的切口。白线中部有脐环,是腹壁薄弱点之一,若腹腔内容物由此膨出,则形成脐疝。

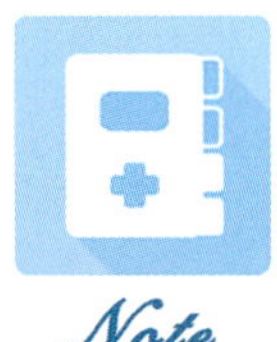

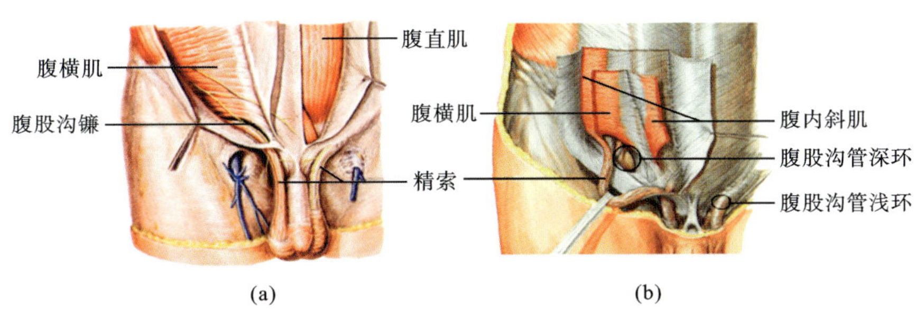

图 3-46 腹股沟管

（3）**腹股沟管**（inguinal canal） 位于腹股沟韧带内侧半的上方，为腹前壁三块扁肌之间的一条斜形肌间裂隙，长 4～5 cm，男性的精索或女性的子宫圆韧带由此通过。

腹股沟管有两个口和四个壁。内口称**腹股沟管深环（腹环）**，位于腹股沟韧带中点上方约一横指处，为腹横筋膜向外突出而成；外口称**腹股沟管浅环（皮下环）**，位于耻骨结节的外上方，由腹外斜肌腱膜形成一近似三角形的裂孔，前壁为腹外斜肌腱膜和腹内斜肌；后壁为腹横筋膜和腹股沟镰；上壁为腹内斜肌和腹横肌的弓状下缘；下壁为腹股沟韧带。

知识链接

腹股沟三角与腹股沟管

腹股沟（海氏）三角位于腹前壁下部，是由腹直肌外侧缘、腹股沟韧带和腹壁下动脉围成的三角形区域；腹股沟管是腹前壁 3 块扁肌之间的一条斜形肌间裂隙。腹股沟三角和腹股沟管都是腹壁下部的薄弱区。在病理情况下，腹腔内容物可经腹股沟管深环，进入腹股沟管，经皮下突出，下降入阴囊，形成腹股沟斜疝；若腹腔内容物不经深环，而从腹股沟三角处膨出，则形成腹股沟直疝。

（五）会阴肌

会阴肌又称盆底肌，主要有**肛提肌**、**会阴浅横肌**和**会阴深横肌**等。肛提肌上面、下面分别被覆盆膈上、下筋膜，三者共同构成**盆膈**，有肛门通过。会阴深横肌等肌的上、下面分别被覆尿生殖膈上、下筋膜，三者共同构成**尿生殖膈**，在男性有尿道通过，女性则有尿道和阴道通过。

四、四肢肌

（一）上肢肌

上肢肌按部位可分为肩肌、臂肌、前臂肌和手肌。

1. 肩肌 配布于肩关节周围（图 3-47）。肩肌主要有三角肌，此外还有冈上肌、冈下肌、小圆肌、大圆肌以及肩胛下肌（表 3-2）。

表 3-2 肩肌

名 称	起 点	止 点	作 用
三角肌	锁骨外侧端、肩峰、肩胛冈	肱骨三角肌粗隆	肩关节外展，前屈、旋内或后伸、旋外
冈上肌	肩胛骨冈上窝	肱骨大结节上份	肩关节外展
冈下肌	肩胛骨冈下窝	肱骨大结节中份	肩关节旋外
小圆肌	肩胛骨外侧缘	肱骨大结节下份	肩关节旋外

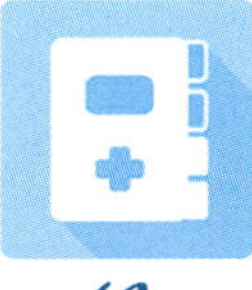

续表

名　称	起　点	止　点	作　用
大圆肌	肩胛骨下角	肱骨小结节嵴	肩关节后伸、内收及旋内
肩胛下肌	肩胛下窝	肱骨小结节	肩关节内收、旋内

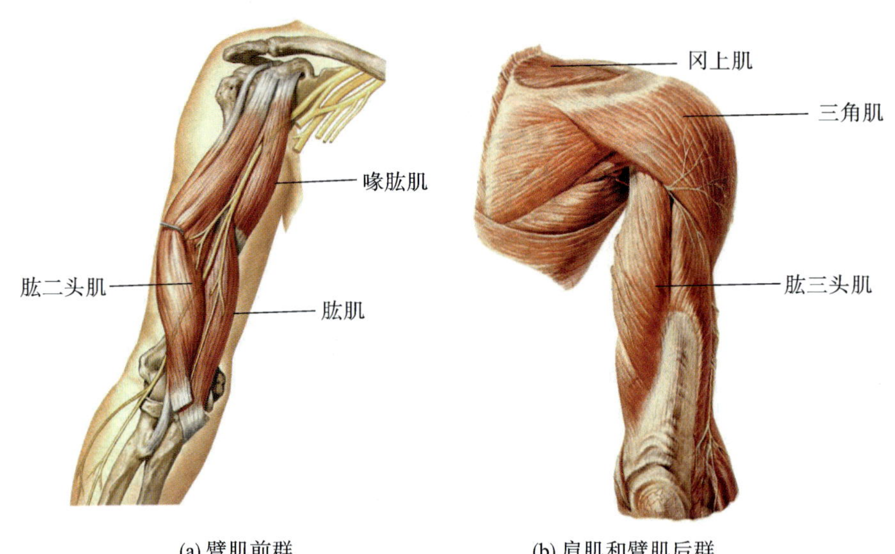

(a) 臂肌前群　　(b) 肩肌和臂肌后群

图 3-47　肩肌和臂肌

三角肌(deltoid)位于肩部,呈三角形。起自锁骨外侧份、肩峰和肩胛冈,肌束从前、后、外侧三面包围肩关节,向下集中止于肱骨的三角肌粗隆。其主要作用是外展肩关节;前部肌束可使肩关节屈并旋内,后部肌束则使肩关节伸并旋外。

肱骨上端由于被三角肌覆盖,肩部呈圆隆状,肩关节脱位时,此圆隆消失,出现"方形肩"。三角肌中部可作为肌内注射的部位。

知识链接

三角肌注射

三角肌前后部的深面均有较大血管和神经走行,中部深面无大的血管和神经。所以上臂外侧、肩峰下 2～3 横指处为三角肌注射部位。三角肌注射的穿经层次为皮肤、浅筋膜、深筋膜和三角肌。

2. 臂肌　配布于肱骨周围,分前、后两群(图 3-47)。

(1) 前群　包括浅层的肱二头肌和深层的喙肱肌、肱肌。

① **肱二头肌**:以长、短两头分别起自肩胛骨的盂上结节和喙突,长头穿过肩关节囊下降,与短头合成一个肌腹,向下移行为肌腱,止于桡骨粗隆。其作用是屈肘关节,同时也有屈肩关节和使前臂旋后的作用。

② **喙肱肌**(coracobrachialis):位于肱二头肌短头的后内侧,起自喙突,止于肱骨中部内侧。其作用是屈和内收肩关节。

③ **肱肌**(brachialis):位于肱二头肌下半部的深面,起自肱骨体下半部的前面,止于尺骨粗隆。其作用是屈肘关节。

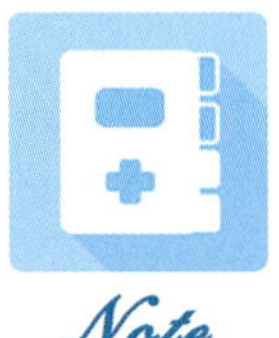

（2）后群　主要有**肱三头肌**（triceps brachii），起端有三个头，长头起自肩胛骨的盂下结节，内、外侧头分别起自肱骨后面桡神经沟的内下方和外上方，三个头会合后以肌腱止于尺骨鹰嘴。其作用是伸肘关节。

3. 前臂肌　配布于尺、桡骨的周围，分前、后两群。

（1）前群　位于前臂骨的前面，共 9 块，分为浅、深两层（图 3-48）。

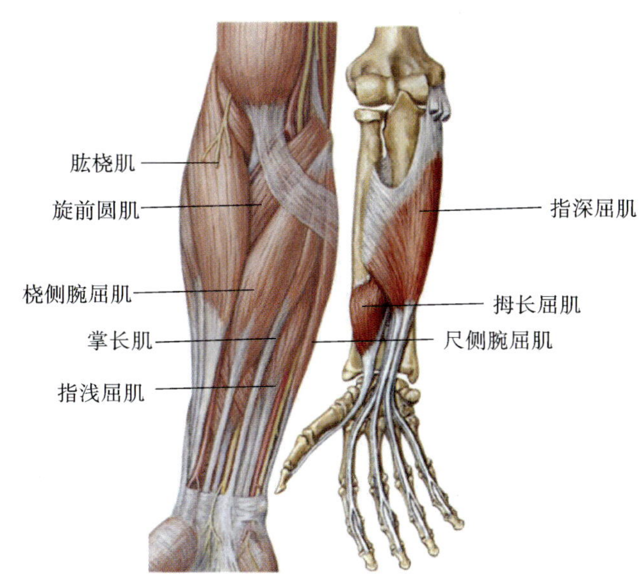

图 3-48　前臂肌（前群）

① 浅层：有 6 块肌，自桡侧向尺侧依次为**肱桡肌**、**旋前圆肌**、**桡侧腕屈肌**、**掌长肌**、**指浅屈肌**和**尺侧腕屈肌**。肱桡肌起自肱骨外上髁，向下止于桡骨茎突，作用是屈肘关节。其余均起自肱骨内上髁及附近的前臂深筋膜，向下分别止于桡骨、腕骨、掌骨和指骨。

② 深层：有 3 块肌，**拇长屈肌**位于桡侧半，**指深屈肌**位于尺侧半，**旋前方肌**贴在桡、尺骨远端的前面。

前臂前群肌的作用多数与名称一致，主要是屈肘、屈腕、屈指骨间关节，还可使前臂旋前。

（2）后群　位于前臂骨的后面，共 10 块，分为浅、深两层（图 3-49）。

① 浅层：有 5 块肌，由桡侧向尺侧依次为**桡侧腕长伸肌**、**桡侧腕短伸肌**、**指伸肌**、**小指伸肌**和**尺侧腕伸肌**。5 块肌共同起自肱骨外上髁，其中桡侧腕长伸肌、桡侧腕短伸肌、尺侧腕伸肌分别止于第 2、3、5 掌骨底背面；指伸肌止于第 2～5 指中、远节指骨背面；小指伸肌止于小指指背腱膜。

② 深层：有 5 块肌，由上外向下内依次为**旋后肌**、**拇长展肌**、**拇短伸肌**、**拇长伸肌**和**示指伸肌**。除旋后肌起自肱骨外上髁止于桡骨前面外，其余 4 块肌均起自尺、桡骨后面，分别止于拇指和示指。

前臂后群肌的作用与名称一致，主要是伸肘、伸腕、伸指，还可使前臂旋后、拇指外展。

4. 手肌　集中配布于手的掌侧面，分为外侧群、内侧群和中间群（图 3-50）。

（1）外侧群　较为发达，在手掌拇指侧形成隆起，称**鱼际**（thenar）。共 4 块肌：拇短展肌、拇短屈肌、拇对掌肌、拇收肌。作用与名称一致。

（2）内侧群　在手掌小指侧，形成**小鱼际**（hypothenar）。共 3 块肌：小指短屈肌、小指展肌、小指对掌肌。作用与名称一致。

（3）中间群　位于掌心，共 11 块肌。4 块蚓状肌屈掌指关节，伸指间关节；3 块骨间掌侧肌使手指内收（向中指靠拢）；4 块骨间背侧肌使手指外展（远离中指）。

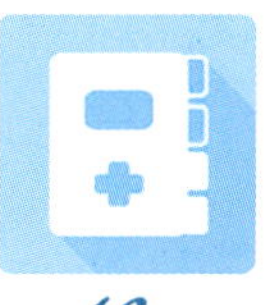

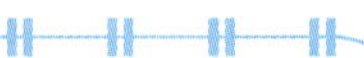

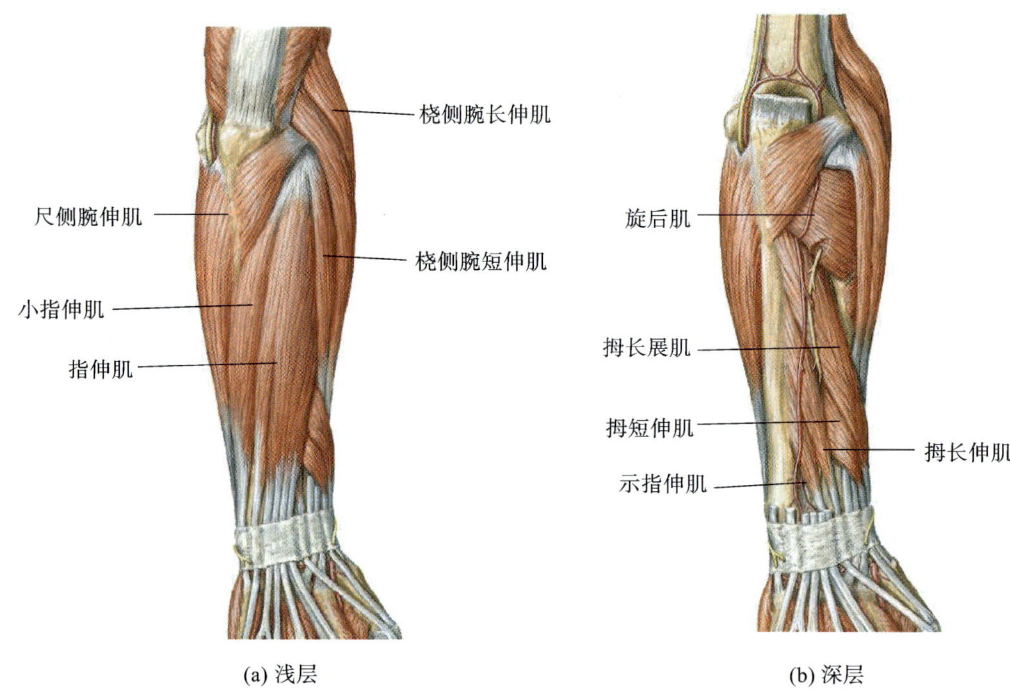

(a) 浅层　　(b) 深层

图 3-49　前臂肌(后群)

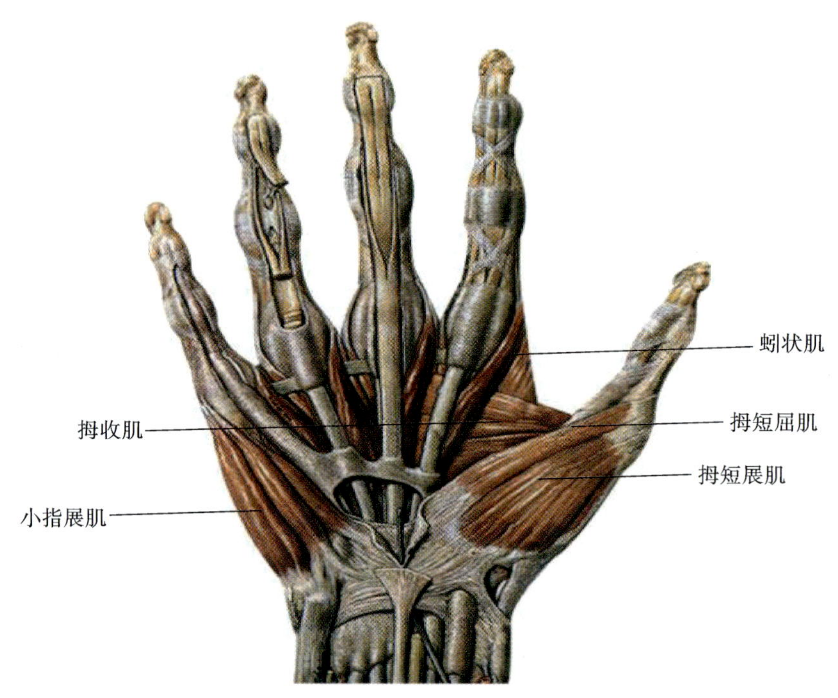

图 3-50　手肌

5. 上肢的局部结构

(1) 腋窝是位于胸外侧壁与臂上部内侧之间的锥形腔隙，腔内有血管、神经、淋巴结等。

(2) 肘窝是位于肘关节前面呈三角形的浅窝。外侧界为肱桡肌，内侧界为旋前圆肌，上界为肱骨内、外上髁之间的连线，窝内有血管和神经通过。

(二) 下肢肌

下肢肌按部位分为髋肌、大腿肌、小腿肌和足肌。

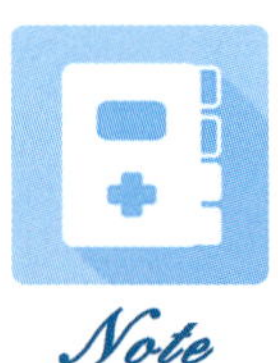
Note

1. 髋肌 配布于髋关节周围，分前、后两群。

(1) 前群 包括髂腰肌和阔筋膜张肌(图 3-51)。

① **髂腰肌**(iliopsoas)：由**髂肌**和**腰大肌**组成，髂肌起自髂窝，腰大肌起自腰椎体侧面和横突，两肌向下经腹股沟韧带深面止于股骨小转子。其作用是屈髋关节并使大腿旋外，当下肢固定时，可使躯干前屈。

② **阔筋膜张肌**(tensor fasciae latae)：位于大腿上部前外侧，起自髂前上棘，肌腹在阔筋膜两层之间，向下移行为髂胫束，止于胫骨外侧髁。其作用是紧张阔筋膜并屈髋关节。

(2) 后群 主要位于臀部，又称**臀肌**(图 3-52)。主要有臀大、中、小肌和梨状肌等。

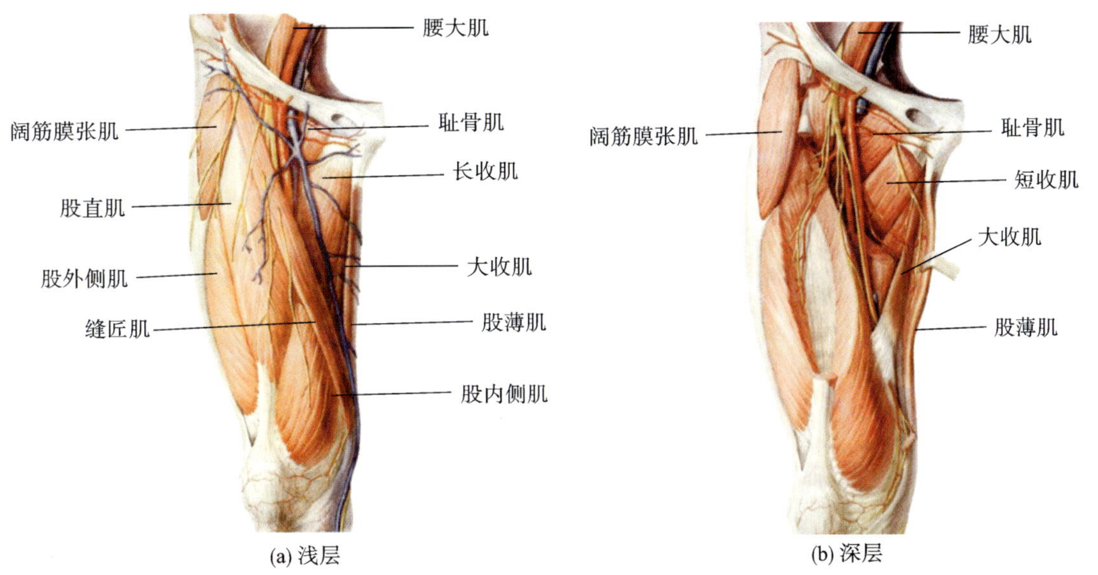

图 3-51 髋肌和大腿前面肌群

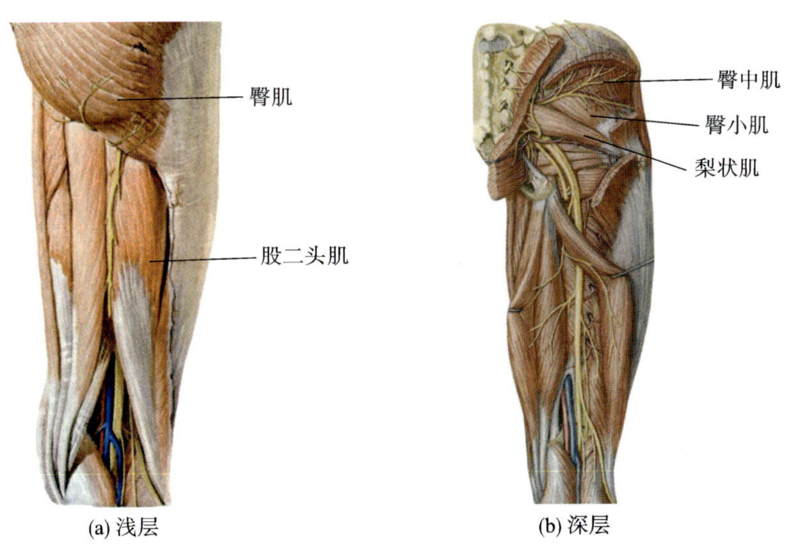

图 3-52 髋肌后群

① **臀大肌**(gluteus maximus)：位于臀部浅层，与皮下组织共同构成臀部膨隆外观。臀大肌起自骶骨背面和髂骨翼外面，止于股骨臀肌粗隆和髂胫束。其作用是伸髋关节并旋外，下肢固定时，能防止躯干前倾。此肌的外上部为肌内注射常用部位。

② **臀中肌**(gluteus medius)和**臀小肌**(gluteus minimus)：臀中肌位于臀部外上方，大部分

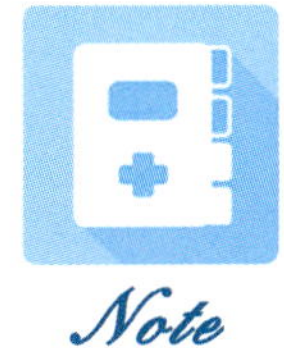

被臀大肌覆盖。臀小肌位于臀中肌深面。两肌均起自髂骨翼外面，止于股骨大转子。其可使髋关节外展。

知识链接

臀肌注射

临床常选臀大肌作为肌内注射部位。臀大肌肌内注射的定位方法主要有两种。①十字法：从臀裂顶向左或向右划一水平线，再从髂嵴最高点作一垂直线，将臀部分为四个象限，其外上象限为臀大肌肌内注射最佳部位。②连线法：取髂前上棘与尾骨连线的外1/3处作为注射部位。

③ **梨状肌**（piriformis）：位于臀中肌内下方，起自骶骨前面，向外穿坐骨大孔止于股骨大转子。其作用是使髋关节外展和旋外。此肌将坐骨大孔分隔成**梨状肌上孔**和**梨状肌下孔**，孔内有血管和神经通过。

2. 大腿肌　位于股骨周围，分为前群、后群和内侧群（图3-51、图3-52）。

（1）前群　位于大腿前面，包括缝匠肌和股四头肌。

① **缝匠肌**（sartorius）：全身最长的肌，呈扁带状，起自髂前上棘，斜向内下方，止于胫骨上端内侧面。其作用是屈髋关节和膝关节。

② **股四头肌**（quadriceps femoris）：为全身体积最大的肌，有四个头，分别称**股直肌**、**股内侧肌**、**股外侧肌**和**股中间肌**。除股直肌起自髂前下棘外，其余三头均起自股骨，四个头合并向下移行为股四头肌腱，包绕髌骨后向下延续为**髌韧带**，止于胫骨粗隆。其主要作用是伸膝关节，股直肌还可屈髋关节。

（2）内侧群　位于大腿内侧，共5块，分层排列。浅层自外向内依次为**耻骨肌**、**长收肌**和**股薄肌**，在耻骨肌和长收肌的深面为**短收肌**，诸肌的深面为**大收肌**。其主要作用是使大腿内收。

（3）后群　位于大腿后面，包括外侧的股二头肌、内侧的半腱肌和半膜肌。

① **股二头肌**（biceps femoris）：长头起自坐骨结节，短头起自股骨粗线，两头会合，以长腱止于腓骨头。

② **半腱肌**（semitendinosus）和**半膜肌**（semimembranosus）：均起自坐骨结节，向下分别止于胫骨上端内侧面和胫骨内侧髁后面。

大腿后群肌的主要作用是伸髋关节、屈膝关节。

3. 小腿肌　位于胫、腓骨周围，分为前群、外侧群和后群（图3-53、图3-54）。

（1）前群　位于小腿骨的前面，共3块，由胫侧向腓侧依次为**胫骨前肌**（tibialis anterior）、**𧿹长伸肌**和**趾长伸肌**（extensor digitorum longus）。3块肌均起自胫、腓骨上端和骨间膜，下行经踝关节前方至足背。胫骨前肌止于内侧楔骨和第1跖骨底，可使足背屈和内翻。𧿹长伸肌止于𧿹远节趾骨，趾长伸肌分成4条长腱止于第2～5趾，两肌的作用与名称一致，并可使足背屈。

（2）外侧群　位于腓骨的外侧面，包括浅层的**腓骨长肌**（peroneus longus）和深层的**腓骨短肌**（peroneus brevis）。两肌均起自腓骨外侧面，肌腱均经外踝后方至足底，前者止于内侧楔骨和第1跖骨底，后者止于第5跖骨粗隆。两肌均可使足跖屈并外翻。

（3）后群　位于小腿骨的后面，分浅、深两层（图3-54）。

① 浅层：主要是**小腿三头肌**（triceps surae），由**腓肠肌**（gastrocnemius）和**比目鱼肌**

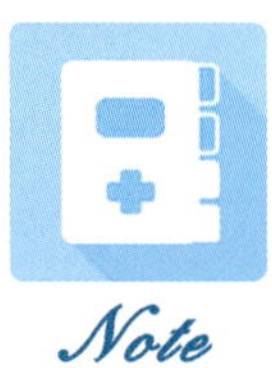
Note

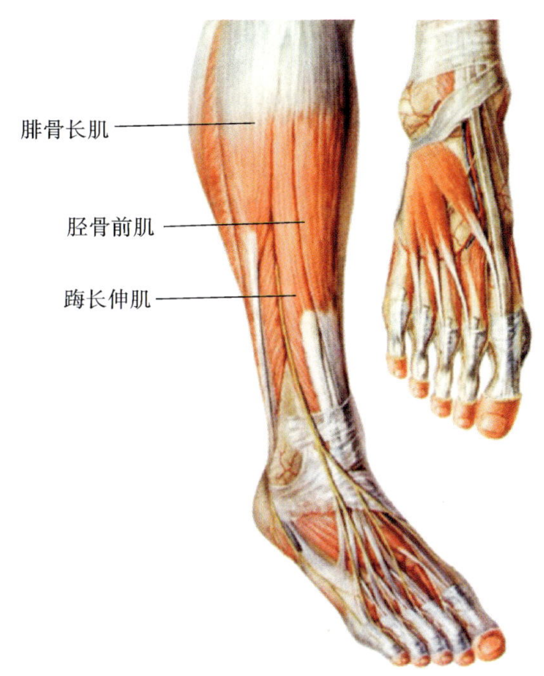

图 3-53 小腿肌

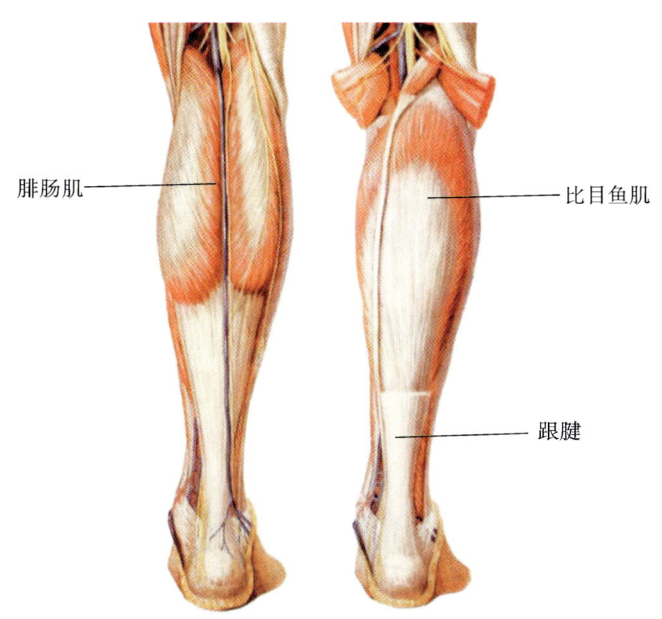

图 3-54 小腿后肌群

(soleus)组成。腓肠肌内、外侧头分别起自股骨内、外侧髁的后面,比目鱼肌位于腓肠肌的深面,起自胫、腓骨上端的后面,3 个头会合后向下移行为粗大的**跟腱**,止于跟骨结节。其作用是使足跖屈,并屈膝关节;在站立时,能固定膝关节和踝关节,防止身体前倾。

② 深层:主要有 3 块,由胫侧向腓侧依次为**趾长屈肌**(flexor digitorum longus)、**胫骨后肌**(tibialis posterior)和**䠀长屈肌**(flexor hallucis longus)。它们均起自胫、腓骨后面和骨间膜,肌腱均经内踝后方至足底。胫骨后肌止于足舟骨和楔骨,作用是使足跖屈和内翻。趾长屈肌腱分成 4 条,止于第 2～5 趾,䠀长屈肌止于䠀,两肌的作用是可使足跖屈和屈趾。

4. 足肌 分为足背肌和足底肌。

(1) 足背肌 有**䠀短伸肌**和**趾短伸肌**,分别伸䠀和第 2～4 趾。

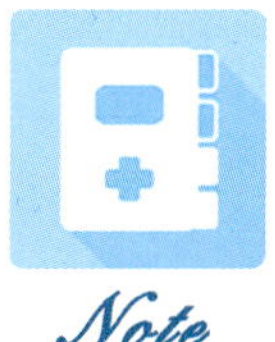

（2）足底肌　其配布和作用与手肌相似，也分外侧群、内侧群和中间群 3 群，但没有对掌肌。其主要作用是运动足趾和维持足弓（图 3-55）。

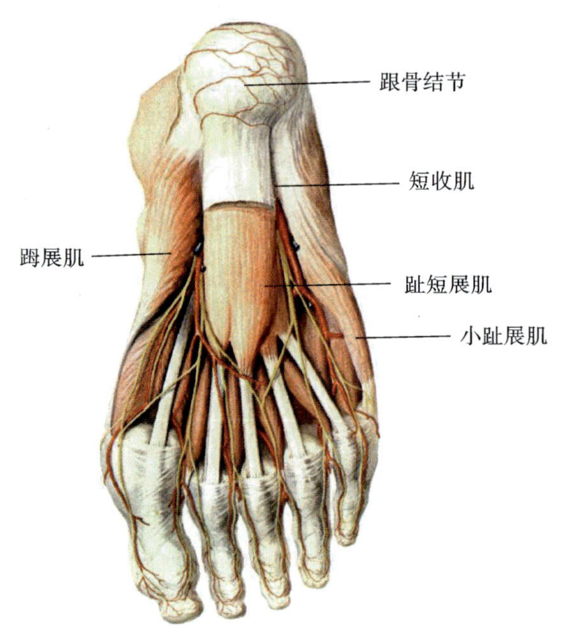

图 3-55　足底肌

5. 下肢的局部结构

（1）股三角　位于大腿前面的上部，呈倒置的三角形。其上界为腹股沟韧带，内侧界为长收肌的内侧缘，外侧界为缝匠肌内侧缘。股三角向上经腹股沟韧带的深面与髂窝相通，尖端向下后通收肌管。股三角内有股神经、股动脉、股静脉和淋巴结等。

（2）收肌管　位于大腿中部，在缝匠肌深面、大收肌与股内侧肌之间。管的上口通向股三角尖，下口为收肌腱裂孔，通向腘窝，管内有隐神经、股动脉和股静脉通过。

（3）腘窝　位于膝关节后方，呈菱形。窝的上外侧界为股二头肌，上内侧界为半腱肌和半膜肌，下外侧界为腓肠肌外侧头，下内侧界为腓肠肌内侧头。腘窝内有腘动脉、腘静脉、胫神经、腓总神经和淋巴结等。

小　结

运动系统由骨、骨连结和骨骼肌三部分构成，全身各骨借骨连结相连，构成人体的支架，骨骼肌附着于骨。运动系统对人体具有支持、保护和运动等功能。

成人躯干骨共 51 块，借骨连结构成脊柱和胸廓。椎骨 26 块，各部椎骨各有形态特点，脊柱由椎骨借椎间盘、韧带和关节连结而成，可做前屈、后伸、侧屈、旋转和环转等运动。胸廓由 12 块胸椎、12 对肋和 1 块胸骨借肋椎关节和胸肋关节连结而成，主要参与呼吸运动，同时具有支持和保护胸、腹腔脏器的功能。颅由 23 块颅骨组成，颅的后上部 8 块骨围成脑颅，前下部 15 块骨构成面颅。颅的各面观都有重要的结构。颅连结唯一的关节是下颌关节，属于联合关节。上肢骨 64 块，包括锁骨、肩胛骨、肱骨、尺骨、桡骨和手骨。它们借胸锁关节、肩锁关节、肩关节、肘关节和手关节等连结起来。其关节灵活，可完成各种精细活动。下肢骨 62 块，包括髋骨、股骨、髌骨、胫骨、腓骨和足骨。它们借髋骨的连结、髋关节、膝关节和足关节等连结起来。其关节稳固，有利于支持躯体。

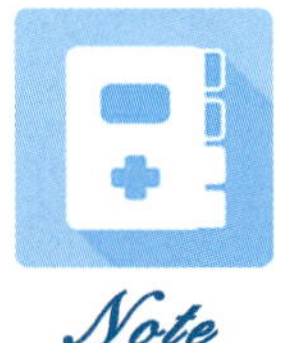

全身骨骼肌分为头颈肌、躯干肌、四肢肌。头肌可分为面肌和咀嚼肌两部分；颈肌主要包

括颈阔肌、胸锁乳突肌、前斜角肌、中斜角肌和后斜角肌。躯干肌可分为背肌、胸肌、膈、腹肌和会阴肌。背肌主要有斜方肌、背阔肌和竖脊肌；胸肌主要有胸大肌、胸小肌、前锯肌、肋间外肌、肋间内肌等；膈位于胸腔和腹腔之间，为主要的呼吸肌；腹肌主要有腹直肌、腹外斜肌、腹内斜肌和腹横肌等。上肢肌可分为肩肌、臂肌、前臂肌和手肌。肩肌主要有三角肌等；臂肌包括肱二头肌、喙肱肌、肱肌和肱三头肌；前臂肌配布于尺、桡骨的周围，前群 9 块，后群 10 块；手肌集中配布于手的掌侧面，分为外侧群、内侧群和中间群。下肢肌分为髋肌、大腿肌、小腿肌和足肌。髋肌包括髂腰肌、阔筋膜张肌、臀大肌、臀中肌、臀小肌和梨状肌等；大腿肌主要有缝匠肌、股四头肌、股二头肌、半腱肌和半膜肌；小腿肌包括胫骨前肌、踇长伸肌、趾长伸肌、腓骨长肌、腓骨短肌、小腿三头肌、趾长屈肌、胫骨后肌和踇长屈肌；足肌分为足底肌和足背肌。

肌可形成局部结构。腹肌形成的结构有腹直肌鞘、白线和腹股沟管；上肢的局部结构有腋窝和肘窝；下肢的局部结构有股三角、收肌管、腘窝。

能力检测

实验指导

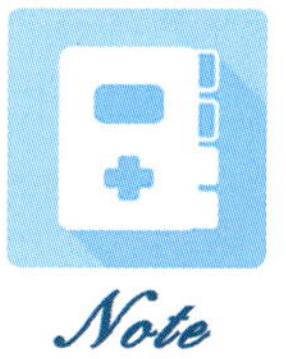

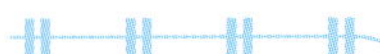

第四章
消 化 系 统

思政学习

本章课件

学习目标

掌握 口腔的境界、分区；牙的分类、构造和牙周组织；食管的位置、分部和狭窄部位；胃的形态、位置和组织结构；大肠的分部；阑尾的位置、体表投影；肝的形态、位置和组织结构；胆囊和肝外胆道系统的组成；咽峡，上、下消化道，麦氏点和齿状线的概念。

熟悉 消化管的一般结构；舌的结构；咽的分部；小肠的分部、形态和组织结构的特点；胰腺的位置、形态和组织结构。

了解 消化系统的组成。

第一节 内脏学概述

一、内脏的概念

通常把消化、呼吸、泌尿、生殖四个系统的器官合称为**内脏**(viscera)。研究内脏各器官的位置和形态结构的科学，称**内脏学**(splanchnology)。内脏器官绝大部分位于胸腔、腹腔和盆腔内，借孔道直接或间接地与外界相通，其主要功能是保障机体与外界进行物质交换，以满足机体的新陈代谢和繁殖后代的需要。

内脏各器官的形态不尽相同，根据其结构可分为中空性器官和实质性器官两大类。

(一) 中空性器官

中空性器官呈管状或囊状，内部有空腔，如胃、肠、喉、气管、膀胱、子宫等。其管壁一般由3～4层组成。以消化管为例，其管壁由内向外依次为黏膜、黏膜下层、肌层和外膜。

(二) 实质性器官

实质性器官内部没有特定的空腔，表面包有结缔组织被膜或浆膜，如肝、胰、肾等。结缔组织伸入器官的实质内，将器官的实质分割成若干个小叶，如肝小叶等。实质性器官的神经、血管和淋巴管及导管等出入器官之处，常有一凹陷，该部位称为器官的门，如肝门、肺门和肾门等。

二、胸、腹部的标志线和腹部的分区

由于大部分内脏器官位于胸腔、腹腔和盆腔内，其位置相对较固定。为了便于描述各器官

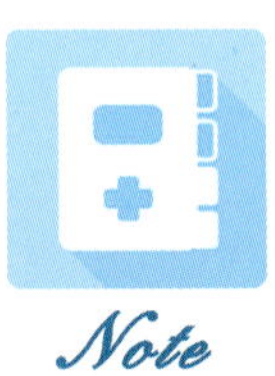

的位置、毗邻和体表投影，通常人为地在胸、腹部的体表确定若干标志线和分区，常用的标志线和分区如下（图 4-1）。

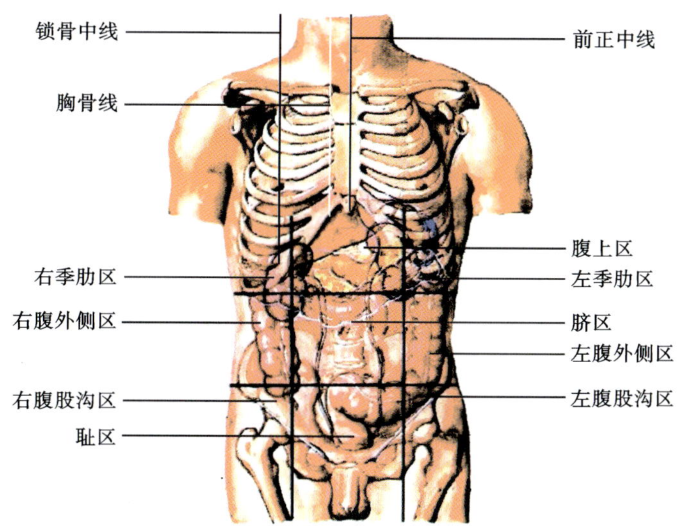

图 4-1 胸、腹部的标志线与腹部的分区

（一）胸部的标志线

（1）前正中线：沿胸壁前面正中所作的垂线。

（2）胸骨线：沿胸骨外侧缘所作的垂线。

（3）锁骨中线：经锁骨中点所作的垂线，在男性，相当于经乳头所作的垂线。

（4）胸骨旁线：经胸骨线与锁骨中线之间的中点所作的垂线。

（5）腋前线：经腋前襞所作的垂线。

（6）腋后线：经腋后襞所作的垂线。

（7）腋中线：经腋前、后线的中点所作的垂线。

（8）肩胛线：经肩胛骨下角所作的垂线。

（9）后正中线：沿身体后面正中所作的垂线。

（二）腹部的分区

在腹部的前面通常采用两条横线和两条垂线将腹部分成九个区。上横线是两肋弓最低点（第 10 肋的最低点）之间的连线，下横线是两髂结节之间的连线，两垂线分别是通过两侧腹股沟韧带中点所作的垂线。

上述两横线与两垂线将腹部分为九个区，腹上部自左向右依次为**左季肋区**、**腹上区**和**右季肋区**；腹中部自左向右依次为**左腹外侧区（左腰区）**、**脐区**、**右腹外侧区（右腰区）**；腹下部自左向右依次为**左腹股沟区（左髂区）**、**腹下区（耻区）**、**右腹股沟区（右髂区）**。

临床上，常采用简便方法，即通过脐作一水平线和一垂直线，将腹部分为**左上腹部**、**右上腹部**、**左下腹部**和**右下腹部**四个区。

（三）消化系统概述

消化系统(alimentary system)包括消化管和消化腺两部分（图 4-2）。**消化管**包括口腔、咽、食管、胃、小肠（十二指肠、空肠、回肠）和大肠（盲肠、阑尾、结肠、直肠和肛管）。临床上通常把从口腔到十二指肠的一段消化管称为**上消化道**，把空肠以下的消化管称为**下消化道**。**消化腺**包括大消化腺（如大唾液腺、肝和胰）和小消化腺（如肠腺、胃腺等）。

消化系统的基本功能是消化食物，吸收营养物质，最后使食物残渣形成粪便排出体外。

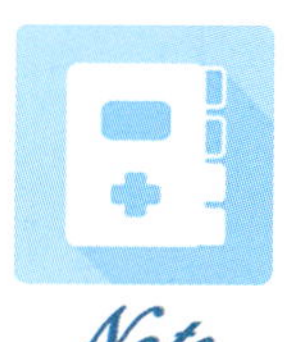

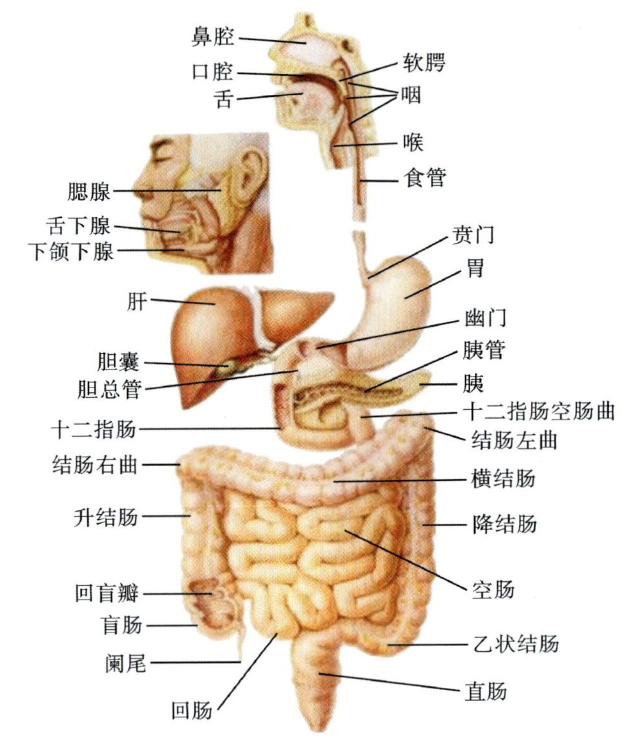

图 4-2 消化系统概况

第二节 消 化 管

一、消化管的一般结构

消化管管壁的组织结构由内向外一般分为黏膜、黏膜下层、肌层和外膜四层(图 4-3)。

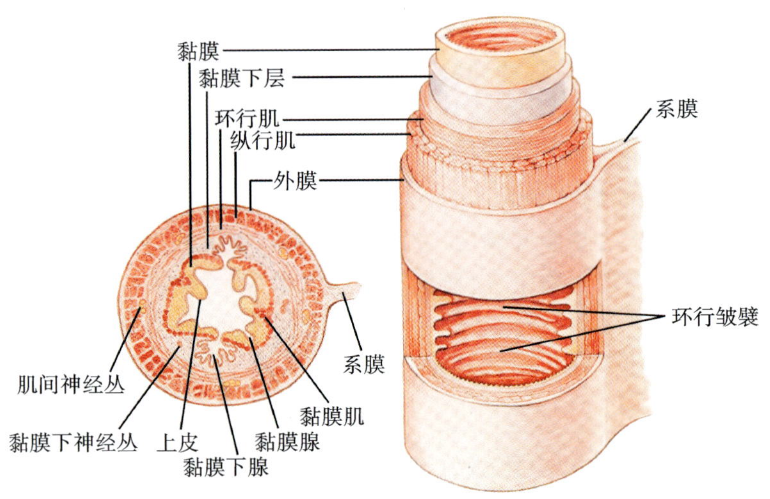

图 4-3 消化管微细结构模式图

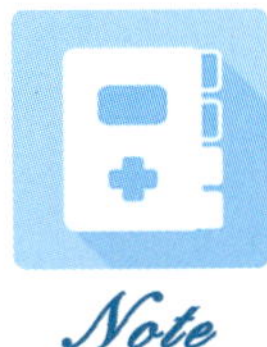
Note

（一）黏膜

黏膜(mucosa)位于消化管的最内层，由内向外依次为上皮、固有层和黏膜肌层。

1. 上皮 上皮的类型依部位而异。消化管的两端，如口腔、咽、食管和肛门等处为复层扁平上皮，能耐受摩擦，有保护功能；其余部分为单层柱状上皮，以消化、吸收功能为主。

2. 固有层(lamina propria) 由细密结缔组织构成，富含血管、神经、淋巴管、淋巴组织及小腺体。

3. 黏膜肌层(muscularis mucosae) 一般由1～2层平滑肌构成，其收缩和舒张可以改变黏膜的形态，有助于食物的消化和吸收、促进血液运行和小腺体的分泌。

（二）黏膜下层

黏膜下层(submucosa)由疏松结缔组织构成。黏膜和部分黏膜下层共同向管腔内突出，形成纵行或环形的皱襞，扩大了黏膜的表面积。在十二指肠和食管的黏膜下层分别含有十二指肠腺和食管腺。

（三）肌层

肌层位于黏膜下层深面，除口腔、咽、食管的上段和肛门外括约肌为骨骼肌外，其余均为平滑肌。肌层一般可分为内环、外纵两层。在消化管的某些部位，环形平滑肌在局部增厚则形成括约肌，如幽门括约肌等。

（四）外膜

外膜位于消化管的最外层。消化管(如咽、食管、直肠下段等处)的外膜由薄层结缔组织构成者称纤维膜，消化管壁的外膜由结缔组织及其表面的间皮共同构成者称浆膜。

二、口腔

口腔(oral cavity)是消化管的起始部，向前借口裂与外界相通，向后经咽峡与咽交通(图4-4)。口腔以上、下牙弓为界，分为**口腔前庭**(oral vestibule)和**固有口腔**(oral cavity proper)两部分。

（一）口唇和颊

口唇(oral lip)和**颊**(cheek)均由皮肤、皮下组织、肌及黏膜组成。上、下唇之间的裂隙为口裂，两侧结合处称**口角**。上唇外面正中有一纵行浅沟称**人中**，上唇两侧的浅沟为**鼻唇沟**，鼻唇沟是上唇与颊部的分界。颊构成口腔的侧壁，并构成颜面的一部分。

知识链接

急救护理措施

1. 上、下牙列咬合时，口腔前庭与固有口腔仍可经第3磨牙后方的间隙相通，临床上当患者牙关紧闭时，可经此插管、给药或给食，同时防止舌的咬伤。

2. 人中是人类特有的结构，昏迷患者急救时常在此进行针刺或指压刺激，促使其苏醒。

（二）腭

腭(palate)分隔鼻腔和口腔，构成固有口腔的顶。其前2/3以骨为基础，表面覆以黏膜，称**硬腭**；后1/3以肌为基础，称**软腭**。腭后缘游离，中央有一向下的乳头状突起，称**腭垂**，又称悬

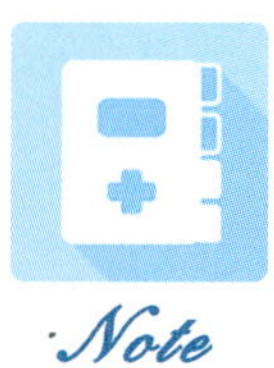

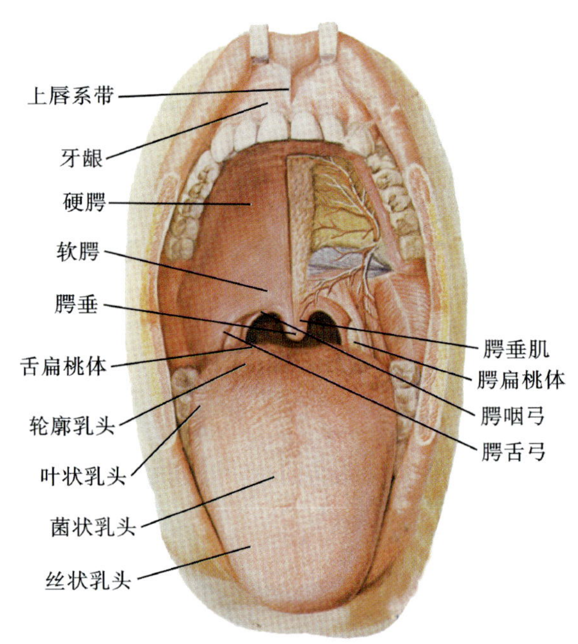

图 4-4 口腔与咽峡

雍垂。腭垂两侧各有一对弓形皱襞，前方一对向下延续于舌根，称**腭舌弓**，后方一对向下延至咽侧壁，称**腭咽弓**。腭垂、左右两侧的腭舌弓和舌根共同围成**咽峡**，其是口腔与咽的分界。

（三）牙

牙(teeth)是人体最坚硬的器官，镶嵌于上、下颌骨的牙槽内，可咬切和碾磨食物，并对发音起辅助作用。

1. 牙的形态和构造 牙可分为牙冠、牙颈和牙根三部分(图 4-5)。暴露于牙龈之外的部分称**牙冠**，镶嵌于牙槽内的部分称**牙根**，牙冠与牙根之间的部分称**牙颈**。

牙主要由牙质、牙釉质和牙骨质构成。**牙质**构成牙的主体，覆盖在牙冠处牙质表面呈白色而坚硬的为**牙釉质**；牙颈和牙根的表面则包有薄层的**牙骨质**。

牙内部的腔隙称**牙腔**，腔内容纳神经、血管、淋巴管和结缔组织，统称**牙髓**。贯穿牙根的小管称**牙根管**，牙根尖端的小孔称**牙根尖孔**。

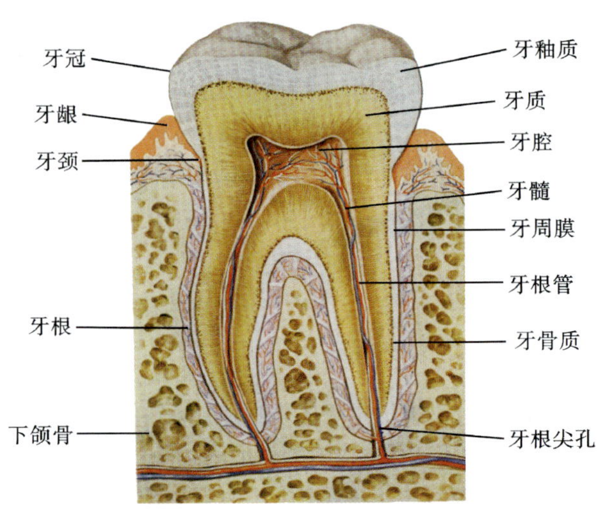

图 4-5 牙的形态和构造

2. 牙周组织 牙周组织包括**牙槽骨**、**牙周膜**和**牙龈**，对牙起保护、固定和支持作用。牙槽骨即牙槽周围的骨质，属上、下颌骨的一部分；牙骨质与牙槽骨之间的致密结缔组织膜称牙周膜。牙龈是覆盖在牙槽弓和牙颈表面的口腔黏膜，富含血管，色淡红。

3. 牙的排列与牙式 人的一生，按牙的萌发顺序，先后有**乳牙**和**恒牙**(图 4-6)。乳牙分为**切牙**、**尖牙**和**磨牙**三类，共 20 个，用罗马数字Ⅰ～Ⅴ表示。恒牙又分为**切牙**、**尖牙**、**前磨牙**和**磨牙**四类，全部出齐共 32 个，用阿拉伯数字 1～8 表示。乳牙一般在出生后 6～7 个月开始萌出，

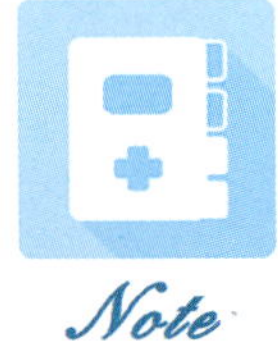
Note

3 岁左右全部出齐。6～7 岁乳牙开始脱落，恒牙开始萌出，12～13 岁恒牙基本出齐，但第三磨牙（又称迟牙）一般在 17～25 岁才萌出，有的人甚至终生不萌出。临床上为了记录牙的位置，以被检查的方位为准，用“＋”记号记录牙的排列形式，例如，“└V”表示左上颌第二乳磨牙，“6┐”表示右下颌第一磨牙。

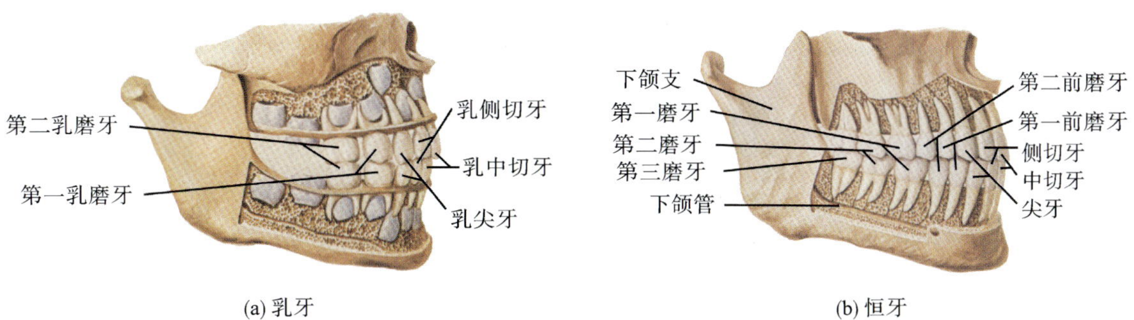

(a) 乳牙　　(b) 恒牙

图 4-6　乳牙、恒牙的名称

（四）舌

舌(tongue)位于口腔底，以骨骼肌为基础，表面覆盖黏膜。舌具有协助咀嚼、辨别味觉和辅助发音等功能(图 4-7、图 4-8)。

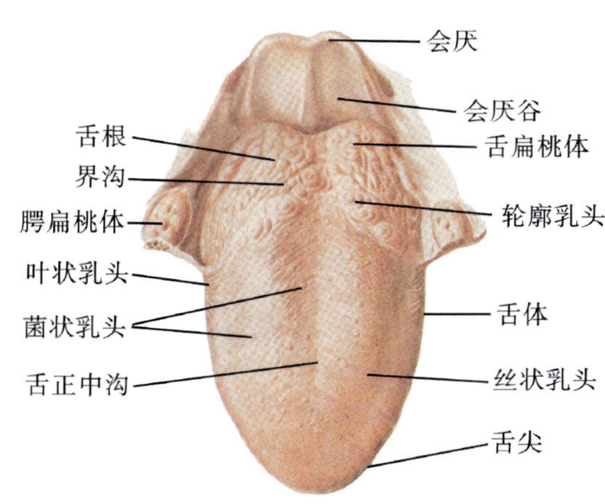

图 4-7　舌的背面观

1. 舌的形态　舌的上面称**舌背**，在舌背上可见开口向前的“V”形**界沟**，将舌分为前 2/3 的**舌体**和后 1/3 的**舌根**。舌的下面正中有一黏膜皱襞，称**舌系带**。在舌系带根部的两侧有一对小的隆起，称**舌下阜**，由舌下阜向后外侧延伸的黏膜隆起，称**舌下襞**。

2. 舌黏膜　舌背部黏膜形成许多乳头状小突起，称**舌乳头**，按形态可分为丝状乳头、菌状乳头、轮廓乳头和叶状乳头四种。

(1) 丝状乳头　体积最小，数量最多，分布于舌背前 2/3，能感受触觉，无感受味觉的功能。

(2) 菌状乳头　形体较大，数量较少，呈鲜红色圆点状，分布于舌尖和舌侧缘。

(3) 轮廓乳头　体积最大，7～11 个，其中央隆起，周围有环形沟，分布于界沟前方。

(4) 叶状乳头　在人类已退化。

除丝状乳头外，其他乳头都含有味觉感受器，即味蕾，能感受苦、咸、酸、甜等味觉刺激。

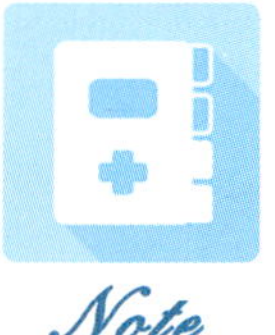

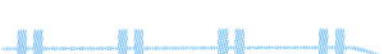

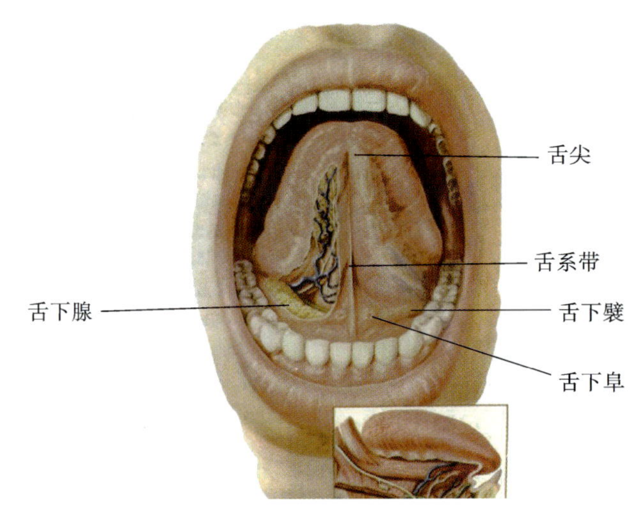

图 4-8 舌的下面观

知识链接

舌 苔

舌苔是正常人舌背上的薄而均匀的一层苔状物，由脱落的角化上皮、细菌、食物碎屑及唾液等组成。正常情况下，表现为薄白的一层舌苔。当患者食欲下降时，咀嚼和舌的运动减少，唾液分泌减少，舌苔就会变厚。

3. 舌肌 舌肌属骨骼肌，分为**舌内肌**和**舌外肌**(图 4-9)。舌内肌的起止点均在舌内，其纤维排列呈纵、横、垂直三个方向，收缩时可改变舌的形态。舌外肌起自舌周围各骨，止于舌内，其中以**颏舌肌**最为重要。颏舌肌起自下颌骨体后面的颏棘，肌束向后上方呈扇形进入舌内。两侧颏舌肌同时收缩时，舌前伸；一侧收缩使舌尖伸向对侧。若一侧瘫痪，伸舌时舌尖偏向瘫痪侧。

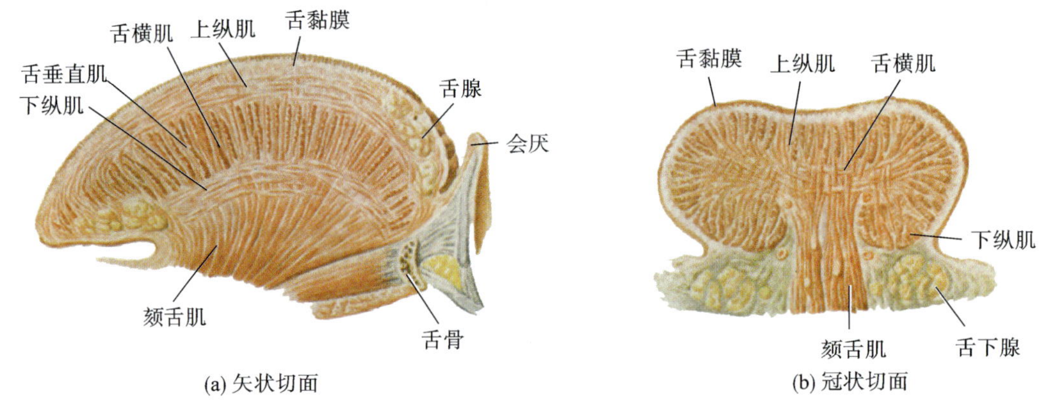

图 4-9 舌的切面观

（五）口腔腺

口腔腺(oral glands)又称**唾液腺**，分泌并排出唾液。它可分为大、小唾液腺两类。**小唾液腺**主要指唇腺、颊腺等，分布于口腔黏膜内；大唾液腺有腮腺、下颌下腺和舌下腺三对(图 4-10)。

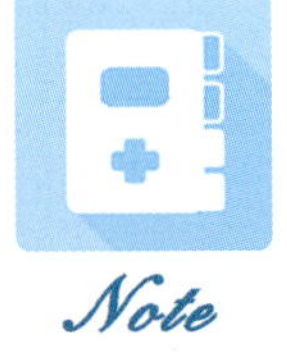

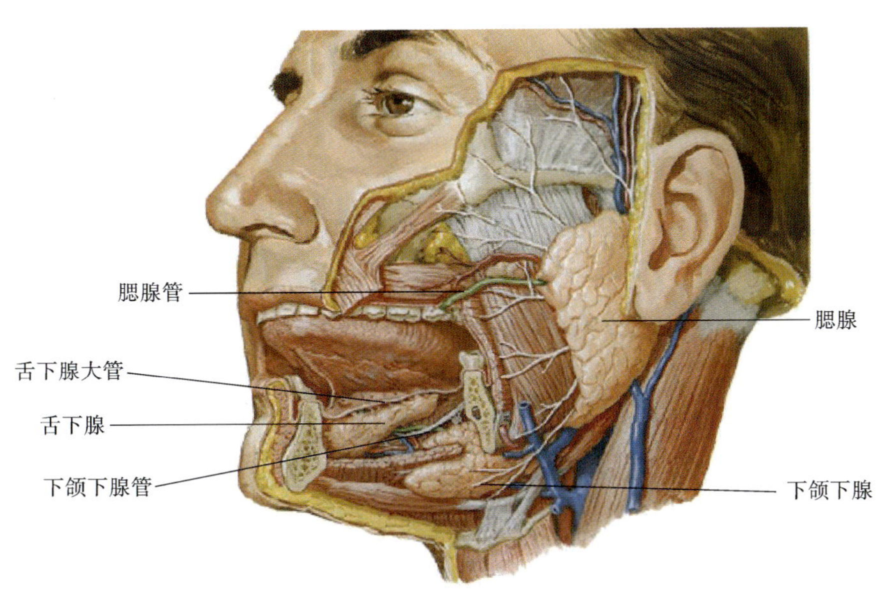

图 4-10 唾液腺

1. 腮腺(parotid gland) 腮腺是最大的一对唾液腺，略呈三角形，位于外耳门的前下方，上达颧弓，下至下颌角附近。腮腺管自腮腺前缘穿出，在颧弓下一横指处向前横跨咬肌的表面，再斜穿颊肌，开口于平对上颌第二磨牙牙冠颊黏膜处。

2. 下颌下腺(submandibular gland) 呈扁椭圆形，位于下颌骨体内面的下颌下腺窝内，其导管开口于舌下阜。

3. 舌下腺(sublingual gland) 位于舌下襞的深面。腺管分大、小两种，舌下腺大管与下颌下腺导管共同开口于舌下阜；舌下腺小管有 5～15 条，开口于舌下襞。

三、咽

（一）咽的位置和形态

微课——咽

咽(pharynx)为上宽下窄、前后略扁的漏斗形肌性管道，位于第 1～6 颈椎的前方，上端起于颅底，下端达第 6 颈椎下缘高度，续于食管，全长约 12 cm。

（二）咽的分部和结构

咽以软腭下缘和会厌上缘为界，分为鼻咽、口咽和喉咽三部分(图 4-11、图 4-12)。

1. 鼻咽 上起于颅底，下至软腭平面，向前经鼻后孔通鼻腔。在鼻咽的侧壁上正对下鼻甲后端 1.5 cm 处，有三角形的**咽鼓管咽口**，借咽鼓管通中耳鼓室，以维持鼓膜内、外压力的平衡。该口的前、上和后方有明显的半环形隆起，称**咽鼓管圆枕**，是咽鼓管吹张术时寻找咽鼓管咽口的标志。咽鼓管圆枕的后上方有一纵行深窝，称**咽隐窝**，是鼻咽癌的好发部位。咽后上壁有丰富的淋巴组织，称**咽扁桃体**。

2. 口咽 位于软腭与会厌上缘平面之间，向前经咽峡通口腔。在咽的外侧壁，腭舌弓与腭咽弓之间有一凹窝，称**扁桃体窝**，容纳腭扁桃体。

3. 喉咽 位于会厌的后方，上起于会厌上缘，下至第 6 颈椎体下缘平面移行为食管，向前经喉口与喉腔相通。喉咽是咽腔中最狭窄的部分，在喉口两侧各有一个深凹，称**梨状隐窝**(piriform recess)，其是异物易于滞留的部位。

（三）咽的交通关系

咽是消化道与呼吸道的共同通道。咽的前壁不完整，自上而下借鼻后孔与鼻腔、借咽峡与

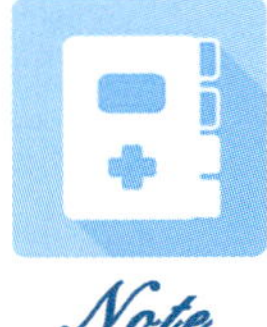

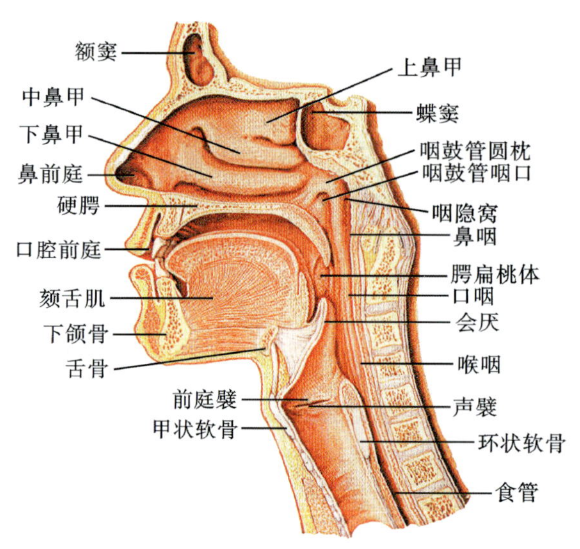

图 4-11　头颈部正中矢状面

图 4-12　咽的后面观

口腔、借喉口与喉腔分别相通，向两侧借咽鼓管与中耳鼓室相通，向下与食管相续。

在消化道和呼吸道的起始部，咽扁桃体、腭扁桃体和舌扁桃体等淋巴组织共同围成**咽淋巴环**。它是重要的防御屏障。

四、食管

（一）食管的位置和分部

食管(esophagus)上端于第 6 颈椎体下缘平面与咽相续，向下走行于脊柱前方，穿过膈的食管裂孔，下端约平第 11 胸椎左侧，与胃的贲门相连(图 4-13)。

根据食管的走行部位，食管可分为颈、胸、腹三部分。颈部较短，自起始端至胸骨颈静脉切迹平面，长约 5 cm。胸部较长，自颈静脉切迹平面至食管裂孔，长 18～20 cm。腹部最短，长 1～2 cm。

（二）食管的形态和狭窄

食管为一细长的肌性管道，全长约 25 cm。食管的全长有 3 处生理性狭窄(图 4-13)：第一处为食管的起始处，约平第 6 颈椎体的下缘，距中切牙 15 cm；第二处为食管与左主支气管交叉处，约平第 4 胸椎体下缘，距中切牙约 25 cm；第三处为食管穿膈的食管裂孔处，约平第 10 胸椎体，距中切牙约 40 cm。

（三）食管壁的组织结构

食管壁具有消化管壁典型的四层结构，即黏膜、黏膜下层、肌层和外膜。内表面有 7～10 条纵行的黏膜皱襞(图 4-14)，当食物通过时，管腔扩张，皱襞展平而消失。食管黏膜上皮为复层扁平上皮，具有保护功能。黏膜下层含有食管腺，食管腺能分泌黏液，润滑管壁，有利于食物下行。食管上段为骨骼肌，下段为平滑肌。食管的外膜为一层薄的纤维膜。

五、胃

胃(stomach)是消化管最膨大的部分，为中空的肌性囊状器官。胃具有容纳食物、分泌胃液、初步消化食物的功能。

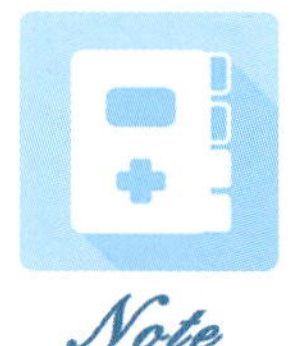

（一）胃的形态和分部

1. 胃的形态　胃有两口、两壁和两缘。两口即入口和出口，入口为**贲门**(cardia)，与食管

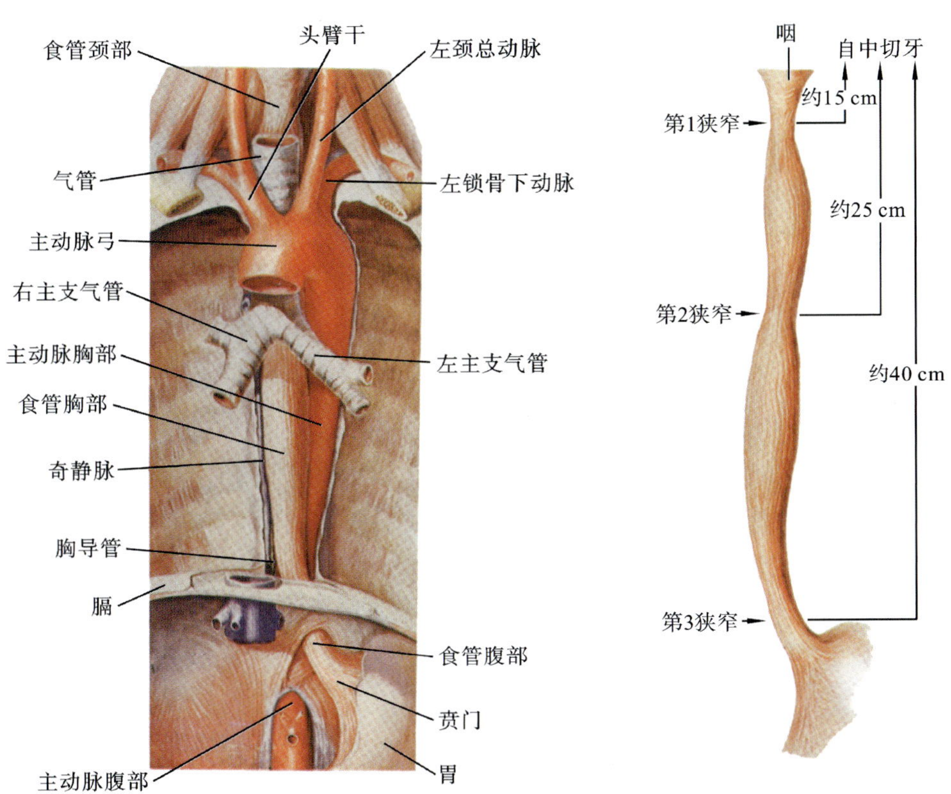

图 4-13 食管的位置及三处狭窄

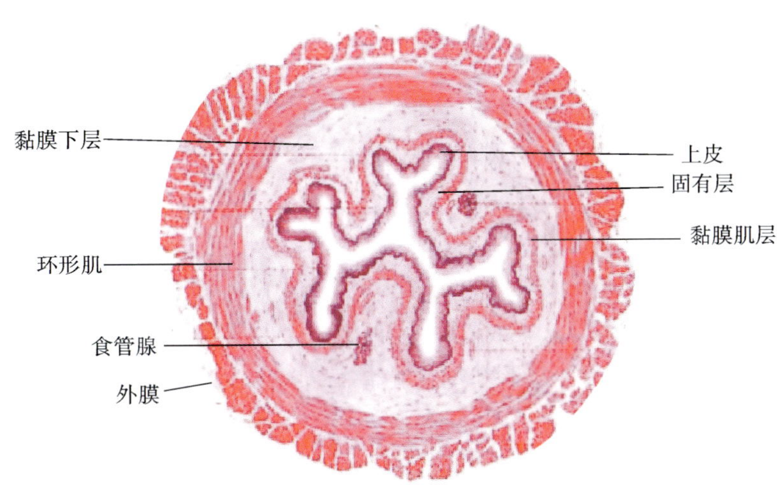

图 4-14 食管壁的组织结构

相接，出口为**幽门**(pylorus)，与十二指肠相续。两壁即前壁和后壁。两缘即胃大、小弯，**胃小弯**短而凹向右上方，其最低处形成一切迹，称**角切迹**；**胃大弯**长而凸向左下方(图4-15)。

2. 胃的分部 胃分为贲门部、胃底部、胃体部和幽门部四部分(图 4-15)。位于贲门附近的部分称**贲门部**；**胃底**是指贲门平面向左上方凸出的部分；**胃体**是胃的中间部分；位于角切迹与幽门之间的部分称**幽门部**，临床上常称此部为**胃窦**。幽门部的大弯侧有一不明显的浅沟，把幽门部又分为左侧相对膨大的**幽门窦**和右侧相对较细的**幽门管**。幽门部的胃小弯附近是胃溃疡和胃癌的好发部位。

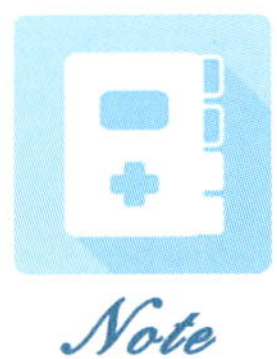

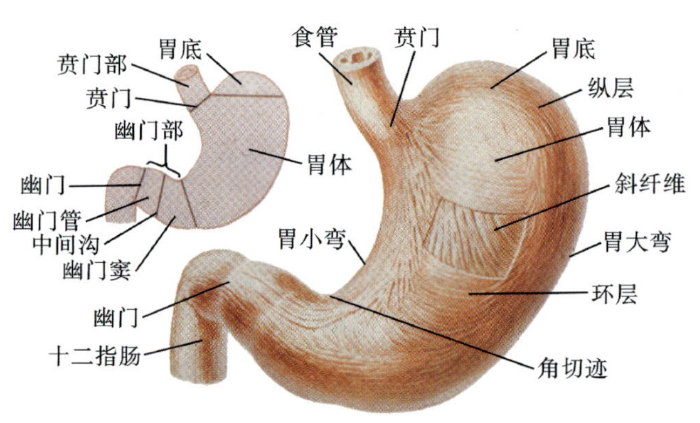

图 4-15 胃

（二）胃的位置和毗邻

胃的位置随体位、胃的充盈度、体形及性别不同而有所变化。中等充盈的胃大部分位于左季肋区，小部分位于腹上区。贲门位于第 11 胸椎体左侧，幽门在第 1 腰椎体右侧。

胃的前壁右侧与肝左叶相邻；其左侧与膈相邻；在剑突下方的胃前壁直接与腹前壁相贴，该处是胃的触诊部位（图 4-16）。胃的后壁与胰、左肾、左肾上腺、横结肠相邻，胃底与膈和脾等器官相邻。

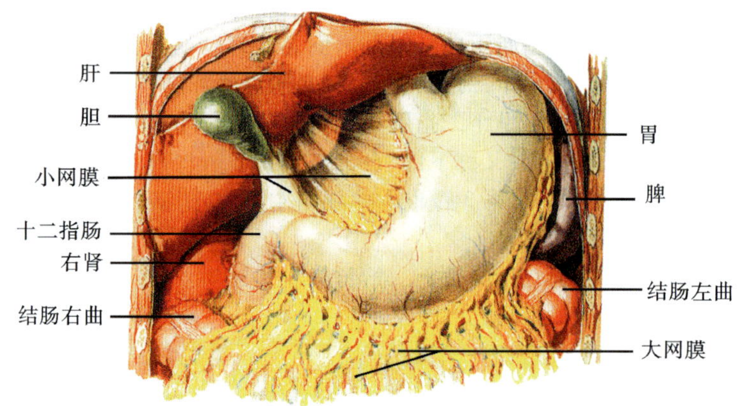

图 4-16 胃的位置及毗邻

（三）胃壁的组织结构

胃壁也具有消化管壁典型的黏膜、黏膜下层、肌层和外膜四层结构（图 4-17）。

1. 黏膜 活体胃黏膜呈淡红色，柔软且血管丰富。胃空虚时，胃黏膜上可见许多纵行皱襞，充盈时变平坦。胃黏膜表面可见许多针孔状小窝，称**胃小凹**，是胃底腺的开口。胃黏膜的组织结构如下。

（1）上皮 为单层柱状上皮，HE 染色切片上着色浅淡，呈透明状，主要作用是分泌含高浓度碳酸氢根的不可溶性黏液，上皮与黏液共同形成黏膜屏障，可阻止胃酸和胃蛋白酶对黏膜的自身消化。

（2）固有层 内有大量排列紧密的管状腺，称**胃腺**。依据存在的部位可分为贲门腺、幽门腺和胃底腺。

① 贲门腺和幽门腺：分别位于贲门部和幽门部的固有层内，主要分泌黏液和溶菌酶等。

② 胃底腺：位于胃底部和胃体部的固有层内，是产生胃液的主要腺体。它主要由主细胞、壁细胞、颈黏液细胞三种腺细胞组成。

主细胞（chief cell）又称**胃酶细胞**，数量较多，多分布于腺的体部和底部。细胞呈柱状，核

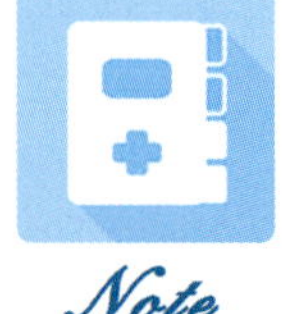
Note

呈圆形，靠近基底部，胞质嗜碱性，顶部充满酶原颗粒。主细胞分泌胃蛋白酶原。胃蛋白酶原经盐酸作用后，激活成有活性的胃蛋白酶，可初步消化蛋白质。婴儿时期主细胞还分泌凝乳酶，可凝固乳汁，有利于乳汁的分解吸收。

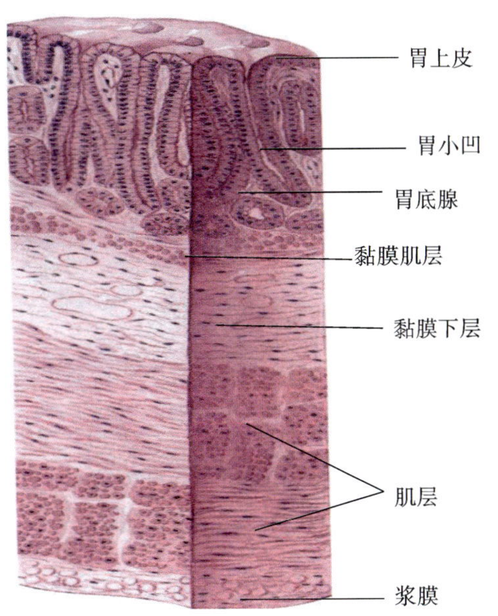

图 4-17 胃壁的组织结构

壁细胞(parietal cell)又称**盐酸细胞**，数量较少，分布在腺的体部和颈部。细胞较大，呈圆形或三角形，胞核呈圆形，位于细胞中央，胞质嗜酸性。壁细胞分泌盐酸，盐酸可以激活无活性的胃蛋白酶原，使之成为有活性的胃蛋白酶，从而促进蛋白质的初步分解，同时还具有杀菌作用。

壁细胞除了分泌盐酸外，还分泌内因子。内因子与维生素 B_{12} 结合成复合物，使维生素 B_{12} 免受蛋白水解酶破坏，促进回肠吸收维生素 B_{12}。维生素 B_{12} 参与红细胞的生成过程，如果内因子缺乏，维生素 B_{12} 吸收障碍，红细胞生成减少，可引起恶性贫血。

颈黏液细胞(mucous neck cell)数量较少，位于胃腺的颈部，细胞呈柱状，胞核扁圆，胞质内有黏原颗粒。此细胞可产生黏液，对胃黏膜起保护作用。

(3) 黏膜肌层　由薄层平滑肌构成。

2. 黏膜下层　为较致密的结缔组织，含血管、淋巴管和神经丛等。

3. 肌层　胃的肌层较厚，由内斜、中环和外纵三层平滑肌构成。环形肌在幽门处增厚，形成**幽门括约肌**，有延缓胃内容物排空和防止肠内容物逆流至胃的作用。在婴儿，如果幽门括约肌肥厚，可造成先天性幽门梗阻。

4. 外膜　为浆膜。

知识链接

胃的溃疡病变

胃黏膜屏障可防止氢离子扩散入黏膜内。当胃黏膜屏障受损，大量氢离子向黏膜内扩散，损伤黏膜上皮时，可以导致溃疡病变。

六、小肠

(一) 小肠分部和形态

小肠(small intestine)为消化管中最长的一段，是消化食物和吸收营养物质的主要器官。上起于幽门，下连盲肠，全长为 5～7 m，分为十二指肠、空肠和回肠三部分。

1. 十二指肠(duodenum)　为小肠的起始段，全长约 25 cm，呈“C”字形包绕胰头。依据位置不同可分为上部、降部、水平部和升部四部分(图 4-18)。

(1) 上部　较短，在第 1 腰椎的右侧起自幽门，水平行向右后方，至肝门下方、胆囊颈的后下方，急转向下行，移行为十二指肠降部。上部近侧与幽门相续的一段肠管，长约 2.5 cm，其

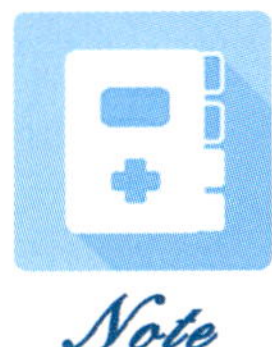
Note

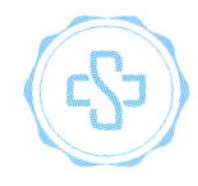

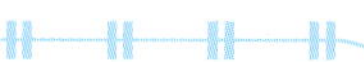

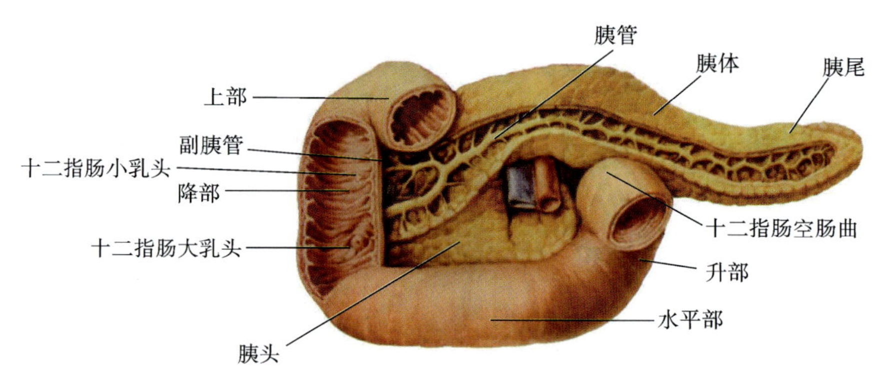

图 4-18　十二指肠和胰

管壁较薄，管径大，黏膜光滑无环状襞，临床上称**十二指肠球**，是十二指肠溃疡及十二指肠穿孔的好发部位。

（2）降部　垂直下行于第 1～3 腰椎右侧，至第 3 腰椎下缘平面弯向左，续接水平部。降部内面黏膜环状襞发达，在其后内侧壁上有一纵行皱襞，称**十二指肠纵襞**，此襞下端有一突起，称**十二指肠大乳头**，其是胆总管和胰管的共同开口处。部分人在大乳头稍上方可见**十二指肠小乳头**，是副胰管的开口之处。

（3）水平部　由第 3 腰椎右侧水平向左横行，达第 3 腰椎左侧续于升部。

（4）升部　最短，自第 3 腰椎左侧斜向左上方，达第 2 腰椎左侧急转向前下方，形成**十二指肠空肠曲**，移行为空肠。十二指肠空肠曲被十二指肠悬肌固定于腹后壁上。**十二指肠悬肌**由肌纤维和结缔组织构成，与包绕其下段的腹膜皱襞一起共同构成**十二指肠悬韧带**，临床上称为 **Treitz 韧带**，腹部外科手术时作为确认空肠起始端的重要标志。

2. 空肠和回肠　**空肠**(jejunum)和**回肠**(ileum)合称**系膜小肠**。上端起自十二指肠空肠曲，下端续接盲肠，全部由腹膜包裹，在腹腔内盘曲成**肠袢**。空肠和回肠均由肠系膜连于腹后壁，其活动度较大。空肠和回肠的黏膜形成许多环状襞，襞上有大量小肠绒毛。

空、回肠之间无明显分界，一般空肠占系膜小肠全长近侧的 2/5，占据腹腔的左上部，外观上，空肠管径较粗，肠壁较厚，血管较多，颜色较红，肠系膜内血管弓少，黏膜环状襞密而高，绒毛较多，有散在的**孤立淋巴滤泡**。回肠占系膜小肠全长的远侧 3/5，位于腹部右下部，回肠管径较细，肠壁较薄，血管较少，颜色较淡，环状襞、绒毛疏而低，肠系膜内血管弓多，除有孤立淋巴滤泡外，还有集合淋巴滤泡，尤其在回肠下部多见（表 4-1、图 4-19）。

表 4-1　空肠和回肠比较

比较项目	空　肠	回　肠
位置	腹腔的左上部	腹腔的右下部
长度	近侧的 2/5	远侧的 3/5
管径	较粗	较细
颜色	较红	较浅
管壁	较厚	较薄
环状襞	密集	稀疏
淋巴滤泡	孤立淋巴滤泡	集合淋巴滤泡，孤立淋巴滤泡

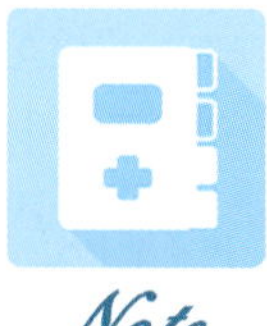
Note

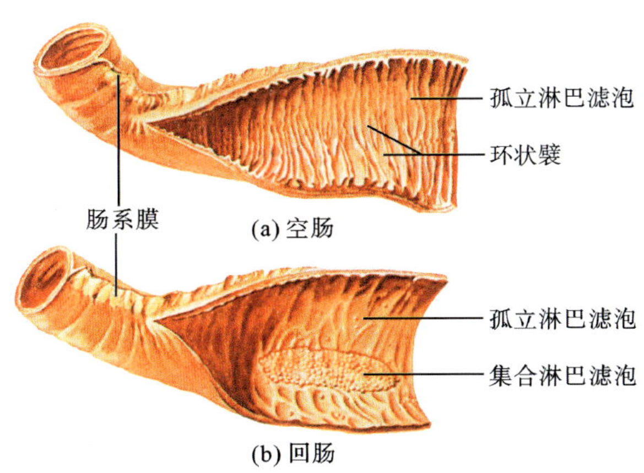

图 4-19 小肠黏膜的淋巴滤泡

知识链接

Meckel 憩室

极少数成人中，在距离回肠末端 0.3～1.0 m 的肠壁上可有囊状突起，自管壁向外突出，称 Meckel 憩室，是胚胎时期的卵黄囊管未完全消失而形成的。Meckel 憩室易出现炎症或合并溃疡穿孔，由于其位置与阑尾接近，在临床表现上与阑尾炎相似，故容易出现误诊。

（二）小肠壁的组织结构

1. 黏膜 黏膜的结构特点是参与构成环状襞，形成绒毛和微绒毛，其固有层内有大量的肠腺。小肠的黏膜和黏膜下层共同向管腔内突起，形成**环状襞**。小肠黏膜表面有许多细小的指状突起，称**绒毛**，它由黏膜上皮和固有层向肠腔突出而成（图 4-20、图 4-21）。在黏膜的柱状上皮细胞游离面，由上皮细胞的细胞质和细胞膜共同形成了许多微细突起，为光镜下的**纹状缘**，在电镜下称**微绒毛**。环状襞、肠绒毛和微绒毛扩大了小肠的表面积，有利于小肠充分吸收营养物质。

（1）上皮 为单层柱状上皮，由吸收细胞和杯状细胞构成。吸收细胞呈高柱状，故又称柱状细胞，占小肠上皮细胞的 90%，核椭圆形，位于细胞基底部，细胞游离面有纹状缘。杯状细胞散布于吸收细胞之间，具有分泌黏液、润滑和保护肠黏膜作用。

（2）固有层 在绒毛的中轴内有 1～2 条纵行的毛细淋巴管，称**中央乳糜管**（central lacteal）。其周围有丰富的毛细血管和散在的平滑肌纤维，平滑肌的舒缩，可使肠绒毛产生伸缩运动，有利于物质的吸收及血液和淋巴的转运。肠腺是黏膜上皮向固有层内陷而形成的管状腺，开口于绒毛根部之间。肠腺主要由柱状细胞、杯状细胞和**潘氏细胞**（Paneth cell）构成（图 4-22），其中柱状细胞数量最多，分泌多种消化酶；杯状细胞分泌黏液；潘氏细胞呈锥体形，分布于肠腺的底部，分泌溶菌酶。

（3）黏膜肌层 由薄层平滑肌构成。

2. 黏膜下层 由较致密的结缔组织构成。十二指肠的黏膜下层有十二指肠腺，为复管泡状黏液腺，分泌含碳酸氢盐的碱性黏液。碳酸氢盐和溶菌酶共同作用，使十二指肠黏膜免受胰液、胃液的侵蚀。

3. 肌层 由内环、外纵两层平滑肌构成。

4. 外膜 除部分十二指肠壁为纤维膜外，其余均为浆膜。

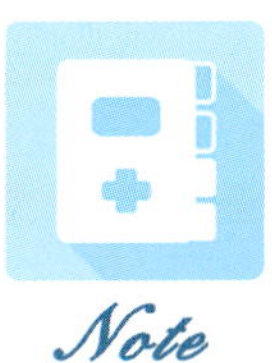

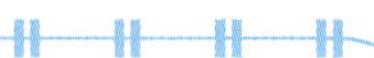

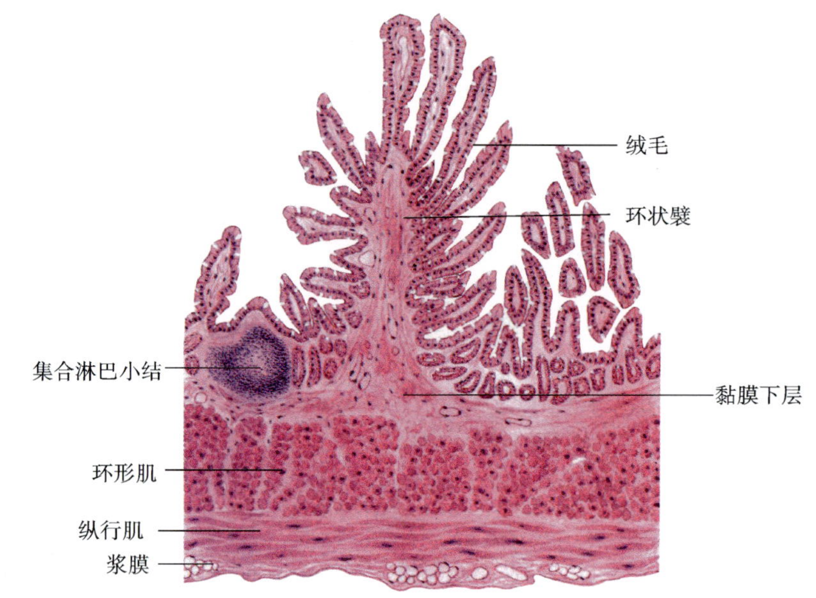

图 4-20 回肠壁的组织结构

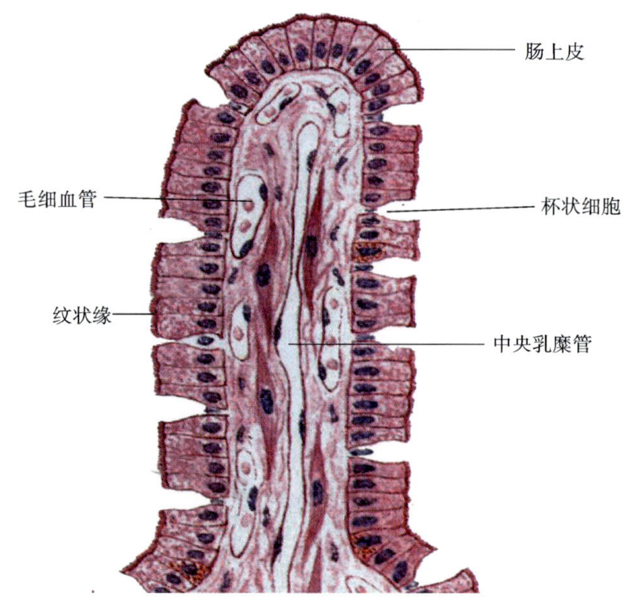

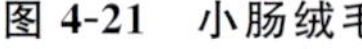

图 4-21 小肠绒毛

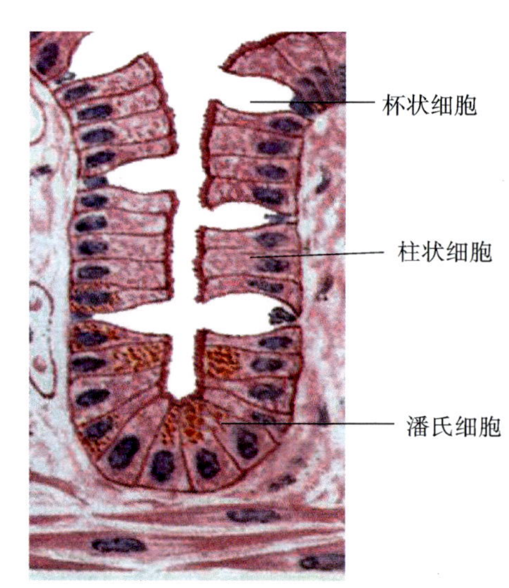

图 4-22 肠腺的纵切面

七、大肠

大肠(large intestine)为消化管的末端，上接回肠，终于肛门，主要功能为吸收水分、维生素和无机盐，并使食物残渣形成粪便排出体外。大肠全长 1.5 m，分为盲肠、阑尾、结肠、直肠和肛管五部分。结肠和盲肠具有三种特征性结构：①**结肠带**，有三条，由肠壁的纵行平滑肌增厚而成，三条结肠带汇聚于阑尾根部；②**结肠袋**，由于结肠带较肠管短，肠管形成许多向外膨出的囊状突起；③**肠脂垂**，为附着于结肠带两侧的许多小突起，由浆膜包裹脂肪组织而成(图 4-23)。上述三种特征性结构可作为腹部手术时鉴别大、小肠的依据。

(一) 盲肠和阑尾

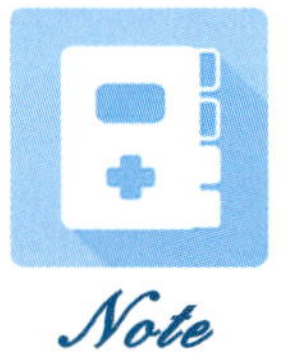

盲肠(cecum)是大肠的起始部，位于右髂窝内，呈囊袋状，全长 6～8 cm(图 4-24)。盲肠与

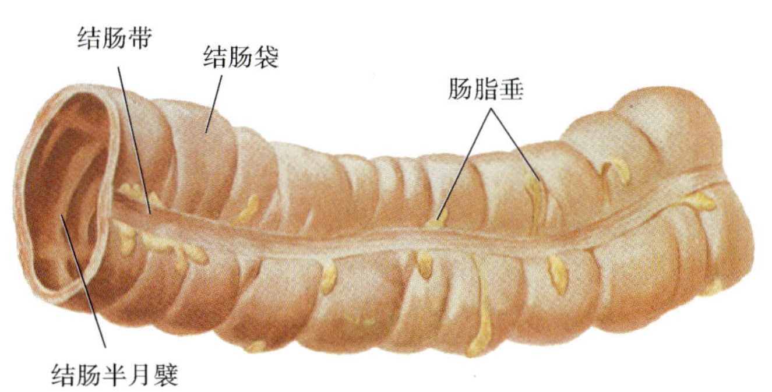

图 4-23 结肠的特征结构

回肠相接处，上、下各有一唇状黏膜皱襞突入盲肠，称**回盲瓣**，其作用是控制回肠内容物进入盲肠的速度，使食物在小肠内充分消化吸收，还可阻止大肠内容物逆流到回肠。

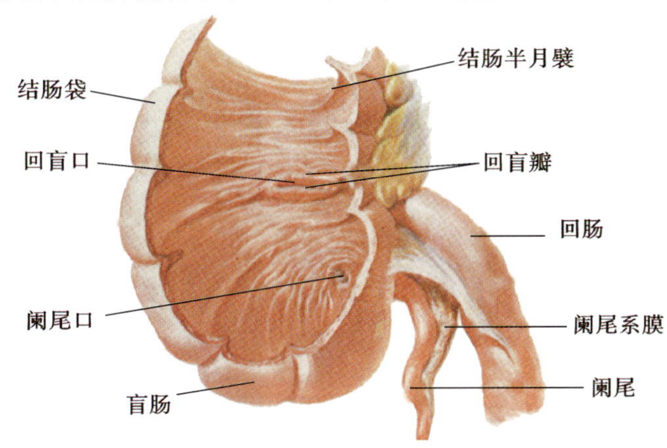

图 4-24 盲肠和阑尾

阑尾(vermiform appendix)为一呈蚓状的细管状器官，开口于盲肠的后内侧壁，末端游离，长 5～7 cm(图 4-24)。阑尾的位置主要取决于盲肠的位置，阑尾根部的位置较固定，多位于右髂窝内。阑尾体和尖端的位置以回肠下位和盲肠后位较多见。阑尾根部的体表投影，约在脐与右髂前上棘连线的中、外 1/3 交点处，此点称**麦氏点**(McBurney point)。急性阑尾炎时，此处可有明显的压痛，这对诊断疾病有重要的意义。

知识链接

急性阑尾炎

急性阑尾炎是常见的急腹症之一，由于阑尾的位置变化较多，这给手术寻找阑尾造成困难，术中可以沿三条结肠带向下寻找，三条结肠带汇集于阑尾的根部。

（二）结肠

结肠(colon)走行类似于“M”形，包绕在空肠和回肠周围，可分为升结肠、横结肠、降结肠和乙状结肠四部分。

1. 升结肠(ascending colon) 升结肠是盲肠的直接延续，长约 15 cm，上升至肝右叶下方，弯向左前方移行为横结肠，弯曲处称**结肠右曲**，或称**肝曲**。

2. 横结肠(transverse colon) 横结肠起自结肠右曲，长约 50 cm，向左行至左季肋区，在脾的下方，转折向下形成**结肠左曲**，或称**脾曲**。

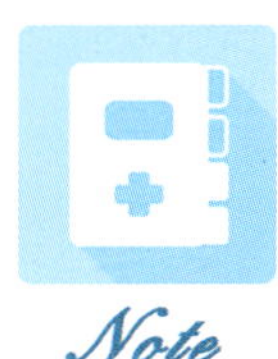

3. 降结肠(descending colon) 降结肠起自结肠左曲，长约 25 cm，在左肾外侧缘和腰方肌前面下降，至左髂嵴处移行为乙状结肠。

4. 乙状结肠(sigmoid colon) 乙状结肠在左髂区内，长约 40 cm，呈“乙”字形弯曲，向下至第 3 骶椎平面移行为直肠。乙状结肠借乙状结肠系膜连于骨盆侧壁，活动度较大。若其系膜过长，可造成乙状结肠扭转。

（三）直肠

直肠(rectum)位于盆腔内，长 10～14 cm，沿骶骨前面下行穿过盆膈，移行于肛管(图 4-25)。直肠并不直，在矢状面上有两个弯曲，即**骶曲**和**会阴曲**。骶曲是直肠在骶、尾骨前面下降形成的凸向后的弯曲，会阴曲是直肠绕过尾骨尖形成的凸向前的弯曲。在冠状面上也有不恒定凸向侧方的三个弯曲，一般中间较大的一个凸向左侧，上、下两个凸向右侧。临床上进行直肠或乙状结肠镜检查时须注意以上弯曲，以免损伤肠壁。

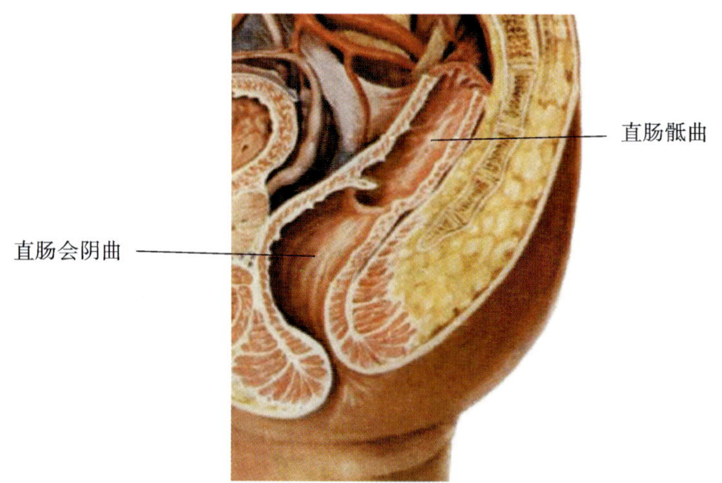

图 4-25 直肠的位置和外形

直肠下端膨大，称**直肠壶腹**(ampulla of rectum)。直肠内面有三个直肠横襞(图 4-26)，其中最大的一个直肠横襞位置较恒定，通常位于直肠壶腹稍上方的直肠右前壁上，距离肛门约 7 cm，可作为乙状结肠镜检查时的定位标志。

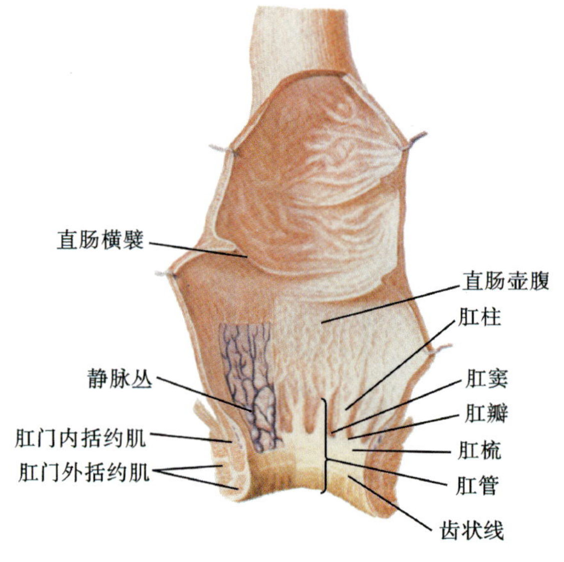

图 4-26 直肠和肛管的内面观

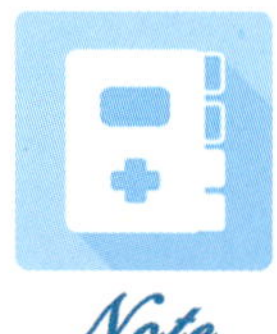

知识链接

灌 肠 术

灌肠术是将一定量的液体经肛门逆行灌入大肠，根据治疗目的进行不保留或保留灌肠。不保留灌肠用以解除便秘、促使排便、减轻腹胀及清洁肠道等；保留灌肠是向大肠内灌入药物，通过肠道黏膜的吸收作用治疗某些疾病。

（四）肛管

肛管(anal canal)上续直肠，末端终于肛门，长 3～4 cm(图 4-26)。肛管内面有 6～10 条纵行的黏膜皱襞，称**肛柱**(anal column)。肛柱下端借半月形黏膜皱襞相连，称**肛瓣**(anal valve)。每一个肛瓣与相邻的两个肛柱下部围成开口向上的隐窝，称**肛窦**(anal sinus)。

通常将连接各肛柱下端和肛瓣边缘的锯齿状环形线称**齿状线**(dentate line)或**肛皮线**。齿状线以上的腔面被覆黏膜，齿状线以下的腔面被覆皮肤。齿状线上、下两区域的动脉供应、静脉回流和神经支配等均不相同，具有重要临床意义。齿状线的下方有一宽约 1 cm 的环状区域，称**肛梳**和**痔环**。肛梳下缘有一不甚明显的环形线称**白线**，是肛门内、外括约肌的分界处。**肛门**(anus)为肛管的下口。

肛管周围有内、外括约肌环绕。**肛门内括约肌**属平滑肌，由肠壁的环形肌在肛管上 3/4 段增厚而成，有协助排便的作用；**肛门外括约肌**属骨骼肌，受意识支配，有较强的控制排便的作用，位于肛门内括约肌周围，可分为皮下部、浅部和深部，手术时应注意防止损伤该处肌纤维，以免导致大便失禁。

知识链接

痔 的 发 生

肛梳部的皮下组织和肛柱部的黏膜下层含有丰富的静脉丛，当某种原因使静脉丛淤血而曲张突起就形成痔，发生在齿状线以上的为内痔，发生在齿状线以下的为外痔，而在齿状线上、下同时出现痔时称混合痔。

第三节　消　化　腺

除口腔腺和消化道管壁上的小消化腺外，消化腺主要有肝和胰。消化腺的主要功能是分泌消化液，参与食物消化。

一、肝

肝(liver)是人体最大的消化腺，呈红褐色，质软而脆，易受暴力冲击而破裂。肝的功能极为复杂，具有分泌胆汁、参与代谢、储存糖原、解毒和吞噬防御等功能，在胚胎时期还有造血功能。我国成人肝的重量，男性平均为 1300 g，女性平均为 1220 g(图 4-27、图 4-28)。

（一）肝的形态

肝略呈楔形，通常分为前、后两缘，上、下两面。前缘锐利，后缘圆钝。肝的上面膨凸，与膈

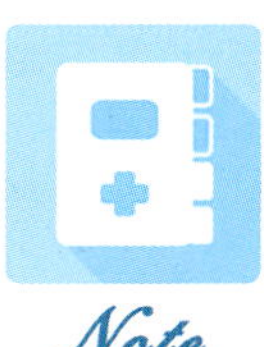

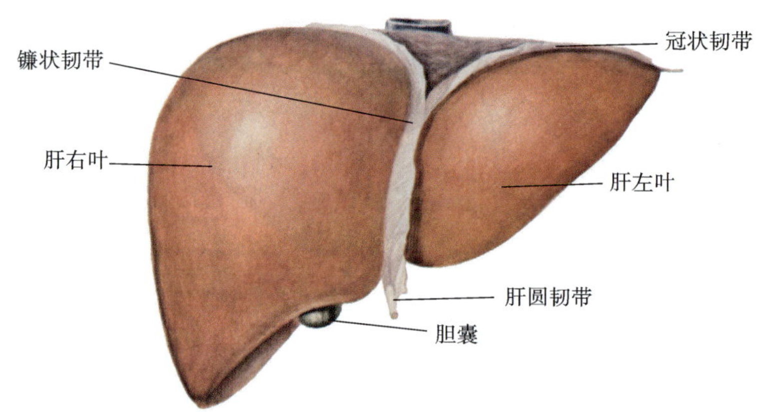

图 4-27 肝的膈面

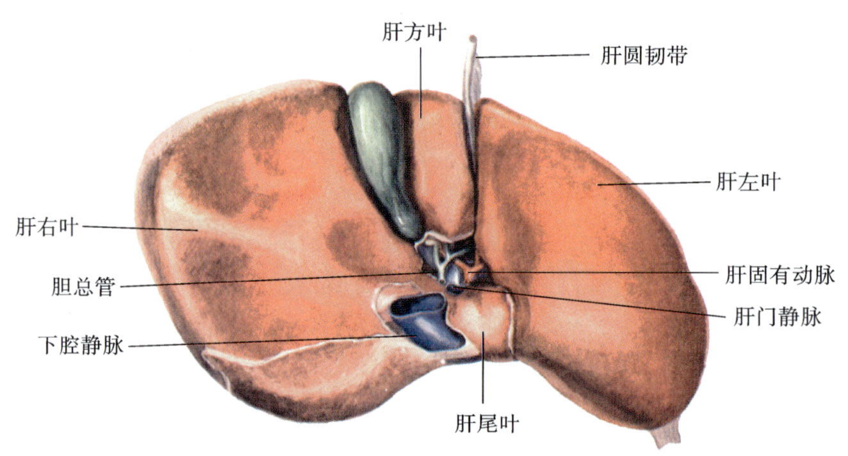

图 4-28 肝的脏面

相对应，称**膈面**，膈面前部借矢状位的镰状韧带分为大而厚的**肝右叶**和小而薄的**肝左叶**。膈面的后部无腹膜被覆的部分称**裸区**，肝的下面凹陷与腹腔脏器邻接，称**脏面**，脏面有近似“H”形的沟，左纵沟的前部有**肝圆韧带**；左纵沟的后部有**静脉韧带**。右纵沟的前部为一容纳胆囊的浅窝，称**胆囊窝**；右纵沟的后部为腔静脉沟，有下腔静脉通过。横沟称**肝门**(porta hepatis)，是肝管、肝固有动脉、肝门静脉和神经等出入之处，这些结构被结缔组织包绕，共同构成**肝蒂**。肝的脏面借“H”形的沟分为 4 叶，左纵沟的左侧为**肝左叶**，右纵沟的右侧为**肝右叶**，两纵沟之间在肝门前方为**肝方叶**，后方为**肝尾叶**。

（二）肝的位置和毗邻

肝大部分位于右季肋区和腹上区，小部分位于左季肋区，肝大部分被胸廓所掩盖，仅在腹上区左、右肋弓之间直接与腹前壁接触。

肝的上界与膈穹隆一致，其最高点在右侧相当于右锁骨中线与第 5 肋的交点，左侧相当于左锁骨中线与第 5 肋间隙的交点。肝下界即肝下缘，在右锁骨中线处与右肋弓一致，在腹上区位置较低，可达剑突下 3～5 cm，3 岁以下的健康幼儿，肝的体积相对较大，肝的下界可超过肋弓下缘，但一般不超过 2 cm。肝的位置可随膈的运动而上、下移动，平静呼吸时肝可上、下移动 2～3 cm。

肝上面为膈。肝右叶下面，前部与结肠右曲邻接，中部近肝门处邻接十二指肠上曲，后部邻接右肾和右肾上腺。肝左叶下面与胃前壁相贴，后上方邻接食管腹部。

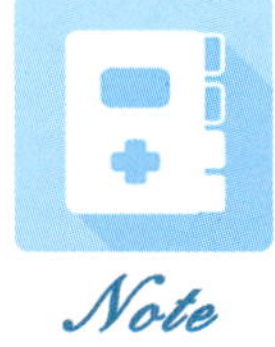
Note

（三）肝的组织结构

肝的表面大部分有浆膜覆盖，肝门处的结缔组织随肝门静脉、肝动脉、肝管等伸入肝内，将肝实质分成许多肝小叶（图 4-29、图 4-30）。

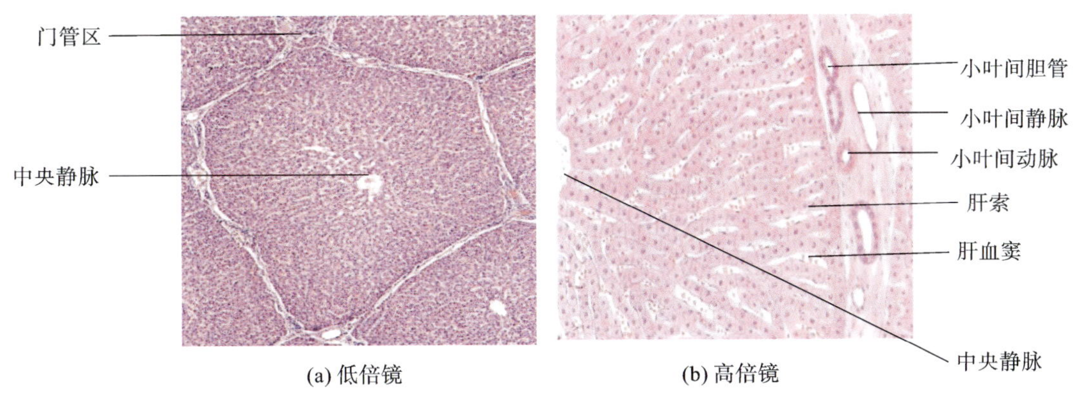

图 4-29　肝小叶

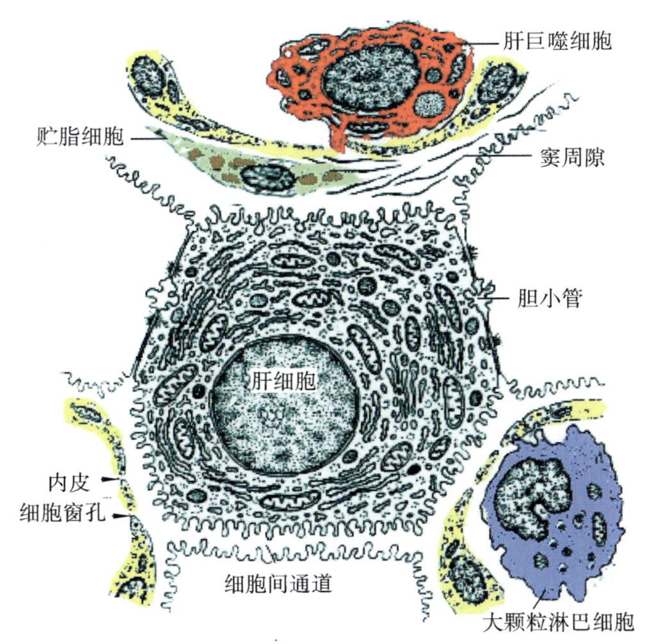

图 4-30　肝的超微结构模式图

1. 肝小叶（hepatic lobule）　肝小叶是肝的基本结构和功能单位，呈多面棱柱状，主要由肝细胞组成。成人有 50 万～100 万个肝小叶。小叶之间以结缔组织分隔，人的肝小叶间结缔组织很少，分界不明显。肝小叶的中央有一条纵行的**中央静脉**（central vein），肝细胞以中央静脉为中心，向周围呈放射状排列成板状结构，称**肝板**（hepatic plate），在切片上呈索状，故称**肝索**（hepatic cord），相邻肝细胞之间有胆小管，肝板之间有肝血窦。

（1）**肝细胞**（hepatocyte）　肝细胞是构成肝实质的主要细胞。肝细胞呈多边形，体积较大，核圆形，位于细胞中央，核仁明显。肝细胞内含有各种细胞器。线粒体为肝细胞功能活动提供能量；粗面内质网成群分布，能合成多种蛋白质，如血浆中的白蛋白、纤维蛋白原等；滑面内质网具有合成胆汁、参与脂肪代谢、解毒及参与固醇类激素代谢等功能；溶酶体能消化分解

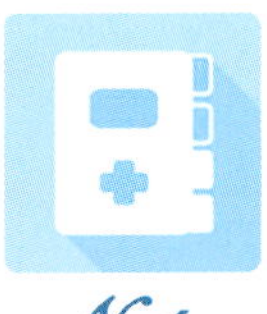

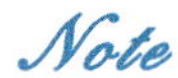

肝细胞吞噬的物质；高尔基复合体很发达，与肝细胞的分泌活动有密切关系。另外，肝细胞内还含有糖原、脂滴等。

（2）**肝血窦**（hepatic sinusoid） 位于肝板之间，是形状不规则的窦状毛细血管，其内充满血液。血液来自肝固有动脉和肝门静脉，在肝血窦内由小叶周边汇入中央静脉。窦壁由一层有孔内皮细胞围成，内皮下无基膜，因此肝血窦壁的通透性较大，有利于肝细胞与血液之间的物质交换。肝血窦内有散在的多突起的**肝巨噬细胞**（**枯否细胞**，Kupffer cell），此细胞具有很强的吞噬能力，能吞噬血液中的异物（细菌和衰老的红细胞等），是重要的防御装置。

（3）**窦周隙**（perisinusoidal space） 又称**狄氏腔**（Disse cavity），是肝细胞与肝血窦内皮细胞之间的狭小间隙，只能在电镜下见到。其内充满从肝血窦内渗出的血浆，肝细胞的微绒毛浸入血浆中。窦周隙是肝细胞与血液之间进行物质交换的场所。此外，其内含有散在的**贮脂细胞**，贮脂细胞的主要功能是摄取和储存维生素 A。

（4）**胆小管**（bile canaliculus） 胆小管是肝细胞邻接面局部质膜凹陷而成的微细小管，彼此连接成网。肝细胞分泌的胆汁，直接进入胆小管。胆小管以盲端起于中央静脉附近，呈放射状通向肝小叶周围，然后出肝小叶汇集成小叶间胆管。

2. 门管区 在几个相邻的肝小叶之间，结缔组织较多，内有小叶间胆管、小叶间动脉和小叶间静脉通过，此区域称**门管区**（portal area）。小叶间胆管是胆小管出肝小叶后汇集而成的小管；小叶间动脉是肝固有动脉在肝内的分支；小叶间静脉是肝门静脉在肝内的分支。小叶间动脉和小叶间静脉在肝小叶边缘的分支通向肝血窦。

3. 肝内的血液循环 肝有两套血管，血液供应丰富。门静脉是肝的功能性血管，将胃肠道吸收的营养物质送入肝内，供肝细胞代谢和转化；肝固有动脉含氧量高，是肝的营养血管。出肝的血管是肝静脉。肝血液循环途径如下：

肝门静脉→小叶间静脉 ↘
肝血窦→中央静脉→小叶下静脉→肝静脉
肝固有动脉→小叶间动脉 ↗

（四）肝外胆道

1. 胆囊（gallbladder） 位于肝下面的胆囊窝内。上面借结缔组织与肝相连；下面游离，与横结肠的起始部和十二指肠上段相邻。胆囊为储存和浓缩胆汁的器官，容积为 40～60 mL。

胆囊呈梨形，可分为胆囊底、胆囊体、胆囊颈和胆囊管四部分（图 4-31）。胆囊前端圆钝，称**胆囊底**，中间膨大，称**胆囊体**，后端变细，称**胆囊颈**，颈移行于**胆囊管**（cystic duct）。胆囊内衬有黏膜，胆囊颈和胆囊管的黏膜形成**螺旋襞**，有控制胆汁出入的作用。胆囊管、肝总管和肝的脏面围成的三角区称**胆囊三角**（Calot triangle），其是胆囊手术中寻找胆囊动脉的标志。胆囊底于肝的前缘露出，并与腹前壁相贴，其体表投影在右锁骨中线与右肋弓交点处，当胆囊病变时，此处常出现明显压痛。

2. 输胆管道 输胆管道简称胆道，可分为肝内和肝外两部分，肝内部分包括胆小管和小叶间胆管，肝外部分由左、右肝管，肝总管，胆囊和胆总管组成（图 4-32）。肝内胆小管先合成小叶间胆管，以后逐渐汇合，最后分别形成**肝左管**和**肝右管**，两管出肝门后汇合成**肝总管**（common hepatic duct）。

胆总管（common bile duct）长 4～8 cm，在十二指肠韧带游离缘内下行，经十二指肠上部后方至十二指肠降部与胰头之间，斜穿十二指肠降部中份后内侧壁，在此与胰管汇合成**肝胰壶腹**（hepatopancreatic ampulla，Vater ampulla），开口于十二指肠大乳头。在肝胰壶腹周围及胆总管、胰管的末端，有增厚的环形平滑肌形成**肝胰壶腹括约肌**（Oddi sphincter），具有控制胆汁和胰液排出的作用。

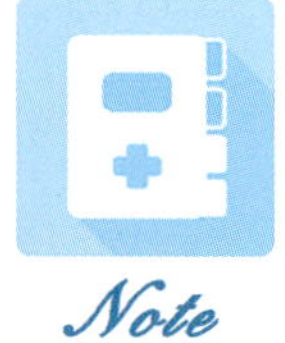

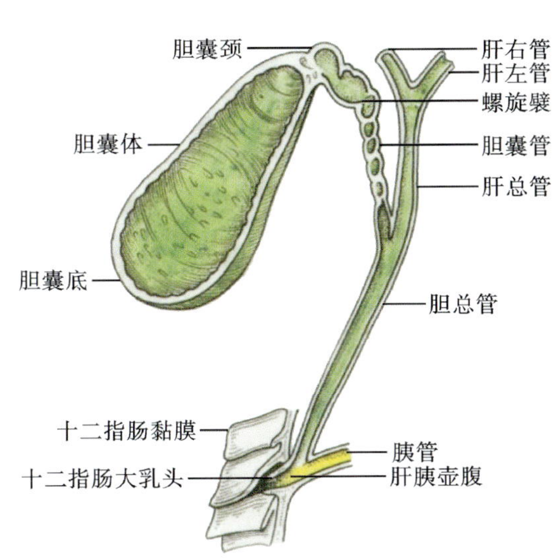

图 4-31 胆囊及输胆管道

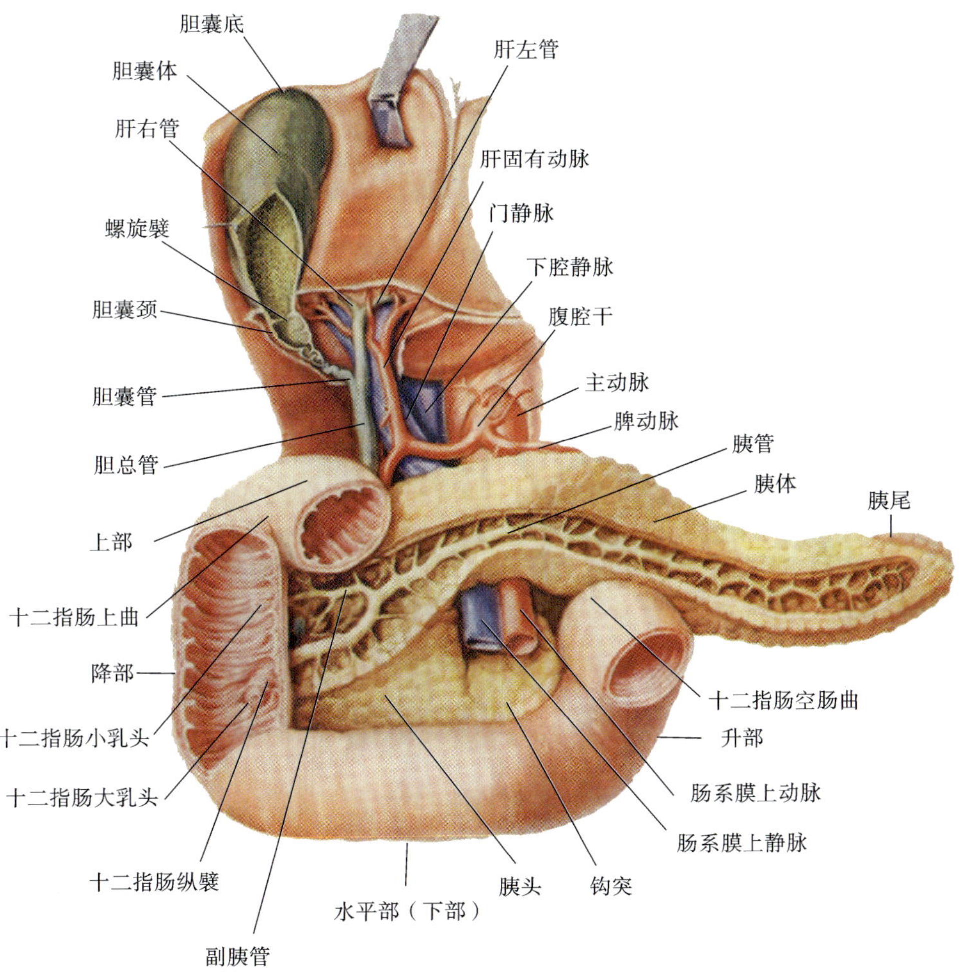

图 4-32 输胆管道及胰腺模式图

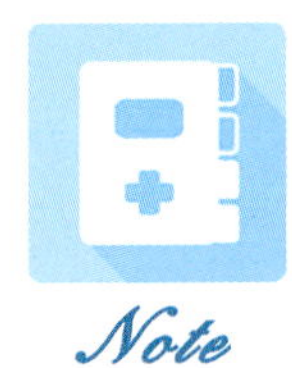

知识链接

黄　疸

肝胰壶腹括约肌平时保持收缩状态。胆囊舒张时，肝细胞分泌的胆汁经肝左、右管，肝总管和胆囊管进入胆囊储存和浓缩；进食后，尤其是进食高脂肪食物后，由于食物和消化液的刺激，反射性地引起胆囊收缩，肝胰壶腹括约肌舒张，使胆囊内的胆汁经胆囊管、胆总管排入十二指肠，参与脂类的消化。胆道可因结石、蛔虫或肿瘤等造成阻塞，使胆汁排出受阻，并发胆囊炎或阻塞性黄疸等。

胆汁的排出途径如下：

胆汁由肝细胞分泌→胆小管→小叶间胆管→肝左、右管→肝总管→胆总管→十二指肠

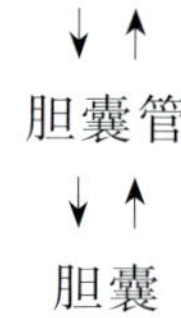

↓↑
胆囊管
↓↑
胆囊

二、胰

胰(pancreas)是人体第二大腺体，可分泌胰液，在消化过程中发挥重要作用；胰同时还可分泌多种激素，参与糖代谢的调节。

（一）胰的位置

胰位于胃的后方，位置较深，在第1～2腰椎水平横贴于腹后壁，前面有腹膜被覆，后面借结缔组织连于腹后壁。

（二）胰的形态

胰呈长条形，质软，色灰红，可分为头、体、尾三部分(图4-18、图4-32)。**胰头**较膨大，被十二指肠环绕，胰头后面与胆总管、肝门静脉相邻，因此胰头癌患者可因肿块压迫胆总管而出现阻塞性黄疸；因肿块压迫肝门静脉，影响其血液回流，可出现腹水、脾大等症状。**胰体**位于胰头和胰尾之间，占胰的大部分。胰体前面与胃相邻，故胃后壁的溃疡穿孔或癌肿常与胰粘连。**胰尾**为伸向左上方较细的部分，紧贴脾门。

在胰的实质内，有一条贯穿胰全长、从胰尾向右行的输出管，称**胰管**。它与胆总管汇合成肝胰壶腹，开口于十二指肠大乳头。胰管上方常有一条**副胰管**，开口于十二指肠小乳头。

（三）胰的组织结构

胰的表面覆盖薄层结缔组织被膜并伸入胰实质，将胰分隔成许多小叶。胰实质由外分泌部和内分泌部组成(图4-33)。

1. 外分泌部　外分泌部占胰实质的绝大部分，它由腺泡和导管组成。腺泡由浆液性腺细胞构成，细胞呈锥体形，核圆形，位于基底部。导管始于腺泡腔，由单层扁平上皮或低立方上皮构成，逐级汇合形成胰管。

外分泌部分泌胰液，胰液为碱性，内含多种消化酶，参与糖、脂肪、蛋白质的消化。

2. 内分泌部　内分泌部又称**胰岛**(pancreas islet)，是散在于外分泌部之间的大小不一的细胞团。胰岛主要有A细胞、B细胞和D细胞三种内分泌细胞。**A细胞**占胰岛细胞总数的20%，分布在胰岛周边，分泌**胰高血糖素**，可促进糖原分解，使血糖增高；**B细胞**占胰岛细胞总

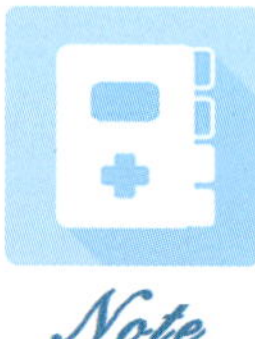

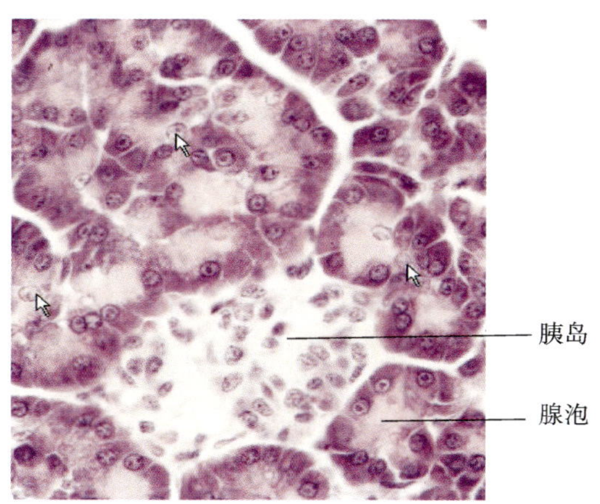

(a) 外分泌部

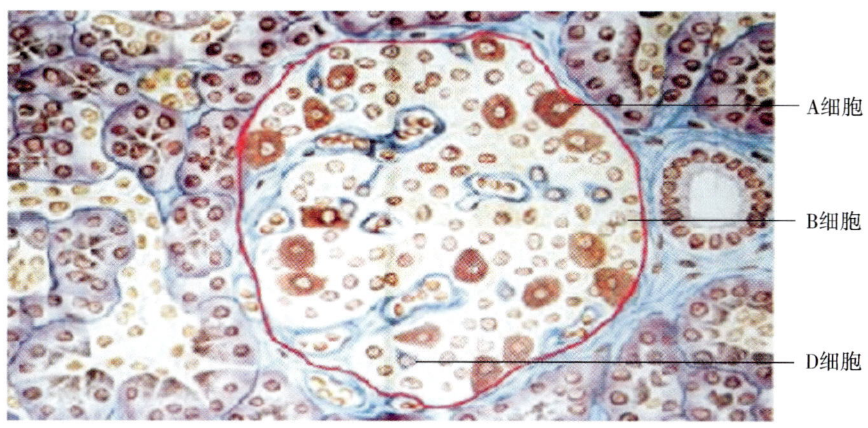

(b) 内分泌部

图 4-33 胰的组织结构

数的 75%，位于胰岛中央，分泌**胰岛素**(insulin)，可促进葡萄糖合成为糖原或转变为脂肪酸储存，使血糖降低；**D 细胞**最少，占胰岛细胞总数的 5%，散在于 A、B 细胞之间，分泌**生长抑素**，抑制 A、B 两种细胞的分泌活动。

小 结

消化系统包括消化管和消化腺两部分。消化系统的基本功能是消化食物，吸收营养物质，最后使食物残渣形成粪便排出体外。

消化管壁的组织结构由内向外依次为黏膜、黏膜下层、肌层和外膜。口腔为消化管的起始部位，内含牙、舌和唾液腺等。咽为消化道和呼吸道的共同通道，分为鼻咽、口咽和喉咽三部分。食管全长有三处狭窄。胃可分为贲门部、胃底、胃体和幽门部四部分。十二指肠分为上部、降部、水平部和升部四部分。空肠和回肠是食物消化和营养物质吸收的重要场所，其结构特点是有环状襞、绒毛和微绒毛。大肠分为盲肠、阑尾、结肠、直肠和肛管五部分，其中盲肠和结肠具有结肠带、结肠袋和肠脂垂三种特征性结构。阑尾根部的体表投影在脐与右髂前上棘连线的中、外 1/3 交点处。结肠分为升结肠、横结肠、降结肠和乙状结肠四部分。直肠位于盆腔内骶、尾骨前方，在矢状面上有骶曲和会阴曲两个弯曲。肛管为消化管的末端，终于肛门。

肝脏是人体最大的腺，具有分泌胆汁、参与代谢、储存糖原、解毒和吞噬防御等功能。肝包括上、下两面和前、后两缘，上面分为左、右两叶，下面分为肝左叶、肝右叶、方叶和尾状叶四叶。

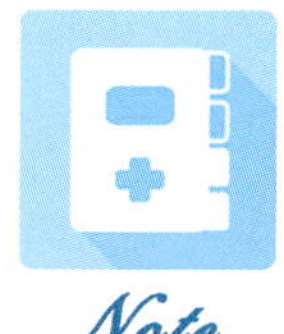

肝小叶是肝的基本结构和功能单位，每个肝小叶中央有一条中央静脉，肝板、肝血窦、窦周隙及胆小管以中央静脉为中轴，组成肝小叶的复杂构型。胆囊位于肝脏胆囊窝内，分为底、体、颈、管四部分，有储存和浓缩胆汁的作用。胆道分肝内和肝外两部分，开口于十二指肠大乳头。胰位于胃的后方，分头、体、尾三部分。胰由外分泌部和内分泌部构成。外分泌部分泌胰液，内分泌部分泌多种激素。

能力检测

实验指导

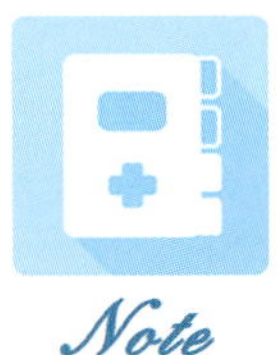

第五章
呼吸系统

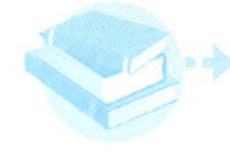

学习目标

掌握 呼吸系统的组成及上、下呼吸道的概念；呼吸道各器官的形态结构、位置；肺的位置、形态；胸膜及胸膜腔的概念；胸膜的分部。

熟悉 呼吸道管壁的结构特点；肺的组织结构；肋膈隐窝的位置；肺与胸膜下界的体表投影。

了解 气管的组织结构特点；纵隔的概念、分部及其内容。

思政学习

本章课件

呼吸系统(respiratory system)由呼吸道和肺两部分构成。呼吸道是传送气体的管道；肺是进行气体交换的器官。呼吸系统的主要功能是进行气体交换，即不断地由外界吸入新鲜的氧气，呼出体内新陈代谢产生的二氧化碳(图 5-1)。

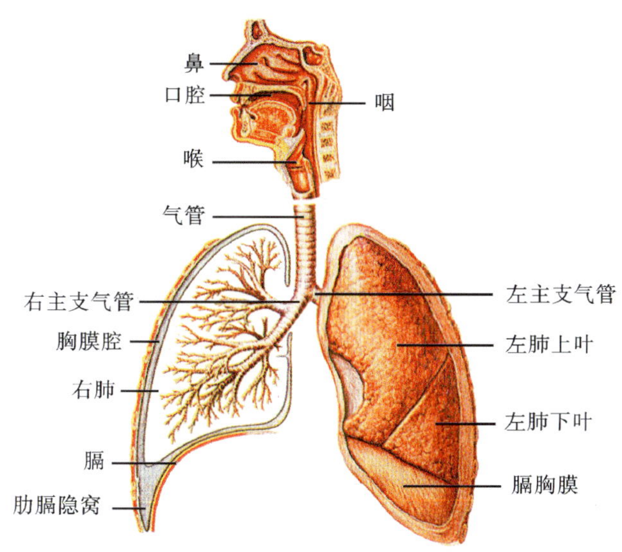

图 5-1　呼吸系统

第一节　呼　吸　道

呼吸道包括鼻、咽、喉、气管和左、右主支气管及肺内各级支气管。临床上通常以喉为界，

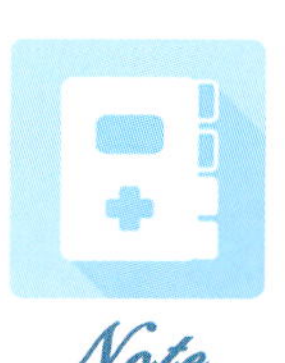

将鼻、咽、喉三部分称为**上呼吸道**，将气管，左、右主支气管及肺内各级支气管称为**下呼吸道**。

一、鼻

鼻(nose)既是呼吸道的起始部，又是嗅觉器官，并辅助发音。鼻可分为外鼻、鼻腔和鼻旁窦三部分。

(一) 外鼻

外鼻(external nose)以鼻骨和鼻软骨为支架，外被皮肤和少量皮下组织。外鼻上端狭窄，与额相连，称**鼻根**，鼻根向下移行为**鼻背**，鼻背的末端游离而隆起，称**鼻尖**，鼻尖两侧的弧形隆起部称**鼻翼**。外鼻下端有一对**鼻孔**，是气体进出呼吸道的门户。

(二) 鼻腔

鼻腔(nasal cavity)以骨和软骨为基础，内面衬以黏膜和皮肤而构成。鼻腔被一矢状位的鼻中隔分为左、右两腔，前方经鼻孔通外界，后方经鼻后孔通鼻咽。每侧鼻腔以**鼻阈**为界，分为**鼻前庭**和**固有鼻腔**两部分。

1. 鼻前庭 位于鼻腔的前下部，大致为鼻翼所遮盖的部分，内衬皮肤，生有鼻毛，可过滤空气和阻挡异物。鼻前庭的皮肤含有许多毛囊、皮脂腺，是疖肿的好发部位。

2. 固有鼻腔 位于鼻腔的后上部，是鼻腔的主要部分，由骨性鼻腔内衬黏膜构成。内侧壁为鼻中隔，由筛骨垂直板、犁骨和鼻中隔软骨等覆以黏膜构成；外侧壁有3个鼻甲，由上而下依次为上鼻甲、中鼻甲和下鼻甲，各鼻甲下方的间隙分别称上鼻道、中鼻道和下鼻道(图5-2)。上鼻甲后上方的凹陷称蝶筛隐窝。上、中鼻道及蝶筛隐窝分别有鼻旁窦的开口，下鼻道前部有鼻泪管的开口。

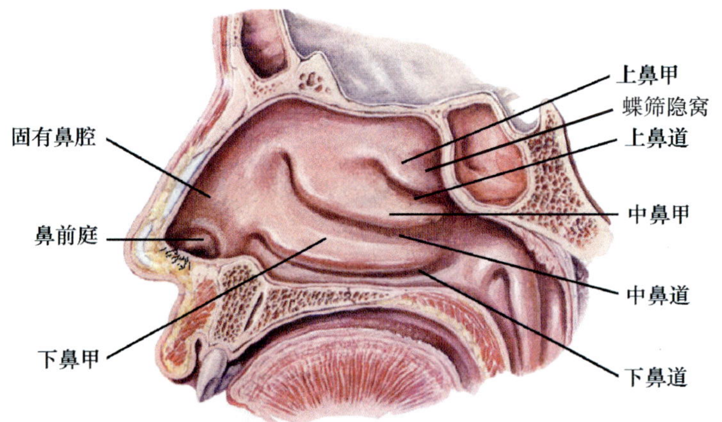

图 5-2 鼻腔外侧壁

固有鼻腔的黏膜根据结构和功能的不同分为嗅区和呼吸区两部分。**嗅区**位于上鼻甲内侧面以上及与其相对应的鼻中隔黏膜，活体呈淡黄色或苍白色，内含嗅细胞，具有嗅觉功能。**呼吸区**范围较大，黏膜覆盖除嗅区以外的部分，活体呈淡红色，富含血管和混合腺，表层为假复层纤毛柱状上皮，对吸入的空气有加温、加湿和净化作用。鼻中隔前下部的黏膜较薄，含丰富的毛细血管网，是鼻出血的好发部位，临床上称**易出血区**(Little 区)。

(三) 鼻旁窦

鼻旁窦又称副鼻窦，由骨性鼻旁窦内衬黏膜构成，能调节吸入空气的温度、湿度，对发音起共鸣作用。

鼻旁窦共四对，即额窦、筛窦、蝶窦和上颌窦，分别位于同名的颅骨内。额窦、上颌窦和筛

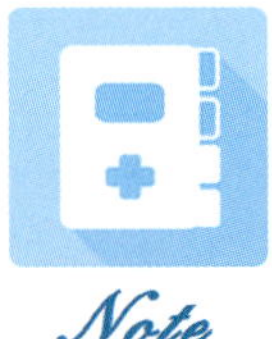
Note

窦的前群、中群开口于中鼻道；筛窦的后群开口于上鼻道；蝶窦开口于蝶筛隐窝（图 5-3）。其中上颌窦是鼻旁窦中最大的一对。

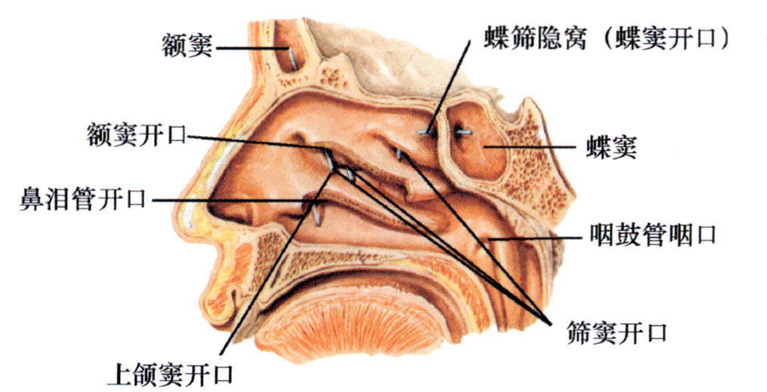

图 5-3 鼻旁窦的开口

二、咽

见消化系统。

三、喉

喉（larynx）既是呼吸的管道，又是发音的器官。

（一）喉的位置

喉位于颈前部，上借甲状舌骨膜与舌骨相连，下接气管。成人的喉相当于第 5～6 颈椎的高度，小儿时期喉的位置较高，随着年龄的增长，逐渐降至成人的位置。喉前面被舌骨下肌群覆盖，后面紧邻喉咽部，两侧为颈部的大血管、神经及甲状腺侧叶。喉的活动性较大，可随吞咽或发音而上下移动。

微课——喉腔

（二）喉的结构

喉由喉软骨连成支架，周围附有喉肌，内面衬以黏膜构成。

1. 喉软骨（laryngeal cartilage） 喉软骨包括不成对的甲状软骨、环状软骨、会厌软骨和成对的杓状软骨（图 5-4）。

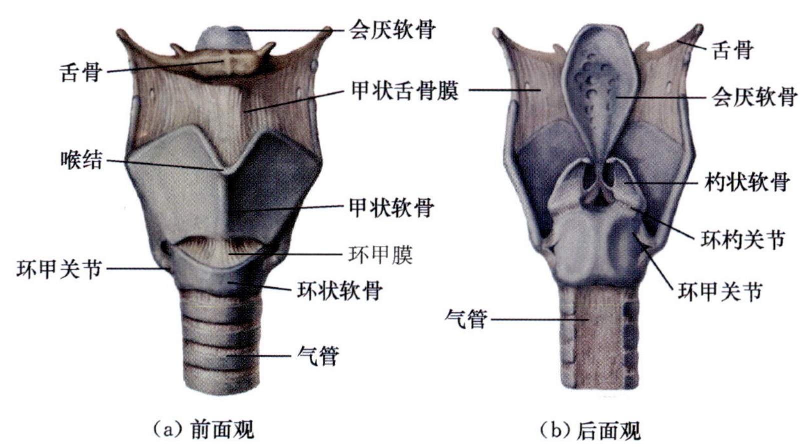

图 5-4 喉的软骨及连结

（1）**甲状软骨**（thyroid cartilage） 喉软骨中最大的一块，位于舌骨的下方，构成喉的前外侧壁，由两块甲状软骨板愈合而成。两板的前缘愈合处的上端向前突出，在成年男性特别显著，称**喉结**，两板后缘游离，向上、下各伸出一对突起，分别称**上角**和**下角**。甲状软骨上角借韧

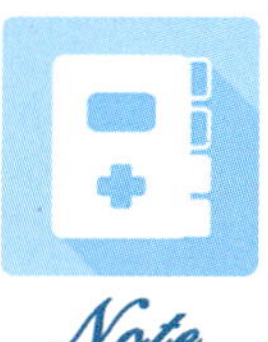

带与舌骨大角相连，下角的内侧面与环状软骨构成环甲关节。

(2) **环状软骨**(cricoid cartilage) 位于甲状软骨下方，形似指环，前部低平，称**环状软骨弓**，平对第6颈椎，是颈部重要的体表标志。后部高而宽阔，称**环状软骨板**。环状软骨是呼吸道中唯一完整的软骨环，对保持呼吸道通畅有重要作用。

(3) **会厌软骨**(epiglottic cartilage) 位于舌骨体后方，形似树叶，上宽下窄。上端游离，下端连于甲状软骨内面。会厌软骨外覆黏膜，构成**会厌**。当吞咽时，喉上提，会厌盖住喉口，防止食物误入喉腔。

(4) **杓状软骨**(arytenoid cartilage) 位于环状软骨后缘的上方，左右各一，呈三棱锥体形，可分尖、底和二突。尖向上，底朝下，与环状软骨板上缘构成环杓关节。底向前伸出的突起，有声韧带附着，称**声带突**；底向外侧伸出的突起，有喉肌附着，称**肌突**。

2. 喉的连结 喉的连结包括喉软骨之间及喉与舌骨、气管间的连结(图5-4)。

(1) **甲状舌骨膜**(thyrohyoid membrane) 连于甲状软骨上缘与舌骨之间的结缔组织膜。

(2) **环甲关节**(cricothyroid joint) 由环状软骨两侧的关节面与甲状软骨下角构成。甲状软骨在冠状轴上可做前倾和复位运动，使声带紧张或松弛。

(3) **环杓关节**(cricoarytenoid joint) 由环状软骨板上缘的关节面与杓状软骨底构成。杓状软骨沿此关节的垂直轴做旋转运动，使声门缩小或开大。

(4) **弹性圆锥**(conus elasticus) 为弹性纤维组成的膜状结构，起自甲状软骨前角的后面，向下向后止于环状软骨上缘及杓状软骨声带突。此膜上缘游离增厚，张于甲状软骨后面与声带突之间，称**声韧带**，是构成声带的基础。弹性圆锥前部分，即**环甲膜**中部弹性纤维增厚，称**环甲正中韧带**，体表易于触及，急性喉头阻塞时，为抢救患者生命可在此进行穿刺，以建立暂时的通气道。

3. 喉肌 喉肌(laryngeal muscle)为骨骼肌，是发音的动力器官。附着于喉软骨的表面，具有紧张或松弛声带、缩小或开大声门裂等作用。主要有环甲肌、环杓后肌、环杓侧肌、甲杓肌等。

4. 喉腔 喉的内腔称喉腔(laryngeal cavity)，向上经喉口通喉咽，向下通气管。喉腔的上口称**喉口**，朝向后上方，由会厌上缘、杓会厌襞和杓间切迹围成。喉腔中部两侧壁有上、下两对黏膜皱襞，分别称**前庭襞**和**声襞**。两侧前庭襞之间的裂隙称**前庭裂**；两侧声襞之间的裂隙称**声门裂**，声门裂是喉腔最狭窄的部位。喉腔借前庭襞和声门襞分为喉前庭、喉中间腔和声门下腔三部分。喉中间腔向侧方突出的隐窝称**喉室**。声门下腔黏膜下组织较疏松，炎症时易发生水肿，婴幼儿喉腔较小，水肿时更易引起阻塞，造成呼吸困难(图5-5)。

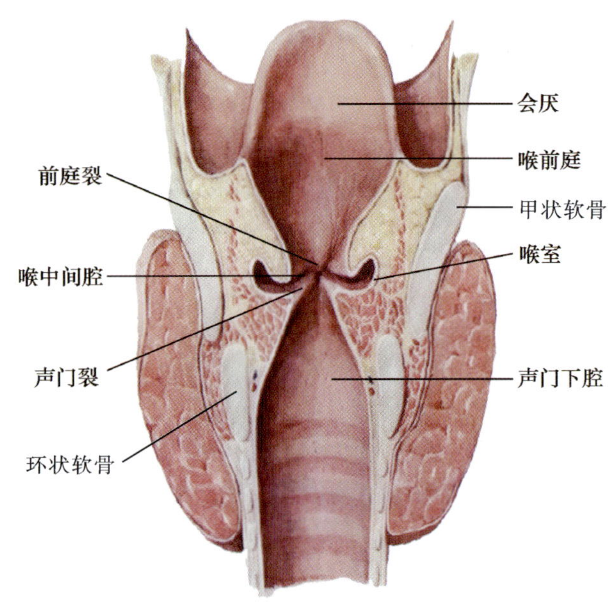

图5-5 喉腔的结构

四、气管与主支气管

气管与主支气管是连于喉与两肺之间的通气管道，均由"C"形的气管软骨借韧带连接而成。气管软骨后面的缺口由平滑肌和结缔组织构成的膜壁封闭(图5-6)。

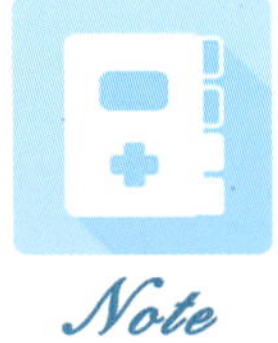
Note

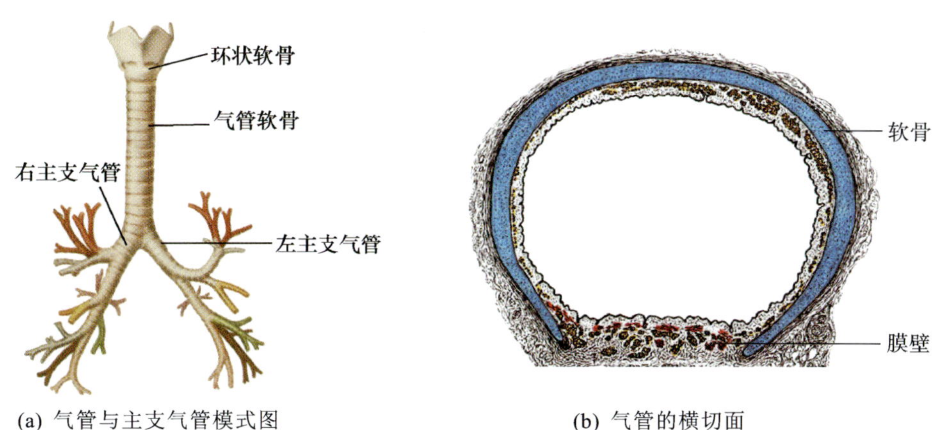

(a) 气管与主支气管模式图　　(b) 气管的横切面

图 5-6　气管与主支气管

（一）气管

气管(trachea)上端在平对第 6 颈椎下缘处接环状软骨，经颈部正中下行入胸腔，在胸骨角平面(平对第 4 胸椎体下缘)分为左、右主支气管，分叉处称**气管杈**，在气管杈偏左侧内面有向上呈半月状的纵嵴，称**气管隆嵴**，是支气管镜检查的定位标志(图 5-7)。

成人气管长 11～13 cm，根据气管的行程和位置，可分为颈部和胸部。颈部位置表浅，可在体表触及。在第 2～4 气管软骨环的前面有甲状腺峡横过，两侧有甲状腺侧叶及颈部的大血管、神经，后面与食管相贴。急性喉阻塞时常在第 3～5 气管软骨环处行气管切开术。

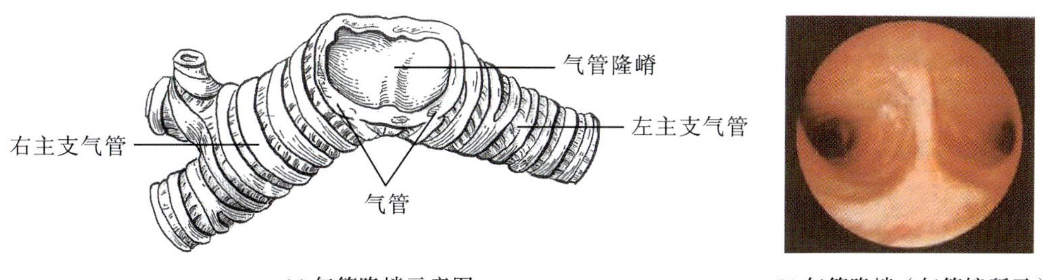

(a) 气管隆嵴示意图　　(b) 气管隆嵴（气管镜所示）

图 5-7　气管隆嵴

知识链接

气管切开术

临床上为挽救急性喉阻塞患者，常在第 3～5 气管软骨处沿正中线行气管切开术。气管切开经过的层次由浅入深为皮肤、浅筋膜、深筋膜、舌骨下肌群、气管前筋膜和气管软骨环。第 2～4 气管软骨环前方有甲状腺峡，手术中应向上推开甲状腺峡，暴露气管。气管后壁与食管前壁紧密相贴，切开气管时，不可切入过深，以免损伤食管。

（二）主支气管

主支气管左、右各一，自气管发出后，行向外下，分别经左、右肺门入肺。左主支气管细长，走行较水平；右主支气管较粗短，走行较垂直，近似气管的直接延续，所以气管异物容易坠入右主支气管。

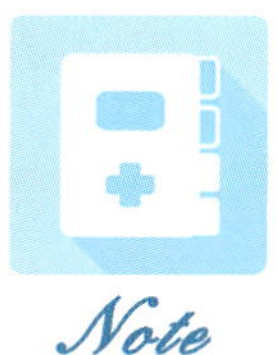

（三）气管与主支气管的组织结构

气管与主支气管的组织结构大致相同，管壁自内向外由黏膜、黏膜下层和外膜构成（图5-8）。

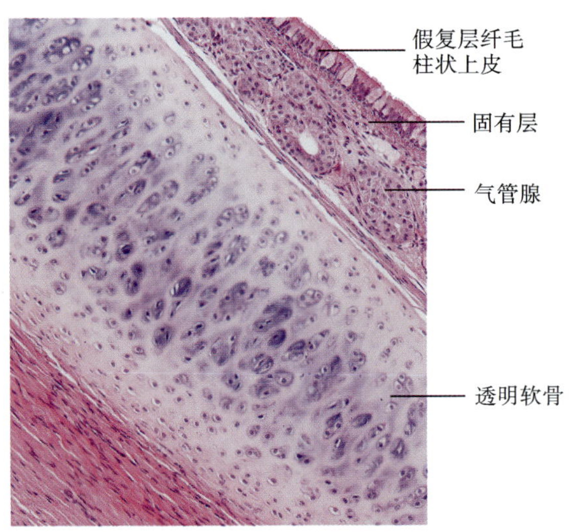

图 5-8　气管的微细结构

1. 黏膜　黏膜由上皮和固有层构成。上皮为假复层纤毛柱状上皮，上皮内有大量的杯状细胞，固有层由结缔组织构成，内含有弹性纤维、小血管、腺导管和淋巴组织。

2. 黏膜下层　黏膜下层由疏松结缔组织构成，内有血管、淋巴管、神经及较多的混合腺。混合腺和杯状细胞的分泌物，覆盖在上皮的游离面，可黏附吸入空气中的灰尘和细菌，经纤毛有节律的摆动，将黏附物排出。

3. 外膜　由“C”形透明软骨和疏松结缔组织构成，软骨后面的缺口处，有横行的平滑肌束和结缔组织。

第二节　肺

一、肺的位置和形态

肺(lung)左、右各一，位于胸腔内，膈的上方、纵隔的两侧。右肺因肝的影响而位置较高，外形粗短，左肺因心的位置偏左而较窄长。肺质软而轻，呈海绵状，富有弹性。幼儿的肺呈淡红色，随着年龄增长，吸入空气中的尘埃沉积增多，肺的颜色逐渐变为灰暗色，甚至呈蓝黑色。

肺形似半圆锥体，具有一尖、一底、两面和三缘（图5-9、图5-10）。**肺尖**钝圆，经胸廓上口凸至颈根部，高出锁骨内侧1/3上方2～3 cm。**肺底**位于膈的上方，与膈穹隆相一致，凹面向上，故又称**膈面**。外侧面隆凸而广阔，紧邻肋和肋间肌，又称**肋面**；内侧面邻贴纵隔，又称**纵隔面**，此面中部凹陷称**肺门**，是主支气管、肺动脉、肺静脉、神经和淋巴管等出入的部位，这些出入肺门的结构被结缔组织包绕在一起，构成**肺根**。肺的前缘和下缘较薄锐，左肺前缘的下部有**左肺心切迹**。肺后缘圆钝，位于脊柱两侧。

每侧肺都被深入肺的叶间裂分成肺叶。左肺被自后上斜向前下的斜裂分为上、下两叶；右肺除有与左肺相应的斜裂外，还有一条与斜裂相交的水平裂，它们将右肺分为上、中、下三叶。

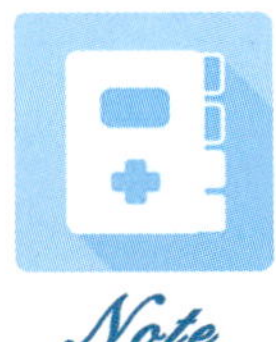
Note

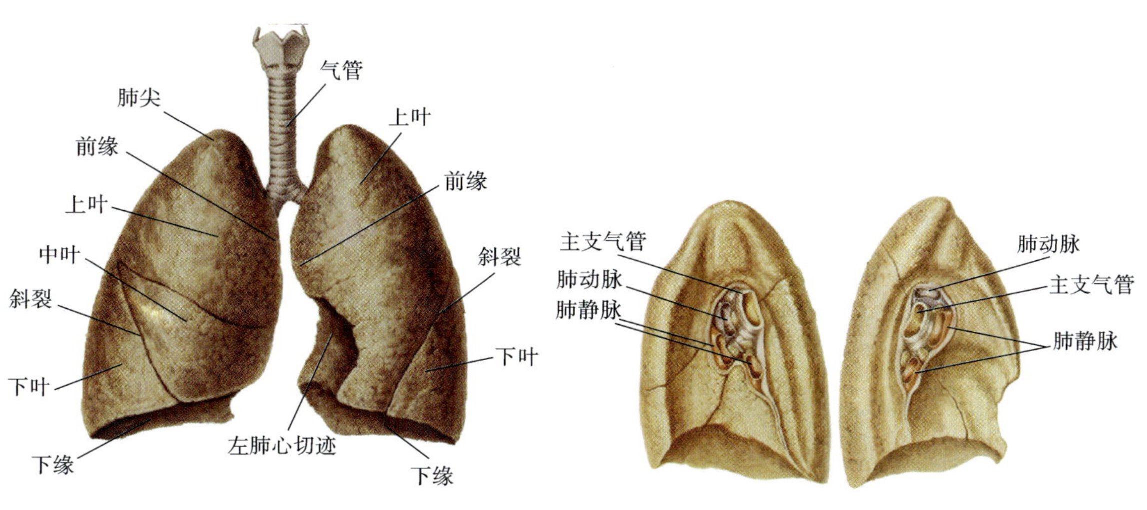

图 5-9 肺（前面观） 图 5-10 肺（内侧面）

二、肺段支气管和支气管肺段

左、右主支气管在肺门处分为**肺叶支气管**并进入相应肺叶。各肺叶支气管再分出数支**肺段支气管**。肺段支气管在肺内反复分支，成树枝状，越分越细，直至连于肺泡。每一肺段支气管及其分支和它所属的肺组织，构成一个**支气管肺段**，简称**肺段**。肺段呈锥体形，尖向肺门，底向肺表面。相邻肺段之间有薄层结缔组织相隔，故肺段的结构和功能有相对独立性。根据这些特点，临床上可做定位诊断和肺段切除。

三、肺的组织结构

肺组织分为肺实质和肺间质两部分。肺实质即肺内支气管的各级分支和其末端膨大的肺泡，肺间质是指肺内的结缔组织、血管、淋巴管和神经等。

肺叶支气管入肺后分为肺段支气管，肺段支气管以下的多级分支统称小支气管，其管径小于 1 mm 时称细支气管。细支气管继续分支，管径小于 0.5 mm 时称终末细支气管，终末细支气管再分支，直至肺泡。每条细支气管连同它的各级分支和所属的肺泡构成一个**肺小叶**(pulmonary lobule)。

肺实质根据其功能、部位不同又可分为导气部和呼吸部(图 5-11)。

（一）导气部

导气部是肺内传送气体的管道，包括终末细支气管以前的所有肺叶支气管的各级分支，此部只能传送气体，不能进行气体交换。

导气部各级支气管管壁的组织结构与主支气管基本相似，但随着分支的变细，管壁逐渐变薄，其微细结构也发生了相应变化。变化的主要特点如下：①黏膜逐渐变薄，上皮由假复层纤毛柱状上皮逐渐变为单层纤毛柱状上皮或单层柱状上皮，杯状细胞逐渐减少，最后消失；②黏膜下层也逐渐变薄，腺体逐渐减少，最后消失；③外膜中的软骨环逐渐变为软骨碎片，并逐渐减少，直至消失；④平滑肌相对增多。至终末细支气管时，上皮变为单层柱状上皮，无杯状细胞，腺体和软骨完全消失，形成完整的环形肌。细支气管和终末细支气管内的平滑肌收缩与舒张可改变气道的管径，以调节肺泡内的通气量。某些病理情况下，终末细支气管的平滑肌发生痉挛性收缩，可使管腔持续狭窄，造成呼吸困难，临床上称支气管哮喘。

（二）呼吸部

呼吸部是进行气体交换的部分，包括呼吸性细支气管、肺泡管、肺泡囊和肺泡(图 5-12)。

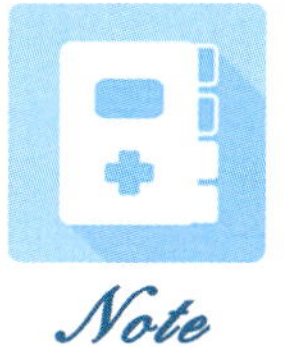

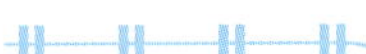

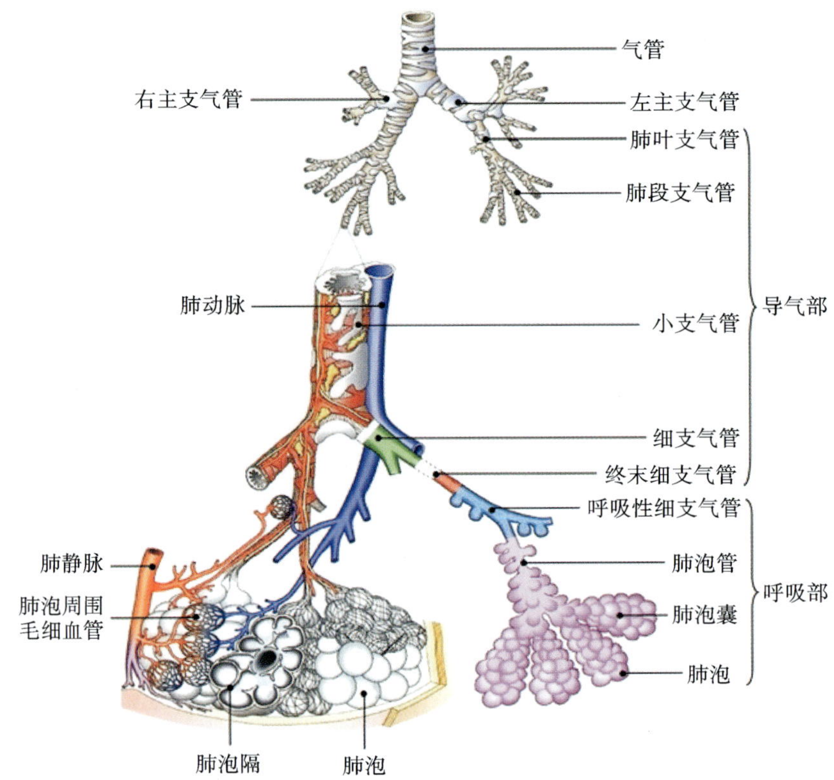

图 5-11　呼吸系统的分部示意图

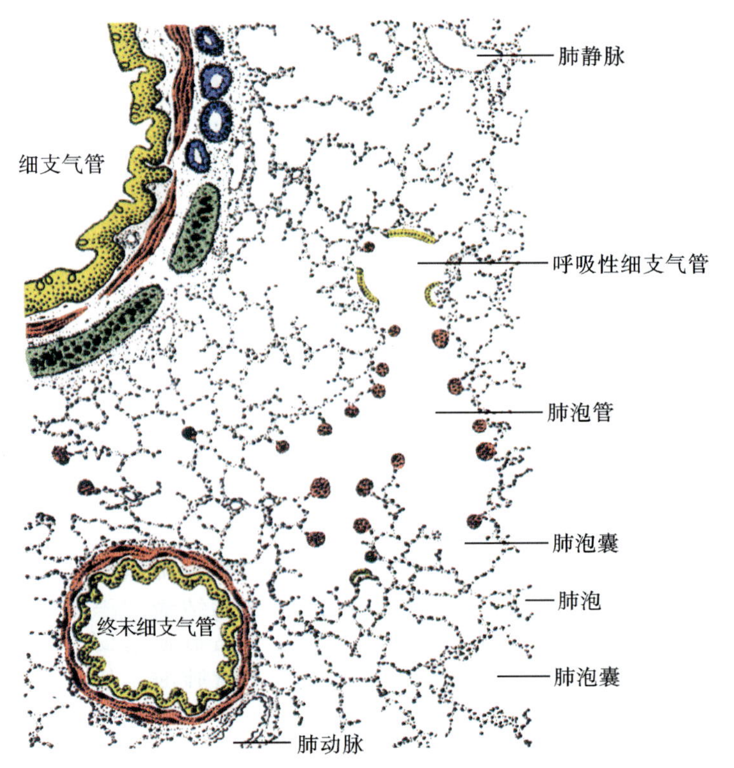

图 5-12　肺的呼吸部

1. 呼吸性细支气管　呼吸性细支气管(respiratory bronchiole)是终末细支气管的分支，管壁为单层立方上皮，周围有少量结缔组织和平滑肌。管壁上有少数肺泡的开口，管壁不完整。

2. 肺泡管　肺泡管(alveolar duct)是呼吸性细支气管的分支，管壁连有许多肺泡，因此，管壁自身结构很少，仅存在于相邻肺泡开口处，在切片中呈结节状膨大。

3. 肺泡囊　肺泡囊(alveolar sac)为若干肺泡共同开口而成的囊腔。相邻的肺泡开口之间无平滑肌，故无结节状膨大。

4. 肺泡　肺泡(pulmonary alveoli)呈大小不一的囊泡状，开口于肺泡囊、肺泡管和呼吸性细支气管，是进行气体交换的部位(图 5-13)。肺泡壁极薄，由肺泡上皮和基膜构成。

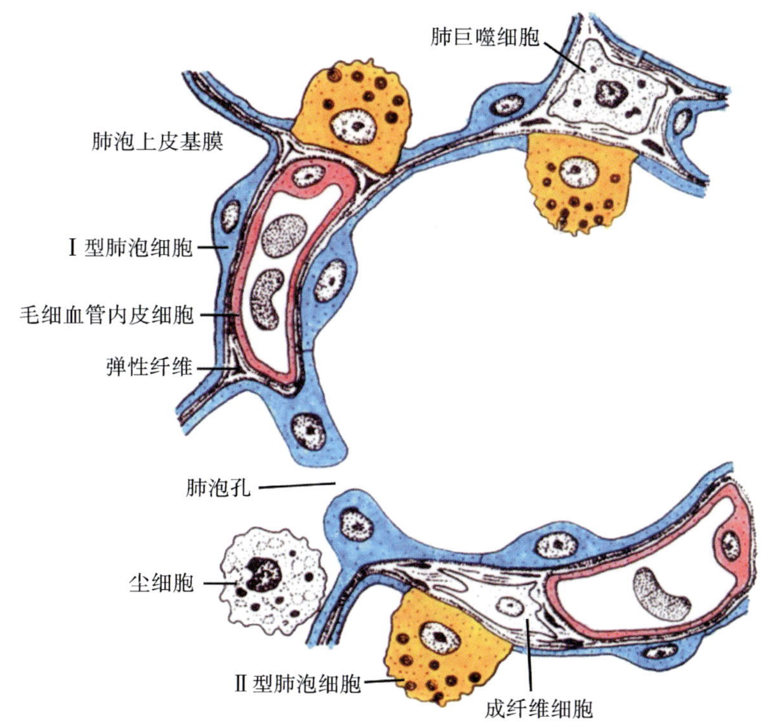

图 5-13　肺泡结构模式图

(1) 肺泡上皮为单层上皮，由两种类型的细胞构成：① **Ⅰ型肺泡细胞**，为扁平形细胞，数量多，构成广阔的气体交换面；② **Ⅱ型肺泡细胞**，呈立方形，数量少，夹在Ⅰ型肺泡细胞之间，它能分泌**表面活性物质**(磷脂类物质)，分布于肺泡上皮的内表面，可降低肺泡表面张力、稳定肺泡直径。

知识链接

早产儿为什么容易发生肺不张

肺泡上皮的表面存在着极薄的液体层，由于液体分子之间存在着吸引力，因而产生了使液体表面尽量缩小的表面张力。肺泡表面活性物质能减少液体分子间的吸引力，具有降低表面张力的作用。某些早产儿由于Ⅱ型肺泡细胞尚未发育完善，不能产生肺泡表面活性物质，致使肺泡表面张力不能降低，出生后导致肺泡不张，出现呼吸困难，甚至死亡。

(2) 相邻肺泡之间的薄层结缔组织称**肺泡隔**(alveolar septum)，肺泡隔内含有密集的毛细血管网、大量的弹性纤维和散在的肺巨噬细胞等。弹性纤维有助于保持肺泡的弹性，使吸气时扩大的肺泡在呼气时有良好的回缩力。肺巨噬细胞能吞噬吸入的灰尘、病原体、异物及渗出的

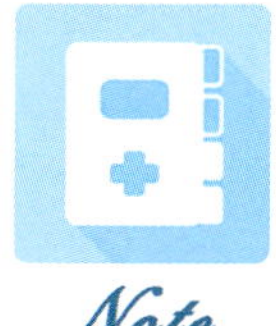

红细胞。吞噬了大量灰尘颗粒后的肺巨噬细胞，称**尘细胞**。

（3）**肺泡孔**（alveolar pore）是相邻肺泡之间气体流通的孔道。肺泡孔可均衡肺泡间气体的含量，但肺部感染时，也是炎症扩散的渠道。

（4）肺泡内气体与毛细血管内气体分子交换所通过的结构，称**气-血屏障**（blood-air barrier）。此屏障由肺泡表面液体层、Ⅰ型肺泡上皮与基膜、薄层结缔组织、毛细血管基膜与内皮构成（图 5-14）。

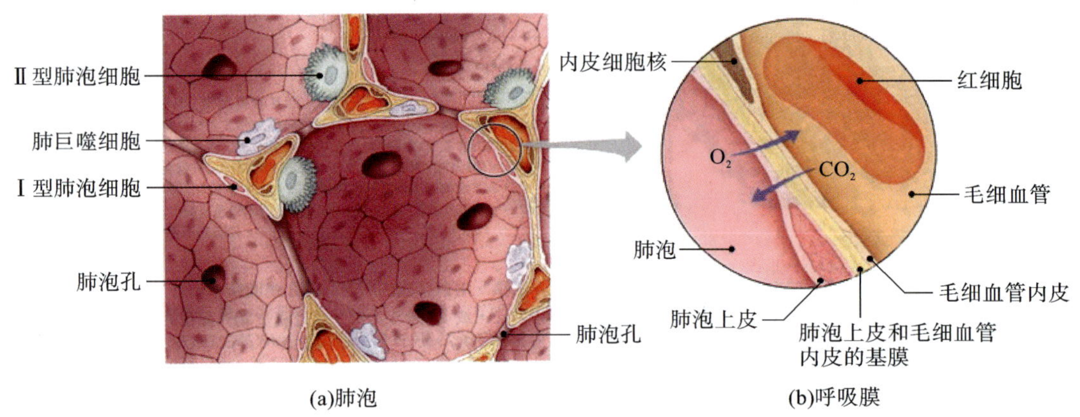

图 5-14　气-血屏障的组成示意图

四、肺的血管

肺有两套血管。一套是肺的功能性血管，包括肺动脉和肺静脉，完成气体交换；另一套是肺的营养性血管，包括支气管动脉和支气管静脉，给肺供氧和营养物质，实现物质交换。两套血管在毛细血管水平上有吻合。

第三节　胸膜和纵隔

一、胸膜、胸膜腔与胸腔的概念

胸膜（pleura）是一层光滑的浆膜，覆盖于肺的表面、胸壁内表面、膈上面和纵隔的两侧面，分**脏胸膜**和**壁胸膜**两部分（图 5-15）。

胸膜腔（pleural cavity）是胸膜的脏、壁两层在肺根处互相移行形成的两个完全封闭的潜在性腔隙，左右各一，互不相通，内呈负压，有少量浆液，可减少呼吸时两层胸膜间的摩擦。

胸腔（thoracic cavity）由胸壁与膈围成，上界为胸廓上口，下界借膈与腹腔分隔。胸腔可分三部分，即左右两侧为胸膜腔和肺，中间为纵隔。

二、胸膜的分部及胸膜隐窝

脏胸膜紧贴于肺表面，与肺紧密结合而不能分离，并伸入肺叶间裂内。壁胸膜因贴附部位的不同可分为四部分：①**膈胸膜**贴附于膈的上面；②**纵隔胸膜**贴附于纵隔的两侧面；③**肋胸膜**贴附于胸廓内表面；④**胸膜顶**凸出胸廓上口，伸向颈根部，覆盖于肺尖上方，高出锁骨内 1/3 上方 2～3 cm。颈根部穿刺时，应注意胸膜顶的位置，避免穿破胸膜顶造成气胸。

胸膜隐窝是不同部位的壁胸膜相互移行转折处的胸膜腔，即使在深吸气时，肺缘也不能伸

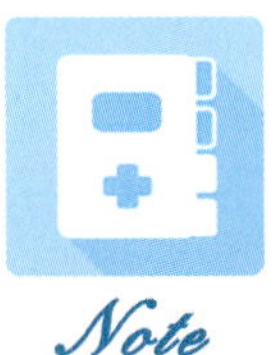
Note

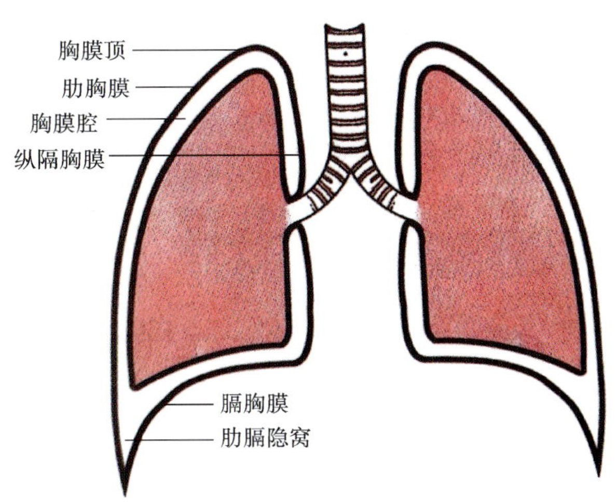

图 5-15 胸膜和胸膜腔示意图

入其间。其中最大、最重要的胸膜隐窝是在肋胸膜与膈胸膜相互转折处，称**肋膈隐窝**（又称肋膈窦）（图 5-15）。肋膈隐窝是胸膜腔的最低部位，胸膜腔积液常先积于此处。

知识链接

胸膜腔穿刺术

胸膜腔穿刺术是用于检查胸腔积液的性质，抽液、抽气减压，或通过穿刺向胸膜腔内给药的一种诊疗技术。胸腔积液的穿刺部位常选取肩胛线或腋后线第 7、8 肋间隙或腋中线第 6、7 肋间隙，气胸的穿刺点常选取锁骨中线第 2 肋间隙。胸膜腔穿刺术经过的层次由浅入深为皮肤、浅筋膜、深筋膜和胸壁肌层、肋间结构、胸内筋膜、壁胸膜。

三、胸膜及肺的体表投影

胸膜前界即肋胸膜与纵隔胸膜前缘之间的返折线。两侧均起自胸膜顶，向内下方经胸锁关节后方至胸骨柄后面，约在第 2 胸肋关节水平，左右侧靠拢并沿中线稍左垂直下行。左侧在第 4 胸肋关节处斜向外下，沿胸骨左缘外侧约 2 cm 处下行，至第 6 肋软骨后方移行为胸膜下返折线；右侧在第 6 胸肋关节处右转，移行为胸膜下返折线。肺的前界几乎与胸膜前界相同。

胸膜下界是肋胸膜与膈胸膜的返折线。右侧起自第 6 胸肋关节处，左侧起自第 6 肋软骨后方，两侧均斜向外下方，在锁骨中线与第 8 肋相交，在腋中线与第 10 肋相交，并转向后内侧，在肩胛线处与第 11 肋相交，在脊柱旁平第 12 胸椎棘突平面。肺下界体表投影比胸膜下界的返折线高出约两个肋骨，即在锁骨中线与第 6 肋相交，在腋中线与第 8 肋相交，在肩胛线处与第 10 肋相交，在脊柱旁平第 10 胸椎棘突平面（表 5-1、图 5-16）。

表 5-1 肺和胸膜下界的体表投影

项 目	锁骨中线	腋中线	肩胛线	后正中线
肺下界	第 6 肋	第 8 肋	第 10 肋	第 10 胸椎棘突
胸膜下界	第 8 肋	第 10 肋	第 11 肋	第 12 胸椎棘突

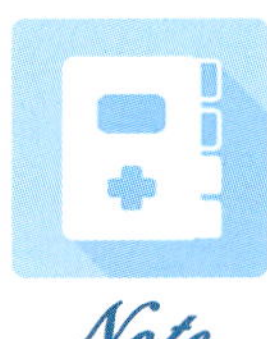

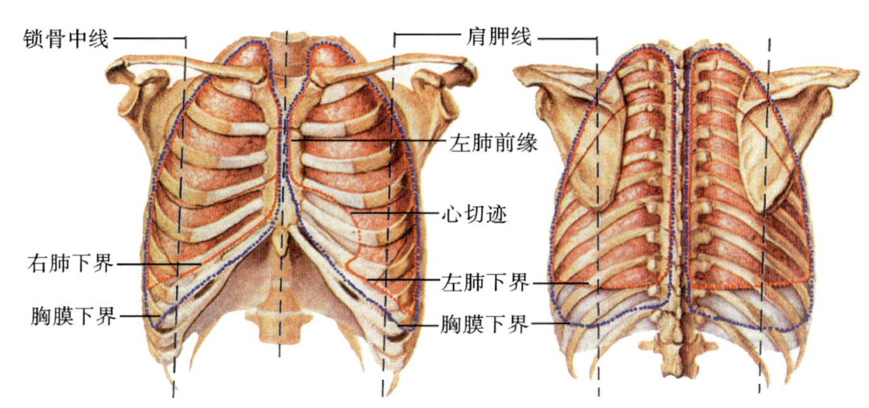

图 5-16 胸膜及肺的体表投影

四、纵隔

(一) 纵隔的概念和境界

纵隔(mediastinum)是两侧纵隔胸膜之间所有组织和器官的总称。上界为胸廓上口,下界为膈,前界为胸骨,后界为脊柱胸段,两侧界为纵隔胸膜(图 5-17)。

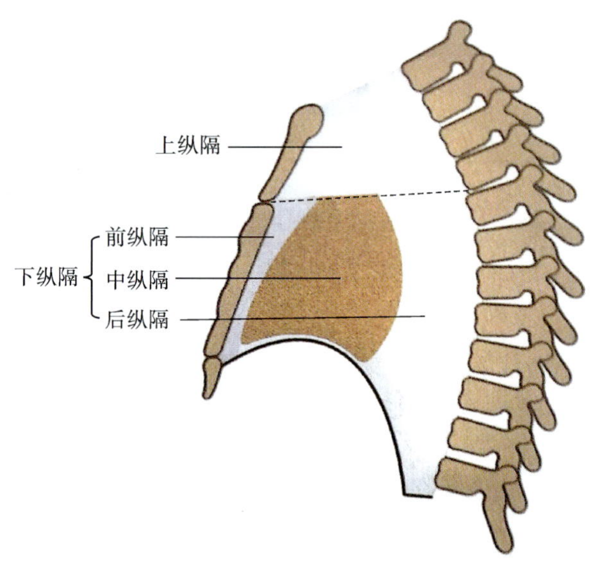

图 5-17 纵隔的分部

(二) 纵隔的分部和内容

纵隔以胸骨角平面分为上、下纵隔。下纵隔又以心包为界分为前、中、后纵隔。前纵隔位于心包与胸骨之间;中纵隔是心及大血管所在部位;后纵隔位于心包与脊柱胸段之间,主要结构有胸主动脉、胸导管、食管、奇静脉、迷走神经、主支气管、交感神经干等。

小 结

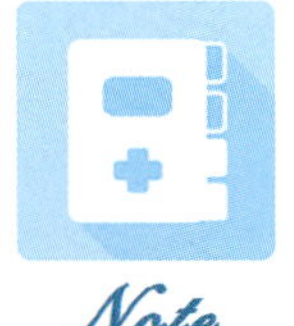

呼吸系统由呼吸道和肺两部分构成。呼吸道包括鼻、咽、喉、气管和左、右主支气管及肺内各级支气管。鼻既是呼吸道的起始部,又是嗅觉器官,包括外鼻、鼻腔和鼻旁窦三部分。喉以喉软骨为基础,借关节、韧带和肌肉连结而成。喉腔可分为喉前庭、喉中间腔和声门下腔三部分。气管与主支气管是连于喉与肺之间的通气管道。气管至胸骨角平面分为左、右主支气管，分别经左、右肺门入肺。

肺位于胸腔内，膈的上方、纵隔的两侧。肺实质可分为导气部和呼吸部，导气部是肺内传送气体的管道，包括终末细支气管以前的所有肺叶支气管的各级分支；呼吸部是进行气体交换的部分，包括呼吸性细支气管、肺泡管、肺泡囊和肺泡。

胸膜是覆盖于肺的表面、胸壁内表面、膈上面和纵隔的两侧面的浆膜，分为脏胸膜和壁胸膜两部分，两者之间的潜在密闭性腔隙为胸膜腔。纵隔是两侧纵隔胸膜之间所有组织和器官的总称。

能力检测

实验指导

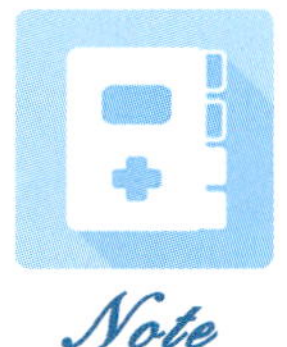

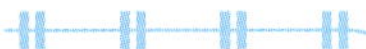

第六章
泌尿系统

思政学习

本章课件

学习目标

掌握 泌尿系统的组成；肾的位置、形态及被膜；输尿管的三处狭窄；膀胱的位置及毗邻。

熟悉 肾单位的组成与功能；球旁复合体；输尿管的走行及分段；膀胱的形态。

了解 肾血液循环的特点；女性尿道的特点。

泌尿系统(urinary system)由肾、输尿管、膀胱和尿道组成(图 6-1)。其功能是排出机体在新陈代谢过程中所产生的代谢废物(如尿素、尿酸等)，以及多余的水分和某些无机盐等，对维持机体水、钠代谢及酸碱平衡和内环境的相对稳定具有重要的作用。肾形成的尿液，经输尿管流入膀胱暂时储存，当尿液达到一定量时，再经尿道排出体外。如肾脏疾病引起肾功能障碍，

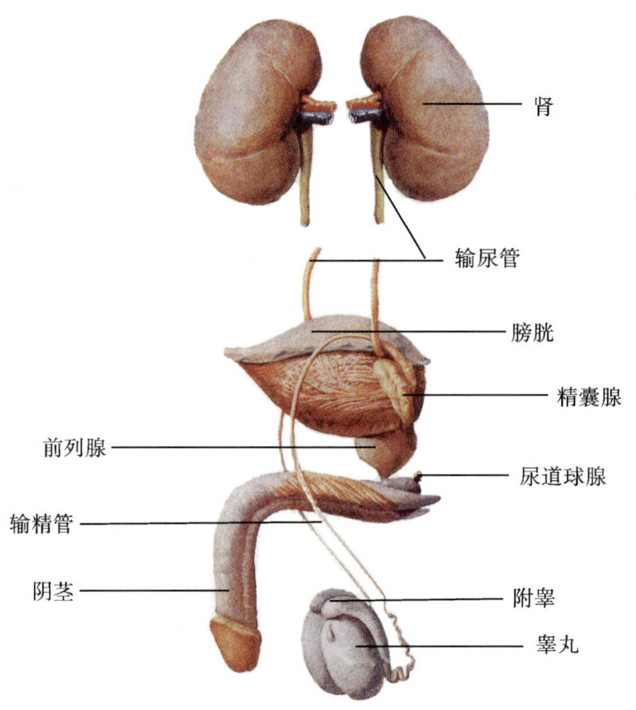

图 6-1 男性泌尿系统模式图

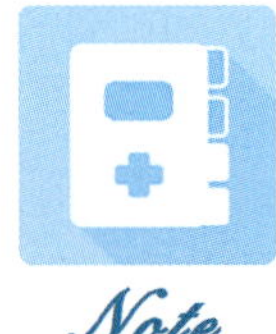
Note

导致代谢废物蓄积于体内，破坏机体内环境的相对稳定性，就会影响新陈代谢的正常进行，严重时可造成肾功能衰竭，出现尿毒症，甚至危及生命。

第一节 肾

一、肾的形态

肾(kidney)是成对的红褐色实质性器官，形似蚕豆，质软而光滑。肾可分为上、下两端，前、后两面和内侧、外侧两缘。上端宽而薄，下端窄而厚。前面较隆凸，朝向前外侧；后面较平坦，紧贴膈和腹后壁。外侧缘隆凸，内侧缘中部凹陷，是肾动脉、肾静脉、肾盂、淋巴管和神经出入肾的部位，称**肾门**(renal hilum)。出入肾门的结构被结缔组织包裹在一起，合称**肾蒂**(renal pedicle)。右侧肾蒂较左侧短，故临床上右肾手术较左肾手术难度大。肾门向肾内凹陷并扩大所形成的腔隙称**肾窦**(renal sinus)，窦内容纳肾动脉的分支、肾静脉的属支、肾大盏、肾小盏、肾盂、神经、淋巴管和脂肪组织等。

二、肾的位置

正常成年人的肾位于腹膜后方脊柱的两侧，紧贴腹后壁的上部，属于腹膜外位器官(图 6-2)。左肾上端平第 11 胸椎体下缘，下端平第 2 腰椎体下缘，第 12 肋斜过其后面中部；右肾因受肝的影响比左肾约低半个椎体的高度，上端平第 12 胸椎体上缘，下端平第 3 腰椎体上缘，第 12 肋斜过其后面上部。肾门约平第 1 腰椎体，距正中线平均约 7.2 cm(图 6-3)。肾门在腹后壁的体表投影位于竖脊肌外侧缘与第 12 肋下缘所形成的夹角内，临床上称此区为**肾区**(renal region)(肋脊角)。肾脏发生病变时，叩击和触压该区，常可引起疼痛。肾的位置存在个体差异，一般女性略低于男性，儿童低于成人，新生儿肾的位置最低。

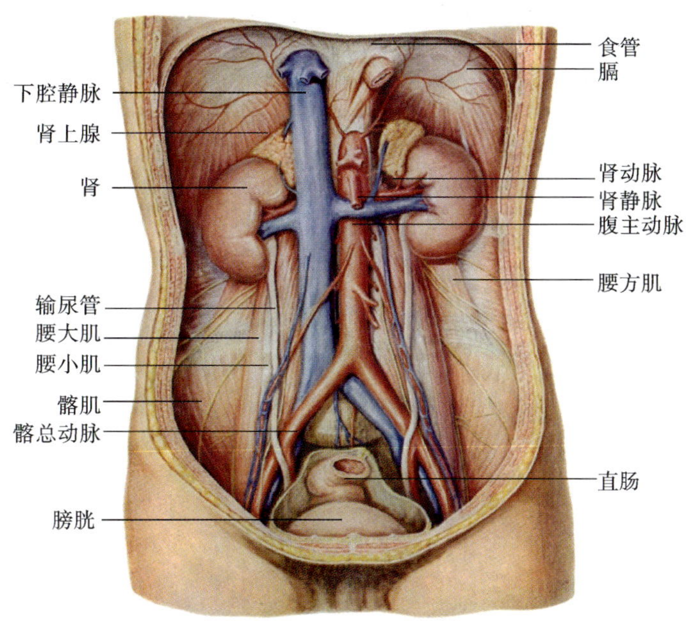

图 6-2 肾和输尿管

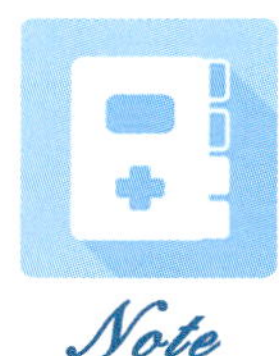

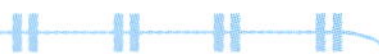

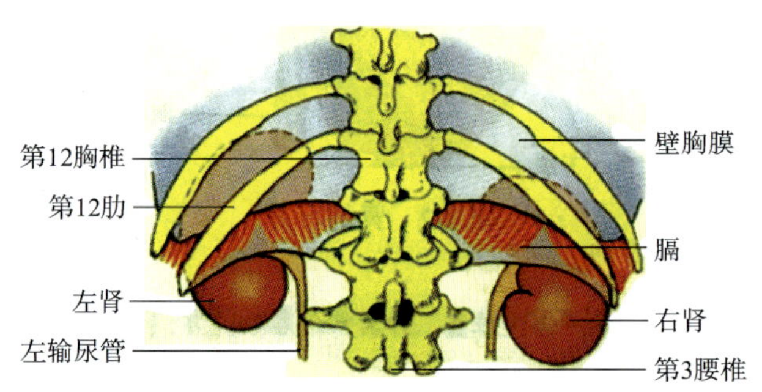

图 6-3 肾的体表投影(后面)

知识链接

肾 的 毗 邻

肾后上 1/3 借膈与肋膈隐窝相邻，肾后下 2/3 与腰大肌、腰方肌和腹横肌相邻。左、右肾前面的毗邻各不相同：右肾邻十二指肠、肝右叶和结肠右曲；左肾邻胃、胰、空肠、脾和结肠左曲。两肾上端均紧邻肾上腺。

三、肾的被膜

肾的表面包有 3 层被膜，由内向外依次为纤维囊、脂肪囊和肾筋膜(图 6-4、图 6-5)。

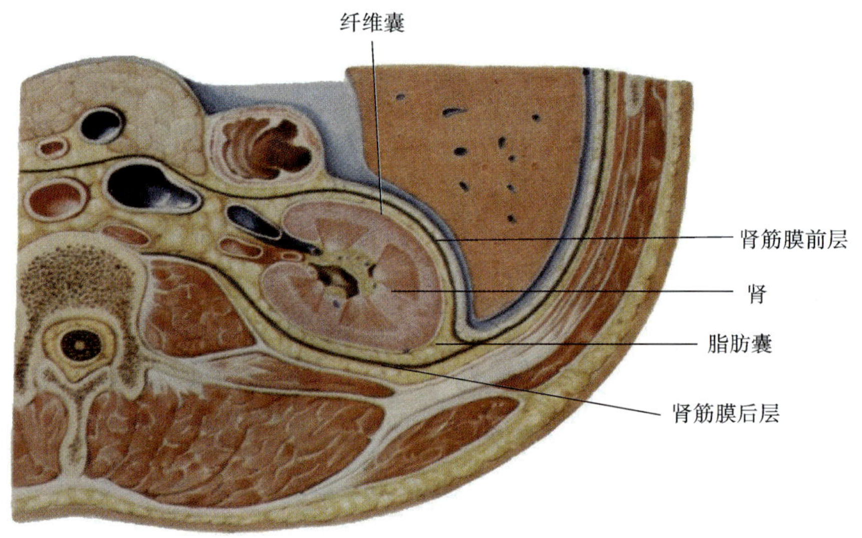

图 6-4 肾的被膜(平第 1 腰椎水平切面)

(一) 纤维囊

纤维囊(fibrous capsule)为贴附于肾表面的致密结缔组织薄膜，质坚韧，内含少量弹力纤维。正常状态下，纤维囊与肾连接疏松，易于剥离。但在病理情况下，则可与肾实质粘连，不易剥离。在修复肾破裂或肾部分切除时，需缝合纤维囊。

(二) 脂肪囊

脂肪囊(adipose capsule)是位于纤维囊外周的脂肪组织层，并经肾门深入肾窦内，填充于

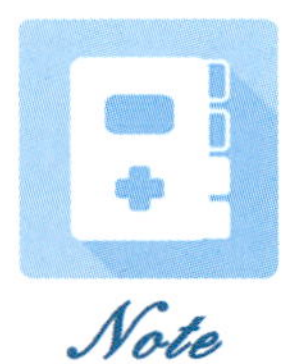
Note

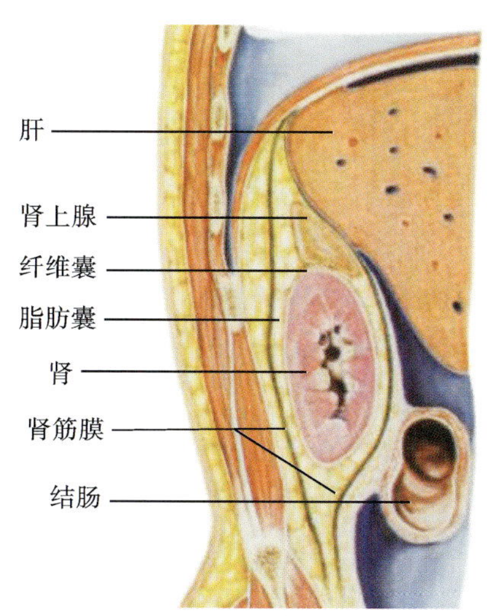

图 6-5 肾的被膜(经右肾矢状切面)

各管道和神经之间。脂肪囊对肾起弹性垫样的保护作用。临床上做肾囊封闭时,就是将药物注入此囊内。

(三) 肾筋膜

肾筋膜(renal fascia)位于脂肪囊的外面,分前、后两层包裹肾和肾上腺。在肾上腺的上方和肾的外侧缘处,前、后两层相互融合;在肾的下方两层分开,其间有输尿管通过;在肾的内侧,两侧前层于腹主动脉和下腔静脉的前面相互移行,后层与腰大肌筋膜相融合。肾筋膜向深部发出许多结缔组织小束,穿过脂肪囊连于纤维囊,对肾有固定作用。

肾的位置主要依赖肾被膜的固定作用。此外,肾血管、腹膜、腹内压及邻近器官对肾也有固定作用。当上述固定装置不健全时,则可引起肾移位,形成肾下垂或游走肾。

四、肾的剖面结构

在肾的冠状切面上,可将肾实质分为肾皮质和肾髓质两部分(图 6-6)。

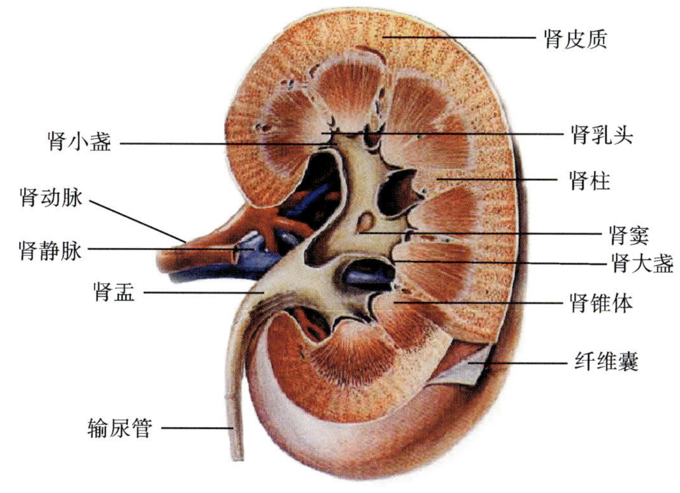

图 6-6 右肾冠状切面

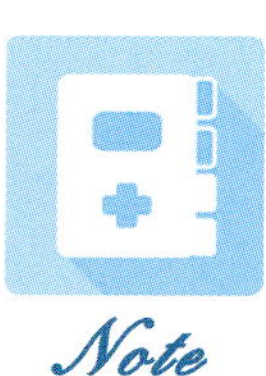

(一) 肾皮质

肾皮质(renal cortex)主要位于肾实质的浅部,富含血管。新鲜标本上,呈红褐色,肉眼可见密布的红色点状颗粒为肾小体。肾皮质主要由肾小体和肾小管组成。肾皮质深入肾髓质的部分称**肾柱**(renal column)。

(二) 肾髓质

肾髓质(renal medulla)位于肾实质的深部,呈淡红色,血管较少。肾髓质主要由 15～20 个**肾锥体**(renal pyramid)组成。肾锥体呈圆锥形,其基底部朝向皮质,尖端圆钝,朝向肾窦,称**肾乳头**(renal papillae),突入肾小盏内。肾乳头上有许多**乳头孔**(papillary foramen),肾生成的尿液经乳头孔流入肾小盏内。由肾锥体底呈放射状深入肾皮质的条纹称**髓放线**(medullary ray)。

在肾窦内有 7～8 个呈漏斗状的**肾小盏**(minor renal calice)包绕肾乳头。2～3 个肾小盏合成一个**肾大盏**(major renal calice)。每肾有 2～3 个肾大盏,最后汇合成一个呈漏斗状的**肾盂**(renal pelvis)。肾盂出肾门后,弯行向下,逐渐变细移行为输尿管。

五、肾的组织结构

肾实质主要由大量泌尿小管构成,其间的少量结缔组织、血管、淋巴管和神经等构成肾间质(图 6-7)。泌尿小管是形成尿液的结构,由肾单位和集合小管两部分组成(表 6-1)。

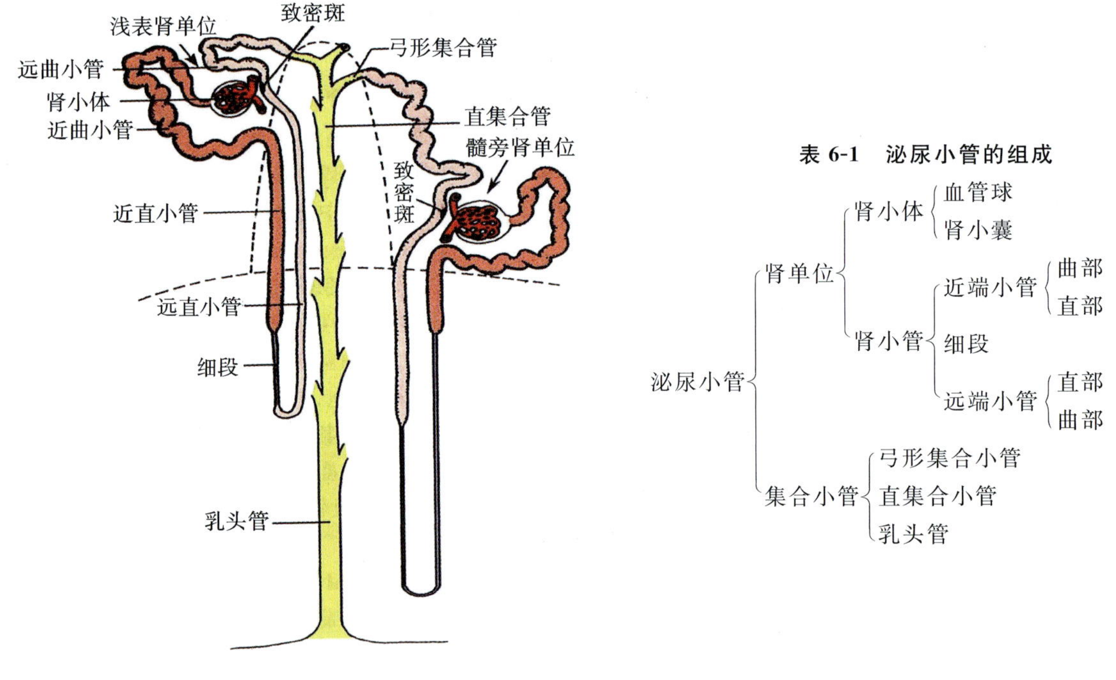

图 6-7 肾单位和集合小管模式图

表 6-1 泌尿小管的组成

- 泌尿小管
  - 肾单位
    - 肾小体
      - 血管球
      - 肾小囊
    - 肾小管
      - 近端小管
        - 曲部
        - 直部
      - 细段
      - 远端小管
        - 直部
        - 曲部
  - 集合小管
    - 弓形集合小管
    - 直集合小管
    - 乳头管

(一) 肾单位

肾单位(nephron)是肾结构与功能的基本单位,每侧肾有 100 万～150 万个肾单位。肾单位由肾小体和肾小管构成(图 6-8)。根据肾小体在皮质中的位置不同,肾单位可分为浅表肾单位和近髓肾单位。浅表肾单位主要分布于皮质浅部,数量多,占肾单位总数的 85%～90%,主要功能是形成尿液;近髓肾单位分布于皮质深部,数量少,占 10%～15%,主要功能为参与尿液的浓缩和稀释。尽管两种肾单位在功能上存在差异,但基本结构大致相同。

1. 肾小体 **肾小体**(renal corpuscle)形似球形,又称肾小球,由**血管球**(glomerulus)和**肾**

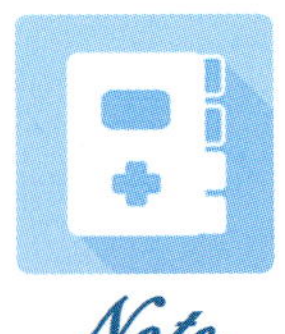
Note

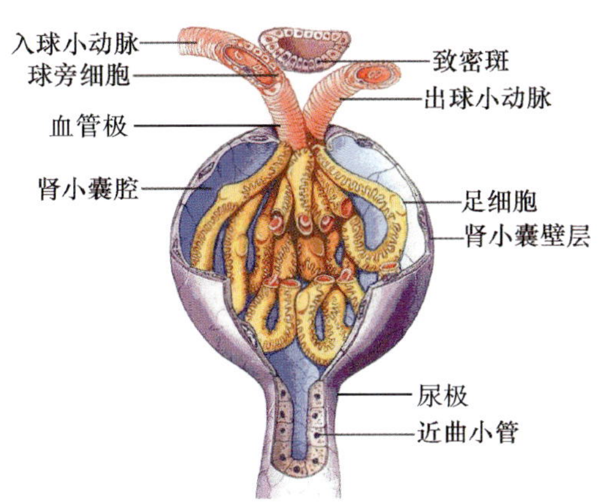

图 6-8 肾单位及球旁复合体模式图

小囊(renal capsule)组成。每个肾小体有两个极:有血管出入的一端称血管极,此处有两条微动脉出入,一条为短而粗的入球微动脉,另一条为细而长的出球微动脉;与血管极相对的一端称尿极,与近端小管相连。

(1) 血管球 为连接入球微动脉和出球微动脉之间的一团盘曲成球状的毛细血管。电镜下,毛细血管壁由内皮及外面的基膜构成,内皮细胞有许多小孔,小孔的直径为 50～100 nm,多无隔膜,故通透性较大,有利于血液中的小分子物质滤出。

(2) 肾小囊 为肾小管起始部膨大并凹陷形成的杯状双层囊。肾小囊分脏、壁两层,两层之间的腔隙称**肾小囊腔**。肾小囊壁层由单层扁平上皮构成,与近端小管上皮相续;脏层由多突起的**足细胞**构成。足细胞胞体较大,从胞体伸出数个大的初级突起,每个初级突起又发出许多指状的次级突起,相邻的次级突起间相互嵌合,形似栅栏,紧贴于毛细血管基膜的外面。次级突起间有宽约 25 nm 的裂隙称**裂孔**,裂孔上覆以薄膜,称**裂孔膜**(slit membrane)(图6-9)。

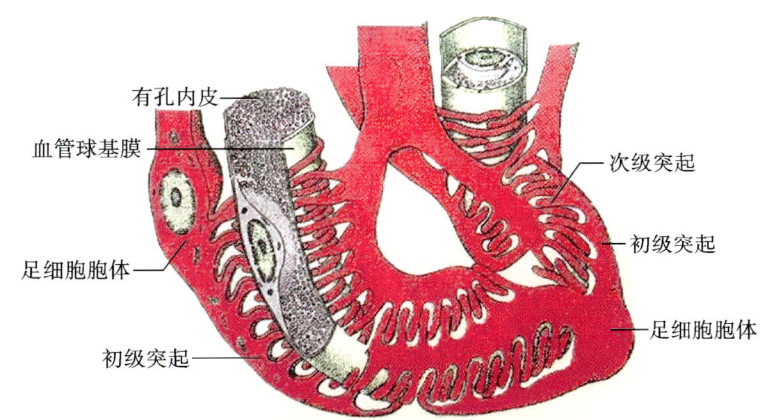

图 6-9 足细胞与毛细血管超微结构模式图

毛细血管的有孔内皮细胞、基膜和裂孔膜,这三层结构合称为**滤过膜**(filtration membrane),亦称**滤过屏障**(filtration barrier)(图 6-10)。当血液流经血管球毛细血管时,血浆内的水、无机盐等小分子物质均能通过滤过膜进入肾小囊腔,而血细胞及大分子蛋白质等物质则不能通过。滤入肾小囊腔的滤液称原尿。在成人,每 24 h 两肾约可产生 180 L 原尿。若滤过膜受损,则大分子物质如蛋白质,甚至红细胞亦可滤出,形成蛋白尿或血尿。

2. 肾小管 **肾小管**(renal tubule)是由单层上皮细胞围成的小管。根据形态结构、位置和功能的不同,肾小管可分为**近端小管**(proximal tubule)、**细段**(thin segment)和**远端小管**(distal tubule)。近端小管与肾小囊相连,远端小管与集合小管相续(图 6-7)。

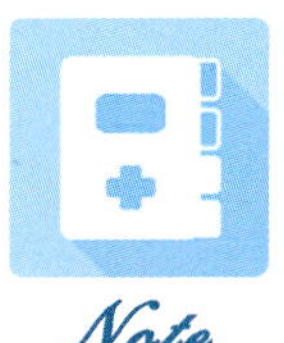

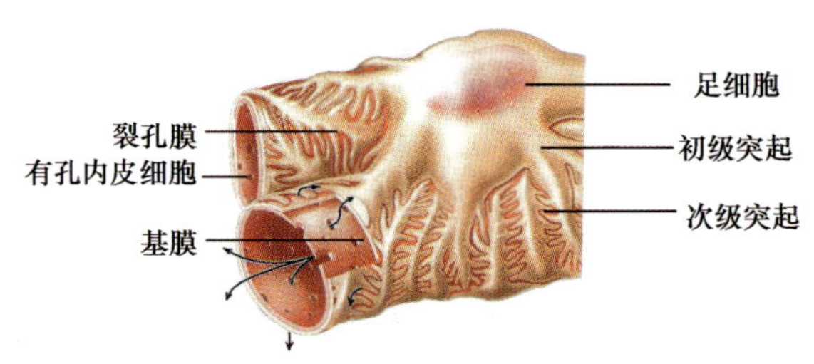

(a) 立体示意图

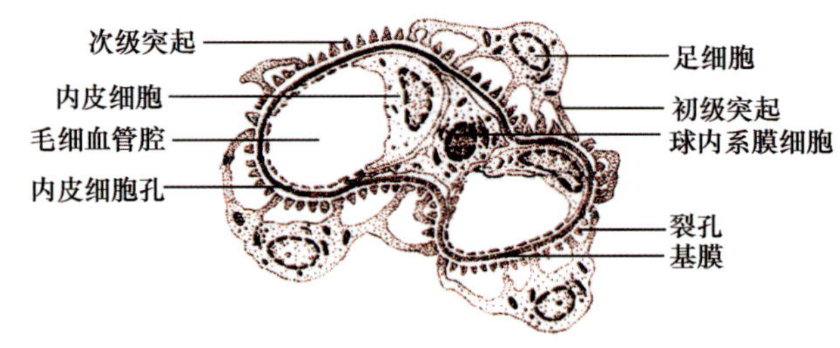

(b) 切面图

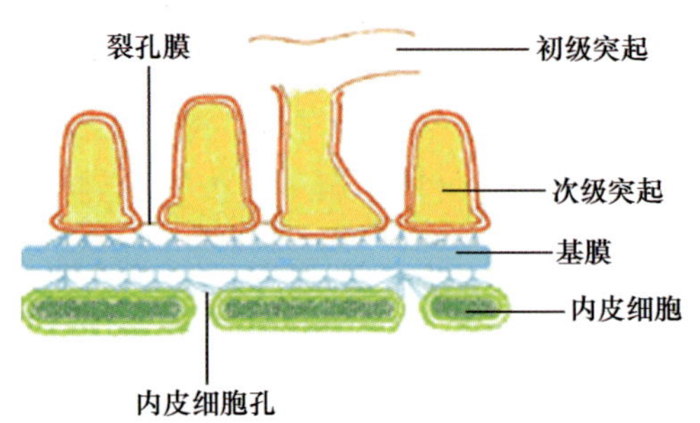

(c) 滤过屏障示意图

图 6-10　滤过屏障模式图

(1) 近端小管　为肾小管中最长、最粗的一段，可分为曲部和直部两段。

近端小管曲部(近曲小管)位于皮质内，起于肾小体尿极，盘曲走行于肾小体周围。管腔小而不规则，管壁上皮细胞呈单层立方形或锥体形，细胞界限不清。细胞基底部有大量纵行排列的纵纹，游离面有排列整齐的刷状缘。电镜下，纵纹为质膜内褶和线粒体；刷状缘即微绒毛，它扩大了上皮游离面的表面积，有利于近曲小管的重吸收。

近端小管直部近侧端与曲部相续，然后直行入髓质，管腔突然变细，移行为细段。其结构与曲部相似，但上皮细胞较矮，微绒毛和质膜内褶不如曲部发达。

近端小管的主要功能是重吸收，其中85%的水，几乎全部的葡萄糖、氨基酸和蛋白质以及大部分离子和尿素等在此重吸收。

(2) 细段　位于髓放线和肾锥体内，连接于近端小管直部与远端小管直部之间，管径最小，管壁薄，由单层扁平上皮构成，有利于水和电解质透过。

(3) 远端小管　由细段返折上行变粗而成，可分为直部和曲部两部分。

远端小管直部是髓质内直行的部分。管腔较大而规则，管壁上皮细胞为单层立方形，细胞界限清晰。基底纵纹较明显，游离面无刷状缘。

远端小管曲部(远曲小管)是远端小管直部进入皮质后，盘曲于肾小体周围的部分，末端汇入集合管。远曲小管的结构与直部相似，但基底纵纹不如直部发达，线粒体数量较少。

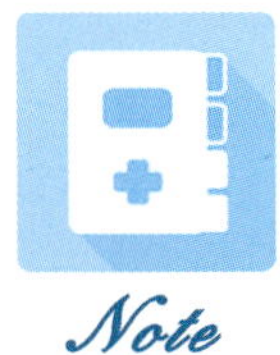

远端小管的功能是重吸收水和钠离子，并向管腔中分泌钾离子、氢离子和氨，这对维持体液的酸碱平衡有重要作用。肾上腺皮质分泌的醛固酮能促进此段重吸收钠离子，排出钾离子；垂体后叶的抗利尿激素能促进此段对水的重吸收，使尿液浓缩，尿量减少。

近端小管直部、细段和远端小管直部共同构成的"U"形结构称**肾单位袢**(nephron loop)或**髓袢**(medullary loop)，其主要功能是减缓原尿在肾小管内的流速，吸收原尿中的水和部分无机盐，并参与尿液的浓缩和稀释。

(二) 集合小管

集合小管(collecting tubule)包括弓形集合小管、直集合小管和乳头管三段，各段之间无明显分界。弓形集合小管续于远曲小管末端，几个弓形集合小管汇合成直集合小管，经髓质行至肾乳头，改称乳头管，开口于肾乳头上的乳头孔。集合小管由肾皮质行向肾髓质的过程中，管径由小变大，管壁上皮由单层立方上皮逐渐变为单层柱状上皮。

集合小管在醛固酮和抗利尿激素的作用下，也有重吸收水、钠离子和排出钾离子的功能。

肾小体过滤形成的原尿，流经肾小管和集合小管，原尿中约99%的水分、营养物质和无机盐等被重新吸收入血液，同时将体内一些代谢产物排入管腔中，浓缩后经乳头管排入肾小盏形成终尿。终尿量仅为原尿量的1%，成人每天为1～2 L。

(三) 球旁复合体

球旁复合体(juxtaglomerular complex)也称**肾小球旁器**(juxtaglomerular apparatus)，主要由球旁细胞、致密斑、球外系膜细胞等组成(图 6-8)。

1. 球旁细胞　球旁细胞(juxtaglomerular cell)是入球微动脉在近血管极处，管壁中膜的平滑肌细胞特化而成的上皮样细胞。细胞呈立方形，核大而圆，胞质弱嗜碱性，内含分泌颗粒，颗粒中含有肾素。肾素为一种蛋白水解酶，有收缩血管、升高血压等作用。

2. 致密斑　致密斑(macula densa)是由远曲小管近血管极一侧的管壁上皮细胞特化而成的椭圆形结构。致密斑细胞呈高柱状，排列紧密，核椭圆形，近细胞顶部。致密斑是一种离子感受器，能感受远端小管滤液内钠离子浓度的变化。当钠离子浓度降低时，它将"信息"传递给球旁细胞，促进其分泌肾素。

3. 球外系膜细胞　球外系膜细胞(extraglomerular mesangial cell)又称**极垫细胞**(polar cushion cell)，位于入球微动脉、出球微动脉和致密斑之间的三角形区域内。可能在球旁复合体的功能活动中，起传递"信息"的作用。

六、肾的血液循环

(一) 肾的血液循环途径

肾动脉直接由腹主动脉发出，经肾门入肾后分为数支叶间动脉，叶间动脉在肾柱内上行至皮质与髓质交界处，分支为弓形动脉，弓形动脉分出若干小叶间动脉，小叶间动脉沿途向两侧分出许多入球微动脉进入肾小体，形成血管球，血管球再汇合成出球微动脉。出球微动脉离开肾小体后，又形成两种分支：一种分支形成球后毛细血管网，分布在肾小管周围，参与原尿的重吸收；另一种分支形成直小血管，呈"U"形伴随髓袢入肾髓质，参与尿液的浓缩与稀释。球后毛细血管网和直小血管最后汇合成小叶间静脉、弓形静脉和叶间静脉，它们与相应动脉伴行，最后形成肾静脉出肾(图 6-11)。

(二) 肾的血液循环特点

肾的血液循环与肾的功能关系密切。其血液循环有如下特点。

(1) 肾动脉直接发自腹主动脉，血管粗短，压力高，流速快，血流量大，占心输出量的1/5～

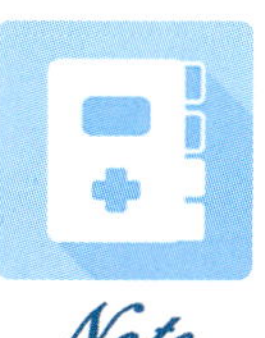

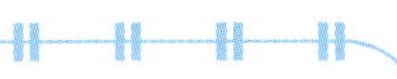

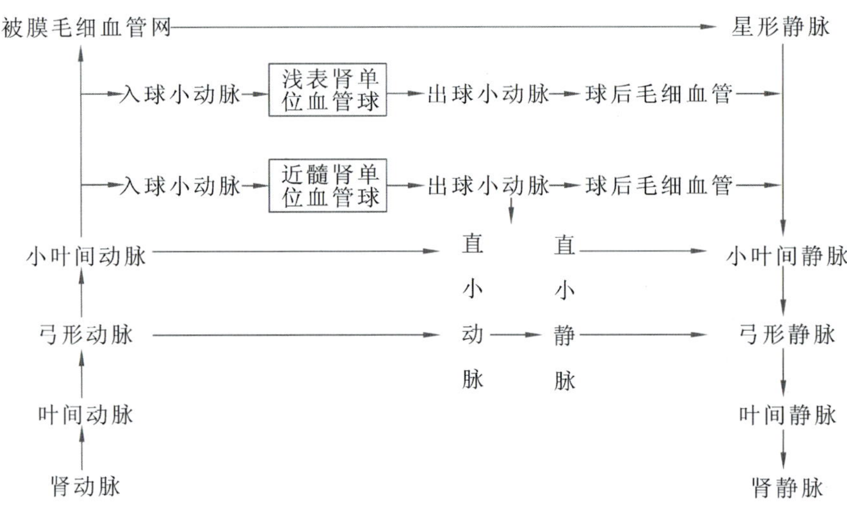

图 6-11 肾的血液循环示意图

1/4，人体内的全部血液每 4～5 min 就流经肾而被过滤一遍。

（2）肾小球的入球微动脉较出球微动脉粗，因而肾小球内的压力较高，从而有利于肾小球的滤过。

（3）动脉在肾内先后形成两次毛细血管，第一次是入球微动脉形成血管球，第二次是出球微动脉在肾小管周围形成球后毛细血管网。前者滤过形成原尿，后者有利于重吸收。

（4）直小动脉和直小静脉与髓袢相伴行，有利于肾小管和集合小管的重吸收和尿液的浓缩。

第二节 输 尿 管

微课——
输尿管

一、输尿管的位置和分段

输尿管（ureter）是一对细长的肌性管道，附于腹后壁，腹膜的后方，为腹膜后位器官。起于肾盂末端，终于膀胱，全长 25～30 cm，管径为 0.5～1.0 cm。输尿管按位置和行程可分为腹段、盆段和壁内段三段（图 6-2）。

1. 输尿管腹段 输尿管腹段在腹后壁沿腰大肌前面下降，至小骨盆入口处，左输尿管跨过左髂总动脉末端的前方，右输尿管跨过右髂外动脉起始部的前方，进入盆腔移行为盆段。

2. 输尿管盆段 输尿管盆段自小骨盆入口处，沿盆腔侧壁向后下，约在坐骨棘水平转向前内侧达膀胱底，斜穿膀胱壁，移行为壁内段。男性输尿管在膀胱底与输精管交叉；女性输尿管在子宫颈外侧约 2.5 cm 处绕子宫动脉后下方前行。故在行子宫切除术，结扎子宫动脉时，应注意输尿管与子宫动脉的位置关系，以免误扎输尿管。

3. 输尿管壁内段 输尿管壁内段为斜穿膀胱壁的部分，以输尿管口开口于膀胱内面。当膀胱充盈时，膀胱内压力增高，压迫壁内段，使管腔闭合，以防止尿液逆流入输尿管。

二、输尿管的狭窄

输尿管全长有 3 处生理性狭窄：第一处狭窄位于肾盂与输尿管移行处；第二处狭窄位于小骨盆上口并与髂血管交叉处；第三处狭窄在穿膀胱壁处。这些狭窄是输尿管结石易滞留的部

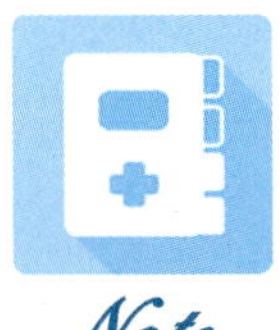

位。当结石在狭窄处滞留或嵌顿而阻塞输尿管时，可引起剧烈疼痛。

第三节 膀　胱

膀胱(urinary bladder)为储存尿液的囊状肌性器官。膀胱的大小、形态、位置及壁的厚薄随尿液的充盈程度而异。一般正常成人膀胱的容量为 300～500 mL，最大容量可达800 mL。新生儿膀胱的容量约为成人的 1/10；老年人由于肌张力降低，容积增大；女性膀胱容量较男性小。

一、膀胱的形态

膀胱充盈时呈卵圆形，空虚时则呈三棱锥体形，可分为**膀胱尖**、**膀胱底**、**膀胱体**、**膀胱颈**四部分(图 6-12)。膀胱尖细小，朝向前上方；膀胱底近似三角形，朝向后下方；膀胱尖与膀胱底之间的部分为膀胱体；膀胱的最下部称膀胱颈，以**尿道内口**(internal urethral orifice)与尿道相接。

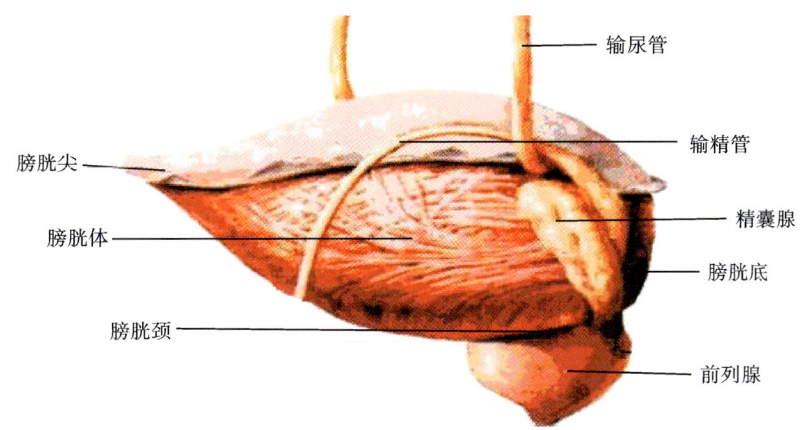

图 6-12　膀胱(侧面观)

二、膀胱的位置和毗邻

成人的膀胱位于盆腔的前部。其前方为耻骨联合；后方在男性邻精囊、输精管壶腹和直肠，在女性邻子宫和阴道；膀胱的下方，在男性邻接前列腺，女性邻接尿生殖膈；膀胱上面有腹膜覆盖，男性邻小肠，女性则有子宫伏于其上(图 6-13)。

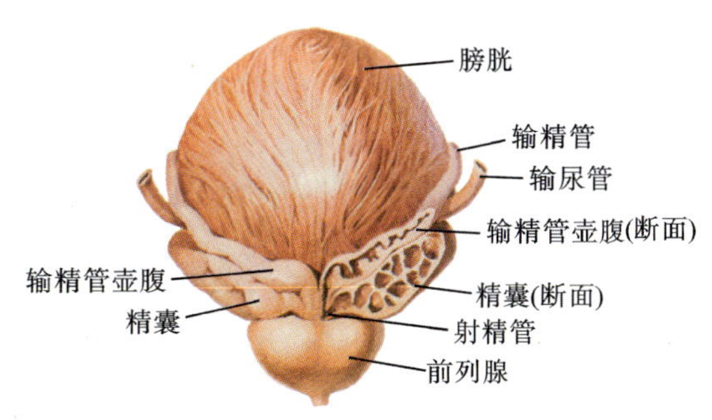

图 6-13　男性膀胱后面的毗邻

膀胱空虚时，膀胱尖一般不超过耻骨联合上缘；膀胱充盈时，膀胱尖高出耻骨联合上缘，其上面的腹膜转折部也随之上移，使膀胱前下壁直接与腹前壁相贴，此时，若在耻骨联合上方行膀胱穿刺术，不伤及腹膜(图 6-14、图 6-15)。新生儿的膀胱大部分位于腹腔内，随年龄的增长和骨盆的发育，逐渐降入盆腔，至青春期达成人的位置。老年人因盆底肌松弛，膀胱的位置更低。

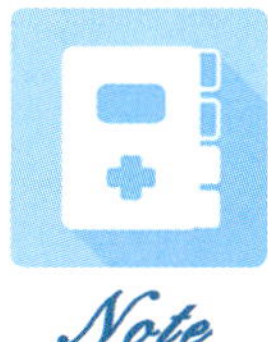
Note

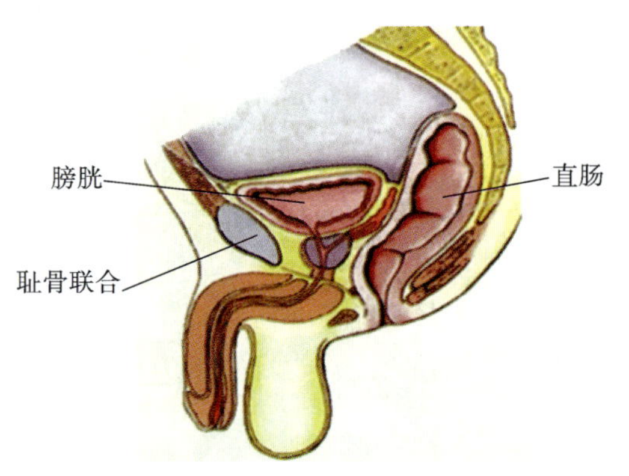

图 6-14　膀胱空虚时的位置

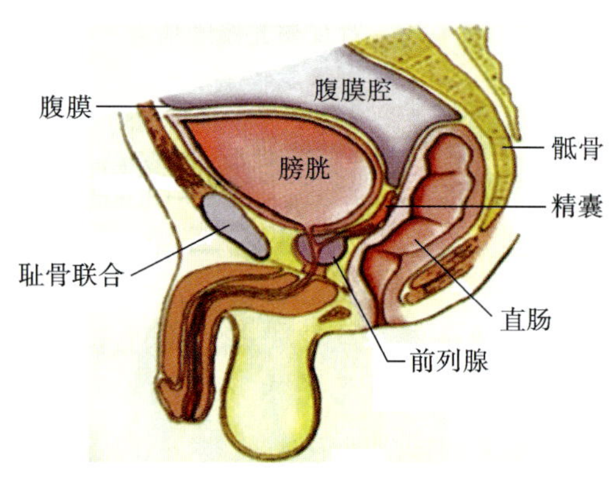

图 6-15　膀胱充盈时与腹膜的关系

知识链接

膀胱穿刺术

膀胱穿刺术适用于急性尿潴留导尿失败，或禁忌导尿而又无条件行耻骨上膀胱造瘘术者，也适用于经穿刺抽取膀胱内尿液做检验或进行细菌培养者。穿刺部位选择在耻骨联合上缘正中部。穿经的结构依次为皮肤、浅筋膜、腹白线、腹横筋膜、膀胱前壁。穿刺时需注意在耻骨联合上缘垂直进针，针尖勿向后下方穿刺，以免刺伤耻骨联合后方的静脉丛；也勿向后上方穿刺，以免损伤腹膜。

三、膀胱壁的组织结构

膀胱壁分三层，由内向外依次为黏膜、肌层和外膜。

（一）黏膜

黏膜由上皮和固有层构成。黏膜的上皮是变移上皮，固有层内含较多胶原纤维和弹性纤维。当膀胱空虚时，黏膜形成许多皱襞，充盈时则消失（图 6-15）。在膀胱底部的内面，两侧输尿管口与尿道内口之间的三角形区域，称**膀胱三角**（trigone of bladder）（图 6-16）。由于此区

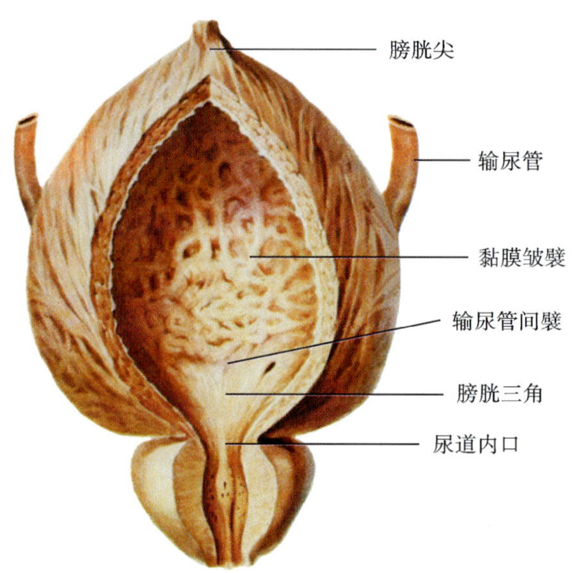

图 6-16　膀胱（前面观）

缺少固有层，黏膜上皮直接与肌层紧密相连，无论膀胱是处于空虚状态还是处于充盈状态，黏膜均平滑无皱襞。膀胱三角是肿瘤和结核病的好发部位。两侧输尿管口之间的弧形皱襞，称**输尿管间襞**（interureteric fold），呈苍白色。在膀胱镜检查时，此襞可作为寻找输尿管口的标志。

（二）肌层

膀胱的肌层属于平滑肌，分为内纵、中环、外纵三层，这三层肌束相互交错，共同构成**膀胱逼尿肌**。在尿道内口处，环形肌层增厚形成**膀胱括约肌**（或**尿道内括约肌**）。

（三）外膜

除膀胱上面覆以浆膜（腹膜）外，其余部分的外膜均为纤维膜。

第四节 尿 道

尿道（urethra）是膀胱与体外相通的管道。男、女性尿道的结构和功能有很大差异，女性尿道仅有排尿功能；男性尿道除有排尿功能外，还兼有排精作用（见男性生殖系统）。

女性尿道（female urethra）起于膀胱的尿道内口，经阴道的前方行向前下，穿过尿生殖膈，以**尿道外口**（external urethral orifice）开口于阴道前庭。在穿尿生殖膈时，周围有尿道阴道括约肌（属于骨骼肌）环绕，可控制排尿。女性尿道长 3～5 cm，直径约0.6 cm，较男性尿道宽、短、直，且尿道外口距阴道口和肛门较近，故易引起逆行性泌尿系统感染。

小 结

泌尿系统由肾、输尿管、膀胱和尿道组成，主要功能是排出机体新陈代谢产生的代谢废物和多余的水分等，维持机体内环境的相对稳定。

肾位于腹膜后方脊柱的两侧，左肾上端平第 11 胸椎体下缘，下端平第 2 腰椎体下缘；右肾比左肾约低半个椎体的高度。肾形似蚕豆，可分为上、下两端，前、后两面和内侧、外侧两缘。其中肾的内侧缘中部有肾门，出入肾门的结构称肾蒂。肾有三层被膜，由内向外依次为纤维囊、脂肪囊和肾筋膜。肾实质主要由大量泌尿小管构成，泌尿小管由肾单位和集合小管组成。肾是形成尿液的器官。

输尿管起于肾盂，终于膀胱，分为腹段、盆段和壁内段。输尿管全长有三处生理性狭窄。膀胱是暂时储存尿液的肌性器官，其大小、形态、位置及壁的厚薄随尿液的充盈程度而异，毗邻关系男、女各不相同。尿道是膀胱与体外相通的管道，其中女性尿道特点为宽、短、直。

能力检测

实验指导

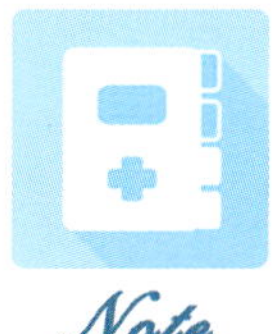

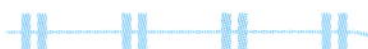

第七章
生殖系统

本章课件

学习目标

掌握 男性和女性生殖系统的组成;精子形成的过程;男性尿道的分部、三个狭窄和两个弯曲的位置和临床意义。卵泡发育及排卵的过程;输卵管的形态、位置及分部;子宫的形态、位置、毗邻及固定装置。

熟悉 睾丸和卵巢的位置、形态;精索的位置和组成;前列腺的形态、位置、毗邻及临床意义。子宫壁的组织结构;子宫内膜周期性变化及其与卵巢周期性变化的关系。

了解 附睾、精囊腺和尿道球腺的位置和形态;阴囊的层次;阴道的位置、毗邻和形态;乳房的位置、形态和结构;会阴的结构。

生殖系统(reproductive system)有**男性生殖系统**和**女性生殖系统**。男、女性生殖系统都可分为内生殖器和外生殖器两部分。内生殖器多位于盆腔内,由生殖腺、输送管道和附属腺体所组成;外生殖器则露于体表,为交接器官。

生殖系统的功能是产生生殖细胞、分泌性激素、维持第二性征及繁殖后代。

第一节　男性生殖系统

男性内生殖器由生殖腺(睾丸)、输精管道(附睾 、输精管、射精管和男性尿道)和附属腺体(精囊、前列腺和尿道球腺)等组成(图 7-1)。外生殖器包括阴囊和阴茎。

一、男性内生殖器

(一) 睾丸

1. 睾丸的位置和形态　**睾丸**(testis)位于阴囊内,左右各一(图 7-2)。睾丸呈扁椭圆形,表面光滑,分内、外两面,前、后两缘和上、下两端。前缘游离;后缘有血管、神经和淋巴管出入,并与附睾和输精管睾丸部相连。内侧面较平坦而邻阴囊隔;外侧面较隆凸,与阴囊壁相贴。上端覆盖附睾头;下端游离。睾丸随着性成熟迅速生长,老年人的睾丸由于性功能的衰退而萎缩变小。睾丸和附睾的外面包有浆膜即**睾丸鞘膜**,由壁腹膜突出而成。睾丸鞘膜分壁层和脏层,两层于睾丸后缘处相互移行,其间的间隙称**鞘膜腔**,内有少量浆液。鞘膜的精索部分于出生前闭锁,形成**鞘韧带**。

2. 睾丸的组织结构　睾丸表面包有一层坚韧的纤维膜,称**白膜**。白膜在睾丸后缘增厚并

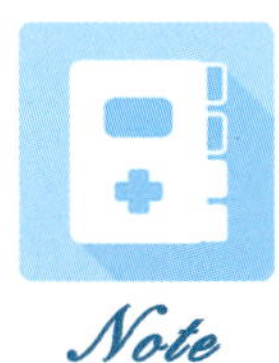
Note

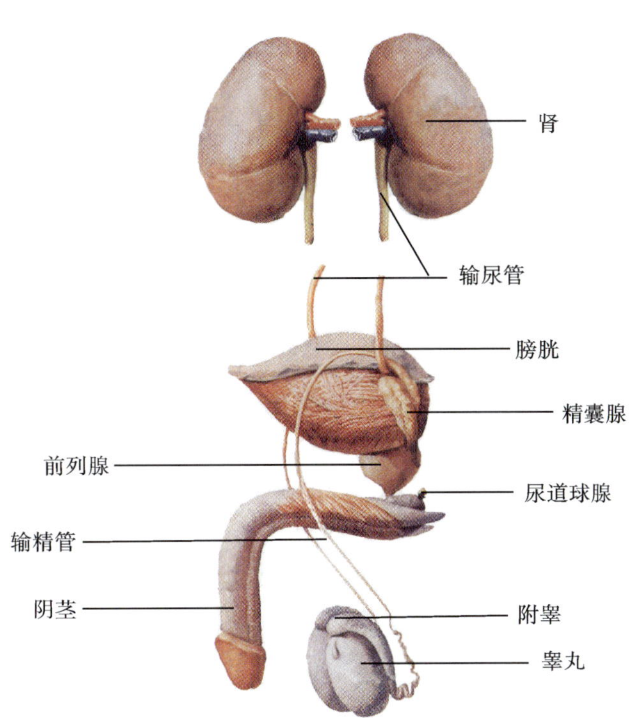

图 7-1 男性生殖系统的组成

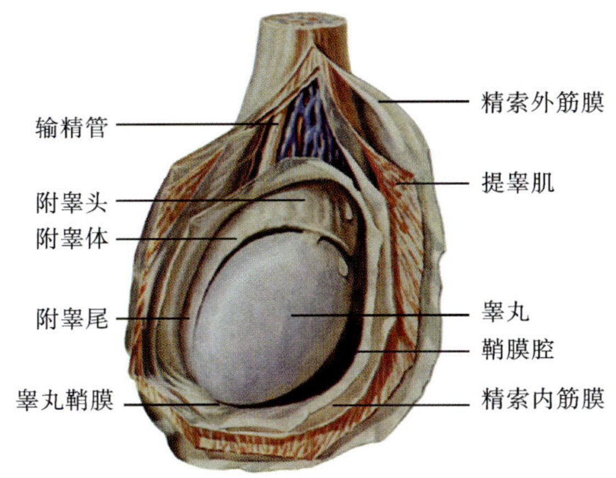

图 7-2 睾丸及附睾

伸入睾丸内形成**睾丸纵隔**。从纵隔发出许多结缔组织小隔，将睾丸实质分成 100～200 个锥状**睾丸小叶**。每个睾丸小叶内含有 1～4 条细长弯曲的**生精小管**，其上皮能产生精子。生精小管之间的结缔组织为睾丸间质。生精小管汇合成**精直小管**，进入睾丸纵隔内交织成**睾丸网**。从睾丸网发出 12～15 条**睾丸输出小管**，出睾丸后缘的上部进入附睾(图 7-3)。

(1) 生精小管　生精小管主要由**生精上皮**构成。生精上皮由支持细胞和 5～8 层生精细胞组成。上皮外基膜明显(图 7-4)。

① 生精细胞：包括精原细胞、初级精母细胞、次级精母细胞、精子细胞和精子(图 7-5)。自青春期开始，在促性腺激素的作用下，生精细胞不断增殖分化，形成精子，生精小管管壁内可见不同发育阶段的生精细胞，从精原细胞至形成精子的过程称精子发生。

精原细胞紧贴生精上皮基膜，圆形或椭圆形，直径 12 μm。核圆形或椭圆形，染色质深染。精原细胞分为 A、B 两型。其中 A 型精原细胞保持干细胞状态，B 型精原细胞经过数次分裂，

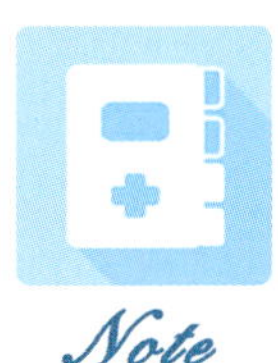

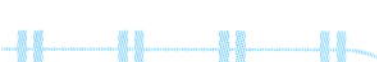

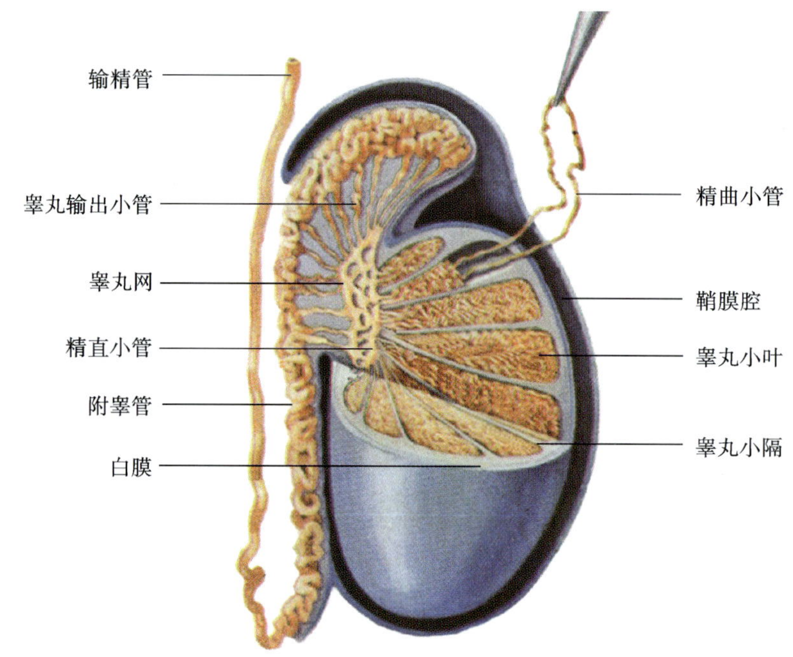

图 7-3　睾丸和附睾的结构模式图

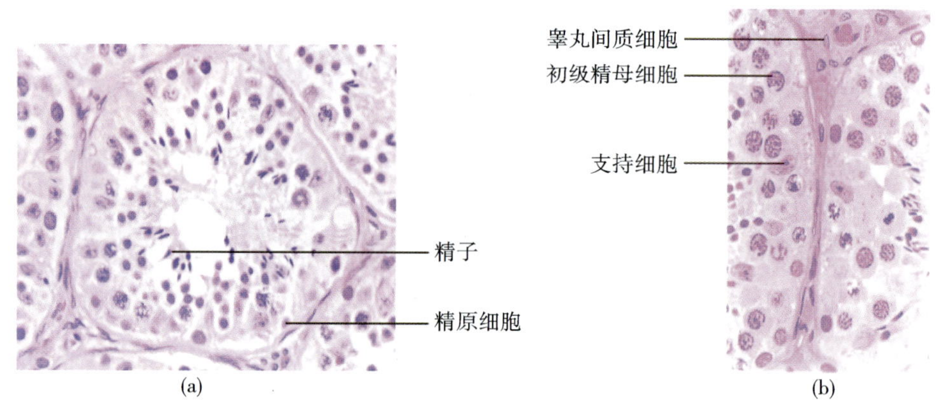

图 7-4　生精小管与睾丸间质

分化为初级精母细胞。

初级精母细胞位于精原细胞近腔侧，体积较大，核型为 46，XY(4*n*DNA)。细胞经过 DNA 复制后，进行第一次成熟分裂，形成两个次级精母细胞。

次级精母细胞在初级精母细胞的近腔侧，染色体核型为 23，X 或 23，Y (2*n*DNA)。由于次级精母细胞存在的时间短，故在生精小管的切面中不易见到。次级精母细胞不再进行 DNA 复制即进入第二次成熟分裂，形成两个精子细胞。

精子细胞位于近腔面，直径约 8 μm，核大而圆，染色质致密。精子细胞不再分裂，经过复杂的形态变化演变为精子。

精子形似蝌蚪，可分为头部和尾部两部分。精子头部由精子细胞的细胞核浓缩而成，其前 2/3 有顶体覆盖，顶体内含顶体酶，在受精时，顶体释放顶体酶，溶解卵细胞外面的结构后，精子进入卵细胞使其受精。精子尾部细长，为运动装置，电镜下可分为颈段、中段、主段和末段四部分(图 7-6)。

② 支持细胞：不规则锥体状，基部紧贴基膜，顶部伸达管腔，在光镜下轮廓不清，核卵圆形，染色浅，核仁明显。支持细胞有支持和营养各级生精细胞的功能。

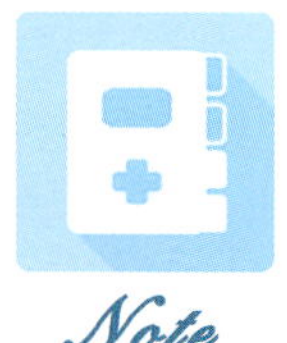
Note

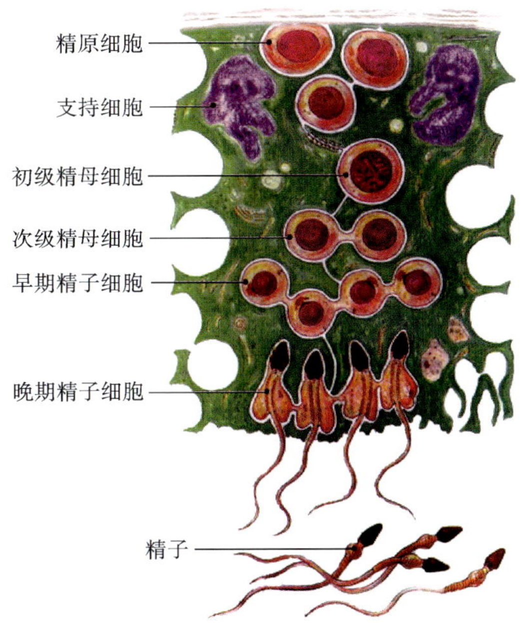

图 7-5 精子形成模式图

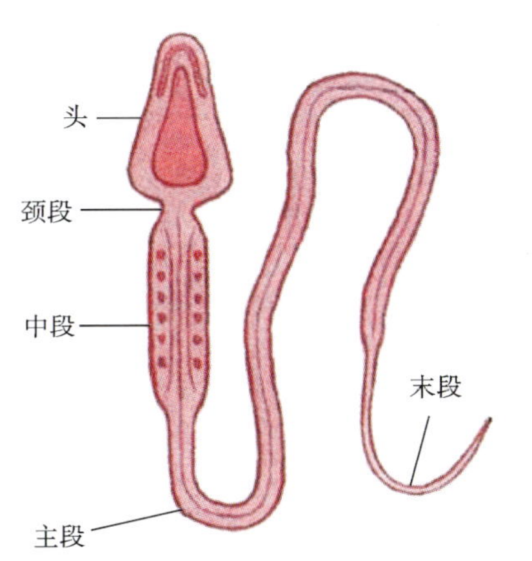

图 7-6 精子的结构

(2) 睾丸间质 生精小管之间的睾丸间质为疏松结缔组织，富含血管和淋巴管。其中含有**睾丸间质细胞**，细胞体积较大，圆形或多边形，核圆、居中，胞质嗜酸性。其功能是分泌**雄激素**，促进精子发生和性器官发育及维持男性第二性特征。

(二) 附睾

附睾(epididymis)呈新月形，紧贴睾丸的上端和后缘。上端膨大为**附睾头**，中部为**附睾体**，下端为**附睾尾**。附睾尾向内上弯曲移行为输精管。睾丸输出小管进入附睾后，弯曲盘绕形成膨大的附睾头，汇合成一条附睾管。附睾管盘曲成附睾体和附睾尾。附睾管的末端续于输精管(图 7-2、图 7-3)。

附睾除暂时储存精子外，其分泌的液体还能供给精子营养并促进精子进一步成熟。

(三) 输精管和射精管

输精管(ductus deferens)为附睾管的直接延续，长度平均为 31～32 cm，管壁较厚，呈较硬的圆索状结构。输精管行程较长，可分为四部：①睾丸部位于睾丸后缘，沿附睾内侧上行至附睾头；②精索部介于睾丸上端与腹股沟管浅环(皮下环)之间，此部位置表浅，在体表易于触及，输精管结扎术常在此部进行；③腹股沟部位于腹股沟管内；④盆部为最长的一段，自腹股沟管

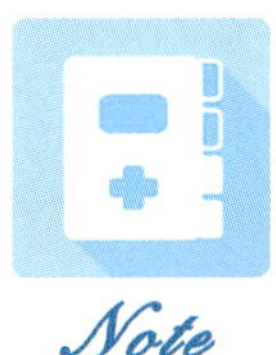

深环（腹环）起，沿盆侧壁行向后下，经输尿管末端前方行至膀胱底的后面，在此两侧逐渐接近并扩大成输精管壶腹。壶腹末端变细，与精囊的排泄管汇合成射精管（图 7-1、图 7-7）。

射精管（ejaculatory duct）长约 2 cm，穿前列腺实质，开口于尿道的前列腺部。

精索（spermatic cord）是一对柔韧的圆索状结构，由腹股沟管腹环，经腹股沟管，延至睾丸上端。精索的主要结构是输精管、睾丸动脉和蔓状静脉丛，此外还有输精管动静脉、神经丛、淋巴管和鞘韧带等。自浅环以下，精索表面包有三层被膜，从内向外为精索内筋膜、提睾肌和精索外筋膜。

（四）附属腺体

1. 精囊　**精囊**（seminal vesicle）又称**精囊腺**，为一对长椭圆形的囊状器官，位于膀胱底的后方，输精管壶腹的外侧，其排泄管与输精管末端合成射精管。精囊分泌的液体组成精液的一部分（图 7-7）。

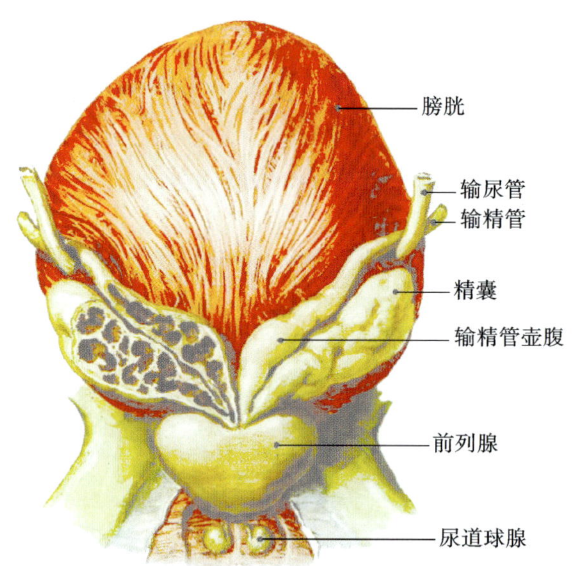

图 7-7　前列腺、精囊腺及尿道球腺后面观

2. 前列腺　**前列腺**（prostate）是不成对的实质性器官，由腺组织和平滑肌组织构成。前列腺表面包有筋膜鞘，称前列腺囊。前列腺的分泌物是精液的主要成分（图 7-7）。

（1）位置与形态　前列腺位于膀胱颈与尿生殖膈之间，形似栗子，质硬而呈灰红色。上端宽大，称**前列腺底**，邻接膀胱颈；下端尖细，称**前列腺尖**，与尿生殖膈相邻；底与尖之间的部分称**前列腺体**。前列腺后面较平坦，在正中线上有一纵行浅沟，称**前列腺沟**，活体直肠指诊可扪及此沟。尿道于腺底穿入，由腺尖穿出。近底的后缘处，有一对射精管穿入，开口于尿道前列腺部的后壁上。

（2）分叶　前列腺可分五个叶，即前叶、中叶、后叶和左、右两侧叶。前叶很小，位于尿道前方；中叶呈楔形，位于尿道与射精管之间；两侧叶紧贴尿道的侧壁；后叶位于两侧叶的后方（图 7-8）。

知识链接

前列腺增生

前列腺增生又称前列腺肥大，是老年男性常见的一种慢性疾病，亦是泌尿外科的常见病之一。直肠指诊为前列腺增生最简易和必须进行的检查方法，前列腺增生时，其质地较

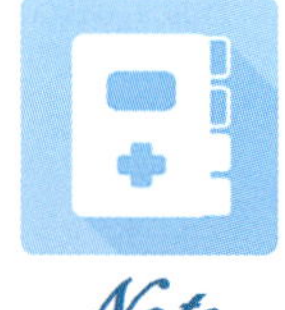
Note

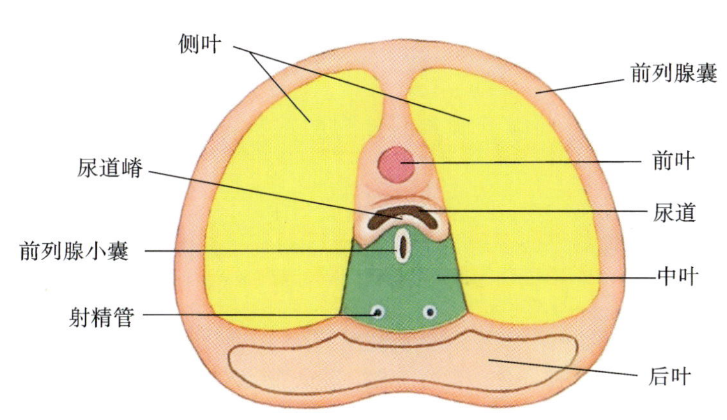

图 7-8 前列腺的分叶

硬，表面光滑，前列腺沟变浅或消失。

3. 尿道球腺 **尿道球腺**(bulbourethral gland)是一对豌豆大小的球形腺体，位于会阴深横肌内。尿道球腺的排泄管细长，开口于尿道球部(图 7-7)。

精液由输精管道及附属腺体，特别是前列腺和精囊的分泌物组成，内含大量精子，呈乳白色，弱嗜碱性，适于精子生存和活动。成人一次射精 2～5 mL，含精子 2 亿～5 亿个。

二、男性外生殖器

(一) 阴囊

阴囊(scrotum)为一皮肤囊袋，位于阴茎的后下方。阴囊皮肤薄而柔软，有少量阴毛，色素沉着明显。阴囊壁由皮肤和肉膜组成。**肉膜**(dartos coat)是阴囊的浅筋膜，含有平滑肌。平滑肌可随外界温度变化而反射性舒缩，以调节阴囊内的温度，有利于精子的发育。肉膜在正中线向深部发出阴囊中隔，将阴囊腔分为左、右两部，分别容纳两侧的睾丸和附睾(图 7-9)。

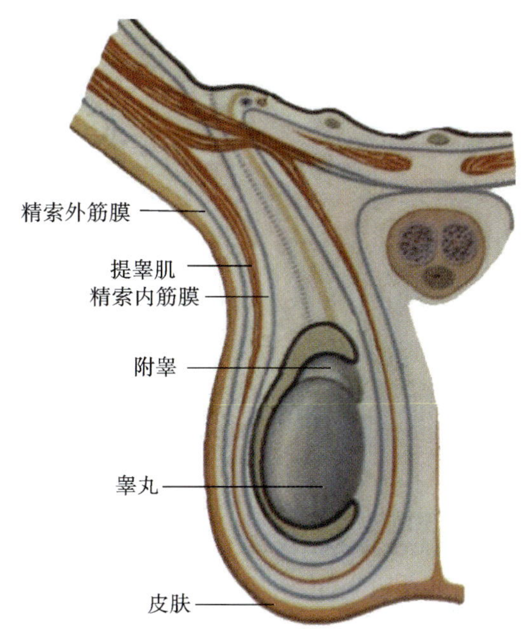

图 7-9 阴囊结构及其内容模式图

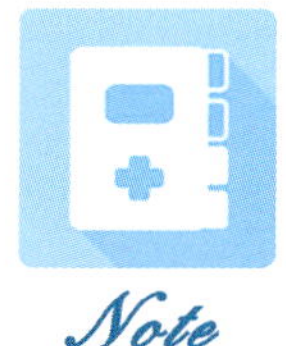

（二）阴茎

阴茎（penis）可分为头、体和根三部分（图 7-10）。后端为阴茎根，附于耻骨下支和坐骨支。中部为阴茎体，呈圆柱形。阴茎前端的膨大部分为阴茎头，头的尖端有呈矢状位的尿道外口，头后缩细的部分为阴茎颈。

阴茎由两个阴茎海绵体和一个尿道海绵体组成（图 7-11），外面包以筋膜和皮肤。**尿道海绵体**（cavernous body of urethra）位于阴茎海绵体的腹侧，尿道贯穿其全长。中部呈圆柱形，前端膨大为阴茎头，后端膨大，称**尿道球**（bulb of urethra），位于两阴茎脚之间，固定在尿生殖膈的下面。**阴茎海绵体**（cavernous body of penis）为两端细的圆柱体，左、右各一，位于阴茎的背侧。左、右两者紧密结合，向前延伸，尖端变细，嵌入阴茎头后面的凹陷内。阴茎海绵体的后端左、右分离，称**阴茎脚**，分别附于两侧的耻骨下支和坐骨支。三个海绵体外面共同包有阴茎深、浅筋膜和皮肤。阴茎皮肤自颈处向前反折游离，形成包绕阴茎头的双层环形皮肤皱襞，称**阴茎包皮**（prepuce of penis）。阴茎头腹侧中线上，连于尿道外口下端与包皮之间的皮肤皱襞，称**包皮系带**（frenulum of prepuce）。

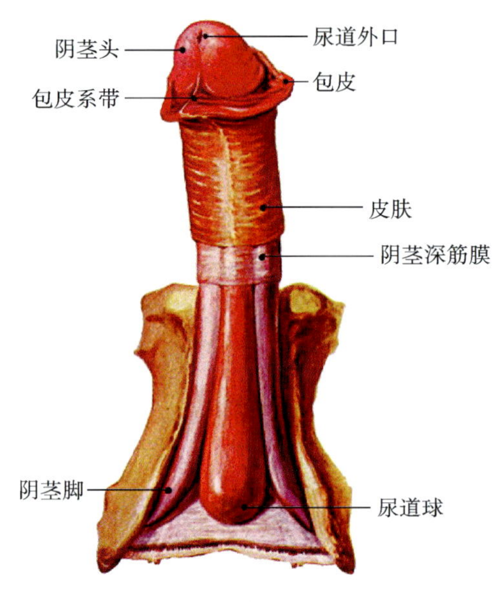

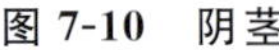
图 7-10 阴茎

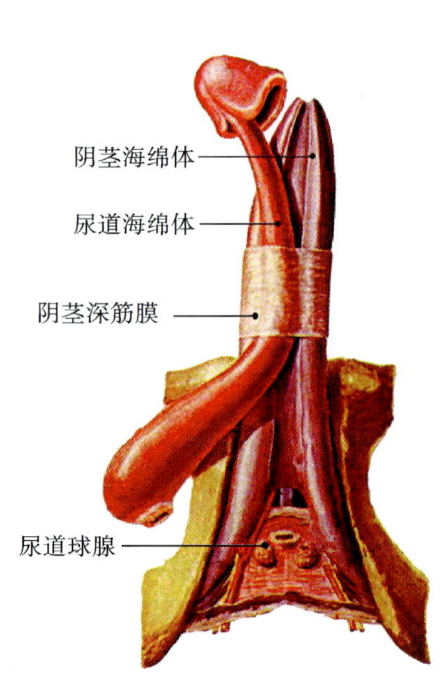

图 7-11 阴茎海绵体

知识链接

包皮过长与包茎

正常人成年男性包皮只包被阴茎颈和少部分阴茎头，大部分阴茎头显露于外。如包皮盖住整个阴茎头和尿道外口，且能够上翻显露尿道外口和阴茎头，称包皮过长。如包皮口过小，不能上翻显露阴茎头则称为包茎。包皮过长者和包茎者都应在儿童时期尽早手术切除过长的包皮，以免诱发炎症甚至肿瘤。

三、男性尿道

男性尿道（male urethra）起自膀胱的尿道内口，止于尿道外口，长 16～22 cm，管径平均为 0.5～0.7 cm，全长分为**前列腺部**、**膜部**和**海绵体部**（图 7-12）。前列腺部是从尿道内口开始，穿

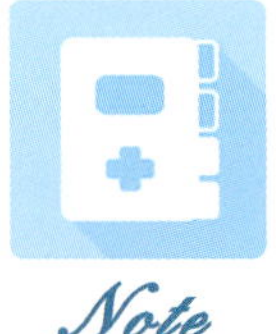
Note

经前列腺实质的部分，此部有射精管和前列腺排泄管的开口。膜部是穿经尿生殖膈的部分，此部短而狭窄。海绵体部是通过尿道海绵体的部分，此部长而弯曲，粗细不等。临床上将前列腺部和膜部合称**后尿道**，将海绵体部称为**前尿道**。

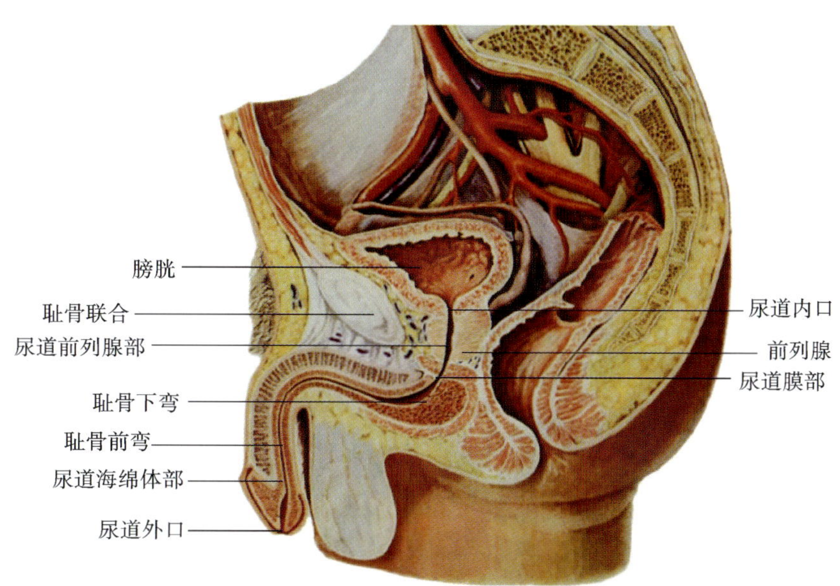

图 7-12 男性盆腔正中矢状切面

尿道在行径中粗细不一，有三个"狭窄"、三个"扩大"和两个"弯曲"。三个狭窄分别是尿道内口、膜部和尿道外口。三个扩大是前列腺部、尿道球部和**舟状窝**。两个弯曲分别为耻骨下弯和耻骨前弯。**耻骨下弯**在耻骨联合下方，凹向前上，位于尿道前列腺部、膜部和海绵体部的起始部，此弯曲恒定无变化；**耻骨前弯**在耻骨联合的前下方，凹向后下，位于阴茎根和体之间，如将阴茎向上提起，此弯曲可以消失，便于向尿道插入导尿管或检查器械。

第二节 女性生殖系统

女性内生殖器由生殖腺（卵巢）、输卵管道（输卵管、子宫、阴道）和附属腺（前庭大腺）组成。外生殖器即女阴（图 7-13）。

一、女性内生殖器

（一）卵巢

卵巢是女性的生殖腺，具有排卵和分泌女性激素的功能。

1. 卵巢的位置和形态 **卵巢**（ovary）位于盆侧壁的卵巢窝内，即髂内、外动脉起始部间的夹角处（图 7-13、图 7-14），为扁卵圆形的实质性器官，左、右各一。卵巢分内、外侧两面，上、下两端及前、后两缘。内侧面朝向盆腔，外侧面贴于盆腔侧壁。上端邻接输卵管伞，下端指向子宫。后缘游离，前缘有**卵巢系膜**连于子宫阔韧带。卵巢借上端的**卵巢悬韧带**连于盆腔侧壁，该韧带内也有神经和血管；下端借**卵巢固有韧带**连于子宫底。

卵巢的大小和形态随年龄的增长而变化，幼儿的卵巢较小，表面光滑。成年后卵巢增大，由于每次排卵均在卵巢表面留有瘢痕而显得凹凸不平。更年期后卵巢萎缩变小。

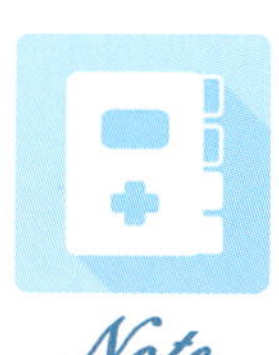
Note

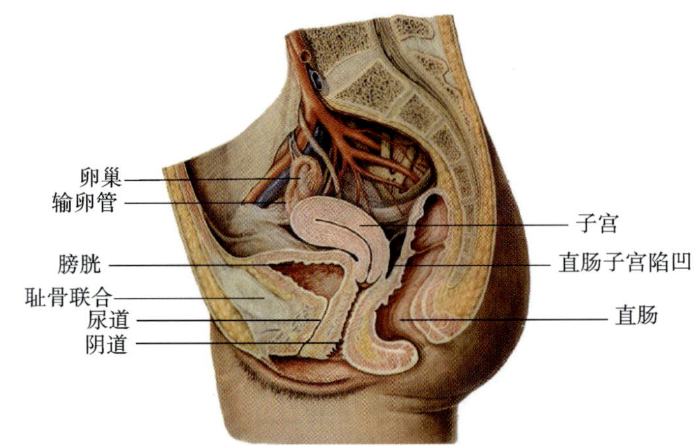

图 7-13　女性盆腔正中矢状切面

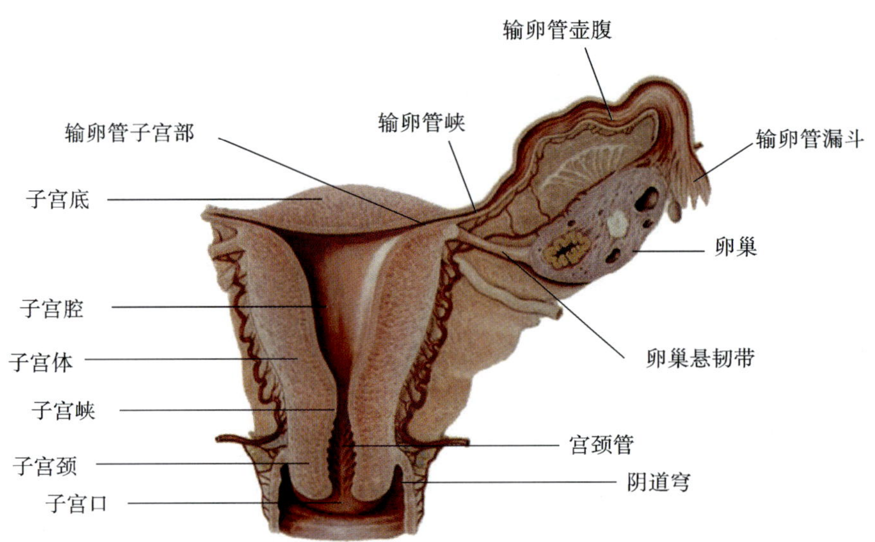

图 7-14　女性内生殖器

2. 卵巢的组织结构　卵巢表面覆盖一层单层扁平上皮或单层立方上皮，上皮深面为一薄层致密结缔组织，即**白膜**。卵巢外周部分为**皮质**，中央为**髓质**。皮质较厚，含有不同发育阶段的卵泡、黄体和退变的闭锁卵泡；髓质为疏松结缔组织，含有丰富的血管和淋巴管。

1）卵泡发育　卵泡由位于中央的一个**卵母细胞**和周围的多个**卵泡细胞**构成。卵泡发育经过四个阶段：原始卵泡、初级卵泡、次级卵泡、成熟卵泡（图 7-15）。初级卵泡和次级卵泡合称为生长卵泡。

（1）原始卵泡　位于皮质浅层，体积小，数量最多。中央有一个**初级卵母细胞**，周围为单层扁平的卵泡细胞。

（2）**初级卵泡**（primary follicle）　为开始生长到出现卵泡腔之前的卵泡。初级卵泡的主要变化：①卵泡细胞生长，由单层扁平上皮变为单层立方或柱状上皮，由单层变为多层，此时的卵泡细胞称颗粒细胞；②初级卵母细胞体积增大，但仍然处于第一次成熟分裂前期；③在卵母细胞表面和卵泡细胞之间出现一层较厚的均匀的嗜酸性膜，称**透明带**，它是初级卵母细胞和卵泡细胞共同分泌的物质；④初级卵母细胞周围的结缔组织逐渐分化成**卵泡膜**，但与周围的结缔组织无明显分界。

（3）**次级卵泡**（secondary follicle）的主要变化　①卵泡腔的形成，颗粒细胞之间出现一些腔隙，开始时大小不等，最后融合成一个较大的卵泡腔，其内充满卵泡液，对卵细胞有营养作

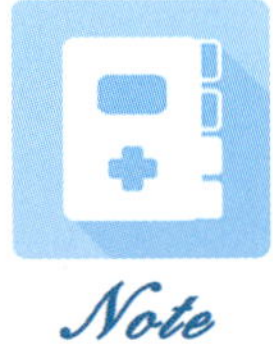

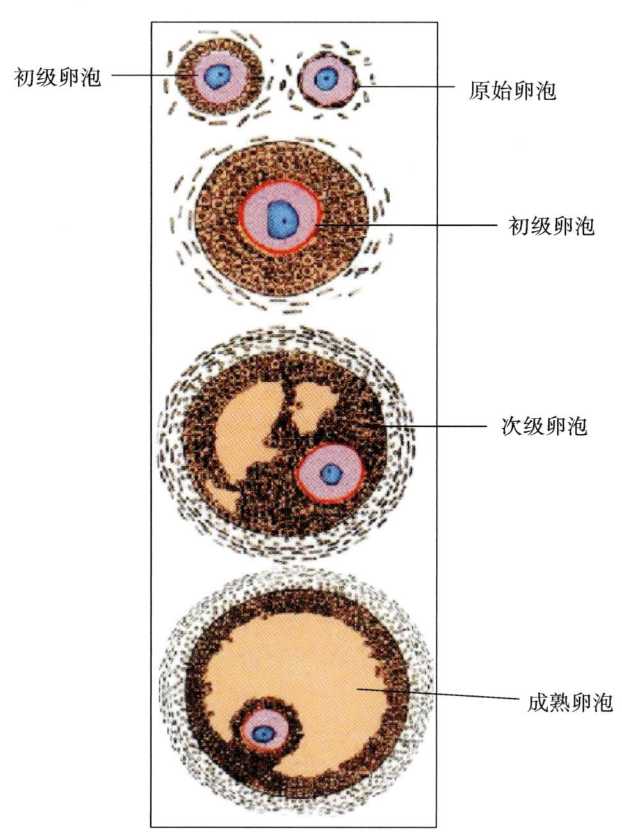

图 7-15 卵泡发育模式图

用；②卵丘的形成，由于卵泡液不断增多，卵泡腔不断扩大，将初级卵母细胞及周围的一些颗粒细胞挤到卵泡腔的一侧，形成凸入卵泡腔的丘状隆起，称**卵丘**；③放射冠的形成，紧靠透明带表面的一层颗粒细胞，增大变成柱状，呈放射状排列，这层细胞称**放射冠**；④颗粒层的形成，除初级卵母细胞周围的卵泡细胞外，其余的卵泡细胞密集，层数增多构成卵泡壁，称颗粒层；⑤卵泡膜的形成，随着卵泡的增大，卵泡膜更加明显，可分内、外两层。

(4) 成熟卵泡 为卵泡发育的最后阶段，体积增大，向卵巢表面突出，此时卵泡细胞数目不再增多，主要是卵泡液的增多。在排卵前 36～48 h，初级卵母细胞完成第一次成熟分裂，形成次级卵母细胞和一个第一极体。第一极体很小，位于次级卵母细胞和透明带之间的空隙内。

2) 排卵 随着卵泡液的增多，成熟卵泡体积越来越大，最终破裂，次级卵母细胞连同第一极体、透明带、放射冠与卵泡液一起由卵巢内排入腹膜腔的过程称排卵(图 7-16)。排卵时间为月经周期的第 14 天左右，一般两侧卵巢交替排卵。排卵后，若在 24 h 内不受精，次级卵母细胞即退化；若与精子相遇受精，次级卵母细胞即完成第二次成熟分裂，形成一个**成熟卵细胞**和一个**第二极体**。卵细胞经过两次成熟分裂，染色体减半，从二倍体细胞(46，XX)变为单倍体细胞(23，X)。

3) 黄体 排卵后，残留的颗粒细胞连同卵泡膜和血管一起向卵泡腔内塌陷，在垂体分泌的黄体生成素的作用下，逐渐演化成富含血管的内分泌细胞团，新鲜时呈黄色，称为**黄体**(图 7-16)。黄体可分泌孕激素和雌激素。孕激素有促进子宫内膜增生、子宫腺分泌和乳腺发育等功能；雌激素可促进女性生殖器官的发育，维持女性的第二性征和正常的性功能。

黄体的发育取决于排出的卵是否受精。若未受精，黄体仅维持两周即退化，称**月经黄体**。若受精，可维持 6 个月，称**妊娠黄体**。两种黄体最终都退化，逐渐被结缔组织所取代，形成瘢痕组织，称为**白体**。

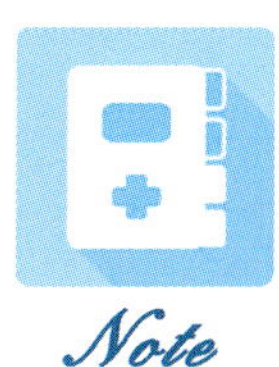

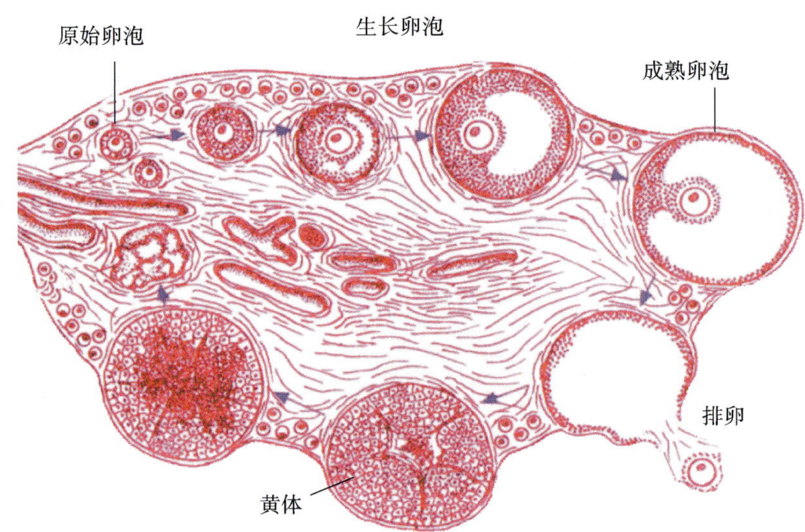

图 7-16 卵巢的结构模式图

4）闭锁卵泡 青春期开始时，两侧卵巢约有 4 万个原始卵泡。进入青春期后，在垂体分泌的促性腺激素作用下，原始卵泡陆续开始发育，但每个月一般仅有一个卵泡发育成熟，并排卵，女性一生排卵 400～500 个，其余 99%的卵泡在发育不同阶段先后退化，退化后的卵泡称**闭锁卵泡**。

（二）输卵管

输卵管(uterine tuba)为一对细长弯曲的肌性管道，长 10～12 cm，连于子宫底两侧，大部分包在子宫阔韧带上缘内。输卵管全长由外侧向内侧可分为四部分(图 7-14)。

(1) 输卵管漏斗部为输卵管的外侧端，形似漏斗，漏斗中央有**输卵管腹腔口**，与腹膜腔相通。口的周缘有许多指状突起，称**输卵管伞**，是手术时识别输卵管的重要标志。

(2) 输卵管壶腹部位于漏斗部的内侧，管径粗而弯曲，呈壶腹状，约占输卵管全长的 2/3，一般在此部位受精。

(3) 输卵管峡部贴近子宫壁，短、细而直，管腔狭窄，输卵管结扎术多在此处进行。

(4) 输卵管子宫部位于子宫壁内的部分，以**输卵管子宫口**通子宫腔。

知识链接

输卵管结扎

输卵管结扎是常见的女性绝育手术。术中必须迅速准确地寻找输卵管。可沿子宫角向外侧寻找输卵管，确定输卵管的标志是输卵管伞。寻找输卵管时，必须与卵巢固有韧带和子宫圆韧带区分，前者连于卵巢与子宫之间，后者则在子宫阔韧带前层内，并走向前外侧。

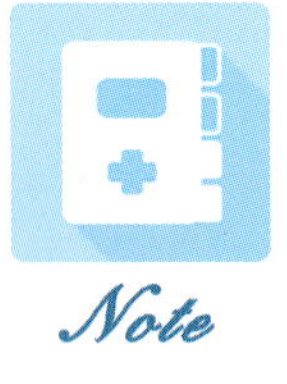

（三）子宫

1. 子宫的形态和分部 成人**子宫**(uterus)呈前后略扁的倒置梨形，可分为底、体、颈三部分。**子宫底**(fundus of uterus)为两侧输卵管子宫口以上的部分，下部变细呈圆柱状称**子宫颈**

(neck of uterus),底和颈之间的部分称**子宫体**(body of uterus)。子宫颈又分突入阴道内的**子宫颈阴道部**和其上方的**子宫颈阴道上部**两部分。子宫体与子宫颈阴道上部之间的稍细部分,称**子宫峡**(isthmus of uterus),长约 1 cm。在非妊娠期此部不明显,在妊娠期子宫峡逐渐扩张伸长至 7～11 cm,形成**子宫下段**,产科常在此部进行剖宫取胎(图 7-14)。

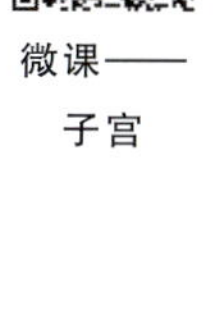

微课——子宫

子宫内腔狭窄,分为上、下两部。上部位于子宫体内,称**子宫腔**;下部在子宫颈内,称**子宫颈管**。子宫腔的冠状切面呈三角形,底在上,其两侧角有输卵管子宫口;尖在下,通向子宫颈管。子宫颈管上口通子宫腔;下口称**子宫口**,通向阴道。

2. 子宫的位置 子宫位于盆腔中部,在膀胱与直肠之间。成年女性的子宫,呈轻度前倾前屈位。**前倾**是指子宫向前倾倒,子宫长轴与阴道之间形成向前开放的钝角;**前屈**是指子宫颈与体之间形成的一个向前开放的夹角(图 7-17)。子宫上端位于骨盆上口平面以下,子宫下端不低于坐骨棘。

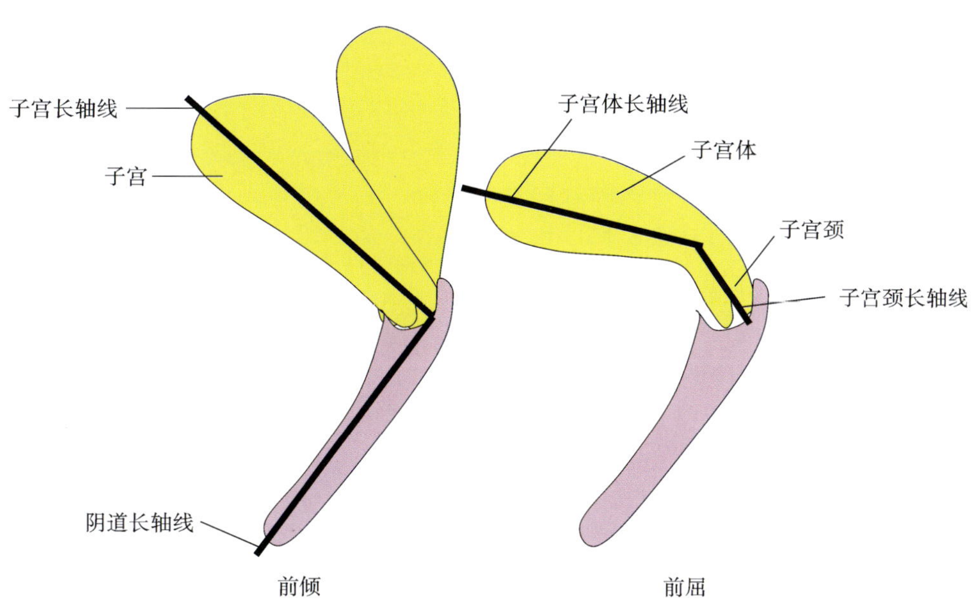

图 7-17 子宫前倾、前屈位示意图

3. 子宫的固定装置 维持子宫正常位置的韧带如下(图 7-14、图 7-18)。

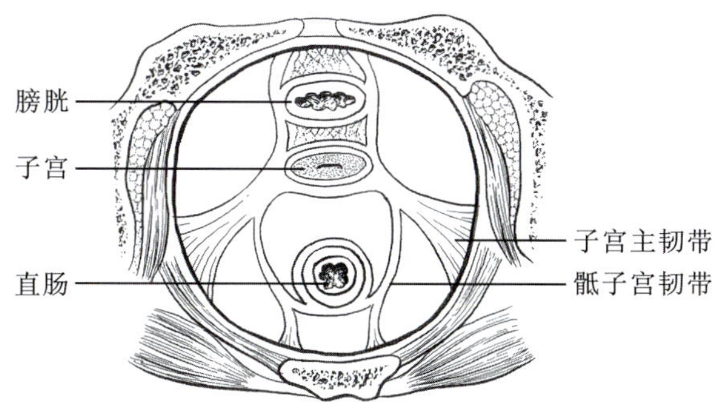

图 7-18 女性盆底的韧带

(1) 子宫阔韧带 子宫前、后面的脏腹膜在子宫外侧缘移行为双层腹膜皱襞,向外延伸到骨盆侧壁,为子宫阔韧带。其内包裹卵巢、输卵管、子宫圆韧带、血管、神经和淋巴管等。子宫阔韧带的作用是防止子宫向两侧移位。

(2) 子宫圆韧带 是一对长条形的圆索,由平滑肌和结缔组织构成。起自子宫侧缘输卵

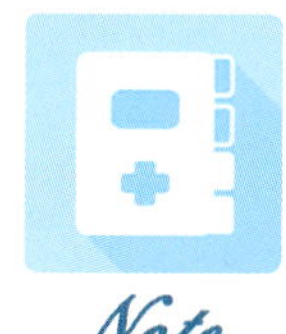
Note

管子宫口的前下方，沿子宫阔韧带两层之间，穿经腹股沟管，止于阴阜和大阴唇皮下，其作用是维持子宫前倾位。

(3) 子宫主韧带　由结缔组织和平滑肌构成，位于子宫阔韧带下部，自子宫颈两侧连至骨盆侧壁，其主要作用是固定子宫颈，防止子宫脱垂。

(4) 骶子宫韧带　由结缔组织和平滑肌构成，起自子宫颈后面，向后绕过直肠，附着于骶骨前面。此韧带牵引子宫颈向后上，有维持子宫前屈的作用。

除上述韧带外，盆底肌和子宫周围的结缔组织对子宫的固定也起很大作用。

4. 子宫壁的组织结构　子宫为肌性器官，由外向内分为外膜、肌层和内膜三层(图 7-19)。

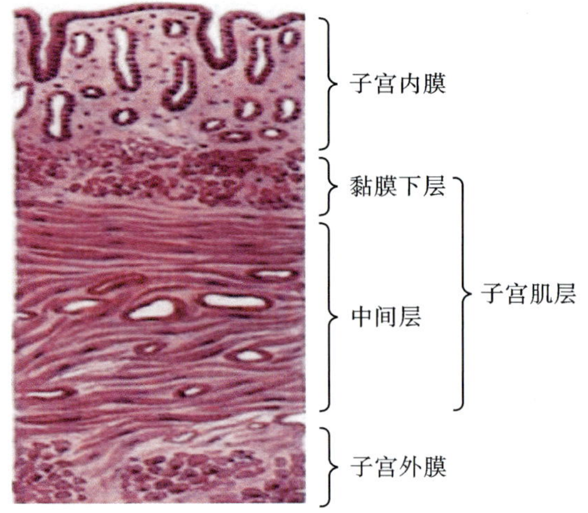

图 7-19　子宫壁

(1) 外膜　子宫的外膜于底部和体部为浆膜，其余部分为纤维膜。

(2) 肌层　肌层甚厚，由成束的平滑肌纤维组成，各层间肌纤维互相交织。妊娠时肌纤维增生肥大，分娩后平滑肌纤维可逐渐变小，恢复原状。

(3) 内膜　子宫内膜由上皮和固有层组成。子宫内膜可分为功能层和基底层。**功能层**位于浅层，自青春期起在卵巢激素的作用下发生周期性剥脱和出血；**基底层**位于深层，较薄，不参与月经形成，能增生修复功能层。

① 上皮为单层柱状上皮，有分泌细胞和纤毛细胞两种细胞，以分泌细胞为主。在子宫颈外口移行为复层扁平上皮，交界处是肿瘤的好发部位。

② 固有层由疏松结缔组织构成，内有子宫腺、丰富的血管。内膜上皮向固有层内陷形成许多单管腺，称**子宫腺**。子宫动脉进入子宫壁后，有较多的分支进入内膜，在基底层发出短而直的小动脉。分支到功能层时，小动脉呈螺旋状，称螺旋动脉。此动脉一直走向内膜浅表，形成毛细血管网和较大的窦状毛细血管。螺旋动脉可随月经周期而变化。

5. 子宫内膜的周期性变化　子宫内膜的周期性变化及其与卵巢周期性变化的关系如图 7-20 所示。

从青春期开始，子宫内膜功能层在卵巢分泌激素的影响下，出现周期性变化，每 28 天左右发生一次内膜剥脱、出血、修复和增生，称为**月经周期**。每个月经周期一般是从月经第一天起至下次月经来潮前一天止。子宫内膜的周期性变化一般分为三期，即月经期、增生期和分泌期。

(1) 月经期　月经周期的第 1～4 天为月经期。此时卵巢的黄体退化，体内孕激素和雌激素含量骤然下降，螺旋动脉先持续痉挛使子宫内膜功能层缺血缺氧，引起组织坏死；继而由于坏死组织的刺激作用，螺旋动脉突然扩张，导致毛细血管破裂出血。血液与坏死的内膜组织等一起剥落并经阴道排出，即为月经，故此期称月经期。

(2) 增生期　月经周期的第 5～14 天为增生期。此期的卵巢有若干卵泡生长，在卵泡分泌的雌激素作用下，子宫内膜发生增生性变化，子宫内膜逐渐增厚，螺旋动脉伸长并盘曲成螺旋状，子宫腺增长并弯曲。

(3) 分泌期　月经周期的第 15～28 天为分泌期。此期卵巢已经排卵，黄体形成。在黄体分泌的孕激素和雌激素作用下，子宫内膜继续增厚，故又称**黄体期**。若未受精，黄体退化，孕激素和雌激素水平下降，内膜脱落转入月经期。

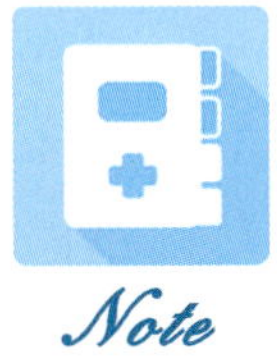
Note

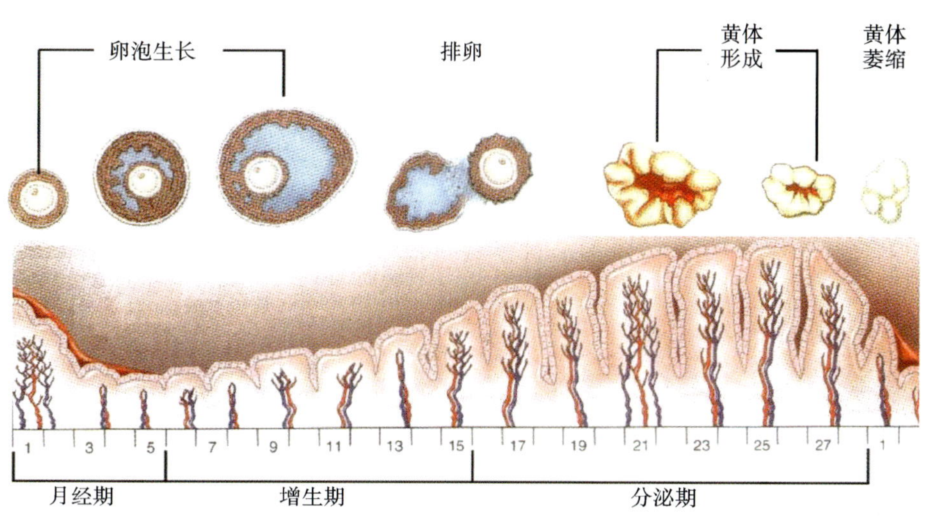

图 7-20　子宫内膜的周期性变化及其与卵巢周期性变化的关系

（四）阴道

阴道(vagina)为前、后略扁的肌性管道，连接子宫和外生殖器，是女性的交接器官。阴道上端围绕子宫颈阴道部，形成一个环形间隙，称**阴道穹**。阴道穹分为前部、后部和两个侧部，其中后部最深。**阴道后穹**与直肠子宫陷凹相邻，仅隔一层腹膜和阴道壁，临床上可经阴道穹后部，向直肠子宫陷凹穿刺抽取其内的积液做诊断。阴道的下端开口于阴道前庭，称**阴道口**，处女的阴道口周缘有环形或半月形的**处女膜**。阴道前方邻膀胱底和尿道，后方邻直肠。阴道具有较大的伸展性，分娩时高度扩张，是胎儿娩出的通道。

（五）前庭大腺

前庭大腺(greater vestibular gland)相当于男性的尿道球腺，形如豌豆，位于阴道口的两侧，前庭球后端的后方，导管开口于阴道前庭。

二、女性外生殖器

女性外生殖器又称女阴，包括如下结构(图 7-21)。

(1) 阴阜　为耻骨联合前方的皮肤隆起，皮下脂肪丰富，皮肤生有阴毛。

(2) 大阴唇　位于阴道口和尿道口两侧的两对纵长皮肤皱襞。

(3) 小阴唇　小阴唇位于大阴唇内侧，较大阴唇薄、小而光滑。

(4) 阴道前庭　位于两侧小阴唇之间，在此区内，前有尿道外口，后有阴道口。

(5) 阴蒂　阴蒂为海绵状结构，位于尿道外口的前面，表面覆以阴蒂包皮。

(6) 前庭球　相当于男性的尿道海绵体，呈蹄铁形，可分为中间部和两个外侧部；外侧部较大，位于大阴唇皮下；中间部细小，位于尿道外口与阴蒂体之间的皮下。

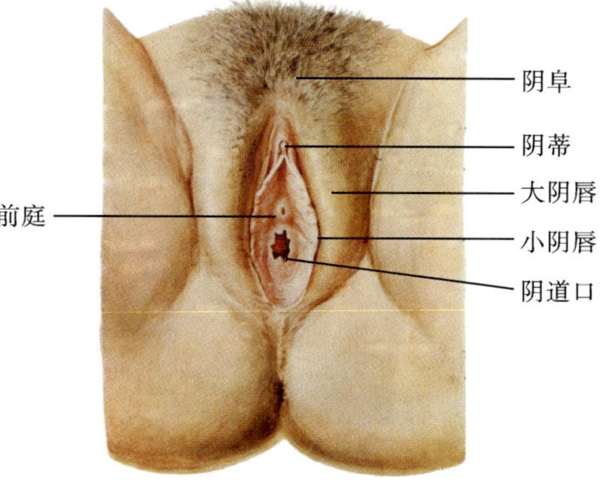

图 7-21　女阴

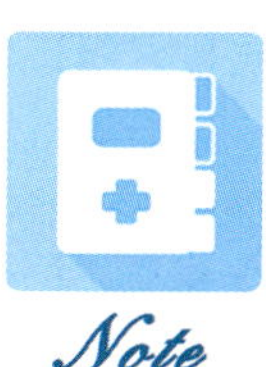

第三节　乳　　房

乳房(breast)为哺乳动物特有的结构。人的乳房为成对器官，男性的不发育，女性乳房于青春期后开始生长发育，妊娠和哺乳期的乳房有分泌活动。

一、乳房的位置

乳房位于胸前部，在胸大肌及其筋膜的表面，上起自第 2～3 肋，下至第 6～7 肋，内侧至胸骨旁线，外侧可达腋中线。未授乳女性的乳头约平第 4 肋间隙或第 5 肋。

二、乳房的形态

成年未产妇的乳房呈半球形，紧张而富有弹性，乳房的中央有乳头，其顶端有输乳管的开口。乳头周围颜色较深的环形区域称乳晕，其深面有**乳晕腺**，可分泌脂性物质润滑乳头(图 7-22)。

妊娠后期和哺乳期乳腺增生，乳房明显增大。停止哺乳以后，乳腺萎缩变小。老年女性乳房萎缩更加明显。

三、乳房的结构

乳房由皮肤、乳腺、脂肪组织和纤维组织构成。脂肪组织主要位于皮下，纤维组织包绕乳腺，并有纤维隔伸入乳腺之间，将乳腺分为 15～20 个**乳腺叶**。每一乳腺叶有一排泄管，称**输乳管**。输乳管在近乳头处膨大，称**输乳管窦**，其末端变细开口于乳头。由于乳腺叶和输乳管围绕乳头呈放射状排列，乳房手术时应尽量做放射状切口，以减少对乳腺叶和输乳管的损伤。乳房皮肤与乳腺深面的胸筋膜之间，连有许多纤维组织小束，称**乳房悬韧带**(Cooper ligament)，对乳房起固定作用(图 7-23)。

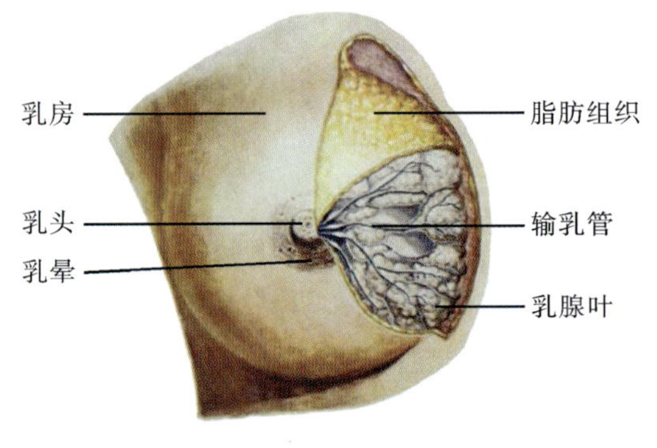

图 7-22　乳房

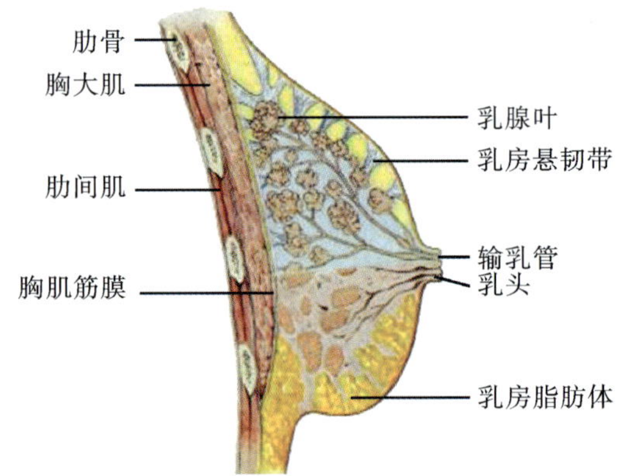

图 7-23　女性乳房的矢状切面

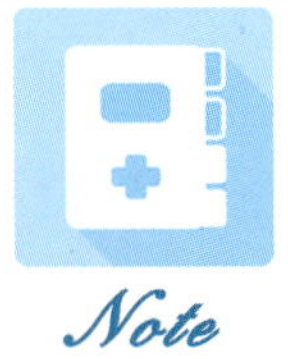

知识链接

乳腺癌早期症状

若乳房内触及蚕豆大小的肿块，较硬，可活动，应尽早确诊是否患有乳腺癌。早期乳腺癌的癌细胞可侵蚀乳房悬韧带，使其变短，牵拉皮肤，使乳房皮肤有轻度的凹陷(临床上称“酒窝征”)。如果癌细胞侵蚀乳房内的淋巴管,淋巴回流受阻,癌肿表面皮肤会呈橘皮状外观,癌肿表面还可见皮下静脉曲张。

第四节 会 阴

会阴有狭义和广义之分。临床上常将肛门与外生殖器之间的区域称为会阴,这是狭义的会阴,又称**产科会阴**,妇女分娩时应注意保护此区,以免造成会阴撕裂。广义的会阴是指盆膈以下封闭骨盆下口的全部软组织。其境界呈菱形,与骨盆下口一致,前方为耻骨联合下缘,后方为尾骨尖,两侧界为耻骨下支、坐骨支、坐骨结节和骶结节韧带。两侧坐骨结节前缘的连线将会阴分为前部的**尿生殖三角**(**尿生殖区**)和后部的**肛门三角**(**肛区**)两个区。前者在男性有尿道通过,女性则有尿道和阴道通过;后者有肛管通过(图 7-24)。

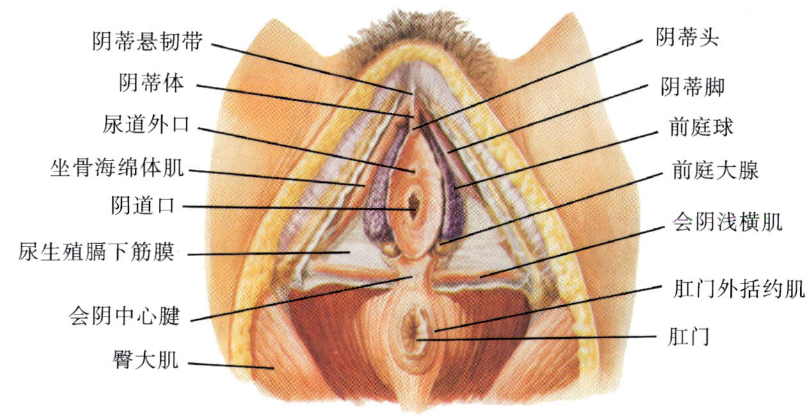

图 7-24 会阴

小 结

生殖系统包括男性生殖系统和女性生殖系统。男、女性生殖系统都可分为内生殖器和外生殖器两部分。

男性生殖系统的内生殖器由睾丸、附睾、输精管、射精管和男性尿道、精囊、前列腺和尿道球腺组成;外生殖器包括阴囊和阴茎。其中睾丸的主要功能是产生精子和分泌雄激素;附睾储存精子并促进精子进一步成熟;输精管、射精管和尿道的主要功能是输送精子;精囊、前列腺和尿道球腺分泌液体参与精液的组成。此外,男性尿道分为前列腺部、膜部和海绵体部三部分,有三个“狭窄”、三个“扩大”和两个“弯曲”,兼有排尿和排精的作用。

女性生殖系统的内生殖器由卵巢、输卵管、子宫、阴道、前庭大腺组成;外生殖器即女阴,包括阴阜、大阴唇、小阴唇、阴道前庭、阴蒂和前庭球。其中卵巢的主要功能是产生卵子和分泌女性激素;输卵管、子宫和阴道为输卵管道。此外,子宫为受精卵着床、发育的主要器官;阴道为排出月经和娩出胎儿的管道。受激素的影响,女性的乳房发育体现了第二性征。

会阴有狭义和广义之分。狭义的会阴专指产科会阴,是肛门与外生殖器之间的狭窄区域;广义的会阴指封闭骨盆下口的所有软组织。

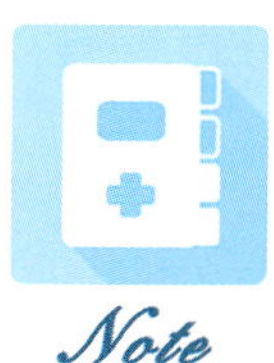

能力检测

实验指导

Note

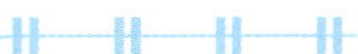

第八章 腹　　膜

本章课件

学习目标

掌握　腹膜和腹膜腔的概念；腹膜与腹、盆腔脏器的关系；腹膜陷凹的名称和位置。
熟悉　小网膜的位置与分部；大网膜的位置与构成；网膜囊和网膜孔的位置。
了解　各系膜的名称、位置；肝、脾和胃的韧带名称和位置。

一、概述

腹膜(peritoneum)是一层薄而光滑的浆膜，由间皮及少量结缔组织构成，是全身面积最大、配布最复杂的浆膜。腹膜衬于腹、盆腔壁内表面的部分称**壁腹膜**(parietal peritoneum)或腹膜壁层；盖于腹、盆腔脏器表面的部分称**脏腹膜**(visceral peritoneum)或腹膜脏层。脏腹膜与壁腹膜互相延续、移行，共同围成不规则的潜在性腔隙，称**腹膜腔**(peritoneal cavity)，腔内含有的少量浆液起润滑作用。男性腹膜腔为一密闭的腔隙；女性腹膜腔则借输卵管腹腔口经输卵管、子宫、阴道与外界相通(图 8-1)。

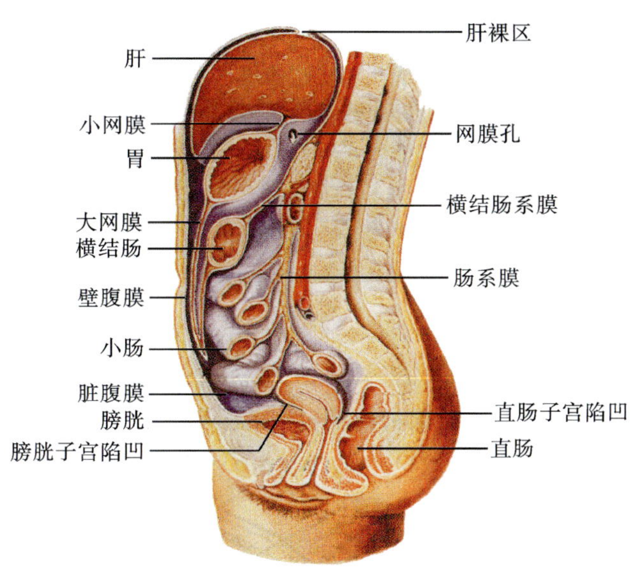

图 8-1　腹膜腔矢状面模式图(女性)

腹膜具有分泌、吸收、保护、支持、防御和修复等功能：①腹膜分泌少量浆液(正常情况下

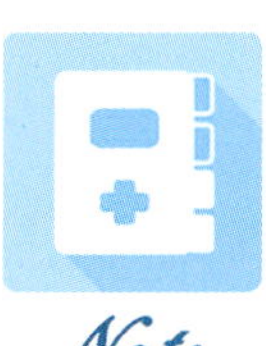

Note

100～200 mL)，起润滑和减少脏器间摩擦的作用；②腹膜可吸收腹膜腔内的液体和空气等，一般认为腹上部的腹膜吸收能力较强，故临床上对腹膜炎或手术后的患者多采取半卧位，使炎性渗出液或脓液流向下腹部，以延缓腹膜对积液毒素的吸收；③腹膜形成的韧带、系膜等结构对脏器有支持和固定作用；④腹膜具有防御功能，所分泌的浆液中含有大量的巨噬细胞，可吞噬细菌和有害物质；⑤腹膜有较强的修复和再生能力，所分泌的浆液中含有纤维素，其粘连作用可促进伤口的愈合和炎症的局限化。

知识链接

腹膜腔穿刺术的应用

腹膜腔穿刺术常用于检查腹膜腔积液的性质，协助确定病因；抽出腹水，减轻压迫症状；向腹膜腔内注入药物等。下腹部正中旁穿刺点的穿经层次为皮肤、浅筋膜、腹白线或腹直肌内缘、腹横筋膜、腹膜外脂肪、壁腹膜；左下腹部穿刺点和卧侧位穿刺点的穿经层次为皮肤、浅筋膜、腹外斜肌、腹内斜肌、腹横肌、腹横筋膜、腹膜外脂肪、壁腹膜。

二、腹膜与腹、盆腔脏器的关系

根据腹膜覆盖脏器表面的程度不同，腹、盆腔脏器可分为三类，即腹膜内位器官、腹膜间位器官和腹膜外位器官(图 8-2)。

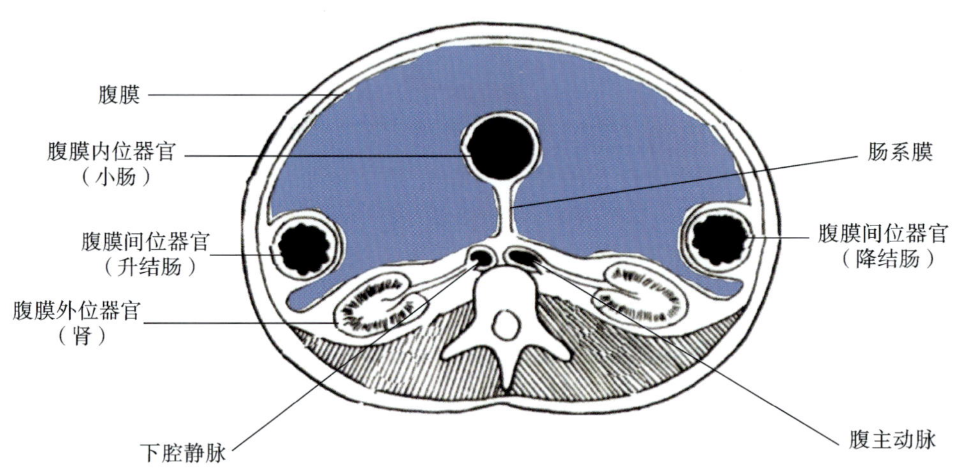

图 8-2 腹膜与腹、盆腔脏器的关系示意图(水平切面)

(一) 腹膜内位器官

腹膜内位器官是指器官表面均被腹膜所覆盖的器官，如胃、十二指肠上部、空肠、回肠、盲肠、阑尾、横结肠、乙状结肠、脾、卵巢和输卵管等。

(二) 腹膜间位器官

腹膜间位器官是指器官表面大部分被腹膜覆盖的器官，如肝、胆囊、升结肠、降结肠、直肠上段、子宫和充盈的膀胱等。

(三) 腹膜外位器官

腹膜外位器官是指仅一面被腹膜覆盖，其余面均不覆盖腹膜的器官，如肾，肾上腺，输尿管，胰，十二指肠降部和升部，直肠中、下部和空虚的膀胱等。

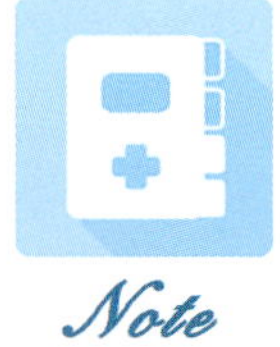
Note

三、腹膜形成的结构

腹膜在器官与腹壁或盆壁之间、器官与器官之间相互移行，其移行部分常形成一些腹膜结构，如网膜、系膜、韧带等。这些腹膜结构不仅对器官起着连接和固定作用，也是血管和神经出入器官的途径。

（一）网膜

网膜(omentum)包括**小网膜**和**大网膜**(图 8-1、图 8-3)。

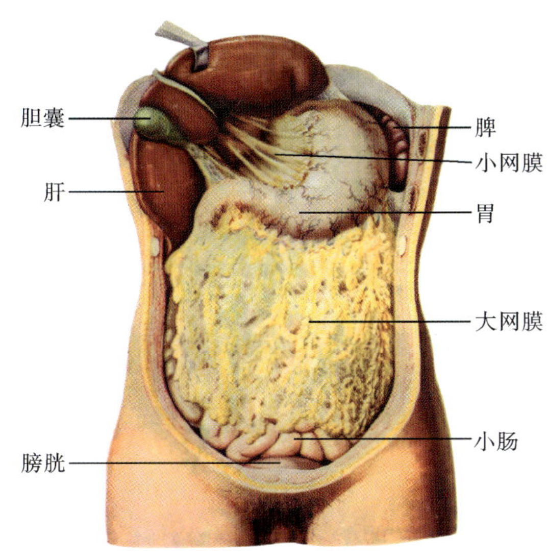

图 8-3 网膜

1. 小网膜(lesser omentum) 小网膜是连于肝门至胃小弯和十二指肠上部之间的双层腹膜结构。其左侧从肝门至胃小弯的部分，称**肝胃韧带**(hepatogastric ligament)，其内含有胃左、右血管，胃左、右淋巴结及胃的神经等；小网膜的右侧连接肝门与十二指肠上部的部分，称**肝十二指肠韧带**(hepatoduodenal ligament)，其内有胆总管、肝固有动脉、肝门静脉通过。小网膜的右缘游离，其后方为**网膜孔**(omental foramen)，经网膜孔可进入网膜囊。

2. 大网膜(greater omentum) 大网膜是连于胃大弯和横结肠之间的腹膜结构，呈围裙状悬垂于横结肠和小肠的前面。大网膜由四层腹膜构成，前两层由胃前、后壁的腹膜自胃大弯和十二指肠上部下垂而成，当下垂至脐平面稍下方即返折向上形成后两层，向上包绕横结肠并与横结肠系膜相续。在成人，四层常已愈合在一起。自胃大弯至横结肠的大网膜前两层称**胃结肠韧带**(gastrocolic ligament)。大网膜内含有丰富的血管、脂肪和巨噬细胞等，其中巨噬细胞具有重要的防御功能。当腹腔脏器有炎症时，大网膜的下垂部分可向病变处移位并将病灶包裹，以限制炎症扩散蔓延，故有"腹腔卫士"之称。小儿的大网膜较短，当遇有下腹部炎症(如阑尾炎穿孔等)时，大网膜就无法使炎症局限，故易形成弥漫性腹膜炎。

3. 网膜囊(omental bursa) 网膜囊是位于小网膜和胃后壁与腹后壁腹膜之间的扁窄间隙(图 8-4)，又称**小腹膜腔**。网膜囊右侧借网膜孔与腹膜腔其余部分相通。网膜囊是腹膜腔的一个盲囊，位置较深。当胃后壁穿孔，早期常局限于囊内，给诊断增加困难。晚期可经网膜孔流到腹膜腔其他部位，引起炎症扩散。

（二）系膜

系膜是将肠管连至腹后壁的双层腹膜结构，其内含有血管、淋巴管、淋巴结及神经等。主要的系膜有肠系膜、阑尾系膜、横结肠系膜和乙状结肠系膜等(图 8-5)。

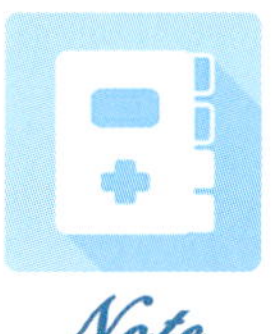

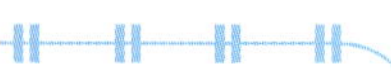

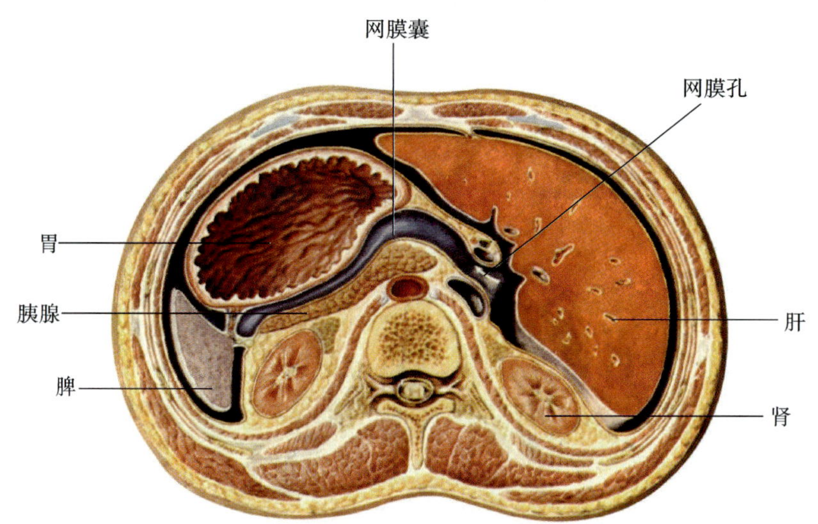

图 8-4 网膜孔与网膜囊

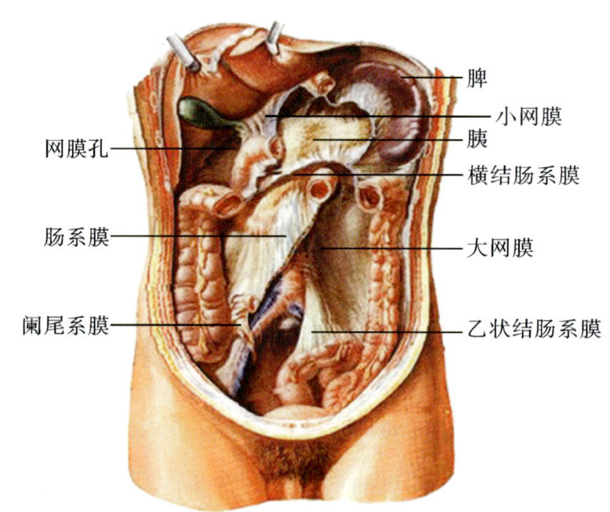

图 8-5 腹膜形成的结构

1. 肠系膜(mesentery) 肠系膜是将空、回肠连于腹后壁的双层腹膜结构,其附着于腹后壁的部分称肠系膜根,长约 15 cm,自第 2 腰椎左侧,斜向右下跨过脊柱及其前方结构,止于右骶髂关节前方。由于肠系膜长而宽阔,因此空、回肠的活动范围较大,容易发生肠扭转、肠套叠等急腹症。

2. 阑尾系膜(mesoappendix) 阑尾系膜呈三角形,将阑尾连于肠系膜下方,阑尾的血管、淋巴管、神经走行于系膜的游离缘内,故阑尾切除时,应从系膜游离缘进行血管结扎。

3. 横结肠系膜(transverse mesocolon) 横结肠系膜是将横结肠连于腹后壁的双层腹膜结构,其根部起自结肠右曲,止于结肠左曲。此系膜内有中结肠血管等。

4. 乙状结肠系膜(sigmoid mesocolon) 乙状结肠系膜是将乙状结肠固定于左下腹部的双层腹膜结构,其根部附着于左髂窝和骨盆左后壁。此系膜较长,故乙状结肠活动度较大,易发生系膜扭转,以儿童较常见。此系膜内有乙状结肠血管和直肠上血管等。

(三) 韧带

韧带是连于腹、盆壁与器官之间或连接相邻器官之间的腹膜结构,对器官有固定作用。主要韧带有肝的韧带和脾的韧带。

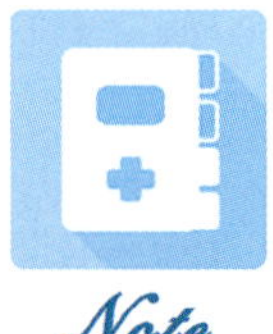
Note

1. 肝的韧带 肝的下方有肝胃韧带和肝十二指肠韧带(前已述),肝的上方有**镰状韧带**(falciform ligament of liver)、**冠状韧带**(coronary ligament)和**三角韧带**(triangular ligament)。镰状韧带呈矢状位,是位于膈穹隆与肝的膈面之间的双层腹膜结构,其游离缘内包有肝圆韧带。冠状韧带呈冠状位,位于肝的后上方,是连于膈和肝之间的腹膜结构,分前、后两层,两层之间无腹膜被覆的肝表面称**肝裸区**(bare area of liver)。冠状韧带左、右两端,前、后两层彼此相贴,形成**左、右三角韧带**。

2. 脾的韧带 包括胃脾韧带、脾肾韧带和膈脾韧带。

(1) **胃脾韧带**(gastrosplenic ligament) 是连于胃底和脾门之间的双层腹膜结构,向下与大网膜左侧部连续,韧带内含胃短血管和胃网膜左血管及脾和胰的淋巴管、淋巴结等。

(2) **脾肾韧带**(splenorenal ligament) 是自脾门至左肾前面的双层腹膜结构,韧带内含胰尾及脾血管、淋巴管、神经丛等。

(3) **膈脾韧带**(phrenicosplenic ligament) 是脾肾韧带向上连于膈下面的结构,由膈与脾之间的腹膜构成。

四、陷凹

陷凹主要位于盆腔内。男性在直肠与膀胱之间有**直肠膀胱陷凹**(rectovesical pouch);女性在膀胱与子宫之间有**膀胱子宫陷凹**(vesicouterine pouch),直肠与子宫之间有**直肠子宫陷凹**(rectouterine pouch),也称 Douglas 腔。直肠子宫陷凹较深,与阴道后穹间仅隔一层薄的阴道后壁和脏腹膜。站立或半卧位时,男性直肠膀胱陷凹和女性直肠子宫陷凹是腹膜腔的最低部位,腹膜腔内如有积液,则常聚积于这些陷凹内。临床上当腹膜腔积液时,可进行直肠穿刺或阴道后穹穿刺以协助诊断和治疗。

小结

腹膜由壁腹膜和脏腹膜两部分组成,两者互相移行围成腹膜腔。腹膜具有分泌、吸收、保护、支持、防御和修复等多种功能。根据腹膜覆盖脏器表面的程度不同,可将腹、盆腔脏器分为腹膜内位器官、腹膜间位器官和腹膜外位器官三类。腹膜常形成网膜、系膜、韧带、陷凹等腹膜结构。其中网膜包括小网膜、大网膜以及形成的网膜囊;系膜主要有肠系膜、阑尾系膜、横结肠系膜和乙状结肠系膜;韧带主要有镰状韧带、冠状韧带、三角韧带、胃脾韧带、脾肾韧带和膈脾韧带;陷凹主要有直肠膀胱陷凹、膀胱子宫陷凹、直肠子宫陷凹。这些腹膜结构对器官起着连接和固定作用,同时也具有重要的临床意义。

能力检测

实验指导

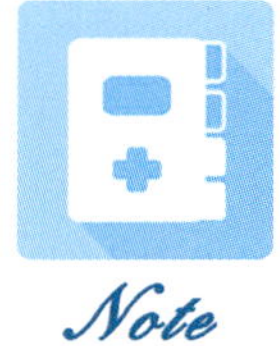

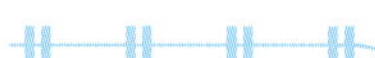

第九章
脉 管 系 统

思政学习

本章课件

学习目标

掌握 脉管系统的组成及功能；肺循环和体循环的途径；心的位置、形态和各腔的结构，心传导系统的组成；动脉和毛细血管壁的组织结构特点和分类；主动脉的起止、行程和分部，全身主要动脉的名称、行程，临床上测量血压、触摸脉搏的部位，常用的压迫止血点；上、下腔静脉的合成及收集范围，静脉角的概念，全身重要浅静脉的名称、行程及注入部位，肝门静脉的属支、行程及侧支循环途径；淋巴系统的组成和功能，胸导管的起始、行程、收集范围及注入部位。

熟悉 血液循环的概念；心壁的组织结构，心的血液供应，心包的构成及心包腔的概念，心的体表投影；面静脉的行程及其与硬脑膜静脉窦交通；淋巴结的组织结构特点；脾的位置、形态及功能。

了解 血管吻合和侧支循环的概念，体循环动、静脉的分布特点，静脉管壁的组织结构特点，微循环的概念及组成；淋巴管道的种类与特点，全身重要的淋巴结群、脾和胸腺的组织结构特点；单核吞噬细胞系统的概念。

脉管系统(vascular system)由一系列连续而密闭的管道系统组成，包括心血管系统和淋巴系统两个部分。

脉管系统的主要功能是物质运输，即把肺摄入的氧和消化系统吸收的营养物质运送至全身各器官、组织和细胞，同时将代谢产物(如二氧化碳、尿酸、尿素、肌酐等)运送至肺、肾、皮肤等器官排出体外，以维持机体新陈代谢的正常进行。机体的内分泌器官、内分泌组织和散在的内分泌细胞所分泌的激素，也通过脉管系统运送至靶器官和靶细胞，以实现体液调节。另外，脉管系统对维持人体内环境的相对稳定以及机体防御能力等均起重要作用。

目前研究表明，脉管系统还有内分泌功能。如心房肌细胞等能分泌激素或生物活性物质，参与机体多种功能的调节。

第一节 心血管系统

一、概述

(一) 心血管系统的组成

心血管系统(cardiovascular system)由心和血管组成，其中血管又包括动脉、毛细血管和

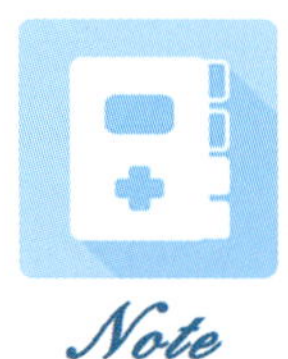
Note

静脉。

1. 心　心(heart)是以心肌为主构成的中空性肌性器官,腔内充满血液,是血液循环的"动力泵"。心被房间隔和室间隔分为左右互不相通的左半心和右半心,每侧半心又分为后上方的心房和前下方的心室,同侧心房与心室之间借房室口相通。心房接受静脉,心室发出动脉。在房室口和动脉口处均附有瓣膜,状似阀门,顺血流开放,逆血流而关闭,保证血液在心腔内定向流动。

2. 动脉　动脉(artery)是运送血液离心的血管。自心室发出后,在到达全身毛细血管的行径中反复分支,其管径也越变越细,最终移行为毛细血管。动脉可分为大动脉、中动脉、小动脉和微动脉等。

3. 毛细血管　毛细血管(capillary)连于微动脉、微静脉之间。全身除软骨、表皮、角膜、毛发和指(趾)甲等处外,均分布有毛细血管。它是血液与组织器官之间进行物质交换的场所。

4. 静脉　静脉(vein)是运送血液回心的血管。静脉起于毛细血管,在输送血液回心的过程中,管径越变越粗,逐渐汇合成微静脉、小静脉、中静脉和大静脉,最后注入心房。

(二) 血液循环途径

血液由心室泵出,流经动脉、毛细血管和静脉,最后返回心房,这种周而复始的循环流动过程称**血液循环**(图 9-1)。按循环途径的不同,血液循环可分为体循环和肺循环,两者互相连续,循环同步进行。

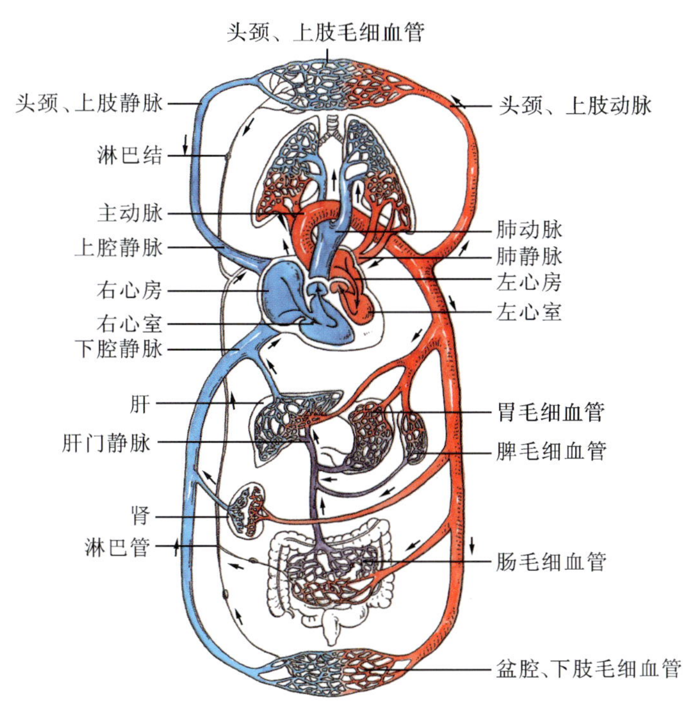

图 9-1　血液循环示意图

1. 体循环　体循环又称**大循环**。动脉血由左心室射入主动脉,经主动脉各级分支到达全身的毛细血管,血液在此与周围组织、细胞进行物质交换和气体交换(血液中的营养物质和氧进入组织、细胞,组织、细胞产生的代谢产物经毛细血管进入血液),使血液变为静脉血,再通过各级静脉收集,最后汇入上、下腔静脉返回右心房。体循环的特点是由鲜红色的动脉血变为暗红色的静脉血,流程长,流经范围广。

2. 肺循环　肺循环又称**小循环**。体循环回流至右心房的静脉血进入右心室后,从右心室射入肺动脉,经肺动脉干及其各级分支到达肺泡周围毛细血管进行气体交换,释放二氧化碳,

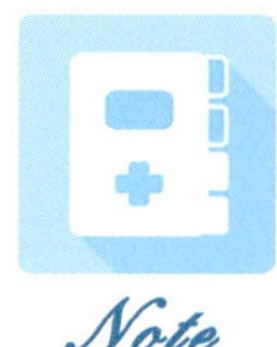

吸收氧，使血液成为动脉血，然后经肺静脉返回左心房。肺循环的特点是由暗红色的静脉血变为鲜红色的动脉血，流程短，只流经肺。

知识链接

血管内所含血液的性质与血管的颜色

动脉血是指含氧和营养物质较丰富、二氧化碳含量较低，新鲜时外观呈鲜红色的血液，主要分布于左半心腔、体循环动脉和肺循环静脉内；而静脉血则指富含二氧化碳等代谢产物、氧含量较低，外观呈暗红色的血液，分布于右半心腔、肺循环动脉和体循环静脉内。在解剖图谱、模型和标本上，用红色表示该血管内含动脉血而不是表示动脉（如主动脉用红色，肺静脉也用红色表示）；用蓝色表示该血管内含静脉血而不是表示静脉（如肺动脉干用蓝色，上、下腔静脉也用蓝色表示）。

（三）血管吻合和侧支循环

1. 血管吻合 体内的血管之间，尤其是毛细血管之间相互吻合的现象十分普遍，吻合形式多种多样。如动脉之间吻合成动脉网、动脉弓和动脉环（图 9-2），静脉之间有静脉网（皮下浅静脉之间的吻合）和静脉丛（器官周围或其内部的深静脉之间的吻合），小动脉与小静脉之间有动静脉吻合，毛细血管之间吻合成毛细血管网等。血管吻合对保证器官的血液供应，维持血流畅通和调节局部血流量具有重要作用。

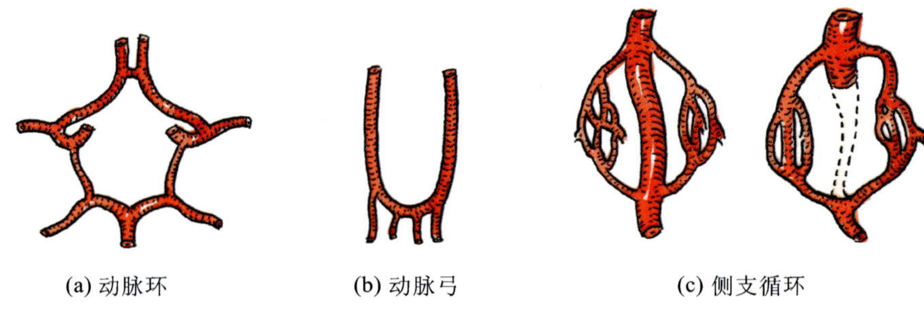

(a) 动脉环　(b) 动脉弓　(c) 侧支循环

图 9-2　血管吻合与侧支循环

2. 侧支循环 有些血管干在行程中常发出与其平行的侧副管。侧副管与同一主干远端部发出的返支相连形成侧支吻合。一般情况下，侧副管较细，但当主干血流受阻时，侧副管逐渐增粗，血流可经扩大的侧支吻合到达受阻远端的血管主干，使血管受阻部位缺血区的血液供应得到不同程度的代偿或恢复。这种通过侧支吻合重建的循环途径称为侧支循环（图 9-2）。侧支循环的建立对保证器官在病理状态下的血液供应具有重要意义。

（四）血管的组织结构

根据管径大小，动脉和静脉均可分为大、中、小、微四级。在形态上，动、静脉的这四级之间并无明显分界。**大动脉**是指接近心的动脉，管腔大、管径粗，如主动脉和肺动脉等；管径小于 1 mm 的动脉称**小动脉**；接近毛细血管、管径小于 0.3 mm 的动脉称**微动脉**；管径介于大、小动脉之间的动脉称**中动脉**，如桡动脉、股动脉等。管径大于 10 mm 的静脉称**大静脉**，如上腔静脉、下腔静脉等；管径小于 2 mm 的静脉称**小静脉**；与毛细血管相连、管径小于 0.2 mm 的静脉称**微静脉**；管径介于大、小静脉之间的静脉称**中静脉**。

血管除毛细血管外，其管壁从内向外依次分为内膜、中膜、外膜三层。

1. 动脉 动脉管壁较厚，管径较小，弹性较大（图 9-3 至图 9-5）。

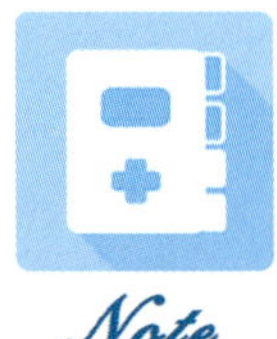

Note

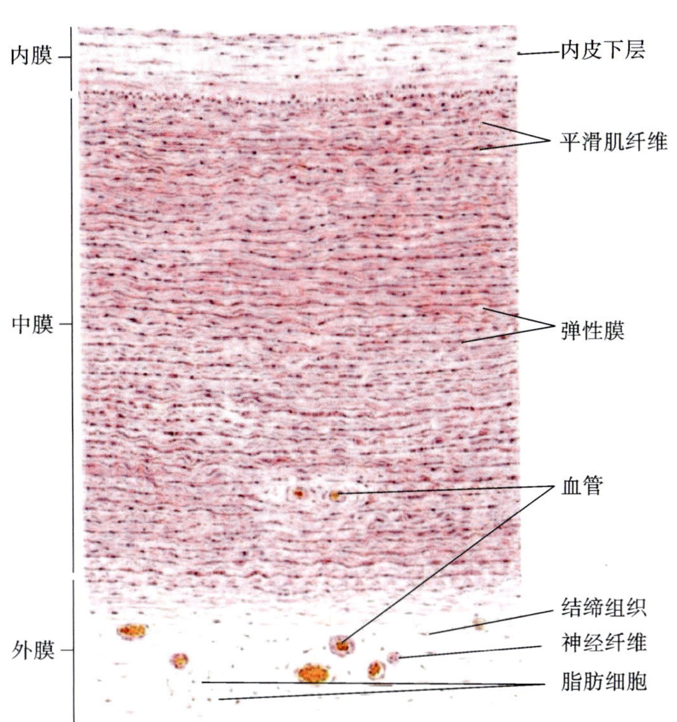

图 9-3　大动脉的组织结构

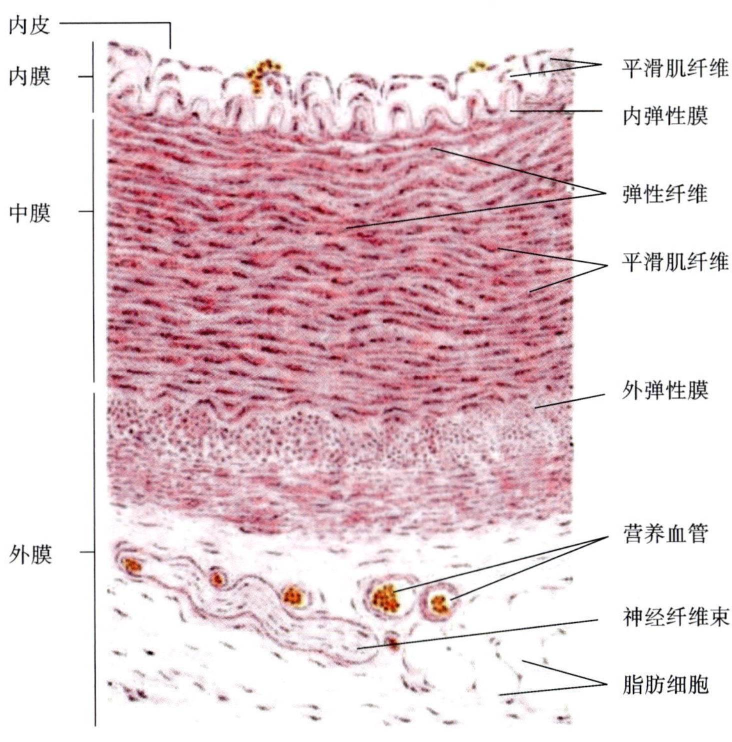

图 9-4　中动脉的组织结构

(1) 内膜　最薄，位于管壁最内层，由内皮、内皮下层、内弹性膜构成。内皮的游离面光滑，可减少血液流动时的阻力；内皮下层为一薄层结缔组织；内膜在邻接中膜处，形成一层由弹性蛋白构成的薄膜，称内弹性膜，中动脉的内弹性膜最为明显。

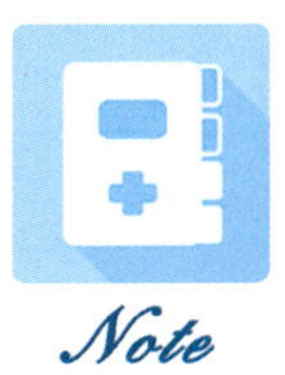

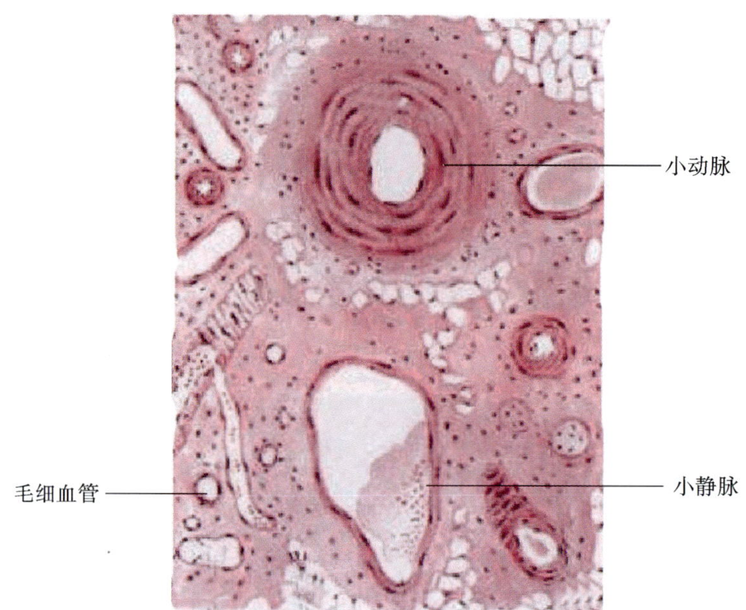

图 9-5 小动脉和小静脉的组织结构

(2) 中膜　最厚，由平滑肌和弹性膜等构成。大动脉中膜含 40～70 层弹性膜，其管壁弹性较大，故也称**弹性动脉**，大动脉的弹性对维持血液持续流动起重要作用。中、小动脉的中膜以平滑肌为主，平滑肌呈环形排列。中动脉的肌层较发达，故又称**肌性动脉**。小动脉也属于肌性动脉，肌层较薄弱，其收缩和舒张，不仅可明显改变血管口径，影响器官的血液灌流量，而且可以改变血流的外周阻力，影响血压，故又称**外周阻力血管**。

(3) 外膜　较厚，由结缔组织构成，内含血管和神经。

2. 静脉　与各级相应动脉比较，静脉的管径较大，管壁较薄且弹性差，常呈塌陷状，管腔变扁或呈不规则形。静脉管壁三层的分界不明显。内膜最薄，由内皮和内皮下层构成，管径在 2 mm 以上的静脉管腔内有瓣膜，瓣膜由内膜凸入管腔折叠形成，有防止血液逆流的作用；中膜稍厚，有数层分布稀疏的环形平滑肌；外膜最厚，由结缔组织构成，内含血管和神经（图 9-5 至图 9-7）。

3. 毛细血管　毛细血管为管径最细、管壁最薄、通透性最高、数量最多、分布最广的血管，常互相吻合成网状。

(1) 毛细血管的结构　毛细血管壁结构简单，由内皮和基膜等构成。毛细血管径一般为 7～9 μm，只允许血细胞单行通过（图 9-8）。

(2) 毛细血管的分类　电镜下观察，毛细血管可分为连续毛细血管、有孔毛细血管和血窦三类（图 9-9）。

① **连续毛细血管**（continuous capillary）：内皮细胞之间紧密连接，形成一层连续性内皮；基膜完整；胞质中有许多吞饮小泡，物质交换通过吞饮小泡来完成。连续毛细血管主要分布于肌组织、结缔组织、肺、脑和脊髓等处。

② **有孔毛细血管**（fenestrated capillary）：内皮细胞不含核的部分较薄，有许多贯穿细胞的小窗孔；内皮细胞基底面有连续的基膜；物质交换通过窗孔来完成。有孔毛细血管主要分布于胃肠黏膜、某些内分泌腺和肾血管球等处。

③ **血窦**（sinusoid）：又称窦状毛细血管。血窦特点：管腔大而不规则，管壁薄，内皮细胞间有较宽的间隙，有的内皮细胞有窗孔；基膜可以是连续的，也可以不完整甚至缺如；物质交换通过窗孔和细胞间隙来完成。血窦主要分布于肝、脾、骨髓和一些内分泌腺等处。

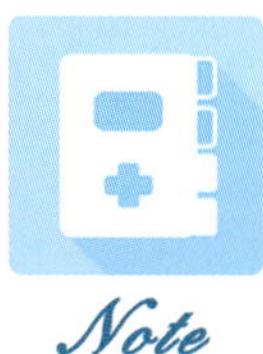
Note

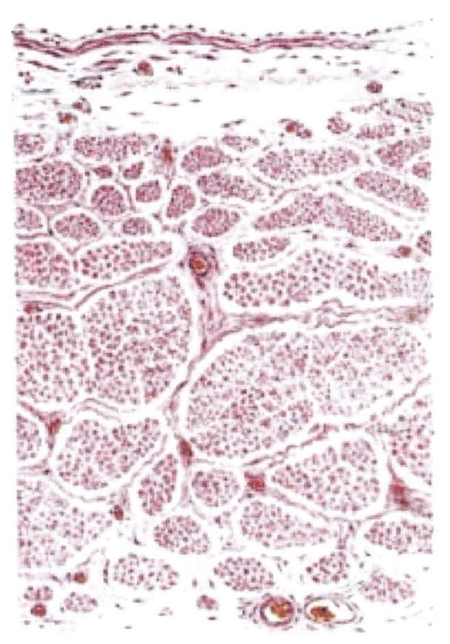

图 9-6 大静脉的组织结构

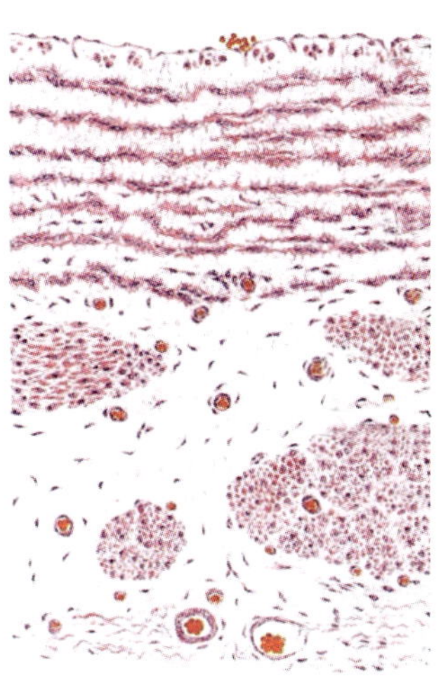

图 9-7 中静脉的组织结构

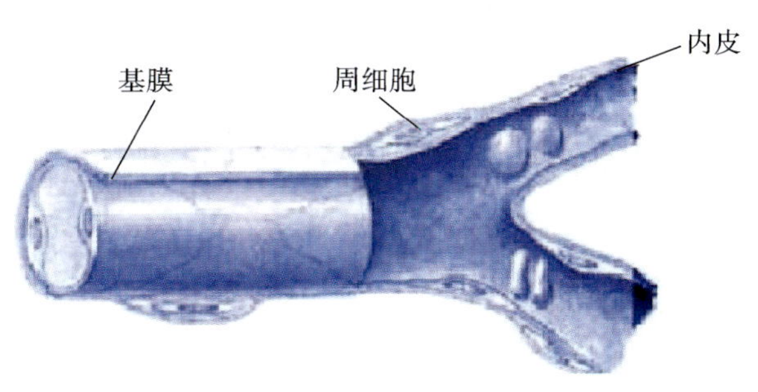

图 9-8 毛细血管立体结构模式图

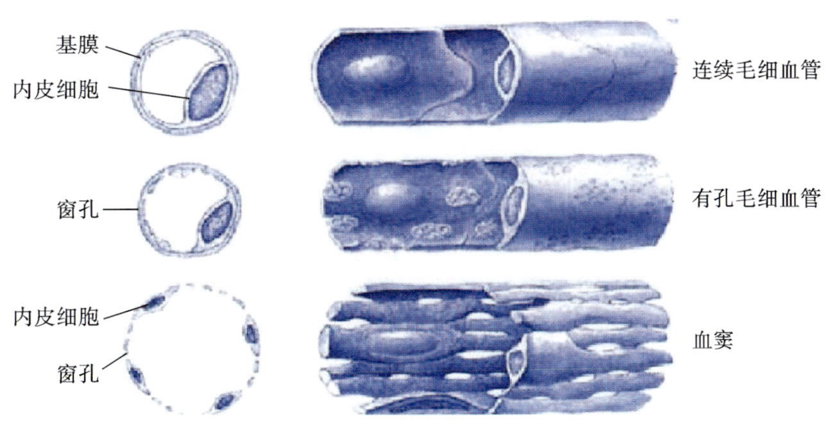

图 9-9 毛细血管结构模式图

（五）微循环

微动脉与微静脉之间的血液循环称**微循环**(microcirculation)(图 9-10)。微循环是血液循环的基本功能单位，是实现血液与组织、细胞间物质交换和气体交换的场所。微循环一般由微动脉、中间微动脉、真毛细血管、直捷通路、动静脉吻合和微静脉六个部分组成。

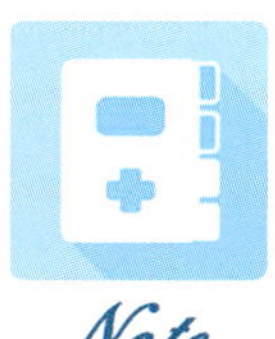

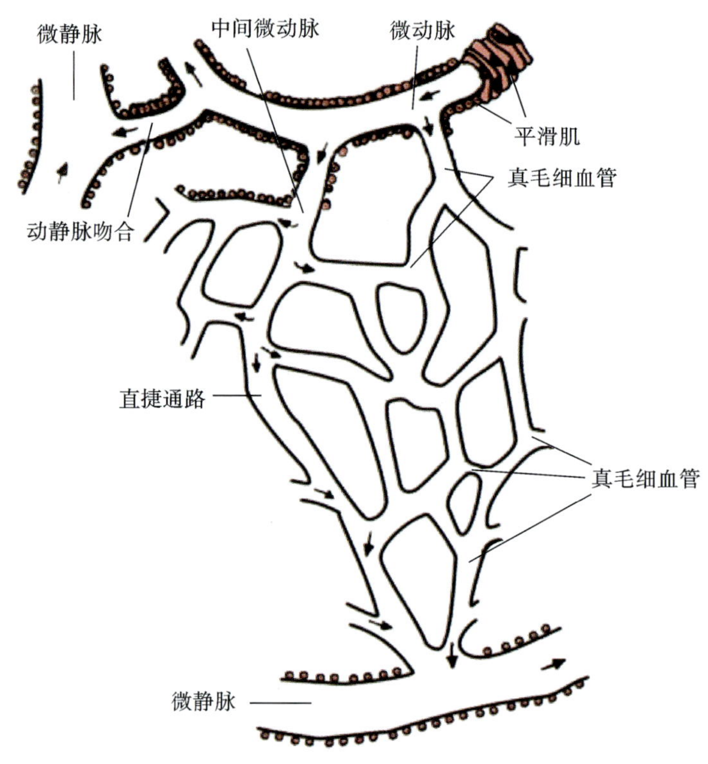

图 9-10 微循环示意图

二、心

（一）心的位置与毗邻

1. 位置 心位于胸腔的中纵隔内，外裹心包，约 2/3 位于正中线的左侧，约 1/3 位于正中线的右侧（图 9-11）。

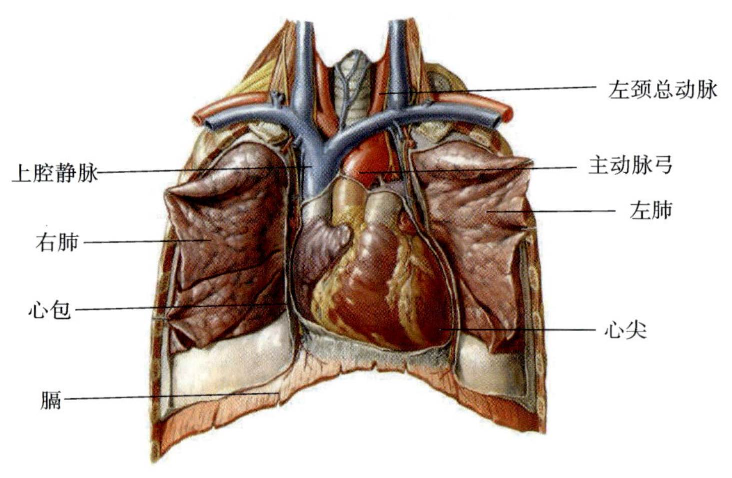

图 9-11 心的位置

2. 毗邻 心的前面大部分被肺和胸膜遮盖，只有左肺心切迹内侧的部分与胸骨体下部左半及左侧第 2～6 肋软骨直接相邻；心的两侧借纵隔胸膜与肺相邻；心的后面平对第 5～8 胸椎，与食管、左迷走神经和胸主动脉等相邻；心的下方与膈相邻；心的上方与出入心的大血管相连。

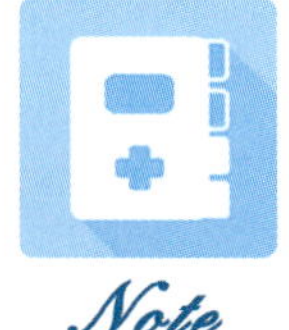
Note

知识链接

心内注射的部位

由于心的前面大部分被肺和胸膜遮盖，只有左肺心切迹内侧的部分与胸骨体下部左半及左侧第2～6肋软骨直接相邻。故临床急救行心内注射时，应在左侧第4或第5肋间隙紧贴胸骨左缘进针，将药物注入右心室，可避免刺伤肺、胸膜或胸廓内血管。

（二）心的外形

心近似前后略扁的倒置圆锥体，一般大小似本人握紧的拳头。心的外形可用一尖、一底、两面、三缘和四条沟来描述(图9-12、图9-13)。

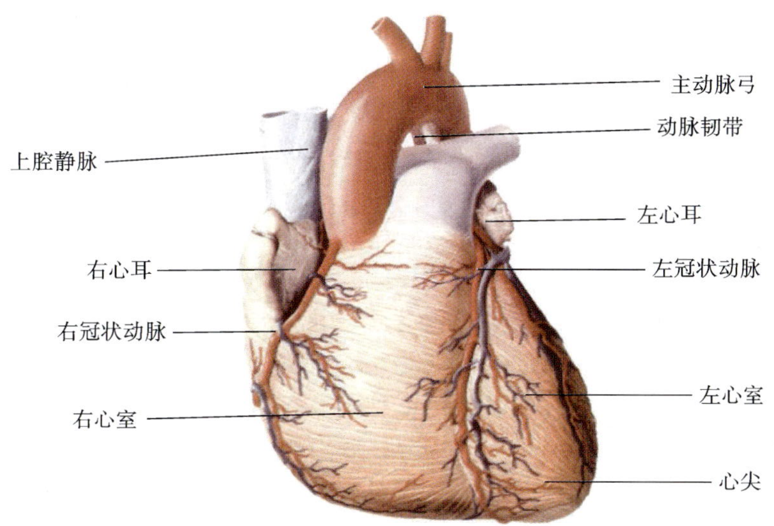

图 9-12 心的外形和血管(前面)

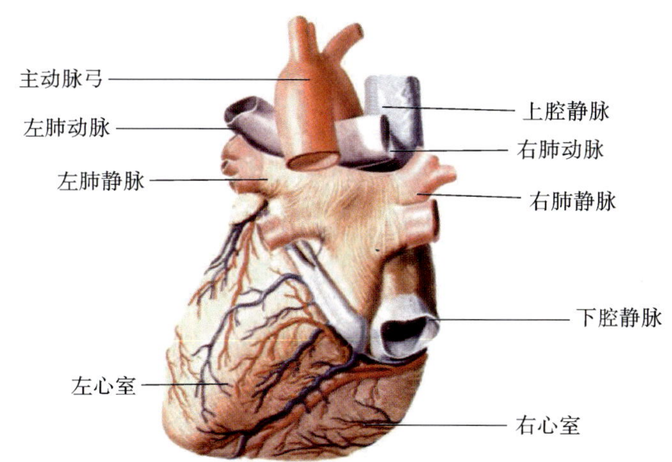

图 9-13 心的外形和血管(后面)

1. 心尖 心尖(cardiac apex)钝圆，朝向左前下方，由左心室构成。其体表投影位于左侧第5肋间隙锁骨中线内侧1～2 cm处。

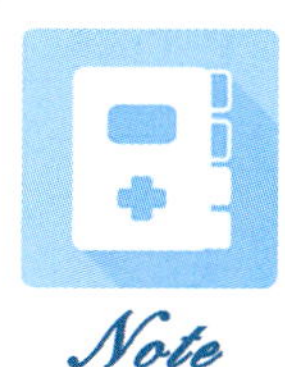

知识链接

心尖搏动点的位置

临床上，观察和触摸心尖搏动是医护人员对患者进行心脏检查的重要内容。心尖搏动点位于左侧第5肋间隙距前正中线7～9 cm或左锁骨中线内侧1～2 cm处。此处还可用于确定心界的左下点和二尖瓣听诊区。在男性，此点约在左侧乳头的内下方。

2. 心底 心底（cardiac base）朝向右后上方，主要由左心房和小部分右心房构成，与出入心的大血管根部相连。

3. 两面 心的**胸肋面**（前面）朝向前上方，大部分由右心房和右心室构成，小部分由左心耳和左心室构成。**膈面**（下面）朝向后下方，隔心包与膈紧贴，大部分由左心室构成，小部分由右心室构成。

4. 三缘 心的右缘垂直向下，由右心房构成。左缘钝圆，斜向左下，主要由左心室及小部分左心耳构成。下缘较锐利，接近水平位，由右心室和心尖构成。

5. 四条沟 心的表面有冠状沟、前室间沟、后室间沟和后房间沟四条沟。除后房间沟外，其余三条沟均被心的血管和脂肪组织所填充。

① 近心底处有略呈环形的**冠状沟**（coronary sulcus），是心房和心室在心表面的分界标志。

② **前室间沟**（anterior interventricular groove）为胸肋面上从冠状沟向下到心尖右侧的浅沟。

③ **后室间沟**（posterior interventricular groove）为膈面上从冠状沟向前下到心尖右侧的浅沟，前、后室间沟是左、右心室在心表面的分界标志。

④ **后房间沟**是心底处右心房与右上、下肺静脉根部交界处的浅沟，为左、右心房在心表面的分界标志。

（三）心的各腔结构

1. 右心房 右心房（right atrium）（图9-14）构成心的右上部，向左前方的突出部分称**右心耳**，内面有许多平行的肌性隆起，称**梳状肌**。右心房有三个入口：上壁有上腔静脉口，下壁有下腔静脉口，分别导入人体上半身和下半身回流的血液；在下腔静脉口与右房室口之间有一较小的开口，称**冠状窦口**，是心壁的血液回流入右心房处。出口只有一个，即**右房室口**，其位于右心

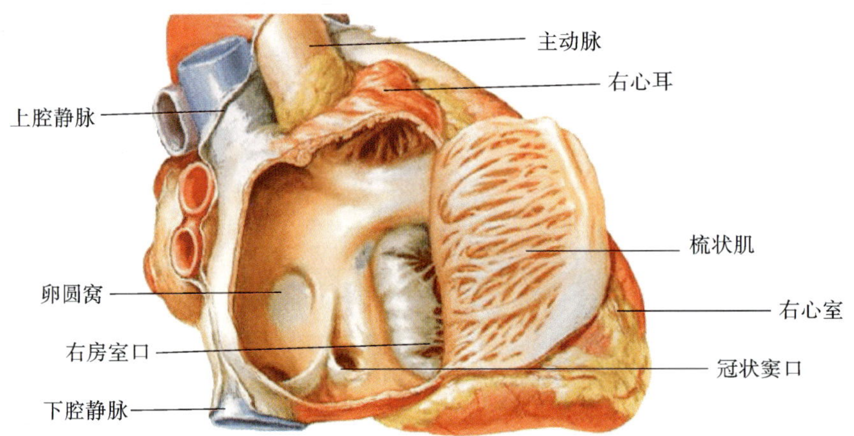

图9-14 右心房

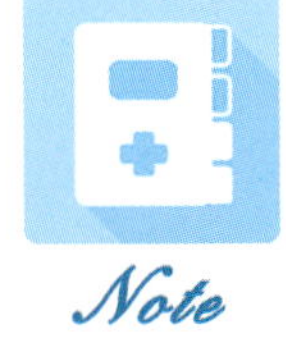

房的前下方，通向右心室。

右心房的后内侧壁主要由房间隔构成，在其下部有一浅窝称**卵圆窝**，为胚胎时期卵圆孔闭合后的遗迹。卵圆窝是房间隔缺损的好发部位，房间隔缺损是先天性心脏病的一种。

2. 右心室 右心室(right ventricle)(图 9-15)位于右心房的左前下方，构成心胸肋面的大部分，有一个入口和一个出口。入口即**右房室口**，其周围的纤维环上附着三片近似三角形的瓣膜，称**右房室瓣(三尖瓣)**(图 9-16)，瓣膜的游离缘连有数条**腱索**。三尖瓣游离缘借腱索连于**乳头肌**(papillary muscle)，乳头肌为室壁凸入腔内的锥状肌隆起。在功能上，纤维环、三尖瓣、腱索和乳头肌是一个整体，称**三尖瓣复合体**(tricuspid valve complex)。当右心室收缩时，三尖瓣关闭，可防止血液反流回右心房，乳头肌的收缩和腱索的牵拉使瓣膜恰好关闭，不致翻入右心房；当右心室舒张时，三尖瓣开放，右心房的血液经右房室口流入右心室。

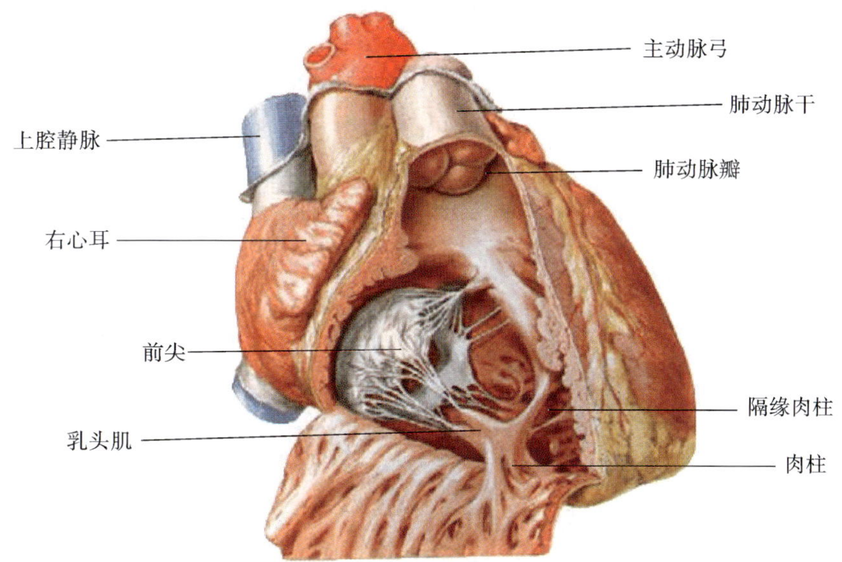

图 9-15 右心室

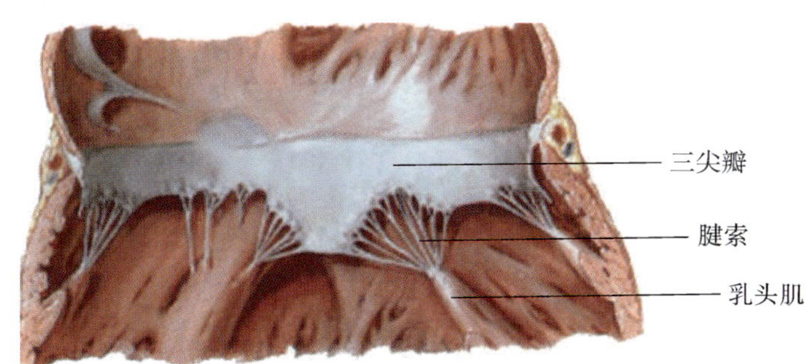

图 9-16 三尖瓣示意图

右心室左上部形如漏斗，称**动脉圆锥**。动脉圆锥的上端有一出口即**肺动脉口**，通肺动脉干。肺动脉口周缘附有三个袋口向上的半月形瓣膜，称**肺动脉瓣**。当右心室收缩时，肺动脉瓣开放，血液由右心室射入肺动脉；当右心室舒张时，肺动脉瓣关闭，阻止血液逆流入右心室。

3. 左心房 左心房(left atrium)(图 9-17)构成心底的大部，向右前方的突出部分称**左心耳**，内有与右心耳相似的梳状肌。左心房有四个入口一个出口，其后部两侧各有两个入口称**肺静脉口**，导入肺静脉回流的动脉血；出口为**左房室口**，向前下通左心室。

4. 左心室 左心室(left ventricle)(图 9-17)位于右心室的左后方，有一个入口和一个出

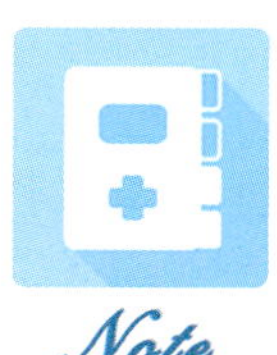

口。入口即**左房室口**，其周缘纤维环上附着两片近似三角形的瓣膜，称**左房室瓣（二尖瓣）**，瓣膜的游离缘借腱索连于乳头肌，纤维环、二尖瓣、腱索和乳头肌的功能同右心室，称**二尖瓣复合体**。出口为**主动脉口**，位于左房室口的右前方，口周缘有三个袋口向上的半月形瓣膜，称**主动脉瓣**（图 9-18），形态和功能与肺动脉瓣相同。每片主动脉瓣与主动脉壁之间的袋状间隙称**主动脉窦**，可分为左、右、后三个主动脉窦，其中左、右窦分别有左、右冠状动脉开口。

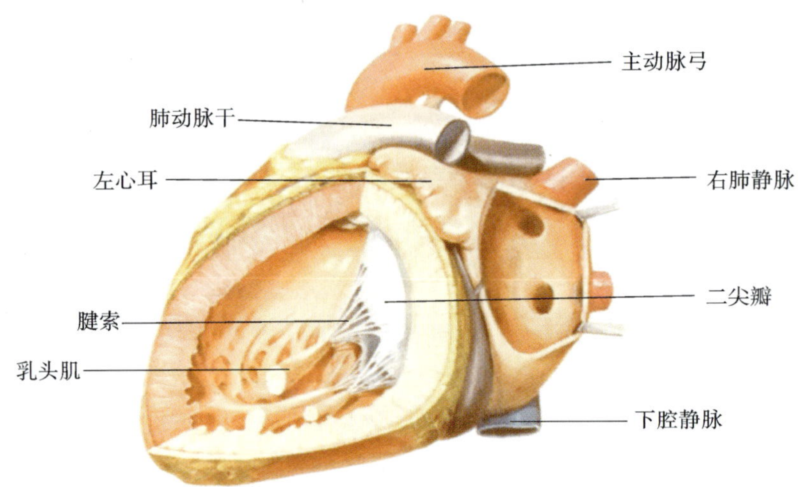

图 9-17　左心房与左心室

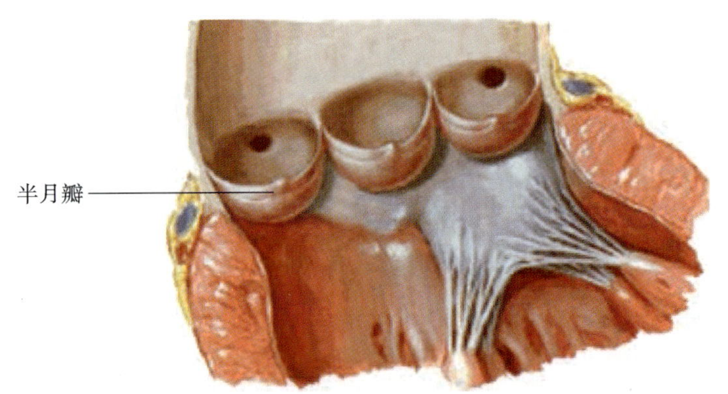

图 9-18　主动脉瓣示意图

心似“血泵”，瓣膜如同阀门，保证心腔内血液的定向流动（图 9-19）。左、右心房或心室的收缩与舒张同步，心室收缩时，三尖瓣和二尖瓣关闭，主动脉瓣和肺动脉瓣开放，血液泵入动脉；心室舒张时，三尖瓣和二尖瓣开放，主动脉瓣和肺动脉瓣关闭，血液由心房流入心室。病理情况下，心瓣膜狭窄或关闭不全，将会导致血液循环的功能障碍。

（四）心壁的组织结构

心壁的组织结构由内向外分为心内膜、心肌层和心外膜三层（图 9-20）。

1. 心内膜　心内膜（endocardium）为一层衬于心腔内面的光滑薄膜，与血管内膜相延续。心的各瓣膜由心内膜折叠而成。心内膜由内皮、内皮下层和心内膜下层构成。心内膜下层内含血管、神经及心的传导系统。

2. 心肌层　心肌层（myocardium）由心肌构成，是心壁三层结构中最厚的一层，分为心房肌和心室肌，心房肌较薄，心室肌较厚，左心室肌最发达。心房肌和心室肌不相延续，分别附着于纤维环和左、右纤维三角上，因此心房肌和心室肌不能同时收缩。纤维环和纤维三角由致密

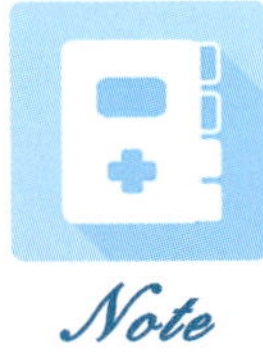

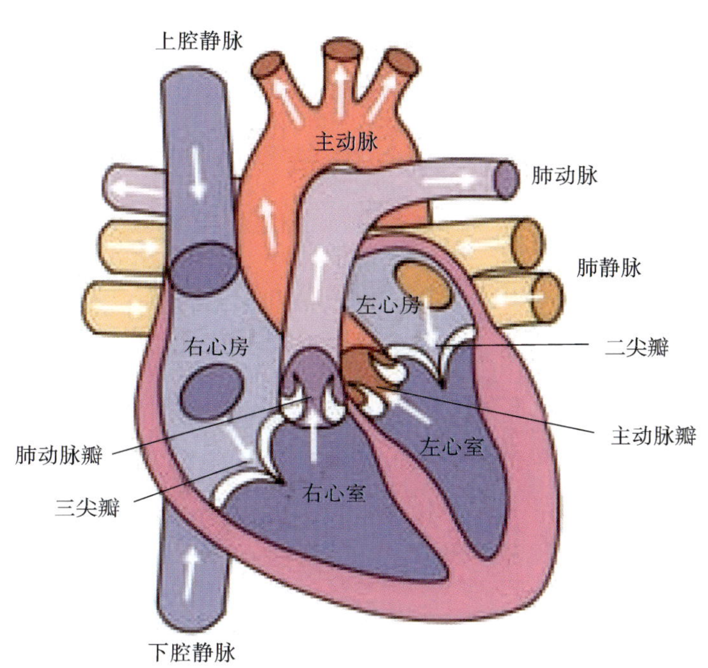

图 9-19 心腔内血流方向示意图

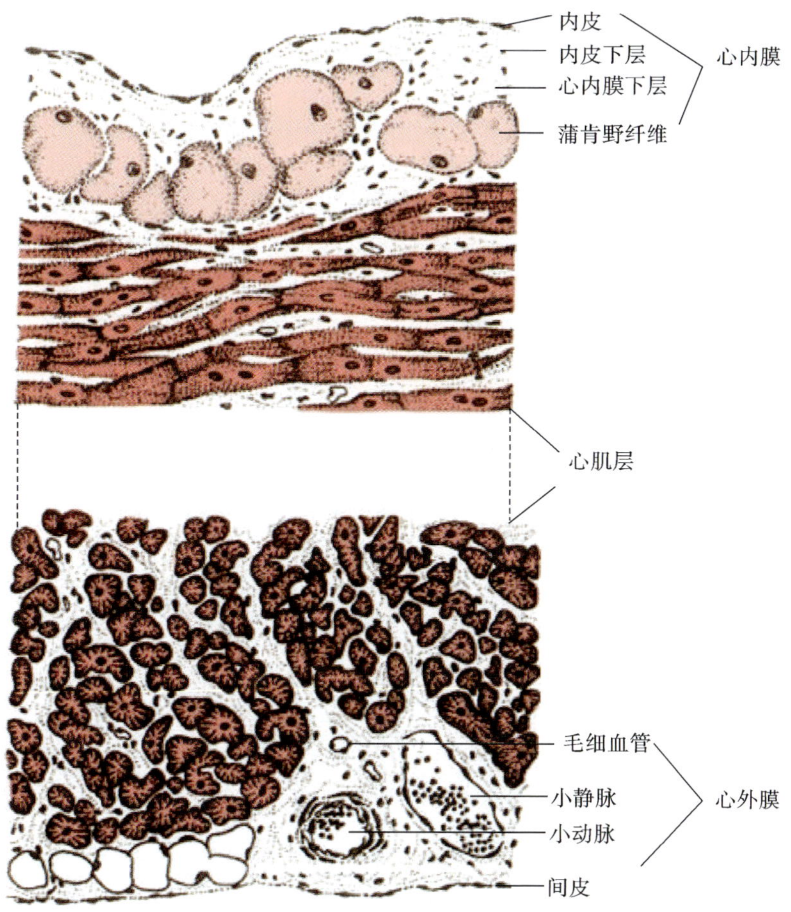

图 9-20 心壁的组织结构(高倍)

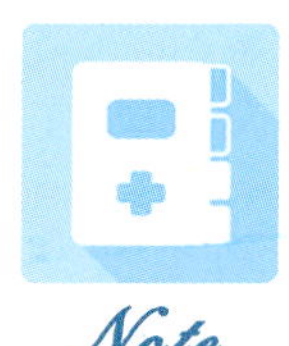

结缔组织构成，质地坚韧，是心的支架结构，有“心肌骨骼”之称。纤维环共有四个，分别环绕左房室口、右房室口、主动脉口和肺动脉口，为心各瓣膜附着的部位（图9-21）。

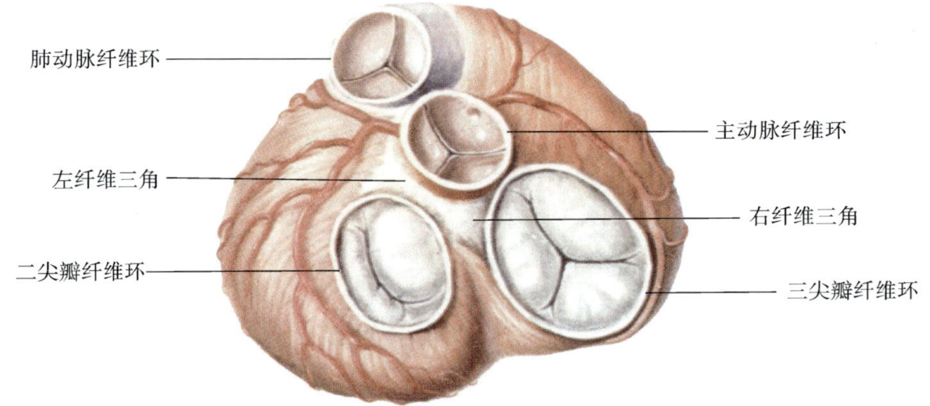

图 9-21　心纤维环与纤维三角

3. 心外膜　**心外膜**（epicardium）属浆膜性心包的脏层，紧贴心肌层的表面，由间皮和深面的少量结缔组织构成，内含血管和神经等。

4. 房间隔与室间隔　房间隔位于左、右心房之间，由两层心内膜夹少量心房肌纤维和结缔组织构成，卵圆窝处最薄。室间隔位于左、右心室之间，可分为肌部和膜部两个部分。肌部较厚，由肌组织覆盖心内膜而成，占据室间隔的前下大部分；膜部占据室间隔上方的一小部分，此处无心肌，是室间隔最薄的部分，也是室间隔缺损的好发部位。室间隔缺损是先天性心脏病的一种。

微课——心脏

（五）心的传导系统

心的传导系统由特化的心肌纤维构成，具有产生、传导兴奋和维持心正常节律性搏动的功能。心的传导系统包括窦房结、房室结、房室束、左束支、右束支和浦肯野纤维网（图9-22）。

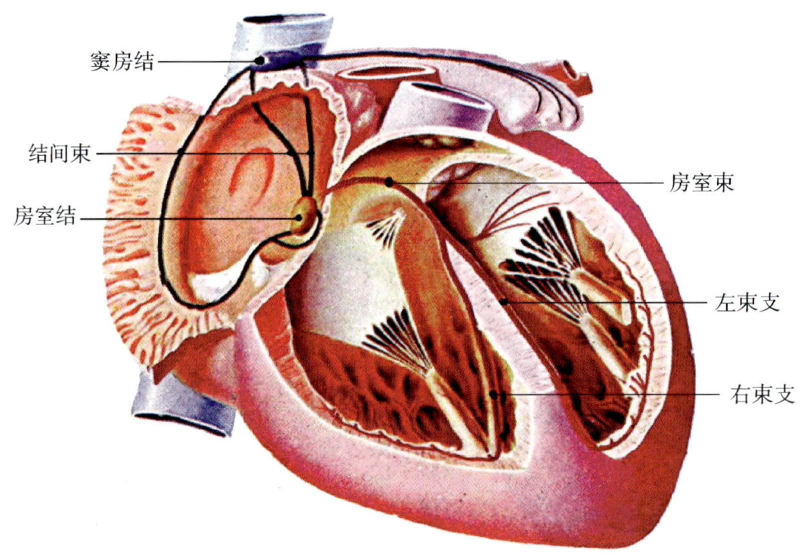

图 9-22　心传导系统示意图

（1）**窦房结**（sinuatrial node）　位于上腔静脉与右心耳交界处的心外膜深面，呈长梭形。窦房结能自动地发出节律性兴奋，是心的正常起搏点。

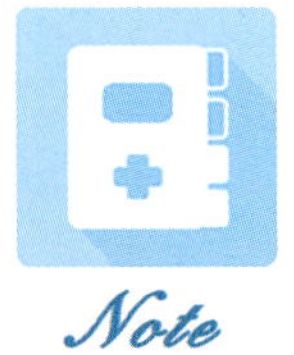
Note

(2) **房室结**(atrioventricular node) 位于冠状窦口前上方的心内膜深面，呈扁椭圆形。房室结能将来自窦房结的冲动延搁后下传至心室。房室结也具有自动节律性，但节律较窦房结缓慢。

(3) **房室束**(atrioventricular bundle) 又称 **His 束**，从房室结发出，沿室间隔膜部下行至室间隔肌部上方分为**左、右束支**，左、右束支分别沿室间隔两侧的心内膜深面下行，最后分为许多细小的**浦肯野(Purkinje)纤维**，该纤维与普通心肌纤维相连。

正常情况下，窦房结发出的冲动，先传给心房肌，引起心房肌兴奋和收缩，同时也传至房室结，延搁后，通过房室束和左、右束支传给浦肯野纤维，浦肯野纤维再传至普通心肌纤维，引起心室肌兴奋和收缩。心的传导系统功能紊乱，可导致心律失常。

(六) 心的血管

1. 动脉 营养心的动脉是左、右冠状动脉(图 9-12、图 9-13)，分别起自左、右冠状动脉窦。

(1) **左冠状动脉**(left coronary artery) 主干短而粗，向左前方行于左心耳与肺动脉干之间进入冠状沟，随即分为前室间支和旋支。前室间支沿前室间沟下行，绕心尖切迹至后室间沟与后室间支吻合。其分支分布于左心室前壁、右心室前壁和室间隔前 2/3；旋支沿冠状沟左行，绕心左缘至左心室膈面，其分支主要分布于左心房、左心室侧壁和后壁等处。

(2) **右冠状动脉**(right coronary artery) 主干经右心耳与肺动脉干根部之间，沿冠状沟右行，绕过心的右缘至心的膈面，分为后室间支和左室后支，其中后室间支为主干的延续，沿后室间沟走行并与前室间支相吻合。右冠状动脉主要分布于右心房、右心室、室间隔后 1/3、部分左心室后壁、窦房结、房室结和房室交界区等处。

知识链接

冠心病与心肌梗死

临床上冠状动脉粥样硬化性心脏病(简称冠心病)，是由于冠状动脉或其分支的病变引起血管腔狭窄，致使血液供应不足，造成冠状动脉或其分支所分布区域的心肌坏死，即心肌梗死。

2. 静脉 心的静脉多与动脉相伴行，汇入冠状窦，再经冠状窦口注入右心房(图 9-12、图 9-13)。**冠状窦**(coronary sinus)位于心膈面左心房和左心室之间的冠状沟内，其右端注入右心房的冠状窦口。其主要属支有心大静脉、心中静脉和心小静脉。

心大静脉与前室间支伴行，斜向左上至冠状沟，绕心左缘注入冠状窦左端。

心中静脉与后室间支伴行，注入冠状窦右端。

心小静脉在冠状沟内，与右冠状动脉伴行，向左注入冠状窦右端。

(七) 心包

包裹心和出入心的大血管根部的纤维浆膜囊称为**心包**(pericardium)(图 9-23)。心包分内、外两层，外层为**纤维心包**，内层为**浆膜心包**。纤维心包为致密结缔组织囊，坚韧而伸缩性小，上方与出入心的大血管外膜相延续，下方附于膈的中心腱。浆膜心包分为脏、壁两层，脏层位于心的表面即心外膜；壁层衬于纤维心包的内面。浆膜心包的脏、壁两层在出入心的大血管根部互相移行，两层之间的潜在性腔隙称**心包腔**(pericardial cavity)。腔内含少量浆液，起润滑作用，可减少心脏搏动时脏、壁两层浆膜心包之间的摩擦。

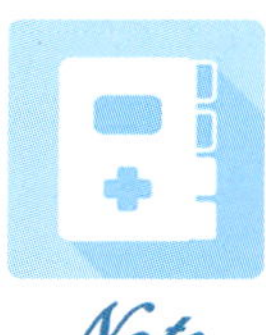

心包具有保护心和防止心过度扩大等功能。由于纤维心包的伸缩性小，心包腔若有大量

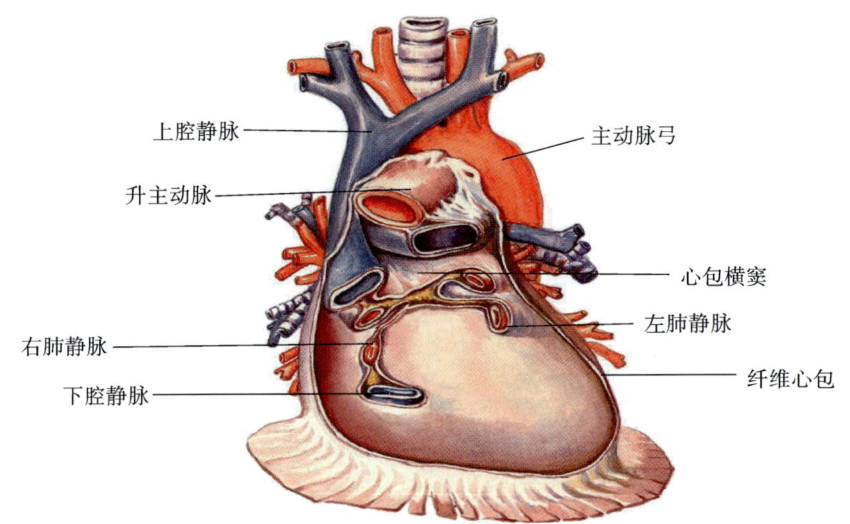

图 9-23　心包

积液，纤维心包可限制心的舒张，影响静脉内的血液回流。

（八）心的体表投影

心在胸前壁的体表投影通常采用以下 4 点的连线来确定（图 9-24）。

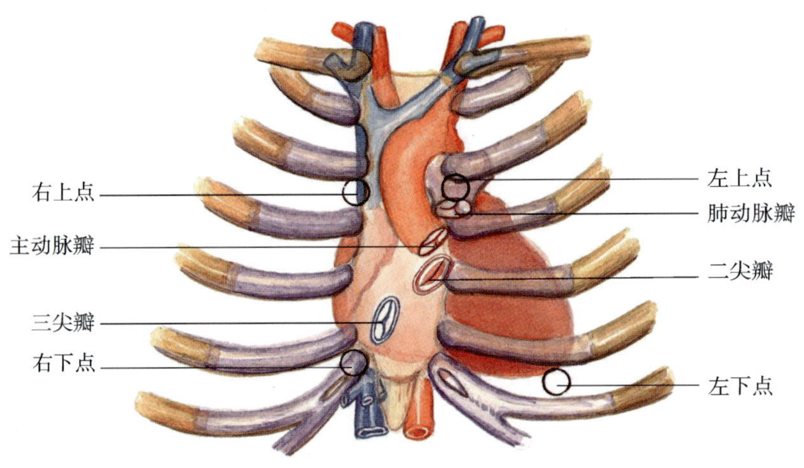

图 9-24　心的体表投影

① 左下点在左侧第 5 肋间隙，左锁骨中线内侧 1～2 cm 处（或距前正中线 7～9 cm处），此处即心尖的体表投影点。

② 左上点在左侧第 2 肋软骨下缘，距胸骨侧缘约 1.2 cm 处。

③ 右上点在右侧第 3 肋软骨上缘，距胸骨侧缘约 1 cm 处。

④ 右下点在右侧第 6 胸肋关节处。

左上点、右上点连线为心上界；左下点、右下点的连线为心下界；右上点、右下点之间略向右凸的弧形连线为心的右界；左上点、左下点之间略向左凸的弧形连线为心的左界。了解心外形的体表投影，对叩诊时判断心界是否扩大等具有临床实用意义。

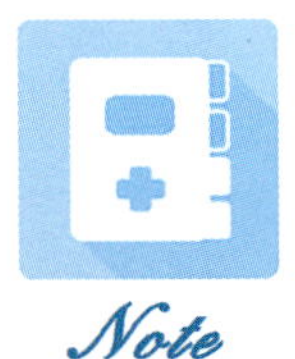
Note

三、肺循环的血管

（一）肺循环的动脉

肺动脉干(pulmonary trunk)(图 9-12)起自右心室，短而粗，向左上方斜行至主动脉弓的下方，分为左、右肺动脉。

左肺动脉(left pulmonary artery)较短，经左主支气管前方横行向左至左肺门，分上、下两支进入左肺上、下叶。

右肺动脉(right pulmonary artery) 较长，经升主动脉和上腔静脉后方横行向右至右肺门，分三支进入右肺上、中、下叶。

肺动脉干分叉处稍左侧与主动脉弓下缘之间连有一纤维性结缔组织索，称**动脉韧带**(arterial ligament)(图 9-12)。动脉韧带是胚胎时期动脉导管闭锁后的遗迹，若出生 6 个月后动脉导管仍未闭合，即为动脉导管未闭，是常见的先天性心脏病的一种。

（二）肺循环的静脉

肺静脉(pulmonary veins)起自肺泡周围毛细血管网，在肺内逐级汇合，每侧肺各形成两条静脉，分别称为左上、左下肺静脉和右上、右下肺静脉，经肺门出肺，四条肺静脉注入左心房(图 9-13)。

四、体循环的血管

（一）体循环的动脉

微课——动脉

体循环动脉分布的基本规律：①大部分动脉左右对称分布于人体各部；②人体每一局部有一条动脉主干；③躯干部的动脉分为壁支和脏支；④动脉常与深静脉、神经伴行，行于身体较隐蔽的部位(如肢体屈侧)或不易受损伤的部位；⑤动脉常以最短距离到达器官(图9-25)。

体循环的动脉主干为**主动脉**(aorta)。根据其行程可分为升主动脉、主动脉弓、降主动脉三段，其中降主动脉又分为胸主动脉和腹主动脉(图 9-26)。

1. 升主动脉 升主动脉(ascending aorta)起自左心室，在上腔静脉与肺动脉干之间向右前上方斜行，达右侧第 2 胸肋关节处，延续为主动脉弓。升主动脉起始处发出左、右冠状动脉(前述)。

2. 主动脉弓 主动脉弓(aortic arch)延续于升主动脉，在胸骨柄后面，呈弓形向左后下方弯曲，至第 4 胸椎体下缘左侧延续为降主动脉。主动脉弓的凸侧自右向左发出**头臂干**、**左颈总动脉**和**左锁骨下动脉**三大分支。头臂干短而粗，向右上斜行，至右胸锁关节后方，分为**右颈总动脉**和**右锁骨下动脉**。主动脉弓壁内含有压力感受器，具有反射性调节血压的作用。在弓的稍下方有 2～3 个粟粒状小体，称**主动脉小球**，属化学感受器，能反射性地调节呼吸运动。

主动脉弓的分支主要分布于头颈部和上肢。

(1) **颈总动脉**(common carotid artery) 头颈部的动脉主干(图 9-27、图 9-28)。右颈总动脉起自头臂干，左颈总动脉直接起自主动脉弓。两侧颈总动脉于气管、食管和喉的外侧上行至甲状软骨上缘平面分为**颈外动脉**和**颈内动脉**。颈总动脉末端和颈内动脉起始处管径稍膨大，此膨大称为**颈动脉窦**，窦壁内有压力感受器，有反射性调节血压的作用。在颈总动脉分叉处的后方，有一借结缔组织与其相连的卵圆形小体，称为**颈动脉小球**，其功能同主动脉小球。

① **颈外动脉**(external carotid artery)：自颈总动脉分出后，在胸锁乳突肌深面上行，穿过腮腺实质，分为颞浅动脉和上颌动脉两个终支。颈外动脉的主要分支：a. **甲状腺上动脉**(superior thyroid artery)自颈外动脉起始部发出，行向前下方，分支分布于甲状腺和喉；b. **面动脉**(facial artery)沿下颌下腺深面行向前上，在咬肌前缘处绕下颌骨体下缘至面部，经口角和鼻翼的外侧，向上至内眦，移行为**内眦动脉**，分支分布于下颌下腺、腭扁桃体和面部软组织等

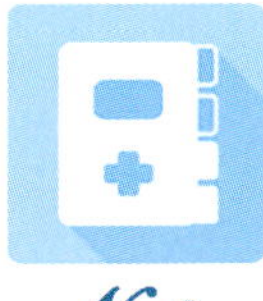
Note

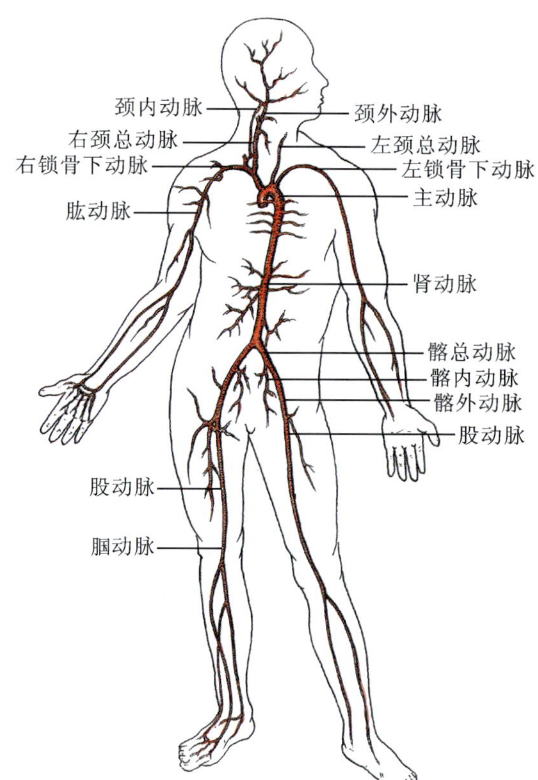

图 9-25 体循环动脉分布示意图

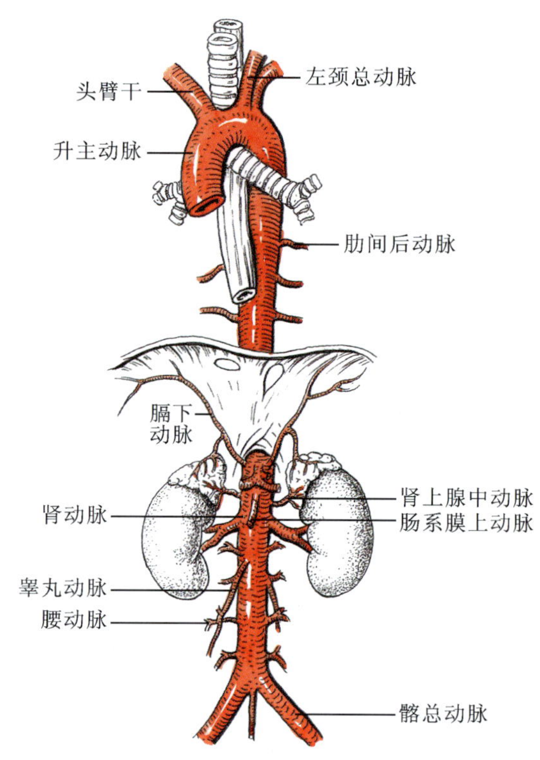

图 9-26 主动脉行程、分部及其主要分支

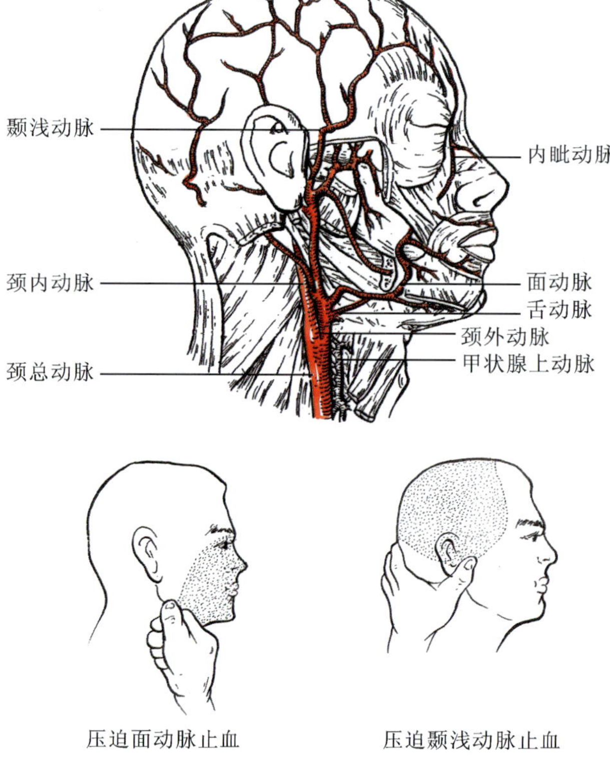

图 9-27 颈总动脉及其分支

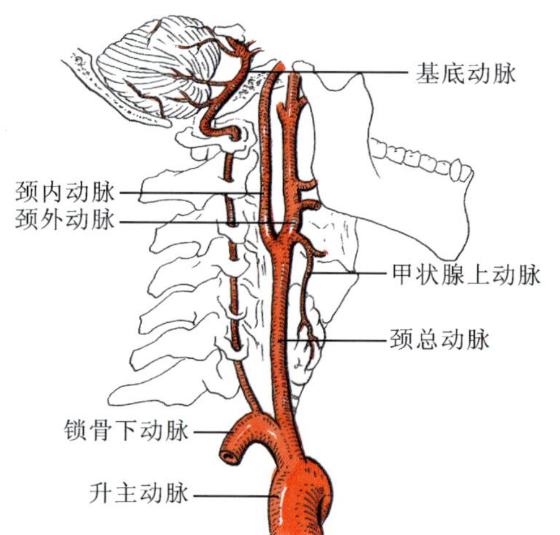

图 9-28 椎动脉

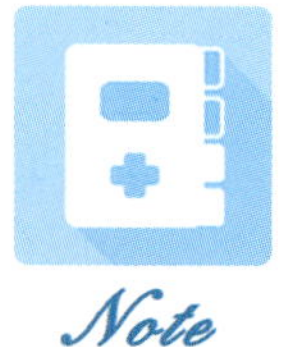
Note

处;c. **颞浅动脉**(superficial temporal artery)在耳屏前方越颧弓根部上行,其分支分布于腮腺、额、颞和顶部软组织;d. **上颌动脉**(maxillary artery)自下颌颈深面入颞下窝,向前内达翼腭窝,分支分布于外耳道、牙及牙龈、鼻腔、腭、咀嚼肌和硬脑膜等处。

上颌动脉分布于硬脑膜的一支称**脑膜中动脉**,在下颌颈深面发出后向上穿棘孔入颅中窝,分前、后支紧贴颅骨内面行走,分布于硬脑膜。脑膜中动脉的前支行经颅骨翼点内面。翼点处骨折时易受损伤,引起硬膜外血肿。

知识链接

头颈部的压迫止血点

在环状软骨的两侧,活体可摸到颈总动脉的搏动。一侧头颈部外伤出血时,可在平环状软骨弓的侧方将同侧的颈总动脉向后内方压迫至第 6 颈椎横突进行急救止血。

面动脉在咬肌前缘越下颌骨体下缘处,活体可触及其搏动。面部出血时,可在咬肌前缘绕下颌骨下缘处,把面动脉压向下颌骨进行止血。

在耳屏和颧弓根部附近,活体可触及颞浅动脉搏动。头前外侧部出血时,可在耳屏前方将颞浅动脉压向颞骨进行止血。

② **颈内动脉**(internal carotid artery):自颈总动脉分出后,向上经颈动脉管入颅腔,分布于脑和视器(详见第十二章神经系统)。

(2) **锁骨下动脉**(subclavian artery)(图 9-28、图 9-29) 左侧起自主动脉弓,右侧起自头臂干,向外上至颈根部,经胸膜顶前方穿斜角肌间隙,至第 1 肋外侧缘移行为腋动脉。分支分布于脑、脊髓、颈、肩和胸壁等处。锁骨下动脉主要分支如下。

① **椎动脉**(vertebral artery):从前斜角肌内侧锁骨下动脉的上壁发出,向上穿第 6～1 颈椎的横突孔和枕骨大孔入颅腔;其分支分布于脑和脊髓。

② **胸廓内动脉**(internal thoracic artery):在椎动脉起点的相对侧发出,沿第 1～6 肋软骨后面(距胸骨外侧缘约 1.5 cm)下行,其终支为腹壁上动脉,穿膈肌进入腹直肌鞘内,与腹壁下动脉相吻合;其分支分布于胸前壁、乳房、心包、膈和腹直肌等处。

③ **甲状颈干**(thyrocervical trunk):在椎动脉起点外侧发出,为一短干,主要分支有**甲状腺下动脉**,分支分布于甲状腺和喉等处。

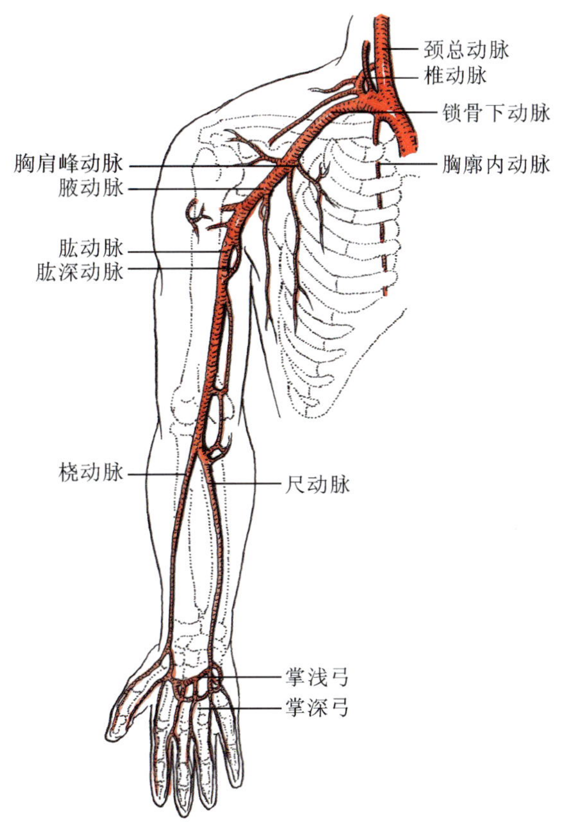

图 9-29 上肢的动脉

(3) 上肢的动脉

① **腋动脉**(axillary artery)(图 9-29):在第 1 肋外侧缘处续于锁骨下动脉,行于腋窝深部,至背阔肌下缘处移行为肱动脉;发出的主要分支有胸肩峰动脉、胸外侧动脉、肩胛下动脉、旋肱

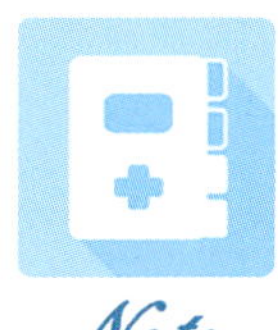
Note

后动脉，主要分布于肩部、胸前外侧部、乳房等处。

② **肱动脉**(brachial artery)(图 9-29)：延续于腋动脉，沿肱二头肌内侧缘下行，平桡骨颈高度分为桡动脉和尺动脉；肱动脉沿途分支分布于臂及肘关节。

知识链接

测量血压时的听诊部位

在肘窝的内上方、肱二头肌肌腱的内侧，可触及肱动脉的搏动，该处是测量血压时的听诊部位，即测量血压时放置听诊器胸件的部位。

③ **桡动脉**(radial artery)和**尺动脉**(ulnar artery)(图 9-29)：由肱动脉分出，分别沿前臂肌群的桡侧和尺侧下行。桡动脉绕桡骨茎突远端转至手背，穿第 1 掌骨间隙到手掌，主要分支有**掌浅支**和**拇主要动脉**，其中拇主要动脉在桡动脉入手掌处发出，立即分为三支分布于拇指两侧和示指桡侧；尺动脉经豌豆骨桡侧入手掌，主要分支有**骨间总动脉**和**掌深支**；它们的分支分布于前臂和手。

④ **掌浅弓**(superficial palmar arch)和**掌深弓**(deep palmar arch)(图 9-30)：掌浅弓由尺动脉终支和桡动脉掌浅支吻合而成。掌浅弓发出三条指掌侧总动脉和一条小指尺掌侧动脉，前者行至掌指关节附近，每支又可分为两支指掌侧固有动脉，分布于四指的相对缘；后者分布于小指尺侧缘。掌深弓由尺动脉掌深支和桡动脉终支吻合而成。由弓的凸侧发出三条掌心动脉，分别注入相应的指掌侧总动脉。

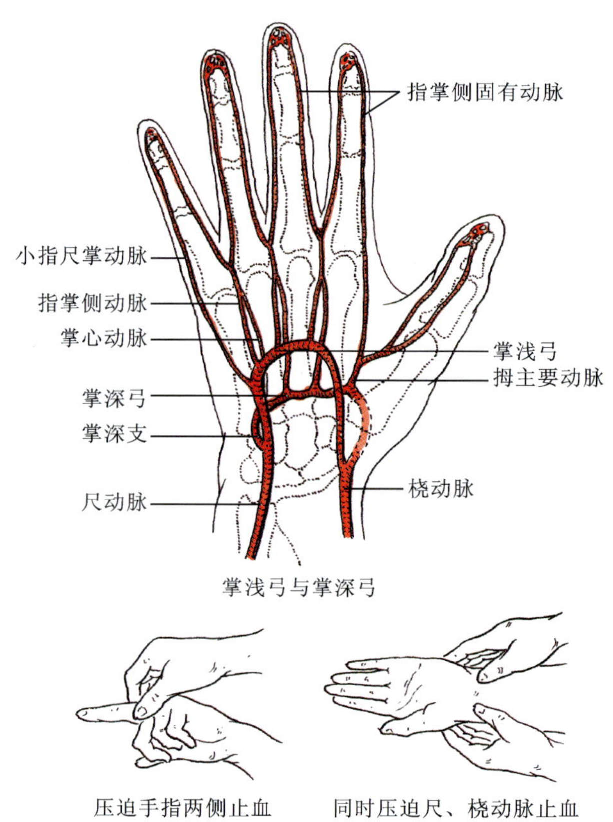

图 9-30 掌浅弓与掌深弓

知识链接

上肢的压迫止血点

一侧上肢外伤出血，可在同侧锁骨中点上方将锁骨下动脉向后下方压迫至第 1 肋进行止血；一侧前臂和手部外伤出血，可在同侧上臂内侧将肱动脉向外压迫至肱骨进行止血(图 9-31)；一侧手部外伤出血，可在同侧腕横纹稍上方分别压迫桡动脉和尺动脉进行止血；一侧手部多个手指外伤出血，可在同侧掌横纹处用双手大拇指压迫掌浅弓进行止血；单个手指出血，在该手指根部压迫双侧指掌侧固有动脉进行止血。

降主动脉(descending aorta)与主动脉弓相续，自第 4 胸椎体下缘左侧沿脊柱下降，穿膈的主动脉裂孔入腹腔，下行至第 4 腰椎体下缘前方分为左、右髂总动脉。以膈的主动脉裂孔为界，降主动脉在胸腔内的一段称**胸主动脉**，在腹腔内的一段称**腹主动脉**(图9-26)。

3. 胸主动脉 胸主动脉(thoracic aorta)是胸部的动脉主干，位于脊柱左前方，分布于除心脏以外的胸腔脏器和胸壁；其分支有壁支和脏支两种(图 9-32)。

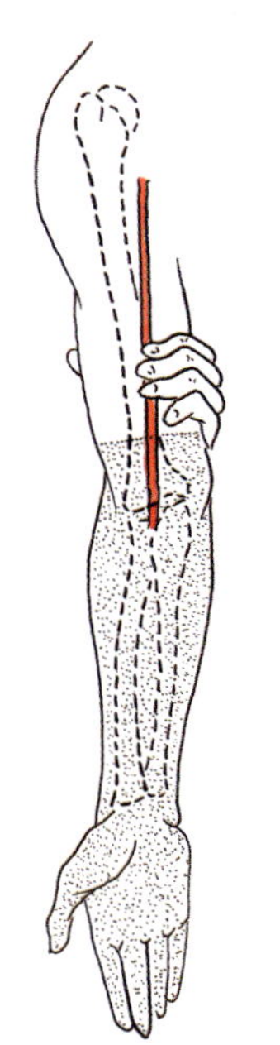

图 9-31 肱动脉的压迫止血点

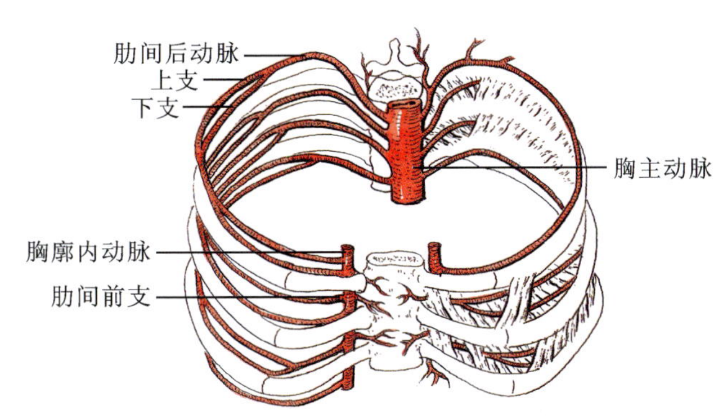

图 9-32 胸壁的动脉

(1) 壁支 包括 9 对**肋间后动脉**和 1 对**肋下动脉**。肋间后动脉沿第 3～11 肋的肋沟前行；肋下动脉在第 12 肋下缘行走；肋间后动脉和肋下动脉主要分布于胸壁、腹壁上部、背部和脊髓等处。

(2) 脏支 主要有**食管动脉**、**支气管动脉**和**心包支**，均细小，分支分布于同名器官。

4. 腹主动脉 腹主动脉(abdominal aorta)是腹部的动脉主干，在膈肌的主动脉裂孔处延续于胸主动脉，沿腰椎体前方下行，至第 4 腰椎体下缘处分为左、右髂总动脉。其分支也有壁支和脏支，但脏支较壁支粗大。

1) 壁支 包括一对**膈下动脉**和四对**腰动脉**。膈下动脉分布于膈和肾上腺；腰动脉分布于腰部、腹壁肌和脊髓等处。

2) 脏支 分为成对的和不成对的脏支两类。不成对的脏支有腹腔干、肠系膜上动脉和肠系膜下动脉；成对的脏支有肾上腺中动脉、肾动脉和睾丸动脉(或卵巢动脉)。

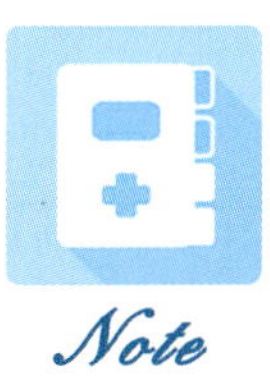

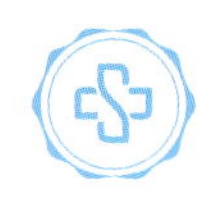

(1) **腹腔干**(celiac trunk)(图 9-33) 粗而短,在主动脉裂孔的稍下方发自腹主动脉前壁,并立即分为胃左动脉、肝总动脉和脾动脉。①**胃左动脉**(left gastric artery)斜向左上方至贲门部,然后沿胃小弯向右走行,其分支分布于食管下段、胃小弯侧的胃壁。②**肝总动脉**(common hepatic artery)向右走行,在十二指肠上部的上方分为肝固有动脉和胃十二指肠动脉。**肝固有动脉**在肝十二指肠韧带内上行,至肝门附近分为肝左支和肝右支,经肝门入肝。肝右支进入肝门前发出**胆囊动脉**,分布于胆囊;肝固有动脉起始部还发出**胃右动脉**,沿胃小弯向左走行,与胃左动脉吻合,分布于十二指肠上部和胃小弯附近的胃壁。**胃十二指肠动脉**在幽门后方下降,分为胃网膜右动脉和胰十二指肠上动脉。**胃网膜右动脉**沿胃大弯向左走行,分布于胃大弯侧的胃壁及大网膜;**胰十二指肠上动脉**在胰头与十二指肠降部之间下行,分布于胰头和十二指肠降部。③**脾动脉**(splenic artery)是腹腔干最粗大的分支,沿胰上方左行,沿途发出**胰支**到胰,在入脾门前还发出**胃短动脉**和**胃网膜左动脉**。**胃短动脉**分布于胃底;**胃网膜左动脉**沿胃大弯向右走行,与胃网膜右动脉吻合,分布于胃大弯侧的胃壁和大网膜。

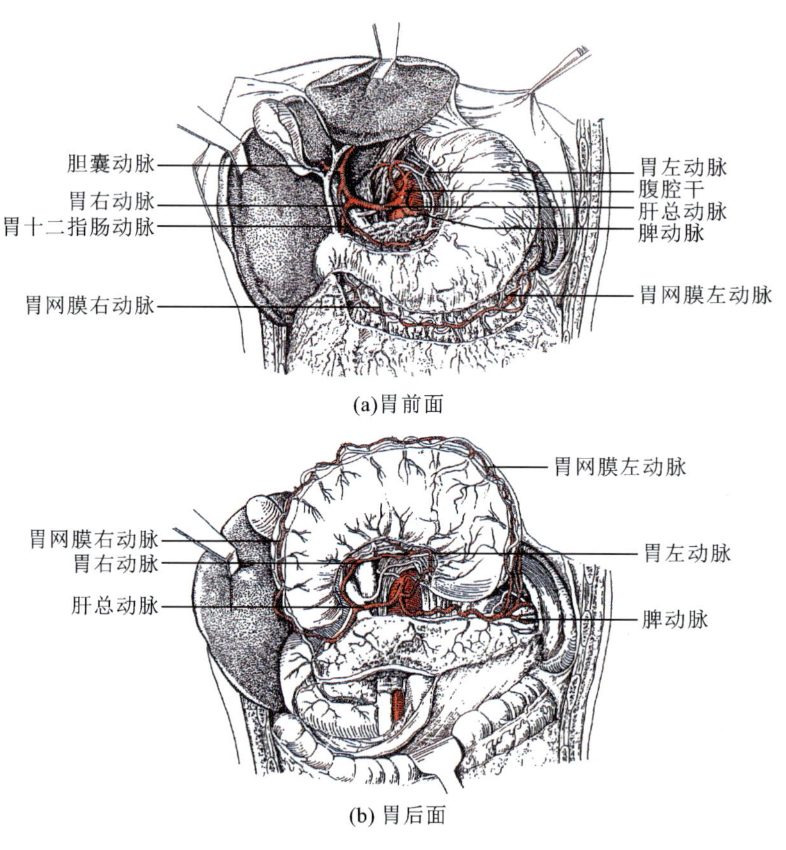

图 9-33 腹腔干及其分支

(2) **肠系膜上动脉**(superior mesenteric artery)(图 9-34) 约在第 1 腰椎平面起于腹主动脉,经胰头与十二指肠水平部之间,进入肠系膜根内,斜向右下行至右髂窝。主要分支如下。①**空肠动脉**(jejunal arteries)和**回肠动脉**(ileal arteries)行于小肠系膜内,有 12～18 支,反复分支并吻合形成 2～5 级动脉弓,最后一级动脉弓发出直行小支进入肠壁,分布于空肠和回肠。②**回结肠动脉**(ileocolic artery)是肠系膜上动脉右侧最下方的分支,分布于回肠末段、盲肠、阑尾和升结肠的起始部。回结肠动脉发出一支**阑尾动脉**,分布于阑尾。③**右结肠动脉**(right colic artery)在回结肠动脉上方发出,分布于升结肠。④**中结肠动脉**(middle colic artery)起自右结肠动脉的上方,进入横结肠系膜内,分布于横结肠,并与右、左结肠动脉的分支相吻合。

(3) **肠系膜下动脉**(inferior mesenteric artery)(图 9-35) 约在第 3 腰椎平面起于腹主动

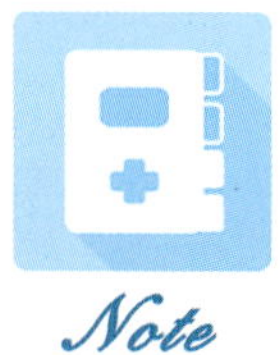
Note

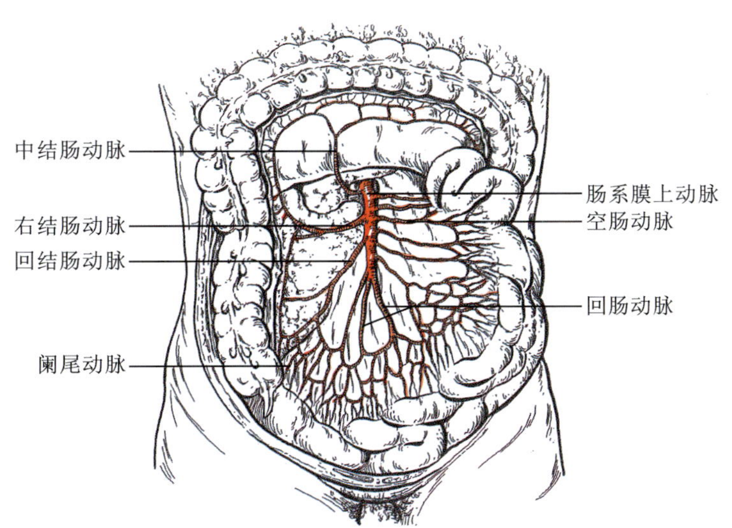

图 9-34 肠系膜上动脉及其分支

脉，沿腹后壁行向左下方，主要分支：①**左结肠动脉**(left colic artery)沿腹后壁行向左，与中结肠动脉和乙状结肠动脉吻合，分布于结肠左曲和降结肠；②**乙状结肠动脉**(sigmoid arteries)行向左下方，分布于乙状结肠，并与左结肠动脉相吻合；③**直肠上动脉**(superior rectal artery)向下经直肠后方入盆腔，分布于直肠上部，向下与直肠下动脉吻合。

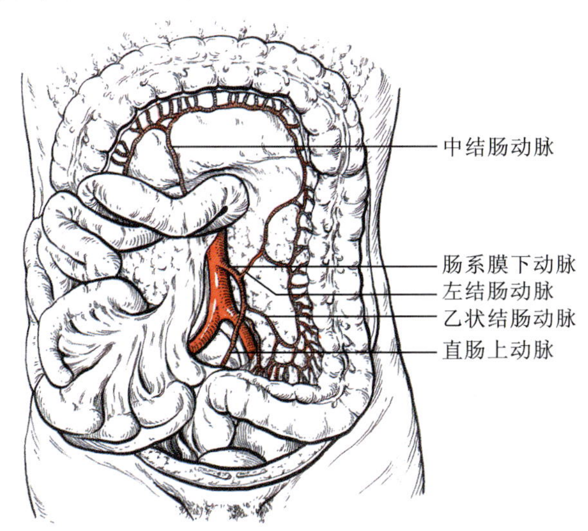

图 9-35 肠系膜下动脉及其分支

(4) **肾上腺中动脉**(middle suprarenal artery)(图 9-26) 约平第 1 腰椎高度起于腹主动脉，分布于肾上腺。

(5) **肾动脉**(renal artery)(图 9-26) 平对第 1～2 腰椎体之间，起于腹主动脉，向外侧横行，经肾门入肾。

(6) **睾丸动脉**(testicular artery)(图 9-26) 细而长，在肾动脉起始处下方，发自腹主动脉前壁，沿腰大肌前面斜向外下方，穿腹股沟管，参与精索组成，入阴囊后分布于睾丸和附睾。在女性，该动脉称**卵巢动脉**(ovarian artery)，分布于卵巢。

5. 髂总动脉(common iliac artery) 左右各一，在第 4 腰椎体下缘处从腹主动脉分出，每侧髂总动脉在骶髂关节前方分为髂内动脉和髂外动脉(图 9-36)。髂总动脉是盆部和下肢的动脉主干。

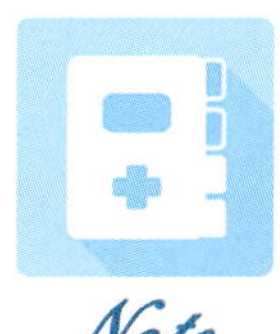

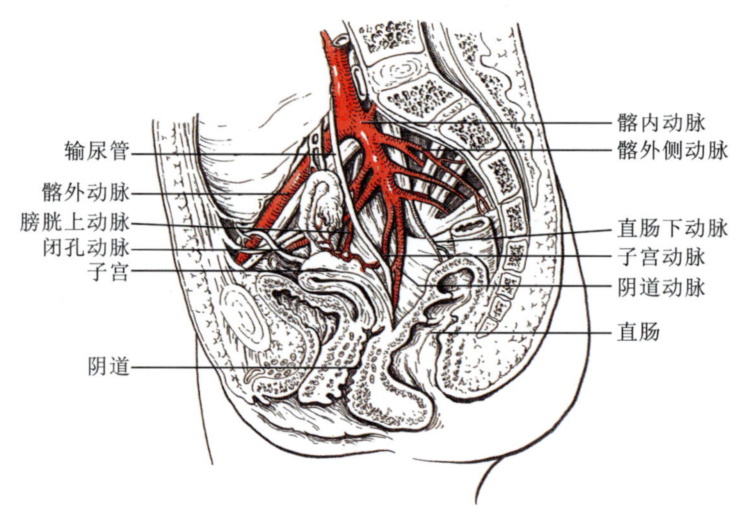

图 9-36 女性盆腔的动脉

1）**髂内动脉**（internal iliac artery） 髂内动脉是盆部的动脉主干（图 9-36），沿盆腔侧壁下行，发出壁支和脏支，分别分布于盆壁和盆腔脏器。

（1）壁支 ①**闭孔动脉**（obturator artery）沿骨盆侧壁行向前方，穿闭孔出盆腔，分布于大腿内侧肌群和髋关节；②**臀上动脉**（superior gluteal artery）和**臀下动脉**（inferior gluteal artery）分别经梨状肌上、下孔至臀部，分布于臀肌和髋关节。

（2）脏支 ①**脐动脉**（umbilical artery）是胚胎时期的血管，出生后其远端闭锁，近段管腔未闭锁，发出**膀胱上动脉**分布于膀胱上部；②**膀胱下动脉**（inferior vesical artery）分布于膀胱及前列腺等处；③**直肠下动脉**（inferior rectal artery）为一小支，分布于直肠下部；④**阴部内动脉**（internal pudendal artery）经梨状肌下孔出骨盆，进入会阴深部，分布于肛区和外生殖器等处；⑤**子宫动脉**（uterine artery）为女性所特有，沿盆腔侧壁下行，进入子宫阔韧带内，在距子宫颈外侧约 2 cm 处从输尿管前上方跨过，沿子宫外侧缘迂曲上行至子宫底（图 9-37），分布于子宫、输卵管和卵巢等处。

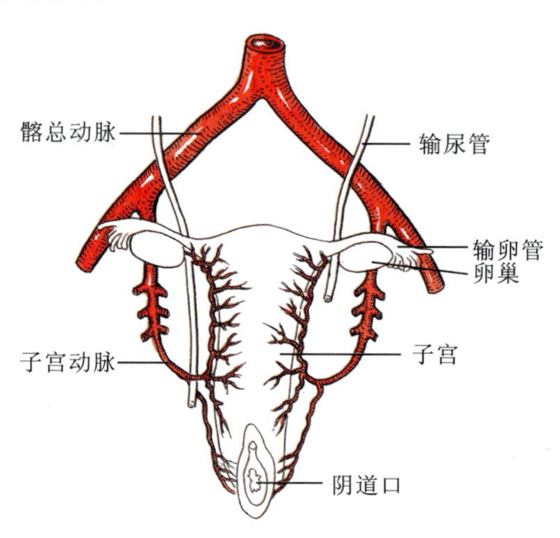

图 9-37 子宫动脉与输尿管的位置关系

2）**髂外动脉**（external iliac artery） 沿腰大肌内侧缘下行，经腹股沟韧带中点稍内侧的深面至股前部，移行为股动脉。在腹股沟韧带稍上方，髂外动脉发出**腹壁下动脉**，该动脉向内上走行并进入腹直肌鞘，与腹壁上动脉吻合，分布于腹直肌。

3）下肢的动脉

（1）**股动脉**（femoral artery）（图 9-38） 髂外动脉的延续，是下肢的动脉主干，在股三角内下行，经收肌管入腘窝，移行为腘动脉；股动脉的主要分支为股深动脉，分支分布于股部和髋关节。

（2）**腘动脉**（popliteal artery）（图 9-39） 在腘窝深部下行，至腘窝下部分为胫前动脉和胫后动脉。腘动脉分支分布于膝关节及其附近肌。

（3）**胫后动脉**（posterior tibial artery）（图 9-39） 在小腿后面浅、深两层屈肌之间下行，经内踝后下方至足底，分为**足底内侧动脉**和**足底外侧动脉**；胫后动脉的分支分布于小腿后侧群肌

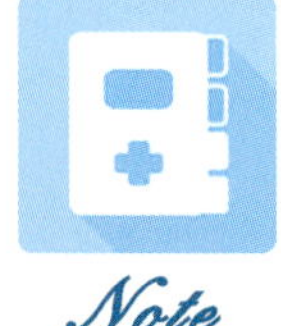
Note

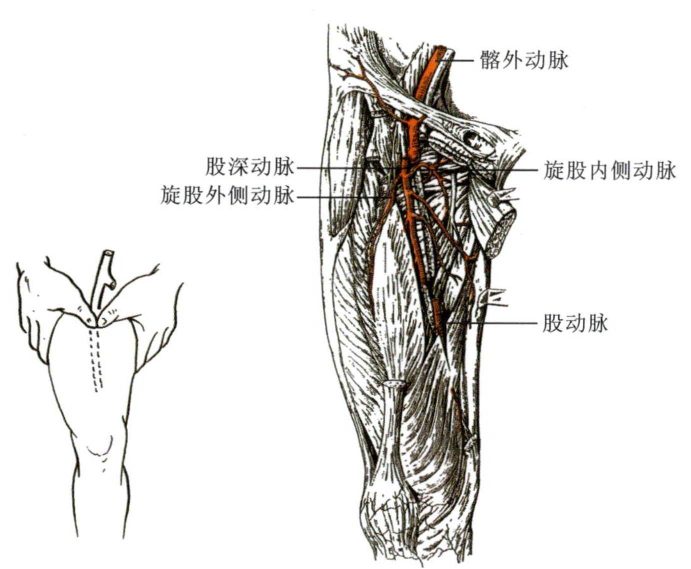

图 9-38 股动脉及其压迫止血点

及外侧群肌，足底内、外侧动脉分布于足底和足趾。

(4) **胫前动脉**(anterior tibial artery)(图 9-40) 向前穿小腿骨间膜至小腿前群肌之间下行，至踝关节前方移行为**足背动脉**；在内、外踝连线的中点处，足背动脉位置表浅，可触及其搏动；胫前动脉和足背动脉的分支分布于小腿前部、足背和足趾。

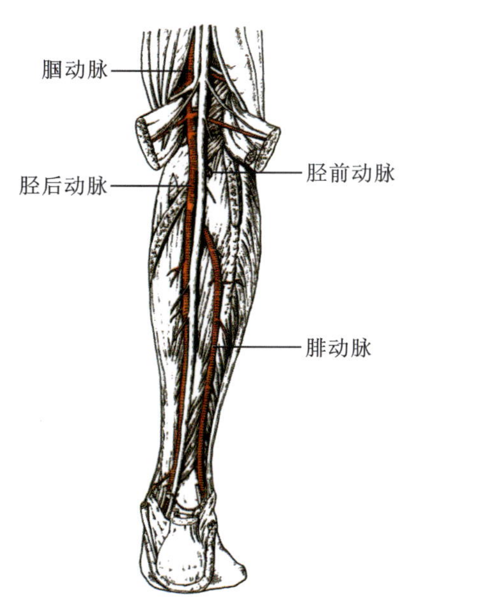

图 9-39 小腿后面的动脉

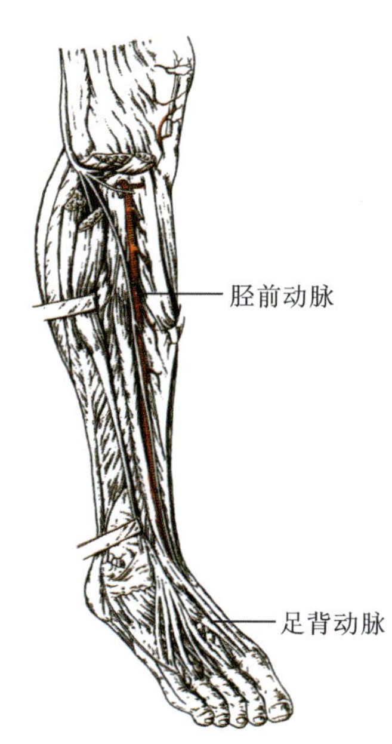

图 9-40 小腿前面的动脉

知识链接

下肢的压迫止血点

一侧下肢外伤出血，可在同侧腹股沟中点稍下方将股动脉压迫至耻骨进行止血；一侧小腿和足部外伤出血，可在同侧腘窝内将腘动脉向前方压迫至胫骨进行止血；一侧足背外伤出血，可在同侧踝关节前方内、外踝连线的中点处将足背动脉压迫至跗骨进行止血；一

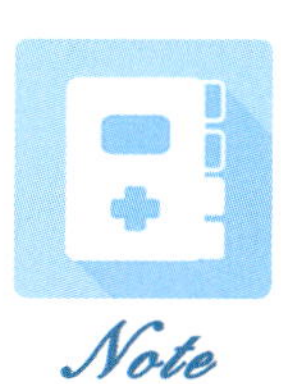

侧足底外伤出血，可在同侧内踝后方将胫后动脉压迫至跗骨进行止血；单个足趾的外伤出血，其止血方法同单个手指出血。

（二）体循环的静脉

与动脉相比，静脉在结构和分布上有以下特点。①数量较多，管腔较大，管壁较薄，压力较低，血流缓慢。②管壁内有**静脉瓣**(venous valve)，呈半月形，向心开放(图 9-41)，是保证血液向心流动和防止血液逆流的重要结构。凡受重力影响较大，血液回流较困难的部位，静脉瓣也较多。③体循环的静脉分浅、深两类，深静脉位于深筋膜深面，多与动脉伴行，其名称和收集范围与伴行动脉相同，四肢的动脉有两条静脉伴行。浅静脉位于浅筋膜内，又称**皮下静脉**，数目多，不与动脉伴行，最终注入深静脉，临床上常用于静脉注射、采血、输血、输液等。④静脉吻合丰富。浅静脉一般吻合成静脉网，如手背静脉网、足背静脉网等，深静脉在某些器官周围或壁内吻合成静脉丛，如食管静脉丛、直肠静脉丛等。此外，还有**硬脑膜窦**和**板障静脉**等结构特殊的静脉。

体循环的静脉(图 9-42)包括**上腔静脉系**、**下腔静脉系**和**心静脉系**(见心的血管)。

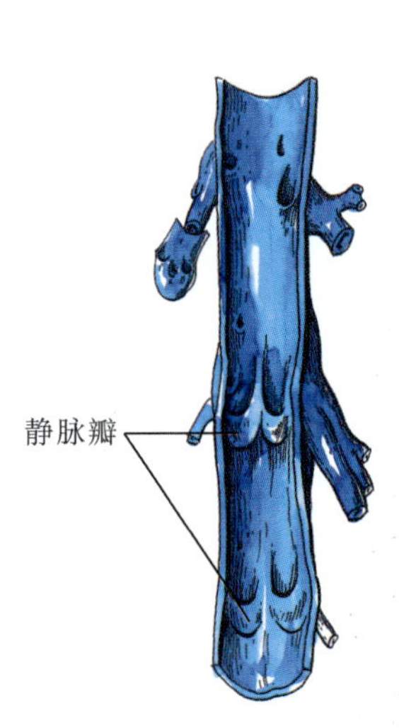

图 9-41 静脉瓣

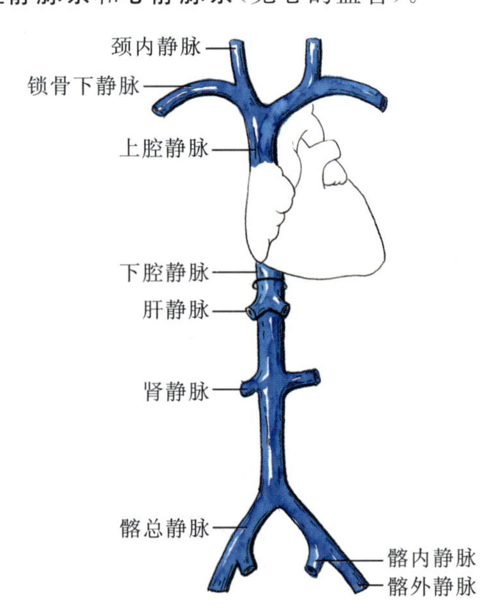

图 9-42 体循环的大静脉

1. 上腔静脉系 上腔静脉系由上腔静脉及其属支组成，收纳头颈部、上肢、胸部(心脏除外)等处的血液回流。

(1) **上腔静脉**(superior vena cava) 上腔静脉为上腔静脉系的主干，由左、右头臂静脉在右侧第 1 胸肋结合处的后方汇合而成(图 9-43)，沿升主动脉右侧下行，注入右心房；在注入右心房前接受奇静脉。

(2) **头臂静脉**(brachiocephalic vein) 头臂静脉又称**无名静脉**，左右各一，在胸锁关节后方由同侧的颈内静脉与锁骨下静脉汇合而成(图 9-43)，汇合处形成的夹角称**静脉角**；左、右静脉角分别有胸导管和右淋巴导管汇入；头臂静脉除收集颈内静脉和锁骨下静脉的血液外，还有甲状腺下静脉、椎静脉、胸廓内静脉等属支。

(3) 头颈部的静脉 头颈部的静脉有两条主干，即颈内静脉和颈外静脉(图 9-42 至图 9-44)。

① **颈内静脉**(internal jugular vein)：头颈部最大的静脉干，在颈静脉孔处延续乙状窦，沿

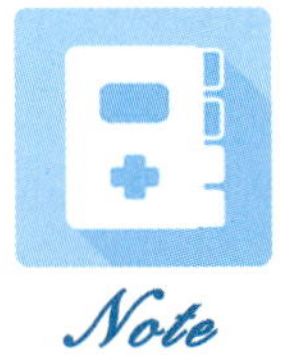
Note

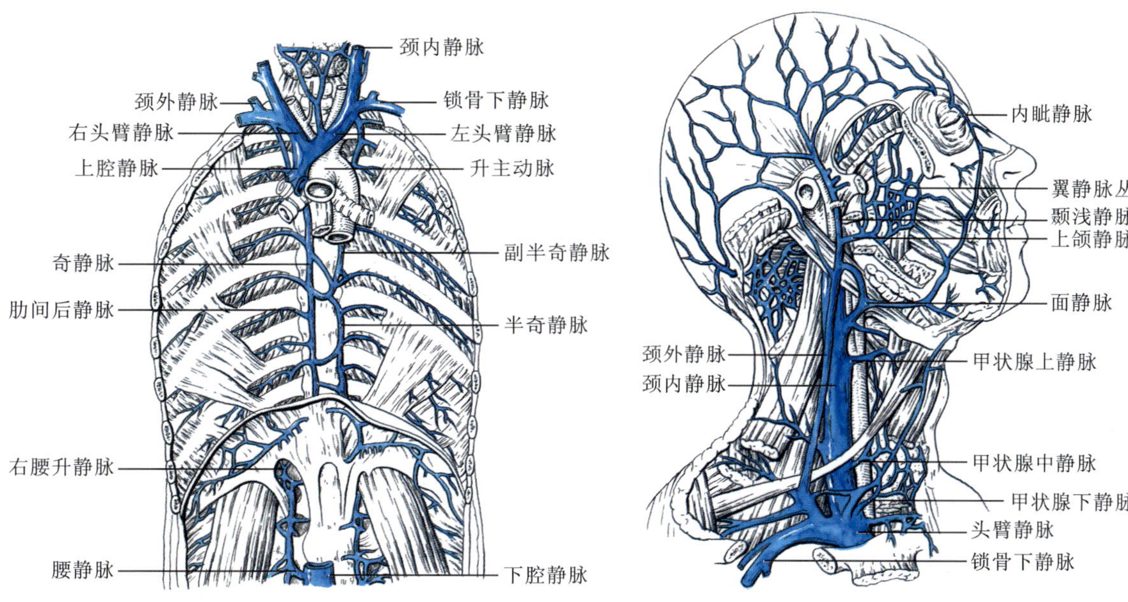

图 9-43 上腔静脉及其属支

图 9-44 头颈部的静脉

颈内动脉和颈总动脉的外侧下行，在胸锁关节后方与同侧的锁骨下静脉汇合成头臂静脉。颈内静脉收集颅内、外和颈部器官的静脉血，其主要属支分为颅外属支和颅内属支两种。颅内属支收集颅内主要器官的静脉血，最后经乙状窦注入颈内静脉。颅外属支主要收集头面部和颈部的静脉血，主要颅外属支（图 9-45）如下：a. **面静脉**（facial vein）起自内眦静脉，与面动脉伴行，在下颌角下方与下颌后静脉的前支汇合注入颈内静脉；b. **下颌后静脉**（retromandibular vein）由颞浅静脉和上颌静脉汇合而成，在腮腺下缘分为前、后两支，前支汇入面静脉，后支参与合成颈外静脉。

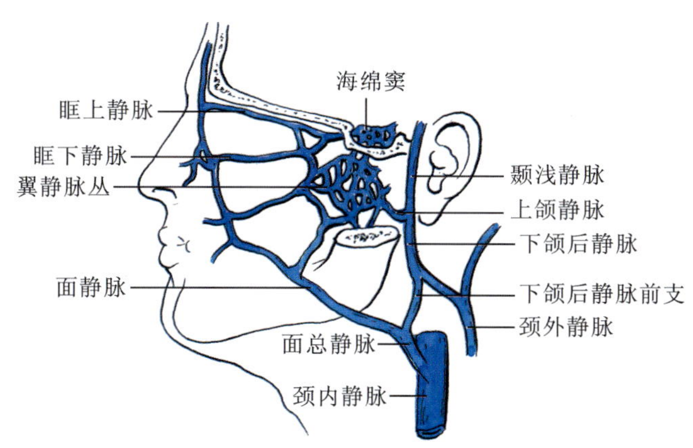

图 9-45 面静脉与颅内海绵窦的交通

知识链接

“危险三角区”

鼻根至两侧口角之间的三角形区域称为“危险三角区”。此区内的静脉经内眦静脉-眼静脉或经面深静脉-翼静脉丛-颅底导静脉等吻合支与颅内海绵窦相交通，且这些静脉无静脉瓣。故此区内的疖肿若处理不当（如挤压），可经上述静脉吻合支蔓延至颅内，引起海绵窦化脓（急性海绵窦炎），严重者可危及生命。因此，“危险三角区”乃至整个面部的疖

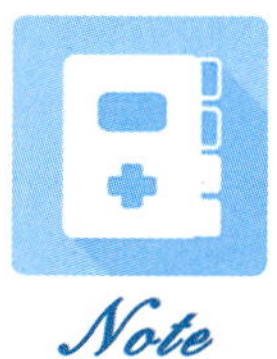

肿、痤疮等均不能挤压，以免出现严重后果。

② **颈外静脉**(external jugular vein)：颈部最大的浅静脉，由**耳后静脉**、**枕静脉**与下颌后静脉的后支在下颌角处汇合而成，沿胸锁乳突肌表面下行，在锁骨中点上方注入锁骨下静脉。由于颈外静脉位置表浅，临床上常在此做静脉穿刺。

(4) **锁骨下静脉**(subclavian vein)　在第 1 肋的外侧缘延续腋静脉，向内至胸锁关节后方与颈内静脉汇合成头臂静脉。锁骨下静脉收集颈浅部和上肢的静脉血，主要属支有腋静脉和颈外静脉(图 9-43、图 9-44)。

(5) 上肢的静脉　上肢的静脉分浅、深两组。

① 上肢的浅静脉：手背的浅静脉先形成手背静脉网，再由此网合成两条大的浅静脉，即头静脉和贵要静脉(图 9-46)。a. **头静脉**(cephalic vein)起自手背静脉网的桡侧，经前臂前面，沿前臂桡侧及肱二头肌外侧沟上升，经三角肌和胸大肌之间，穿深筋膜注入腋静脉或锁骨下静脉。b. **贵要静脉**(basilic vein)起自手背静脉网的尺侧，逐渐转向前臂前面，沿前臂尺侧及肱二头肌内侧沟上升，至臂中部穿深筋膜注入肱静脉。c. **肘正中静脉**(median cubital vein)位于肘窝皮下，一般为一条，自头静脉连至贵要静脉，该静脉变异较多，临床上常在此行静脉滴注、穿刺抽血或静脉注射。

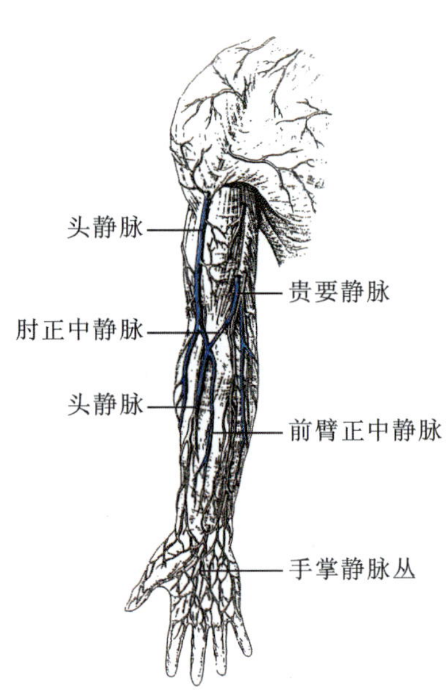

图 9-46　上肢的浅静脉

知识链接

浅静脉在临床上的用途

体表的浅静脉是医护人员为患者给药的重要途径。临床上，浅静脉可用于静脉输液、静脉注射、采血、献血、静脉切开和插管(或留置导管)、介入治疗、测量中心静脉压(多在头静脉)、血管移植等。常用于静脉输液的静脉：小儿的头皮静脉；成人的手背静脉网、头静脉及其属支、贵要静脉及其属支、肘正中静脉、足背静脉网、大隐静脉及其属支、小隐静脉及其属支等。

② 上肢的深静脉：上肢的深静脉和同名动脉伴行，但臂部以下为两条静脉与一条动脉伴行，至腋窝汇合成一条**腋静脉**。腋静脉在第 1 肋外侧缘延续锁骨下静脉。

(6) 胸部的静脉

① **奇静脉**(azygos vein)(图 9-43)：胸部静脉的主干，起于**右腰升静脉**，穿膈后沿脊柱右前方上行至第 4 胸椎高度，向前勾绕右肺根上方注入上腔静脉；主要收集**右侧肋间后静脉**、**食管静脉**、**支气管静脉**和半奇静脉的血液；**半奇静脉**起于**左腰升静脉**，穿膈后在脊柱左前方上行，约在第 8 胸椎高度横过脊柱前方，注入奇静脉，收集左侧下位肋间后静脉和副半奇静脉的血液；**副半奇静脉**沿脊柱左侧下行，注入半奇静脉，收集左侧上位肋间后静脉的血液。

② **椎静脉丛**(vertebral venous plexus)(图 9-47)：纵贯脊柱全长，分为**椎外静脉丛**和**椎内静脉丛**，两者间有广泛的吻合；椎静脉丛收集脊髓、脊膜、椎骨和邻近肌的血液。椎静脉丛通过椎静脉与胸部、腹部、盆部的静脉等有丰富的交通吻合，并经枕骨大孔与颅内的硬脑膜静脉窦

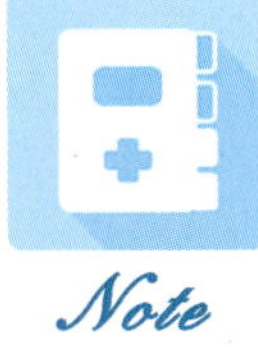
Note

相交通，这些静脉及其吻合支无静脉瓣，故胸、腹、盆腔脏器的恶性肿瘤可循上述吻合途径转移至脑、脊髓和椎管内。

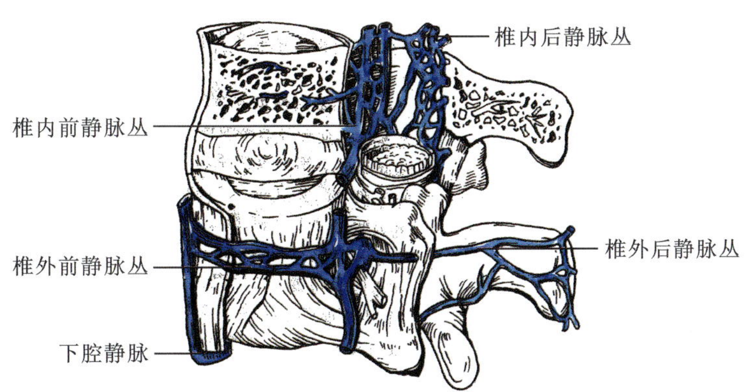

图 9-47 椎静脉丛

2. 下腔静脉系 下腔静脉系由下腔静脉及其属支组成，收集下肢、盆部和腹部的血液。

（1）**下腔静脉**（inferior vena cava） 下腔静脉系的主干，由左、右髂总静脉在第 5 腰椎体右前方汇合而成（图 9-42、图 9-48），沿脊柱右前方、腹主动脉右侧上行，穿膈的腔静脉孔进入胸腔，注入右心房。

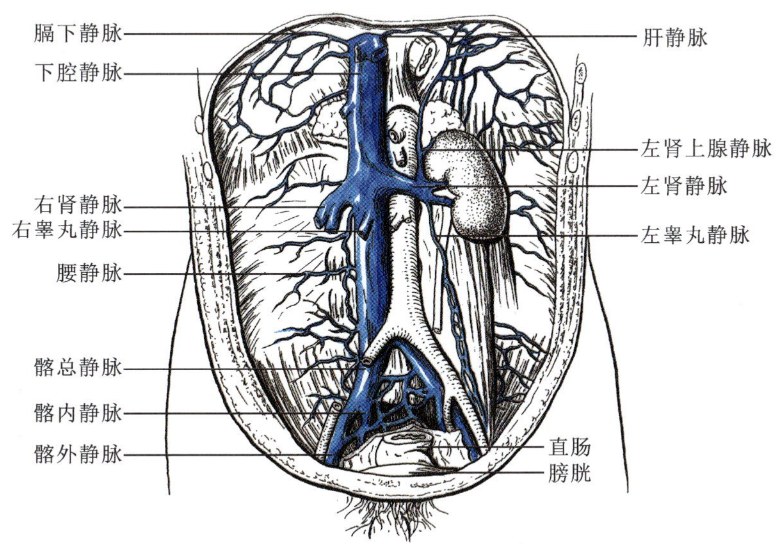

图 9-48 下腔静脉及其属支

（2）**髂总静脉**（common iliac vein） 左、右各一，由同侧髂内静脉和髂外静脉在骶髂关节的前方汇合而成（图 9-42、图 9-48），髂总静脉收集下肢和盆部的血液。

① **髂内静脉**（internal iliac vein）：盆部的静脉主干，其属支与同名动脉的脏支和壁支伴行，收集盆部和会阴部等处的血液；盆腔内的静脉在脏器壁内或脏器周围形成丰富的静脉丛，如**膀胱静脉丛**、**子宫静脉丛**和**直肠静脉丛**等；直肠静脉丛上部的血液借**直肠上静脉**注入肠系膜下静脉（图 9-49），下部的血液经**直肠下静脉**和**阴部内静脉**汇入髂内静脉。

② **髂外静脉**（external iliac vein）：主干与属支均与同名动脉伴行，收集同名动脉分布区域的静脉血。

（3）下肢的静脉 下肢的静脉也分为浅、深两组。

① 下肢的浅静脉（图 9-50）：a. **大隐静脉**（great saphenous vein）是全身最长的浅静脉，在足内侧缘起自足背静脉网，经内踝前方，沿小腿、膝关节和大腿内侧上升，在腹股沟韧带中点稍内侧的下方注入股静脉，大隐静脉在注入股静脉前，接受**股内侧浅静脉**、**股外侧浅静脉**、**阴部外**

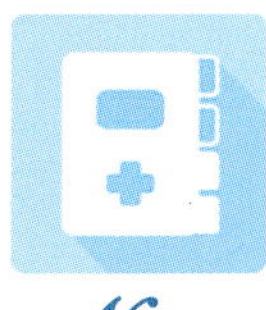

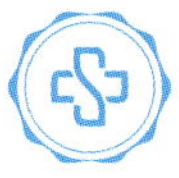
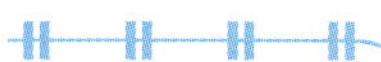

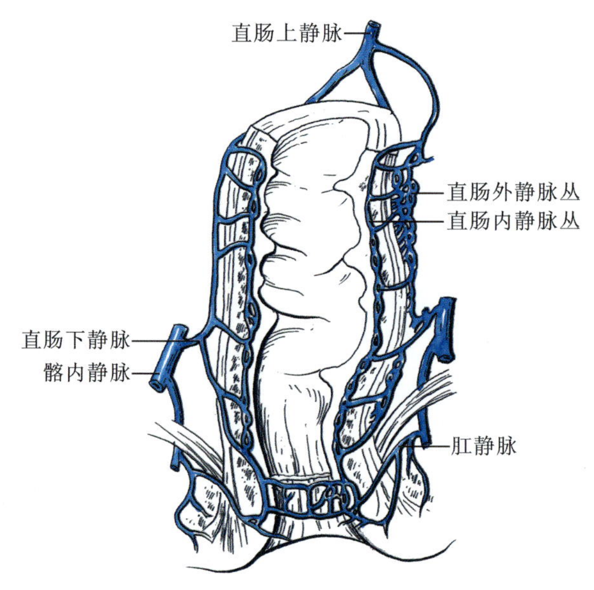

图 9-49　直肠的静脉

静脉、**旋髂浅静脉**和**腹壁浅静脉**这五大属支，它收集足、小腿、大腿内侧部以及大腿前部浅层结构的静脉血；b. **小隐静脉**(small saphenous vein)在足外侧缘起自足背静脉网，经外踝后方，沿小腿后面上行至腘窝，穿深筋膜注入**腘静脉**，它收集足外侧缘及小腿后面浅层的静脉血。

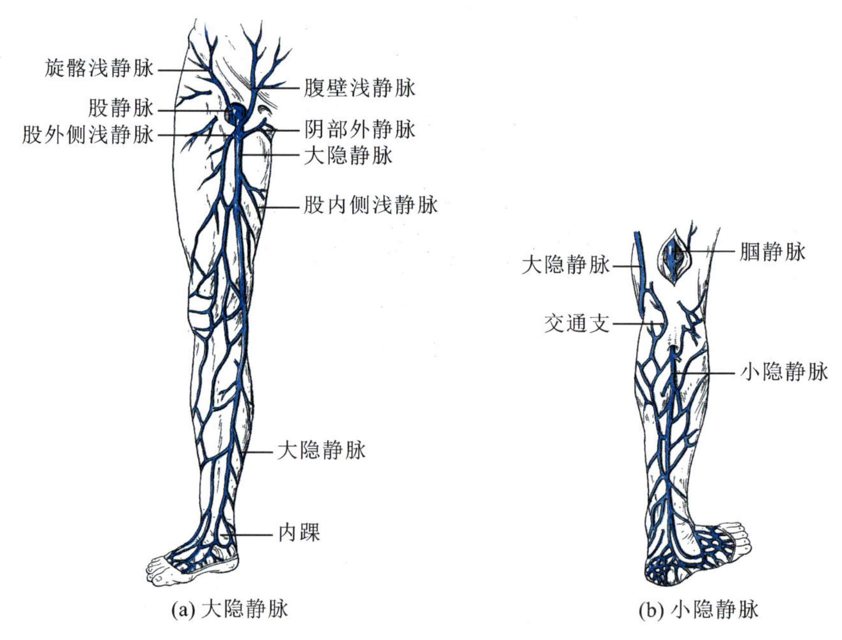

图 9-50　下肢的浅静脉

② 下肢的深静脉：下肢的深静脉与同名动脉伴行，收集同名动脉分布区域的血液。**股静脉**(femoral vein)为下肢的静脉主干，行于股动脉内侧，向上至腹股沟韧带深面延续为髂外静脉。

(4) 腹部的静脉　直接或间接注入下腔静脉，分壁支和脏支两种。

① 壁支：包括一对**膈下静脉**和四对**腰静脉**等，收集膈和腹后壁的血液，各腰静脉之间有纵

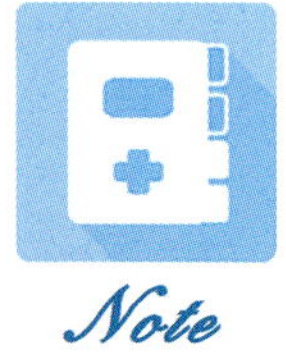

行的腰升静脉串联；左、右腰升静脉向上穿过膈分别移行为半奇静脉和奇静脉，向下与髂总静脉交通。

② 脏支：成对脏器和肝的静脉直接注入下腔静脉，不成对脏器（除肝外）的静脉先注入肝门静脉，入肝后再经肝静脉注入下腔静脉。

直接注入下腔静脉的属支如下。a. **肾静脉**（renal vein）起自肾门，行向内侧注入下腔静脉。其中左肾静脉较长，跨过腹主动脉前方，除收集左肾的静脉血外，还接受左肾上腺静脉和左睾丸（卵巢）静脉的血液。b. **肾上腺静脉**（suprarenal vein）左侧注入左肾静脉，右侧注入下腔静脉。c. **睾丸静脉**（testicular vein）起自睾丸和附睾的数条小静脉，在精索内吻合成蔓状静脉丛，在腹股沟管深环处汇合成睾丸静脉。右侧睾丸静脉以锐角汇入下腔静脉，左侧睾丸静脉以直角注入左肾静脉，故睾丸静脉曲张以左侧多见。女性为**卵巢静脉**（ovarian vein），回流方式同男性。d. **肝静脉**（hepatic vein）有 2～3 条，由肝内的静脉逐级汇合而成，直接注入下腔静脉。

（5）**肝门静脉系**（图 9-51） 肝门静脉系由肝门静脉及其属支组成。肝门静脉系收集腹腔内不成对脏器（除肝外）的血液；肝门静脉系两端均与毛细血管相连，无瓣膜；在肝硬化等病理情况下，肝门静脉血液回流受阻，血液可借其与上、下腔静脉的吻合途径发生逆流。

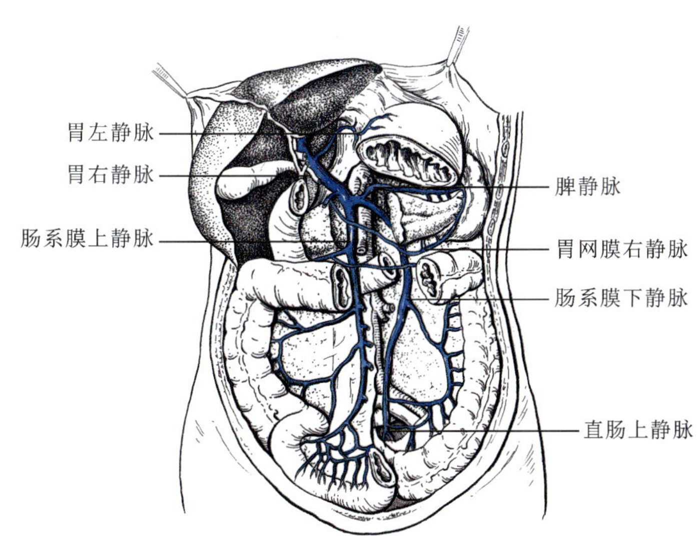

图 9-51 肝门静脉及其属支

微课——肝门静脉

① **肝门静脉**（hepatic portal vein）的属支。肝门静脉由**肠系膜上静脉**和**脾静脉**在胰头的后方汇合而成，上行于肝十二指肠韧带内，至肝门处分为左、右两支入肝。肝门静脉主要属支：a. **肠系膜上静脉**（superior mesenteric vein）与同名动脉伴行，收集同名动脉分布区域的血液；b. **脾静脉**（splenic vein）起自脾门，在脾动脉下方向右行走，在胰头的后方与肠系膜上静脉合成肝门静脉，收集同名动脉分布区域的血液；c. **肠系膜下静脉**（inferior mesenteric vein）与同名动脉伴行，收集同名动脉分布区域的血液，多注入脾静脉；d. **胃左静脉**（left gastric vein）与同名动脉伴行，在贲门处接受食管静脉丛下部的血液，注入肝门静脉；e. **胃右静脉**（right gastric vein）与同名动脉伴行，注入肝门静脉；f. **附脐静脉**（paraumbilical vein）起于脐周静脉网，沿肝圆韧带走行，注入肝门静脉；g. **胆囊静脉**（cystic vein）注入肝门静脉主干或其右支。

② 肝门静脉系与上、下腔静脉系之间的吻合。主要吻合途径（图 9-52）：a. **食管静脉丛**向上经食管静脉注入奇静脉，向下经胃左静脉注入肝门静脉，从而构成肝门静脉系与上腔静脉系之间的吻合；b. **直肠静脉丛**向上经直肠上静脉、肠系膜下静脉注入肝门静脉，向下经直肠下静

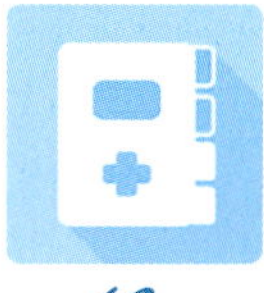

Note

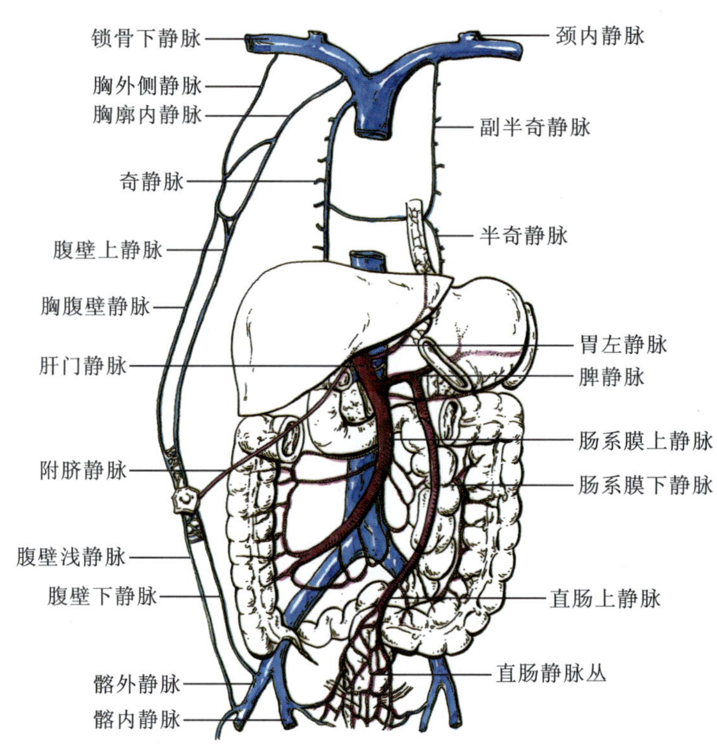

图 9-52 肝门静脉与上、下腔静脉间的交通

脉和阴部内静脉注入髂内静脉，从而构成肝门静脉系与下腔静脉系之间的吻合；c. **脐周静脉网**经附脐静脉注入肝门静脉，经胸、腹壁的静脉分别注入上腔静脉和下腔静脉，从而构成肝门静脉系与上、下腔静脉系之间的吻合。

第二节 淋巴系统

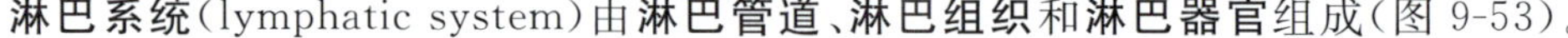

微课——淋巴

淋巴系统(lymphatic system)由**淋巴管道**、**淋巴组织**和**淋巴器官**组成(图 9-53)。

血液流经毛细血管动脉端时，一部分成分经毛细血管壁进入组织间隙形成组织液。组织液与细胞进行物质交换后，大部分经毛细血管静脉端吸收回血液，小部分进入毛细淋巴管形成无色透明的淋巴液(简称淋巴)。淋巴沿各级淋巴管向心流动，最后注入静脉。

淋巴系统的主要功能：①淋巴管道作为心血管系统的辅助装置，协助静脉引流组织液；②淋巴器官和淋巴组织具有产生淋巴细胞、过滤淋巴和免疫应答的功能。

一、淋巴管道

淋巴管道包括毛细淋巴管、淋巴管、淋巴干和淋巴导管(图 9-54)。

(一) 毛细淋巴管

毛细淋巴管(lymphatic capillary)是淋巴管道的起始部分，以膨大的盲端起于组织间隙，互相吻合成网，然后汇合成淋巴管。毛细淋巴管壁薄，内皮细胞不连续，间隙较大且无基膜，故通透性大于毛细血管，一些大分子物质(如肿瘤细胞、细菌、蛋白质等)易进入毛细淋巴管。除上皮、指(趾)甲、毛发、角膜、晶状体、牙釉质、软骨、脊髓和脑等外，毛细淋巴管遍布于全身各处。

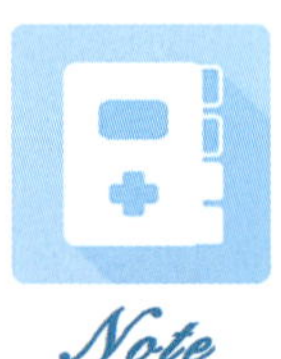
Note

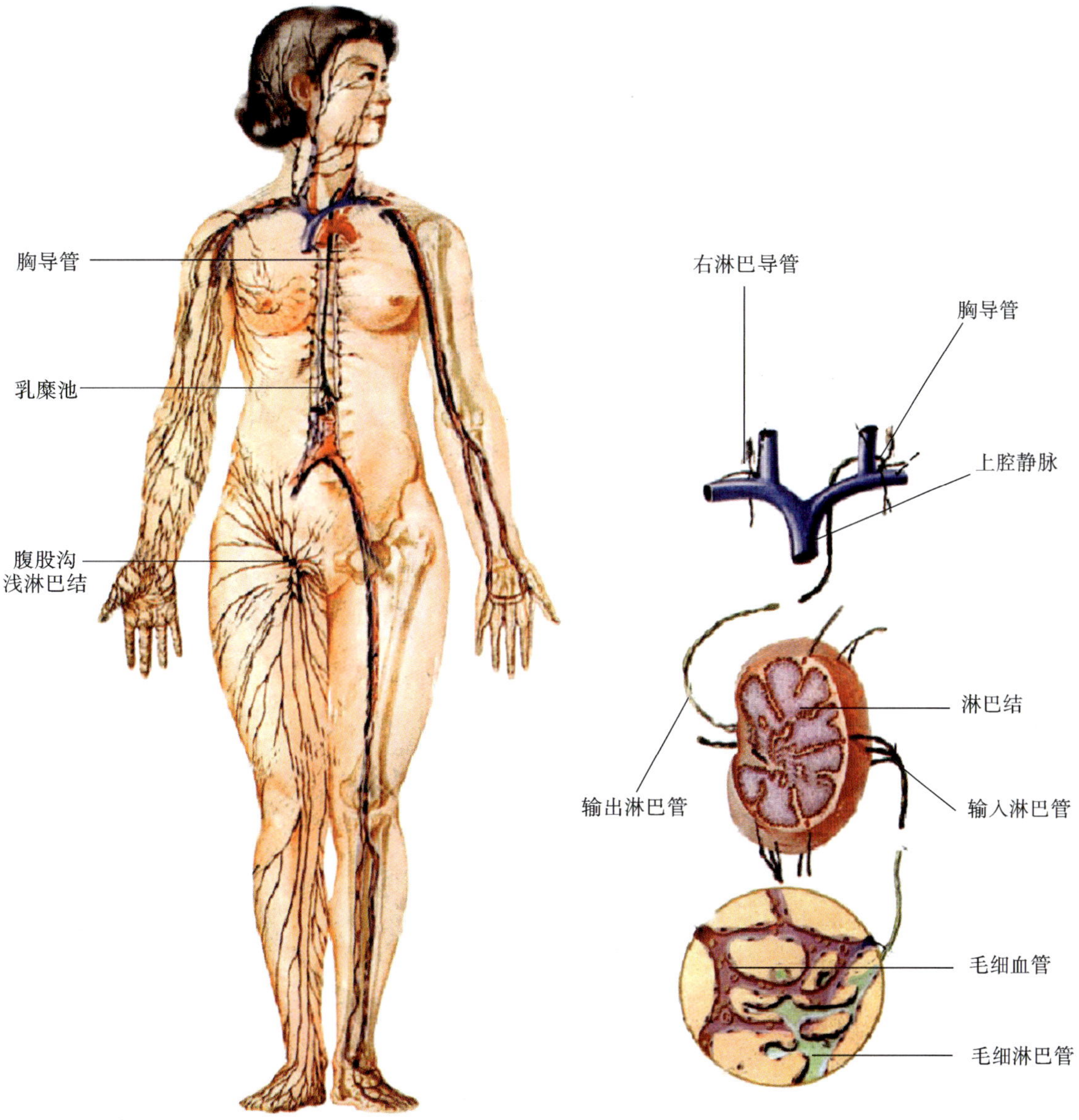

图 9-53 淋巴系统示意图

（二）淋巴管

淋巴管(lymphatic vessel)由毛细淋巴管汇合而成。管壁结构与静脉相似，但管径细，管壁薄，瓣膜多。淋巴管在向心行程中常经过一个或多个淋巴结。淋巴管分为浅、深两组，浅淋巴管位于皮下，多与浅静脉伴行，收集皮肤和皮下组织的淋巴；深淋巴管与深部血管、神经伴行，收集深层组织和器官的淋巴。浅、深淋巴管之间有丰富的吻合支。

（三）淋巴干

淋巴干(lymphatic trunk)由全身各部淋巴管流经一系列淋巴结后，其最后一群淋巴结的输出管汇合而成。淋巴干共有九条：**左、右颈干**收集头颈部的淋巴；**左、右锁骨下干**收集上肢及部分胸壁的淋巴；**左、右支气管纵隔干**收集胸腔脏器及部分胸壁的淋巴；**左、右腰干**收集下肢、盆部、腹后壁及腹腔内成对脏器的淋巴；**肠干**只有一条，收集腹腔内不成对脏器的淋巴。

（四）淋巴导管

九条淋巴干最后汇合成两条**淋巴导管**(lymphatic duct)，即胸导管和右淋巴导管。

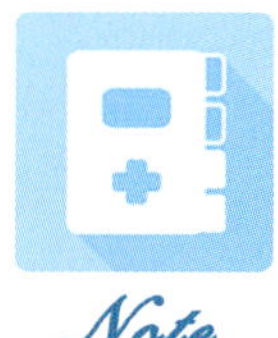

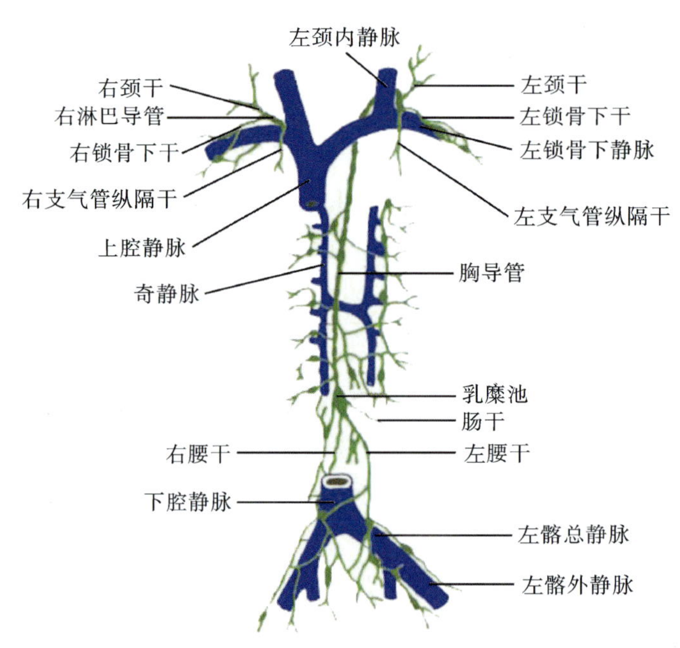

图 9-54　淋巴干和淋巴导管

1. 胸导管(thoracic duct)　胸导管是全身最大的淋巴管道,由左、右腰干和肠干在第 1 腰椎体前方汇合而成,其起始处膨大,称为**乳糜池**(cisterna chyli)。胸导管经膈的主动脉裂孔入胸腔,沿脊柱的前面上行,至颈根部行向左侧,注入左静脉角。在注入静脉角之前接受左颈干、左锁骨下干和左支气管纵隔干的淋巴。胸导管收集双侧下肢、盆部、腹部、左半胸、左上肢和左侧头颈部的淋巴,即引流人体 3/4(下半身和左侧上半身)的淋巴。

2. 右淋巴导管(right lymphatic duct)　右淋巴导管位于右颈根部,为一短干,由右颈干、右锁骨下干和右支气管纵隔干汇合而成,注入右静脉角。右淋巴导管收集右侧头颈部、右上肢、右半胸的淋巴,即引流人体 1/4(右侧上半身)的淋巴。

二、淋巴组织

淋巴组织(lymphoid tissue)以网状细胞和网状纤维为支架,网眼中充满大量淋巴细胞及一些浆细胞、巨噬细胞、肥大细胞等。淋巴组织主要存在于与外界相通的空腔脏器(如消化道、呼吸道、泌尿生殖道)的黏膜和皮肤等处,也是构成淋巴器官的主要成分。淋巴组织可分为弥散淋巴组织、淋巴小结和淋巴索三种。

(一) 弥散淋巴组织

弥散淋巴组织(diffuse lymphoid tissue)呈弥散性分布,与周围组织无明显界限,主要含 T 细胞,也含少量 B 细胞。淋巴组织内除有一般毛细淋巴管和毛细血管外,还有内皮细胞呈立方或矮柱状的毛细血管后微静脉。淋巴细胞经毛细淋巴管和毛细血管进入淋巴、血液内,并经毛细血管后微静脉再入淋巴器官或淋巴组织。抗原刺激可使弥散淋巴组织扩大。

(二) 淋巴小结

淋巴小结(lymphoid nodule)为具有一定形态结构的密集淋巴组织,有较明显的界限,呈圆形或卵圆形。淋巴小结内以 B 细胞为主。在抗原刺激下,淋巴小结常产生一染色较淡的**生发中心**,多由分裂快的大、中淋巴细胞构成,其周围为较密集的小淋巴细胞。

(三) 淋巴索

淋巴索(lymphoid cord)是相互连接的条索状淋巴组织,主要含浆细胞、B 细胞和巨噬细

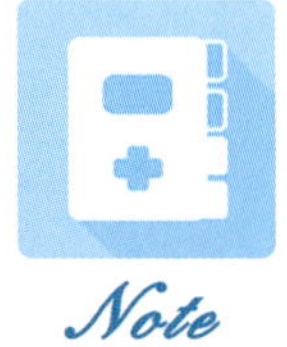

胞。淋巴索主要存在于淋巴结的髓质和脾的红髓等处。

三、淋巴器官

淋巴器官(lymphoid organ)主要由淋巴组织构成,根据结构和功能不同,可分为中枢淋巴器官和周围淋巴器官。

中枢淋巴器官(central lymphoid organ)包括胸腺和骨髓。胸腺可产生 T 细胞,骨髓是 B 细胞来源部位,并向周围淋巴器官不断输送淋巴细胞,促进周围淋巴器官的发育。其功能不受抗原刺激的影响。

周围淋巴器官(peripheral lymphoid organ)包括淋巴结、脾、扁桃体等。可接受和容纳由中枢淋巴器官迁来的淋巴细胞。在抗原刺激下,淋巴细胞增殖分化,产生参与免疫应答的 T 细胞或浆细胞,故周围淋巴器官是发生免疫应答的重要器官。

(一) 淋巴结

1. 淋巴结的形态 **淋巴结**(lymph node)大多呈椭圆形或圆形,灰红色,质软(图 9-55)。淋巴结的一侧凹陷称**淋巴结门**,此处有 1～2 条输出淋巴管和血管出入;另一侧隆凸,有数条输入淋巴管进入。

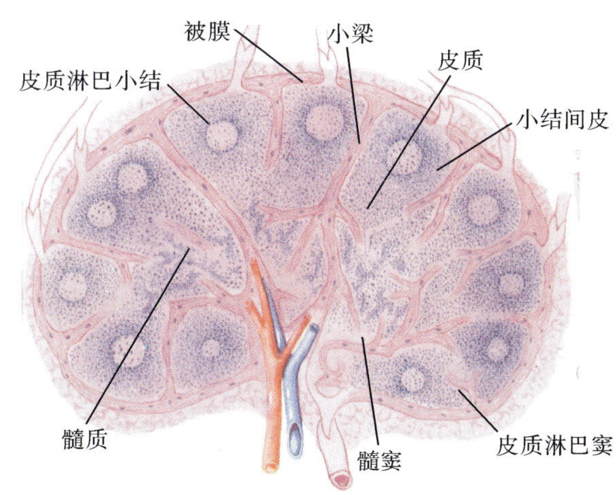

图 9-55 淋巴结构造示意图

2. 淋巴结的组织结构 淋巴结表面有薄层致密结缔组织构成的被膜,被膜结缔组织伸入淋巴结内形成小梁,小梁在淋巴结内分支并互相连接成网,构成淋巴结的支架。淋巴结的实质分为浅部的皮质和深部的髓质(图 9-56)。

1) 皮质 位于被膜下方,由浅层皮质、副皮质区和皮质淋巴窦组成。

(1) **浅层皮质**(superfacial cortex) 浅层皮质主要含淋巴小结和小结之间的弥散淋巴组织。此区内主要含 B 细胞,有少量浆细胞和巨噬细胞等。

(2) **副皮质区**(paracortical area) 副皮质区又称**胸腺依赖区**(thymus dependent area),位于皮质深层,为弥散淋巴组织。此区内主要含 T 细胞,也含有巨噬细胞和少量 B 细胞等。

(3) **皮质淋巴窦**(cortical sinus) 皮质淋巴窦包括被膜下窦和小梁周窦。**被膜下窦**一端与输入淋巴管相通,另一端连于小梁周窦。**小梁周窦**与髓窦相连通。窦内有许多巨噬细胞和网状细胞,淋巴在窦内流动缓慢,有利于巨噬细胞清除病原体和异物。

2) 髓质 髓质位于淋巴结深部,由髓索和髓窦组成。

(1) **髓索**(medullary cord) 髓索呈条索状,互相连接成网,由 B 细胞、浆细胞和巨噬细胞组成。

(2) **髓窦**(medullary sinus) 髓窦位于髓索之间,与皮质淋巴窦相通,髓窦内的淋巴流向

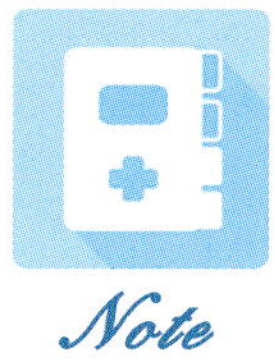

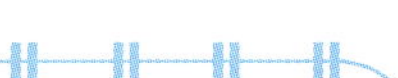

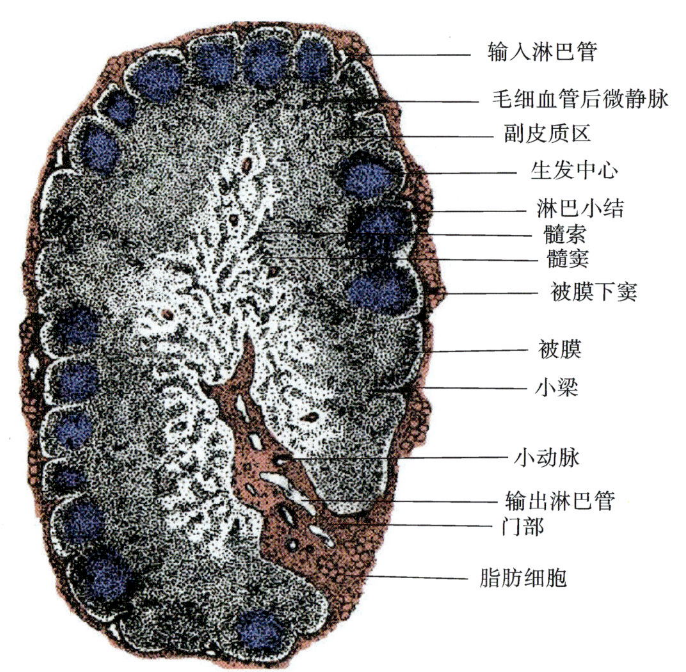

图 9-56 淋巴结的组织结构(低倍)

输出淋巴管。

3. 淋巴结的功能

(1) 滤过淋巴　当淋巴流经淋巴结时,淋巴窦内的巨噬细胞可将淋巴内的细菌、病毒等异物及时吞噬和清除,起到滤过淋巴的作用。

(2) 参与免疫应答　当遇抗原刺激后,淋巴结内的巨噬细胞、浆细胞、T 细胞和 B 细胞均可参与免疫反应。

(3) 造血功能　淋巴结内的淋巴细胞可分裂形成新的淋巴细胞。

4. 全身主要的淋巴结群　引流某一器官或某一部位淋巴的第一级淋巴结称**局部淋巴结**(regional lymph node),临床上通常称**哨位淋巴结**(sentinel lymph node)。

知识链接

哨位淋巴结的临床意义

细菌、寄生虫、癌细胞或毒素等可经淋巴管道侵入局部淋巴结(哨位淋巴结),引起哨位淋巴结肿大或疼痛。因此,了解哨位淋巴结的位置和引流范围,尤其是检查浅表淋巴结(群)的大小、形态、表面光滑度、活动度,以及浅表淋巴结与周围组织有无粘连、压痛等,对诊断和治疗某些疾病,具有重要意义。

1) 头颈部淋巴结群　头颈部淋巴结较多,它们主要分布于头颈交界处和颈内、外静脉的周围(图 9-57)。头颈部主要淋巴结如下。

(1) 下颌下淋巴结　位于下颌下腺周围,收集面部和口腔的淋巴,其输出管注入颈外侧深淋巴结;面部和口腔有炎症或肿瘤时,常引起此淋巴结的肿大。

(2) 颈外侧浅淋巴结　位于胸锁乳突肌的浅面,沿颈外静脉排列,收集耳后和腮腺下部等处的淋巴,其输出管注入颈外侧深淋巴结。

(3) 颈外侧深淋巴结　沿颈内静脉排列,数目较多。头、颈部各群淋巴结的输出管直接或

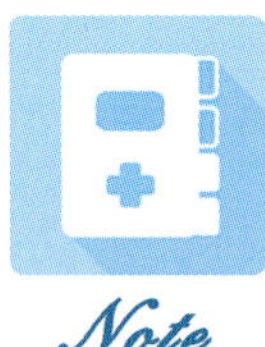
Note

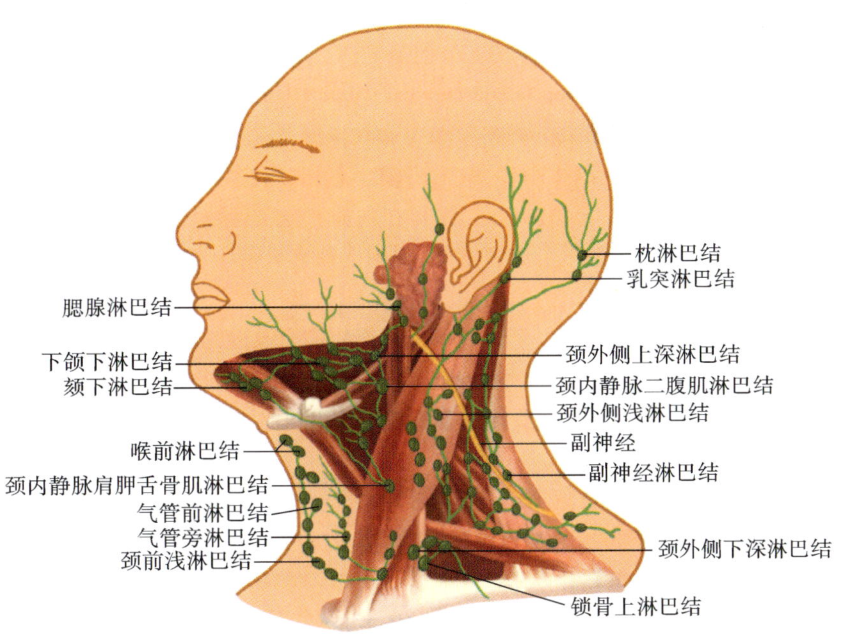

图 9-57　头颈部的淋巴结群

间接汇入颈外侧深淋巴结，颈外侧深淋巴结的输出管汇合成颈干。颈外侧深淋巴结的重要分支：①咽后淋巴结，位于鼻咽部后方，收集鼻、鼻旁窦、鼻咽等处的淋巴，鼻咽癌细胞首先转移至此淋巴结；②锁骨上淋巴结，位于锁骨上方，沿锁骨下动脉和臂丛排列，食管癌或胃癌细胞可经胸导管、颈干逆行转移至左锁骨上淋巴结，引起该淋巴结肿大。

2）上肢淋巴结群　主要有**腋淋巴结**（图9-58），位于腋窝内，数目较多，按位置分为**胸肌淋巴结**、**外侧淋巴结**、**肩胛下淋巴结**、**中央淋巴结**和**尖淋巴结**五群。收纳上肢、胸前外侧壁、乳房和肩部等处的淋巴，其输出管汇合成锁骨下干。乳腺癌细胞常在早期转移到腋淋巴结。

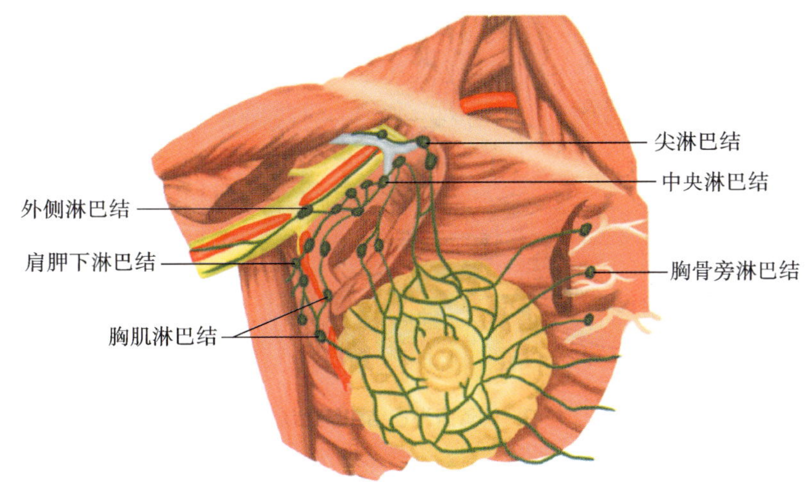

图 9-58　腋淋巴结

3）胸部淋巴结群　主要分布于肋两端附近和纵隔内器官的周围（图 9-59）。重要的淋巴结如下。

（1）胸骨旁淋巴结　沿胸廓内动脉排列，收集胸前壁、腹前壁上部和乳房内侧部等处的淋巴，其输出管注入支气管纵隔干。

（2）支气管肺门淋巴结　简称**肺门淋巴结**，位于肺门处，引流肺的淋巴，其输出管注入气

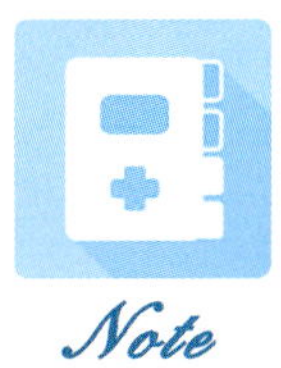

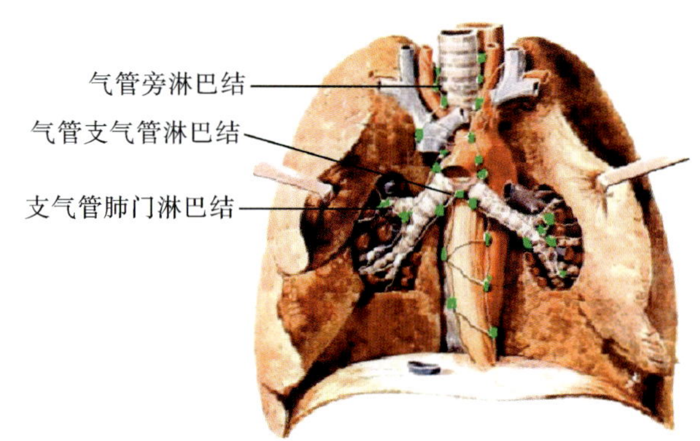

图 9-59 纵隔的淋巴结群

管杈周围和气管两侧的**气管旁淋巴结**。气管旁淋巴结的输出管注入支气管纵隔干。肺癌或肺结核时，常引起肺门淋巴结肿大。

4）腹部淋巴结群（图 9-60） 大多沿腹部的血管排列，主要淋巴结如下。

（1）腰淋巴结 沿腹主动脉和下腔静脉排列，收集腹后壁及腹腔内成对脏器的淋巴以及髂总淋巴结的输出管，其输出管汇合成左、右腰干，注入乳糜池。

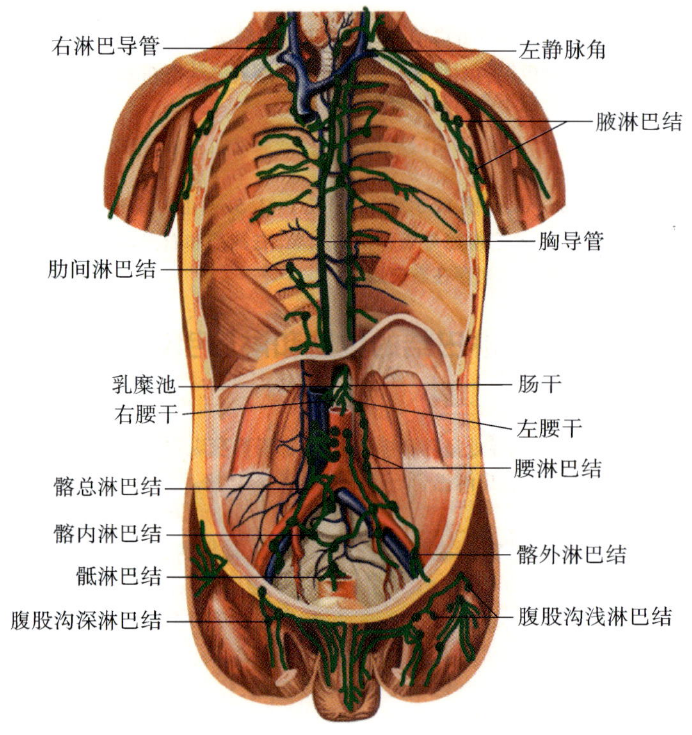

图 9-60 腹部淋巴结群

（2）腹腔淋巴结、肠系膜上淋巴结和肠系膜下淋巴结 分别位于同名动脉起始处的周围，引流腹腔内不成对脏器的淋巴，这 3 群淋巴结的输出管汇合成肠干，注入乳糜池。

5）盆部淋巴结群 盆部的**髂内淋巴结**、**髂外淋巴结**、**髂总淋巴结**分别沿髂内、外动脉和髂总动脉排列。其中髂内、外淋巴结收集同名动脉分布区的淋巴，其输出管注入髂总淋巴结；髂总淋巴结输出管注入腰淋巴结。

6）下肢淋巴结群（图 9-61） 主要有**腹股沟淋巴结**，根据位置分为浅、深两组。

（1）腹股沟浅淋巴结 位于腹股沟韧带及大隐静脉末端周围，收集腹前壁下部、臀部、会

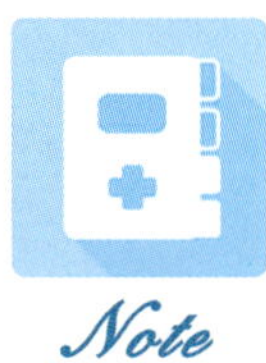
Note

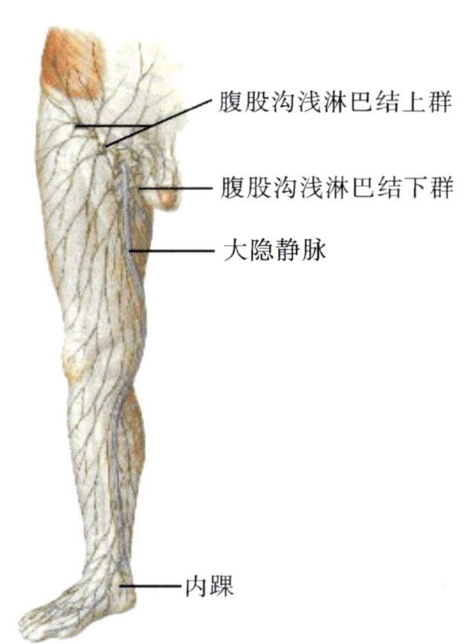

图 9-61 下肢淋巴结群

阴部、外生殖器和下肢大部分的浅淋巴管，其输出管大部分注入腹股沟深淋巴结，小部分注入髂外淋巴结。

（2）腹股沟深淋巴结　位于股静脉根部周围，收集下肢深淋巴管和腹股沟浅淋巴结的淋巴，其输出管注入髂外淋巴结。

（二）脾

1. 脾的形态和位置

（1）脾的形态（图 9-62）　**脾**（spleen）是人体最大的淋巴器官，呈扁椭圆形，暗红色，质软而脆，受暴力打击易破裂出血。脾可分为膈、脏两面，前、后两端和上、下两缘。膈面隆凸光滑，与膈相贴；脏面凹陷，中央处有**脾门**，为脾的血管、神经和淋巴管出入的部位。脾的上缘较锐，有 2～3 个**脾切迹**，为触诊脾的重要标志；下缘较钝，朝向后下方。

（2）脾的位置（图 9-62）　脾位于左季肋区，第 9～11 肋的深面，其长轴与第 10 肋一致。正常人在左侧肋弓下缘不能触及脾。

2. 脾的组织结构　脾的表面有致密结缔组织构成的被膜，内含少量平滑肌，被膜外覆一层间皮。被膜的结缔组织伸入脾内形成小梁，小梁互相连接成网，构成脾的支架。脾的实质由淋巴组织构成，分为白髓、红髓和边缘区三个部分（图 9-63）。

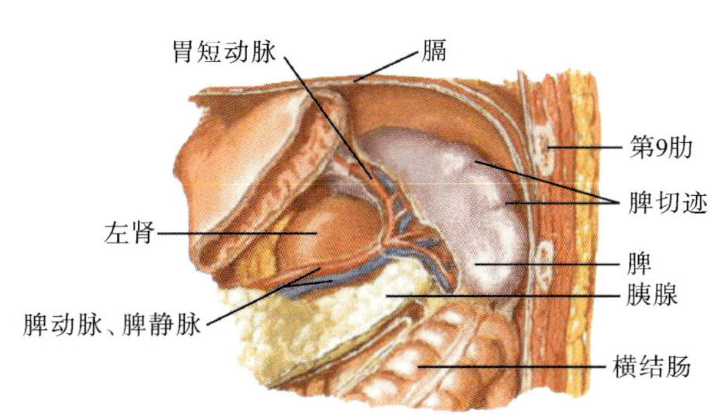

图 9-62 脾的形态和位置

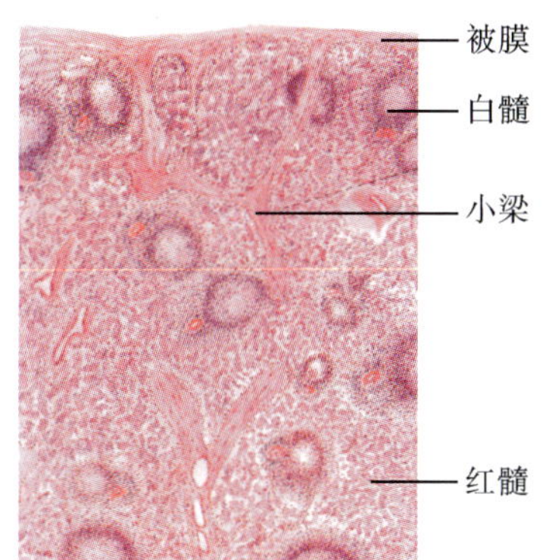

图 9-63 脾的组织结构（低倍）

（1）**白髓**（white pulp）　在新鲜标本切面上呈白色小点状，故称白髓。它包括两种结构：

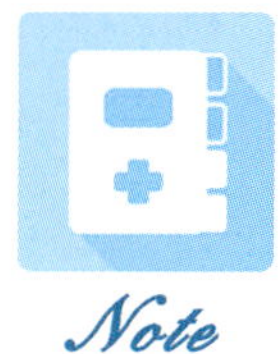

①淋巴小结又称**脾小结**,呈小球状,主要由B细胞构成;②**动脉周围淋巴鞘**(periarterial lymphatic sheath)是环绕在中央动脉周围的弥散淋巴组织,主要由T细胞构成。

(2) **红髓**(red pulp)　因含大量红细胞,故呈红色,占脾实质的大部分。红髓由两个部分构成:①**脾索**呈条索状,内含B细胞、浆细胞、巨噬细胞及红细胞等,它们相互连接成网;②**脾窦**位于脾索之间,是形状不规则的血窦,脾窦内充满血液。

(3) **边缘区**(marginal zone)　位于白髓与红髓交界处,含有T细胞、B细胞和较多的巨噬细胞等。

3. 脾的功能

(1) 滤血　血液流经脾时,脾内的巨噬细胞可吞噬、清除血液中的异物、衰老的红细胞及血小板。

(2) 造血　胚胎时期,脾具有造血功能,出生后只能产生淋巴细胞;但脾内仍有少量造血干细胞,当机体严重失血或贫血时,脾可恢复造血功能。

(3) 储血　脾红髓内可储存约40 mL血液;当机体需要时,被膜及小梁平滑肌收缩,把储存的血液挤入血液循环。

(4) 免疫　一旦病原体侵入机体,脾内的T细胞、B细胞及巨噬细胞等可参与机体的免疫反应。

(三) 胸腺

胸腺(thymus)位于胸骨柄后方,上纵隔的前部,一般分为不对称的左、右两叶。新生儿和幼儿时期胸腺相对较大,随着年龄增长,胸腺继续发育,至青春期达高峰,以后逐渐萎缩退化,成年后胸腺组织逐渐被结缔组织所取代(图9-64)。

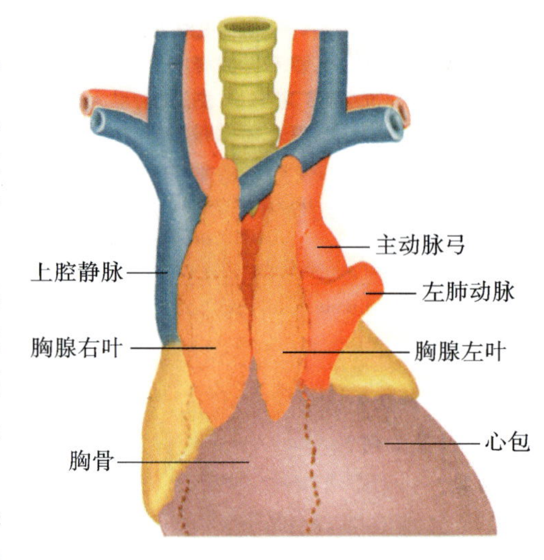

图9-64　胸腺

胸腺既是淋巴器官,又是内分泌器官。胸腺的主要功能:①培育T细胞,胸腺是T细胞分化成熟的场所,发育成熟的T细胞,经血液循环进入周围淋巴器官和淋巴组织;②分泌多种激素,如胸腺素和胸腺生成素,促进细胞增殖、分化与成熟。

单核吞噬细胞系统(mononuclear phagocytic system)是血液中的单核细胞和由其分化而来的具有吞噬功能的细胞的总称。单核吞噬细胞系统包括血液的单核细胞、结缔组织和淋巴组织的巨噬细胞、骨组织的破骨细胞、神经组织的小胶质细胞、肺巨噬细胞(尘细胞)、肝巨噬细胞及皮肤的朗格汉斯细胞等。单核吞噬细胞系统在机体免疫应答中起重要作用。

小　结

脉管系统包括心血管系统和淋巴系统两个部分,主要功能是进行物质运输。

心血管系统由心脏和血管组成,其中血管又包括动脉、静脉和毛细血管。心脏是推动血液循环的动力,动脉是导血离心的血管,静脉是导血回心的血管,毛细血管是物质交换和气体交换的场所。血液循环途径包括体循环和肺循环,两者同步进行、相互衔接,动、静脉管壁均由内膜、中膜和外膜三层构成,均分为大、中、小、微四级。毛细血管结构简单,主要由内膜和基膜等构成,分为连续毛细血管、有孔毛细血管和血窦三类。心位于胸腔的中纵隔内,外形可分为一尖、一底、两面、三缘和四条沟,内部有四个腔,即左、右心房和左、右心室,其传导系统包括窦房

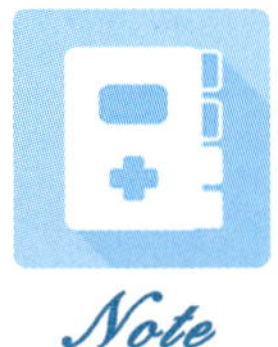
Note

结，房室结，房室束，左、右束支和浦肯野纤维网，营养心脏的动脉是左、右冠状动脉。主动脉由左心室发出，依其行程可分为升主动脉、主动脉弓和降主动脉三段。颈总动脉及其分支主要分布于头颈部。锁骨下动脉的分支——椎动脉分布于脑和脊髓。分布于上肢的动脉有腋动脉、肱动脉、尺动脉和桡动脉。胸主动脉的脏支和壁支主要分布于胸部。腹主动脉的脏支和壁支主要分布于腹部。髂内动脉及其分支分布于盆部。分布于下肢的动脉有髂外动脉、股动脉、腘动脉、胫前动脉、胫后动脉和足背动脉。

体循环的静脉包括上腔静脉系、下腔静脉系和心静脉系。上腔静脉系由上腔静脉及其属支组成，收集头颈部、上肢、胸部（心脏除外）等处的血液。上肢的浅静脉包括头静脉、贵要静脉和肘正中静脉。下腔静脉系由下腔静脉及其属支组成，收集下肢、盆部和腹部的血液。下肢的浅静脉包括大隐静脉和小隐静脉。肝门静脉系由肝门静脉及其属支组成，收集腹腔内不成对脏器（除肝脏外）的血液。其与上、下腔静脉系之间通过食管静脉丛、脐周静脉网、直肠静脉丛吻合。

淋巴系统由淋巴管道、淋巴组织和淋巴器官组成。淋巴管道包括毛细淋巴管、淋巴管、淋巴干和淋巴导管。淋巴组织分为弥散淋巴组织、淋巴小结和淋巴索三类。淋巴器官包括淋巴结、脾和胸腺等。淋巴管道内的淋巴液经淋巴结最后注入静脉。淋巴器官和淋巴组织能产生淋巴细胞，参与机体的免疫应答。

能力检测

实验指导

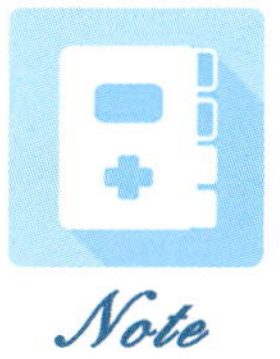

第十章
内分泌系统

思政学习

本章课件

学习目标

掌握　甲状腺、甲状旁腺、肾上腺、垂体的位置和功能。

熟悉　甲状腺、甲状旁腺、肾上腺、垂体的组织结构。

了解　松果体的位置。

内分泌系统(endocrine system)主要由一些具有内分泌功能的细胞构成。它在体内有三种存在形式:①独立组成的内分泌器官,又称内分泌腺,包括甲状腺、甲状旁腺、肾上腺、垂体、松果体、胸腺等;②位于其他器官内的内分泌组织,如胰腺中的胰岛、卵巢中的黄体、睾丸中的间质细胞等;③散在分布的内分泌细胞,如 APUD 系统的细胞,分布于胃肠道、呼吸道、泌尿生殖道、中枢神经系统等处(图 10-1)。

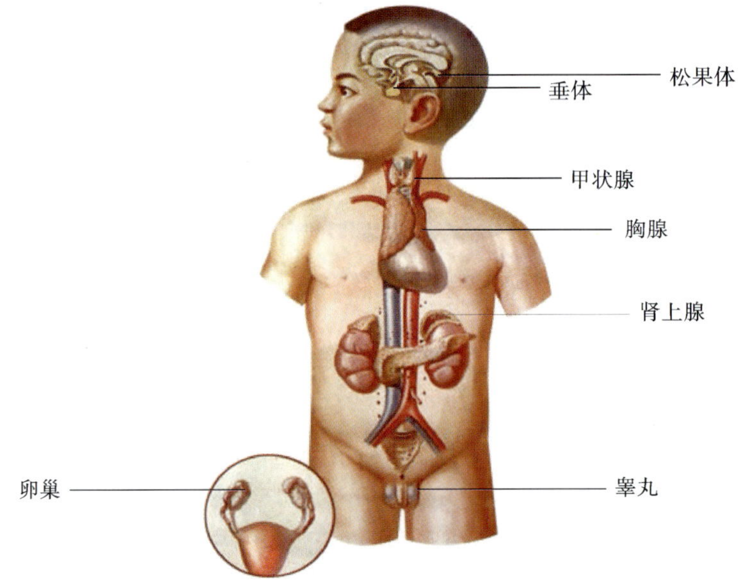

图 10-1　内分泌系统概观

内分泌腺又称无管腺,其表面有薄层结缔组织被膜,组织结构有以下共同特点:①腺细胞排列成索状、网状、团状或围成滤泡状;②腺组织中有丰富的毛细血管和毛细淋巴管;③内分泌腺无导管。

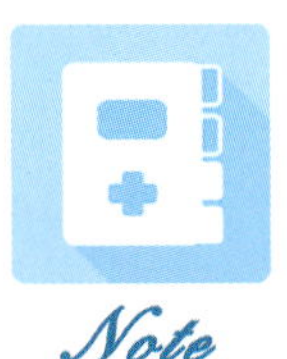

内分泌细胞的分泌物称**激素**(hormone),通过血液循环周流全身,作用于其他部位器官、

组织的特定细胞；有的激素可直接作用于邻近的细胞，称**旁分泌**。能接受激素刺激的器官、组织或细胞分别称为该激素的**靶器官**、**靶组织**或**靶细胞**。激素在血液中含量极微，但对机体的新陈代谢和生长发育等功能活动起重要的促进和调节作用。

内分泌系统与神经系统关系密切，一方面，内分泌系统受神经系统的控制和调节，神经系统作用于内分泌腺，间接地调节人体各器官的功能，这种调节属于神经-体液调节；另一方面，内分泌系统也影响神经系统的生长发育和功能活动，如甲状腺分泌的甲状腺素可影响脑的正常发育和功能。

本章仅介绍内分泌腺，其余将在各有关章节叙述。

第一节 甲 状 腺

一、甲状腺的形态和位置

甲状腺(thyroid gland)位于颈前部，是人体最大的内分泌腺，色棕红，质柔软，呈“H”形，分为左、右两个**侧叶**，中间以**峡部**相连(图 10-2、图 10-3)。侧叶贴于喉下部和气管上部的两侧，峡部一般位于第 2～4 气管软骨环的前方，峡部常有一个长短不一的**锥状叶**向上伸出(有时缺如)。临床急救进行气管切开时，应避免损伤甲状腺峡。甲状腺借筋膜形成的韧带固定于喉软骨上，故吞咽时甲状腺可随喉上下移动，临床上借此判断颈部肿块是否与甲状腺有关。

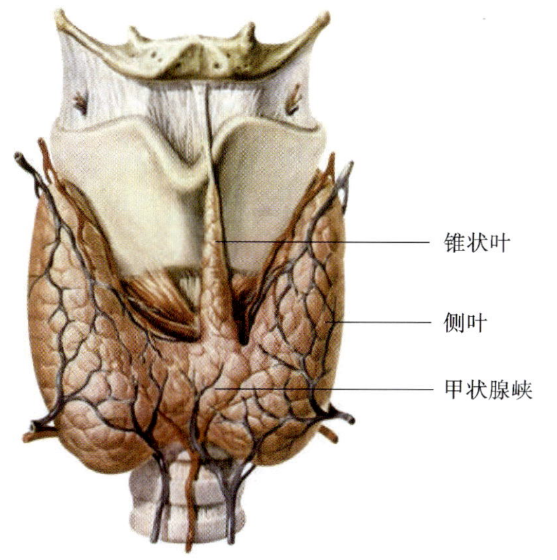

图 10-2 甲状腺(前面)

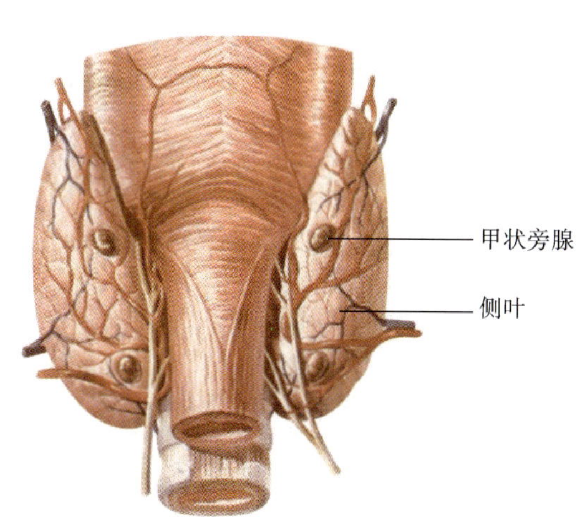

图 10-3 甲状腺(后面)

二、甲状腺的组织结构

甲状腺表面包有薄层结缔组织被膜，被膜伴随血管伸入腺实质内，将甲状腺分成许多界限不明显的小叶，每个小叶内有 20～40 个甲状腺滤泡，滤泡构成甲状腺的实质。滤泡间有少量结缔组织、丰富的毛细血管及滤泡旁细胞，构成甲状腺的间质(图 10-4)。

(一) 甲状腺滤泡

甲状腺滤泡(thyroid follicle)是由单层滤泡上皮细胞围成的泡状结构，大小不等，呈圆形、椭圆形或不规则形。滤泡上皮细胞呈立方状，细胞核圆形，位于细胞中央。滤泡腔内充满胶状

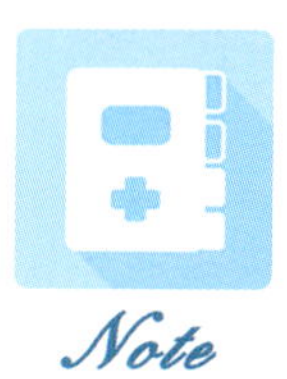
Note

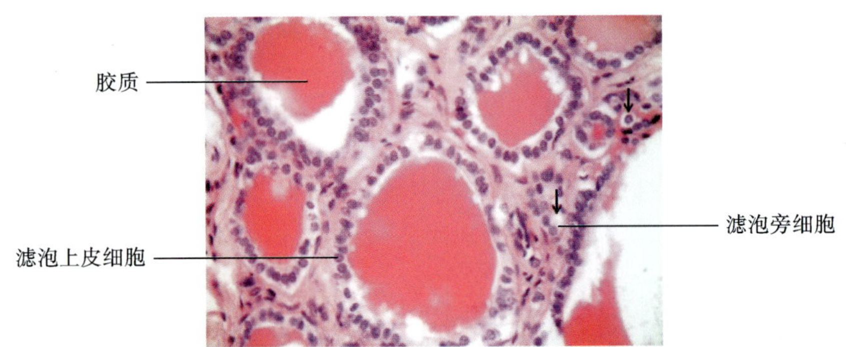

图 10-4 甲状腺微细结构

物质，是滤泡上皮细胞的分泌物，在 HE 染色切片上呈均质状，嗜酸性。

甲状腺滤泡上皮细胞能合成和分泌**甲状腺素**(thyroxine)。甲状腺素能促进机体的新陈代谢和生长发育，提高神经系统的兴奋性，尤其对幼儿的骨骼和神经系统的发育影响较大。甲状腺功能低下时，甲状腺素分泌减少，在婴幼儿可引起呆小症，成人则发生黏液性水肿；甲状腺功能过强时，甲状腺素分泌增多，可导致甲状腺功能亢进症(甲亢)。

(二) 滤泡旁细胞

滤泡旁细胞(parafollicular cell)数量较少，一般位于滤泡之间的结缔组织内或滤泡上皮细胞之间(图 10-4)。在 HE 染色切片上，细胞呈卵圆形，胞体较大，胞质染色淡。银染切片上可见其基底部胞质内含嗜银颗粒。

滤泡旁细胞分泌降钙素。降钙素的主要作用是增进成骨细胞的活性，抑制破骨细胞的活性及胃肠道、肾小管吸收钙离子，使血钙浓度降低，与甲状旁腺素共同维持血钙的平衡。

知识链接

甲状腺素对生长和发育的影响

甲状腺素对维持骨骼和脑的发育非常重要。一个先天性甲状腺发育不全的胎儿，出生时身高尚可正常，但脑的发育已受到不同程度的影响。所以，在缺碘地区预防呆小症的发生，应在妊娠期补碘，治疗呆小症也必须在出生后 3 个月以前补给甲状腺素，过迟则难以奏效。

第二节 甲状旁腺

一、甲状旁腺的形态和位置

甲状旁腺(parathyroid gland)呈扁椭圆形，色棕黄，形似黄豆大小，有上、下两对(图10-3)。上一对甲状旁腺多位于甲状腺侧叶后面的上、中 1/3 交界处附近，下一对甲状旁腺常位于甲状腺侧叶后缘下端的近甲状腺下动脉附近。甲状旁腺多附着于甲状腺侧叶后面的纤维囊上，有时也可包埋于甲状腺实质内。

二、甲状旁腺的组织结构

甲状旁腺表面包有薄层结缔组织被膜，被膜伸入腺实质形成小梁，小梁内有血管、神经，这

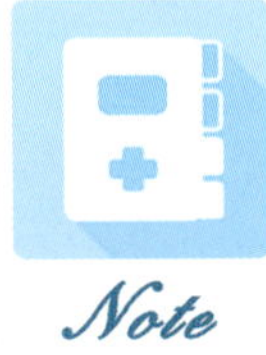
Note

些成分构成间质。腺实质由腺细胞构成，排列成索团状，主要有主细胞和嗜酸性细胞两种。

（一）主细胞

主细胞(chief cell)数量多，是构成甲状旁腺的主要细胞，细胞呈圆形或多边形，细胞体较小，界限清楚，细胞质着色浅，细胞核圆形，位于细胞中央(图 10-5)。

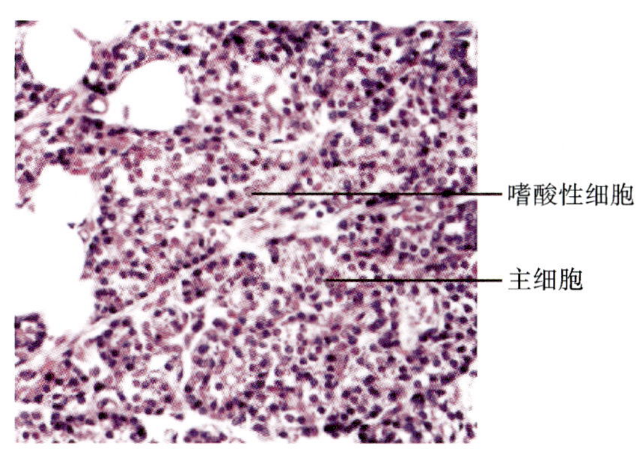

图 10-5 甲状旁腺微细结构

主细胞分泌甲状旁腺素。甲状旁腺素增进破骨细胞的活性，使骨质溶解，并能促进肠和肾小管吸收钙，使血钙升高。甲状旁腺功能亢进症时，患者骨质疏松，易发生骨折。甲状腺手术时，如误摘甲状旁腺，致使血钙浓度降低，可引起患者肌肉抽搐，甚至死亡。

（二）嗜酸性细胞

嗜酸性细胞(oxyphil cell)数量较少，人体一般在 7 岁时开始出现，单个或成群分布于主细胞之间。该细胞的功能目前尚不清楚。

第三节 肾 上 腺

一、肾上腺的位置和形态

肾上腺(suprarenal gland)是成对器官，位于肾的上内方，左、右各一，呈黄色，左肾上腺近似半月形，右肾上腺呈三角形(图 10-6)。

二、肾上腺的组织结构

肾上腺表面包有一层结缔组织被膜，结缔组织伴随血管和神经伸入实质内，分布在细胞团、索之间构成间质，实质由周围的皮质和中央的髓质两个部分构成(图 10-7)。皮质占肾上腺体积的 80%～90%，髓质占肾上腺体积的 10%～20%。

（一）皮质

皮质(cortex)由外向内分为三个带：球状带、束状带和网状带。各带之间无明显的分界。

1. 球状带(zona glomerulosa) 球状带较薄，位于被膜深面。细胞较小，呈低柱状或多边形，排列成球形或椭圆形；细胞质弱嗜酸性，内含少量脂滴；细胞核小，染色深。

球状带细胞分泌盐皮质激素，如醛固酮。盐皮质激素的主要作用是促进肾远曲小管和集合管对钠离子的重吸收和钾离子的排出，对调节机体水、电解质平衡起着十分重要的作用。

2. 束状带(zona fasiculata) 束状带最厚，位于球状带的深面。细胞较大，呈多边形，界限清楚，排列成束；细胞质内有大量脂滴，在制作切片中脂滴被溶解，故在 HE 染色切片上细胞呈

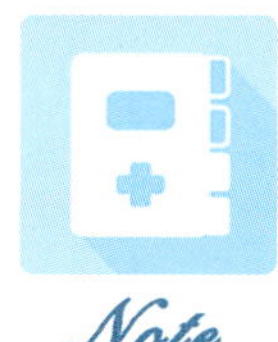
Note

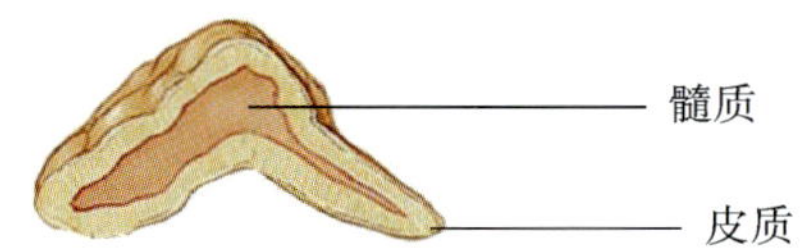

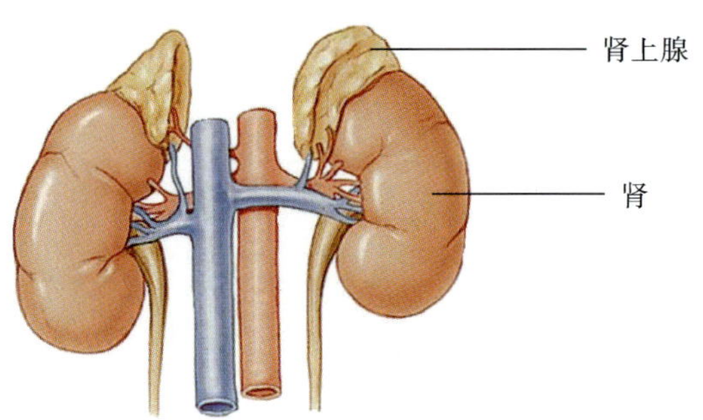

图 10-6 肾上腺

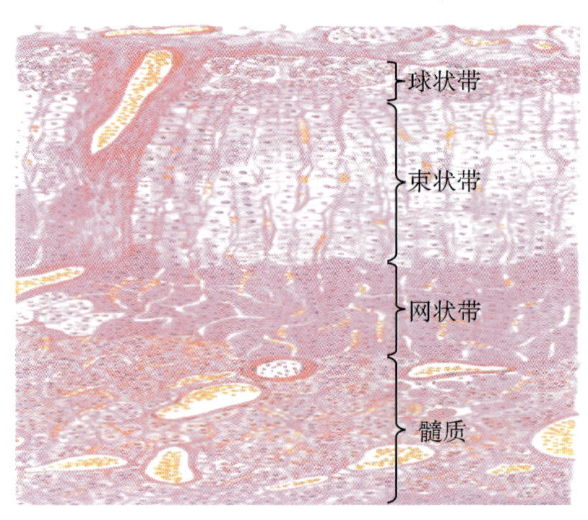

图 10-7 肾上腺微细结构

空泡状；细胞核圆形或卵圆形，着色浅，位于中央。

束状带细胞分泌糖皮质激素，主要是皮质醇。体内生理剂量的糖皮质激素的主要作用是促进蛋白质和脂肪分解并转变成糖；大剂量的糖皮质激素有抗炎、抗感染和抗休克等作用，并能抑制免疫反应，故临床上常用大剂量的糖皮质激素配合其他药物治疗过敏性疾病和严重感染等。

3. 网状带(zona reticularis) 网状带位于皮质最内层。细胞较小，形状不规则，界限不清楚，细胞排列成索状，并互相连接成网；细胞质内常有脂褐素和少量脂滴；细胞核小，着色深。

网状带细胞主要分泌性激素，以雄激素为主，也可产生少量雌激素。正常情况下，肾上腺皮质分泌的性激素量很少，如果肾上腺皮质分泌的性激素量过多，则可表现为女性男性化和男性第二性征过早出现。

知识链接

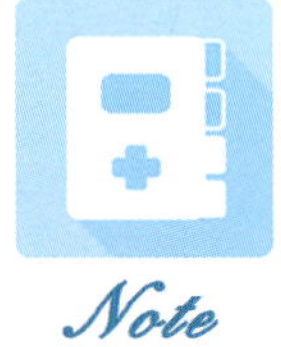

皮质醇症

皮质醇症是最常见的内分泌系统疾病，是肾上腺皮质长期分泌过量皮质醇引起的一组综合征，1912 年 Harveg Cushing 首先描述此病，所以又称库欣综合征。该病主要临床表现：①向心性肥胖，如满月脸、水牛背、悬垂腹等；②高血压或血压升高时，伴有头痛和头晕症状；③糖代谢异常，如糖尿病或糖耐量异常；④四肢无力、腰背痛等骨质疏松表现，易发生病理性骨折；⑤性腺功能紊乱，如痤疮、多毛、妇女月经失调、性功能减退；⑥儿童患者生长发育障碍，机体免疫力下降及低钾血症。

（二）髓质

髓质(medulla)主要由髓质细胞组成。细胞体积较大，呈圆形或多边形，排列成团或索状；细胞核呈圆形，位于中央；细胞质染色浅，内含许多颗粒，颗粒被铬盐染成棕黄色，故髓质细胞又称**嗜铬细胞**。

髓质细胞根据分泌颗粒内所含激素不同，分为肾上腺素细胞和去甲肾上腺素细胞，分别分泌肾上腺素和去甲肾上腺素。肾上腺素使心肌收缩力增强、心率加快、心脏和骨骼肌的血管扩张；去甲肾上腺素使血管收缩、血压增高，同时可使心脏、脑和骨骼肌内的血流加速。

第四节 垂 体

微课——垂体

一、垂体的位置、形态和分部

垂体(hypophysis)为一椭圆形小体，位于蝶骨体上面的垂体窝内，上端借漏斗连于下丘脑，其前上方与视交叉相邻(图 10-8)。当垂体发生肿瘤时，可压迫视交叉，导致双眼颞侧视野偏盲。

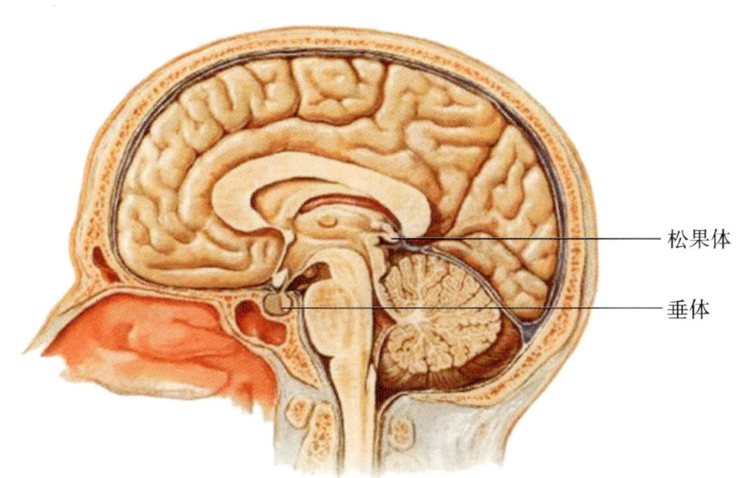

图 10-8 下丘脑及垂体矢状面图

垂体呈椭圆形，色灰红，重约 0.5 g，根据结构和功能不同，垂体可分为前方的**腺垂体**(adenohypophysis)和后方的**神经垂体**(neurohypophysis)两个部分。腺垂体由远侧部、结节部和中间部组成，神经垂体由神经部和漏斗柄组成(图 10-9)。通常将远侧部和结节部称为垂体前叶，中间部和神经部合称为垂体后叶。

垂体的分部和分叶见表 10-1。

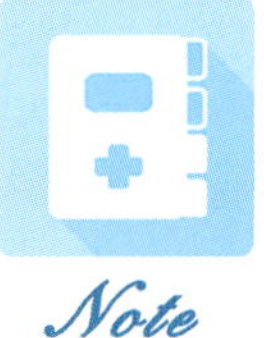

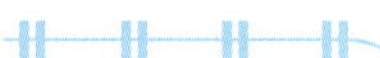

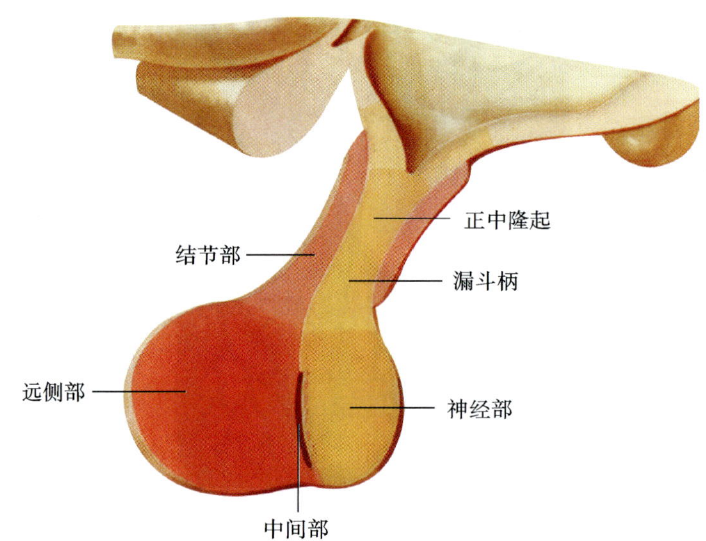

图 10-9　垂体结构模式图

表 10-1　垂体的分部及分叶

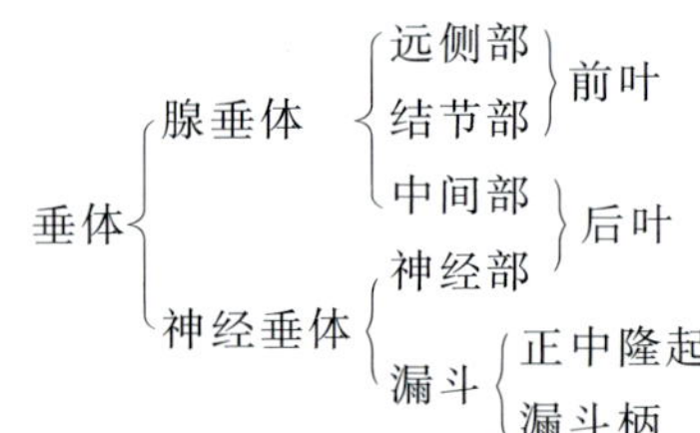

- 垂体
  - 腺垂体
    - 远侧部 } 前叶
    - 结节部 } 前叶
    - 中间部 } 后叶
  - 神经垂体
    - 神经部 } 后叶
    - 漏斗
      - 正中隆起
      - 漏斗柄

二、垂体的组织结构

(一) 腺垂体(图 10-10)

腺垂体是垂体的主要部分，约占垂体的 75%。

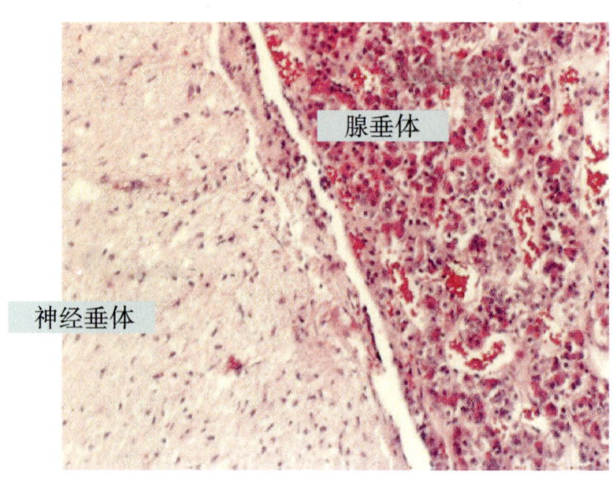

图 10-10　垂体微细结构

1. 远侧部　腺细胞排列成团状或索状，细胞间含有丰富的窦状毛细血管和少量结缔组织。在 HE 染色切片上，腺细胞按染色性质分为嗜酸性细胞、嗜碱性细胞和嫌色细胞三种。

1) 嗜酸性细胞　数量较多，约占远侧部细胞的 40%。细胞体积较大，呈圆形或多边形，细胞质内充满粗大的嗜酸性颗粒。嗜酸性细胞分泌以下两种激素。

(1) 生长激素　促进机体的生长和代谢，尤其可刺激骺板软骨细胞增生，使骨骼生长，如该激素分泌过盛，在幼年时期可引起巨人症，成人则发生肢端肥大症，儿童时期生长激素分泌

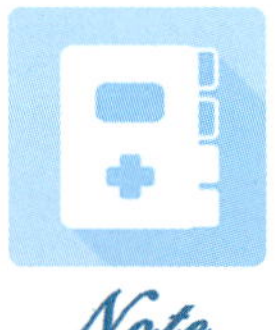

不足，可引起侏儒症。

(2) 催乳素 促进乳腺的发育，在妊娠晚期和哺乳期能促进乳汁的分泌。

2) 嗜碱性细胞 数量较少，约占远侧部细胞的10%。细胞大小不一，呈椭圆形或多边形，细胞质内含有嗜碱性颗粒。嗜碱性细胞分泌以下三种激素。

(1) 促甲状腺激素 促进甲状腺素的合成和释放。

(2) 促性腺激素 包括两种激素：①卵泡刺激素，在女性可促进卵泡发育，在男性可促进精子发生；②黄体生成素，在女性可促进卵巢排卵和黄体形成，在男性则刺激睾丸间质细胞分泌雄激素。

(3) 促肾上腺皮质激素 促进肾上腺皮质束状带细胞分泌糖皮质激素。

3) 嫌色细胞 嫌色细胞数量最多，约占远侧部细胞的50%。细胞体积小，细胞质少，着色浅，细胞轮廓不清。电镜下，绝大部分嫌色细胞含少量分泌颗粒，故认为它们多数是嗜色细胞的前体细胞，或是嗜色细胞脱颗粒后的状态。

2. 结节部 包绕着神经垂体的漏斗，前方较厚，后方较薄或缺如，有丰富的纵行毛细血管。细胞呈索状或圆球状排列，主要为嫌色细胞，也有少量嗜酸性细胞和嗜碱性细胞。

3. 中间部 其位于远侧部与神经部之间的狭长区。有大小不等的滤泡，滤泡腔内含有胶质，滤泡周围有一些散在的嫌色细胞和嗜碱性细胞。人类的中间部不发达。

（二）神经垂体（图 10-10）

神经垂体主要由大量无髓神经纤维、垂体细胞和丰富的窦状毛细血管组成。

1. 无髓神经纤维 无髓神经纤维由下丘脑神经核团（视上核、室旁核）的轴突向下会合于正中隆起内，形成下丘脑-神经垂体束，经漏斗柄进入神经部，末梢终止于毛细血管附近。下丘脑神经核团具有分泌激素的功能，其激素沿神经纤维输送至神经垂体。在轴突的沿途和终末部分内，分泌颗粒常聚集成团，在HE染色切片上被染成大小不等的均质状嗜酸性团块，称**赫令体**（Herring body）。

视上核和室旁核的神经内分泌细胞分别合成抗利尿激素（加压素）和催产素。抗利尿激素使小动脉平滑肌收缩，血压升高；同时又促进肾远曲小管和集合管对水的重吸收，减少尿量。若这些神经元功能受损，抗利尿激素分泌减少，将出现尿崩症。催产素使子宫平滑肌收缩，加速分娩过程，同时也能促使乳腺分泌乳汁。

2. 垂体细胞（pituicyte） 垂体细胞即神经垂体内的神经胶质细胞，形态多样，大小不一。电镜下，可见垂体细胞包绕着含有分泌颗粒的无髓神经纤维，对神经纤维有支持和营养作用。神经垂体无内分泌功能，只储存和释放下丘脑所产生的激素。

第五节 松 果 体

松果体（pineal body）是呈扁椭圆形的小体，位于背侧丘脑的后上方，以细柄连于第三脑室顶的后部（图 10-8）。松果体表面包以软脑膜，软脑膜结缔组织伴随血管深入实质，将实质分成许多小叶。实质主要由松果体细胞、神经胶质细胞和无髓神经纤维等构成。

松果体在儿童时期比较发达，一般7岁以后开始退化，结缔组织增生；成年后不断有钙盐沉积，可钙化形成脑砂，可在X线片上见到，临床上可作为头颅平片的定位标志。

松果体分泌褪黑素，参与调节机体的昼夜生物节律、睡眠、情绪，有抑制性腺成熟的作用。松果体有病变时，可出现性早熟和生殖器官过度发育。

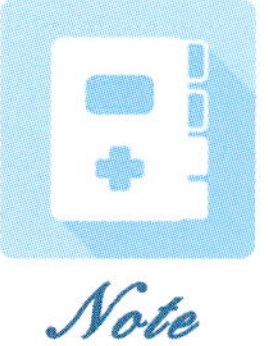

小 结

内分泌系统包括内分泌腺、内分泌组织和散在分布的内分泌细胞。内分泌腺有甲状腺、甲状旁腺、肾上腺、垂体、松果体、胸腺等。

甲状腺位于颈前部，一般分为左、右侧叶和峡部三个部分，其实质主要由甲状腺滤泡和滤泡旁细胞构成，分泌甲状腺素和降钙素。甲状旁腺多附着于甲状腺侧叶后面的纤维囊上，其实质主要由主细胞和嗜酸性细胞构成，分泌甲状旁腺素。肾上腺位于肾的上内方，其实质由皮质和髓质构成。肾上腺皮质能分泌盐皮质激素、糖皮质激素和少量性激素；髓质分泌肾上腺素和去甲肾上腺素。垂体位于垂体窝内，主要结构为腺垂体和神经垂体。腺垂体主要分泌生长激素、催乳素、促甲状腺激素、促性腺激素、促肾上腺皮质激素；神经垂体储存和释放下丘脑所产生的抗利尿激素和催产素。松果体位于背侧丘脑的后上方，分泌褪黑素。

能力检测

实验指导

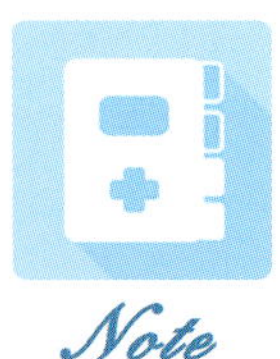

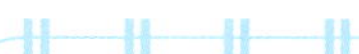

第十一章
感　觉　器

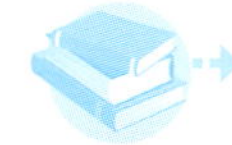

学习目标

掌握　眼球壁各部的形态结构与功能、眼球内容物的组成和功能；鼓室的位置、形态和毗邻；骨迷路和膜迷路的组成、膜迷路内部感受器的位置和功能。

熟悉　泪器的组成、泪道的位置及开口部位。

了解　毛发的基本结构、皮脂腺和汗腺的结构与功能。

思政学习

本章课件

感受器(receptor)是机体接受内、外环境各种不同刺激的结构，该结构将刺激转化为神经冲动，经感觉神经传入中枢神经系统，在大脑皮质感觉中枢产生相应的感觉。

感受器分布广泛、种类繁多、形态功能各异，根据感受器所在的部位和接受刺激来源的不同，分为一般感受器和特殊感受器两种。一般感受器由感觉神经末梢构成，广泛分布于人体各部的各种器官和组织内，如皮肤、骨、关节、肌肉、内脏和心血管等器官和组织，其内可含有触觉、压觉、痛觉、温度觉、本体觉等感受器；特殊感受器由感觉细胞构成，如眼、耳、舌、鼻等器官，其内可含有视觉、听觉、味觉、嗅觉等感受器。

感觉器(sensory organ)由特殊感受器及其辅助结构共同构成，如视器、前庭蜗器等。

皮肤具有多种功能，因它与感觉功能有关，故也在本章一并叙述。

第一节　眼

眼(eye)又称**视器**(visual organ)，由眼球和眼副器两个部分组成(图 11-1、表 11-1)，是感受光刺激的视觉器官。

一、眼球

眼球(eyeball)位于眶内，近似球形，其后方借视神经与脑相连。眼球前、后面的正中点分别称**前极**和**后极**，前、后极之间的连线称**眼轴**。通过瞳孔中央到视网膜中央凹的连线称**视轴**，视轴和眼轴呈锐角交叉。眼球由眼球壁及眼球内容物组成(图 11-2)。

(一) 眼球壁

眼球壁由外向内依次为外膜、中膜和内膜三层结构。

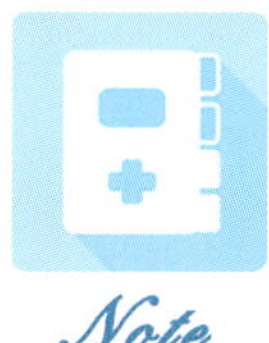

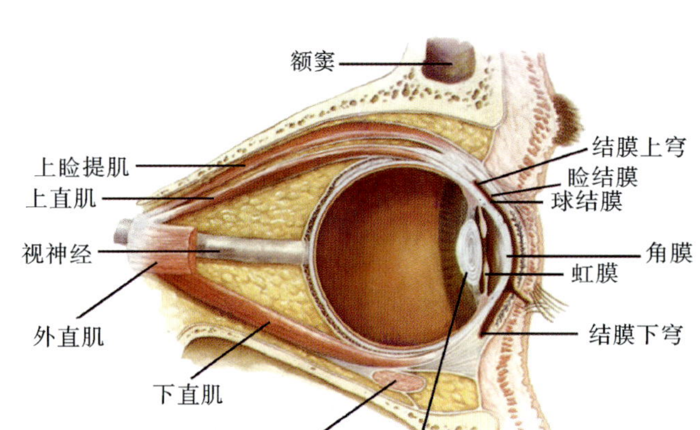

图 11-1 眼球和眼副器

表 11-1 眼的组成

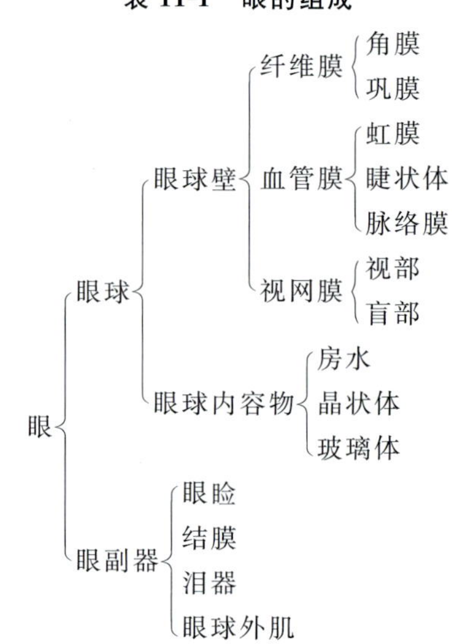

- 眼
  - 眼球
    - 眼球壁
      - 纤维膜
        - 角膜
        - 巩膜
      - 血管膜
        - 虹膜
        - 睫状体
        - 脉络膜
      - 视网膜
        - 视部
        - 盲部
    - 眼球内容物
      - 房水
      - 晶状体
      - 玻璃体
  - 眼副器
    - 眼睑
    - 结膜
    - 泪器
    - 眼球外肌

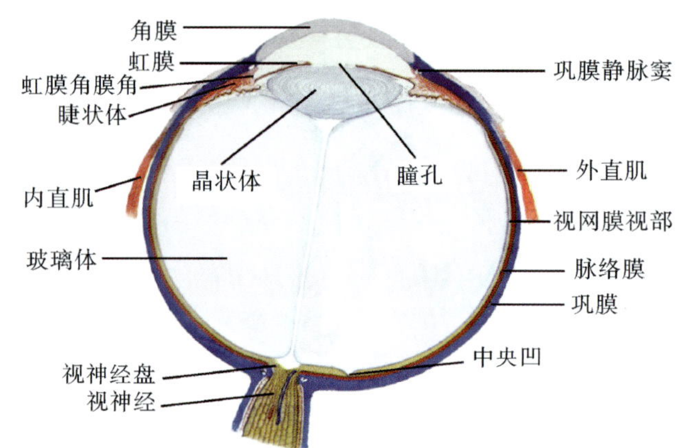

图 11-2 眼球水平切面

1. 外膜 外膜又称**眼球纤维膜**(fibrous tunic of eyeball),位于眼球壁的外层,由致密结缔组织构成,厚而坚韧,具有维持眼球形态和保护眼球内容物的作用。外膜由前向后依次分为角膜和巩膜两个部分。

(1) **角膜**(cornea) 占外膜的前 1/6,略向前凸,无色透明,是光线进入眼球首先经过的结构,有屈光作用;角膜内无血管,但有丰富的感觉神经末梢,故感觉敏锐,当角膜发生病变时,疼痛剧烈;如果角膜出现炎症、溃疡或其他损伤,形成瘢痕,可以导致角膜在不同方向上的曲率出现差异,使得不同径线方向上的屈光度不等,致进入眼球内的光线发生折射而分散,造成视物不清,临床上称散光。

(2) **巩膜**(sclera) 占外膜的后 5/6,坚韧不透明,呈乳白色。巩膜与角膜交界处的深部有一环形细管,称**巩膜静脉窦**,是房水流回静脉的通道。

2. 中膜 中膜又称**眼球血管膜**(vascular tunic of eyeball),由疏松结缔组织构成,含有丰富的血管和色素细胞,呈棕黑色,具有营养眼球和遮光的作用。中膜由前向后可分为虹膜、睫状体和脉络膜三个部分(图 11-3)。

(1) **虹膜**(iris) 位于中膜的前部,角膜的后方,呈圆盘状的薄膜,其中央有一圆孔称**瞳孔**(pupil)。在活体上透过角膜可看到虹膜和瞳孔。虹膜周缘附着于巩膜和角膜交界处的深面,虹膜和角膜交界处构成**前房角**(又称虹膜角膜角),前房角与巩膜静脉窦相邻。虹膜内有两种不同方向的平滑肌:一种是瞳孔括约肌,呈环形包绕在瞳孔周围,收缩时使瞳孔缩小;另一种是

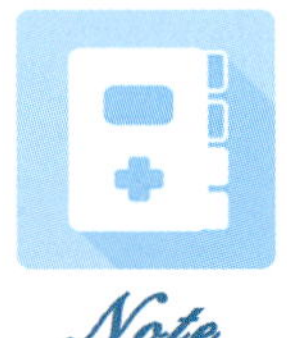
Note

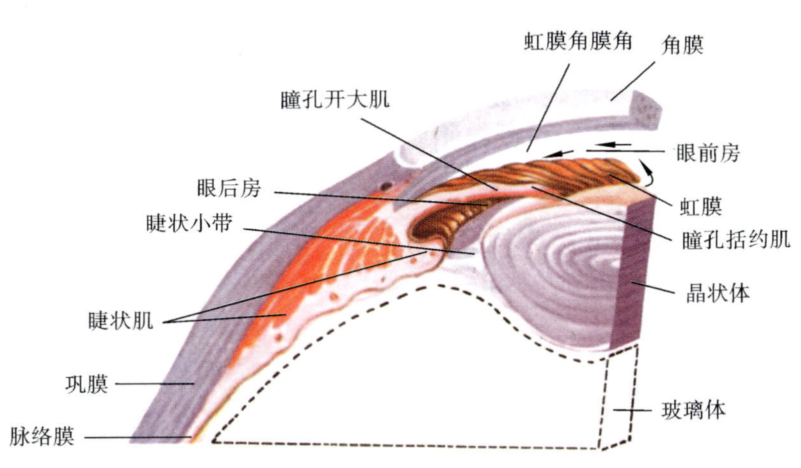

图 11-3 眼球水平切面局部放大

瞳孔开大肌，呈辐射状排列，收缩时使瞳孔开大。光线经过瞳孔进入眼球，瞳孔的开大和缩小，可调节进入眼球内光线的多少。

知识链接

观眼识种

虹膜是人体上最能表现不同人种的色彩多样性部分，其颜色依色素而定，因种族或个体而异，表现为黑色、棕色、蓝色、灰色或这些颜色的综合色，通常黄种人虹膜呈棕黑色，黑种人虹膜呈棕黄色，白种人虹膜多见紫蓝色或棕蓝色。

(2) **睫状体**(ciliary body) 位于虹膜与脉络膜之间，角膜与巩膜移行部的内面，是中膜最肥厚部分。睫状体的前部有许多向内突出呈放射状排列的皱襞，称**睫状突**，睫状突发出的细丝状睫状小带与晶状体周缘相连。睫状体内的平滑肌称**睫状肌**，该肌的收缩与舒张，可牵动睫状小带松弛或紧张，以调节晶状体的曲度。

(3) **脉络膜**(choroid) 占中膜的后 2/3，为含有丰富血管和色素细胞的柔软薄膜，贴于巩膜内面，其血管对眼球起营养作用，色素可以吸收眼球内分散的光线，防止光线反射扰乱视觉物像。

3. 内膜 内膜又称**视网膜**(retina)，为眼球壁的最内层，由前向后分为三个部分：贴附于虹膜内面的部分称**视网膜虹膜部**；贴附于睫状体内面的部分称**视网膜睫状体部**；贴附于脉络膜内面的部分称**视网膜视部**。视网膜虹膜部和视网膜睫状体部无感光作用，合称为**盲部**；视网膜视部有感光作用，其后部有一直径约 1.5 mm 的白色圆形隆起，称**视神经盘**(optic disc)(又称视神经乳头)，此处无感光细胞，称生理**盲点**。在视神经盘颞侧稍下方约 3.5 mm 处有一黄色小区，称**黄斑**(macula lutea)。黄斑中央有一凹陷称**中央凹**(central fovea)(图 11-4)，是视网膜视部感光最敏感的部位。

视网膜分为内、外两层(图 11-5)。外层为**色素上皮层**，由单层矮柱状细胞组成，内含色素颗粒，可保护感光细胞不受强光的损害。内层为**神经细胞层**，自外向内由视细胞、双极细胞和节细胞三层细胞组成。①视细胞为感光细胞，包括**视锥细胞**和**视杆细胞**两种，前者具有感受强光和辨色的能力，后者仅能感受弱光，不能辨色。②双极细胞为联络神经元，能将来自视细胞的视觉神经冲动传导至节细胞。③节细胞位于视网膜最内层，为多极神经元，其树突与双极细

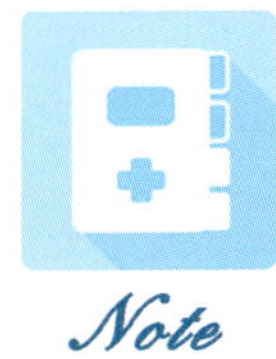

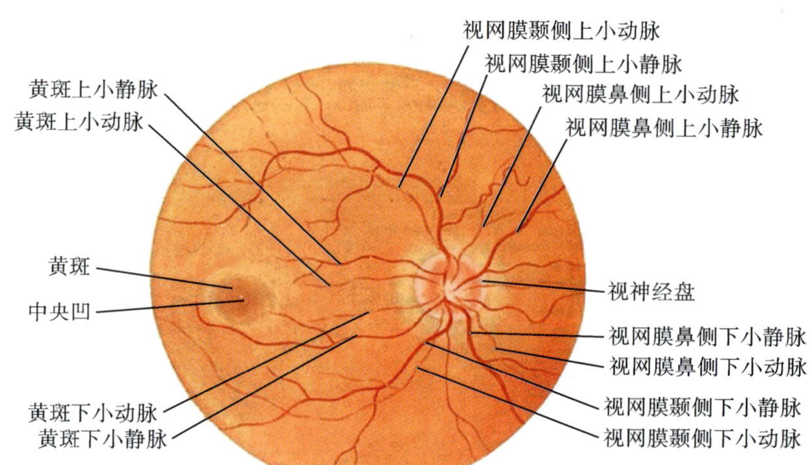

图 11-4 右侧眼底

胞的轴突形成突触，轴突向视神经盘集中，形成视神经穿出巩膜。

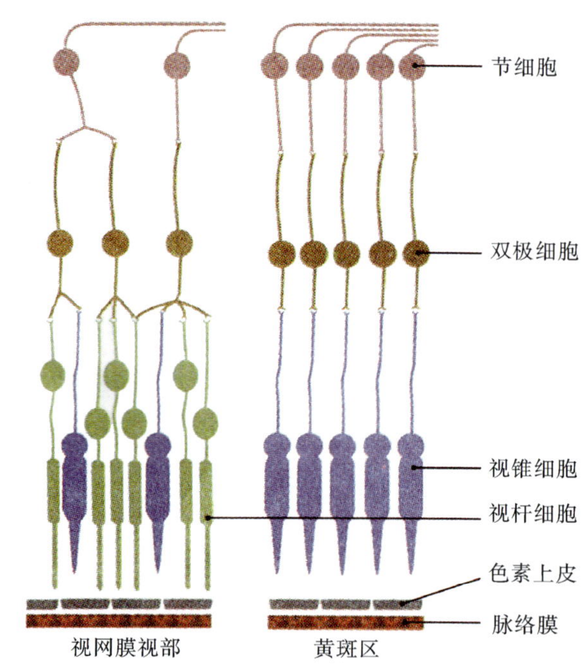

图 11-5 视网膜内部结构示意图

知识链接

色盲与夜盲症

人类有三种视锥细胞，分别含有感受红色、绿色、蓝色的视色素。如果缺少一种或多种类型的视锥细胞，则形成相应颜色的色盲。视杆细胞感受弱光，维生素 A 缺乏时，机体对弱光的敏感度降低，出现夜盲症。

（二）眼球内容物

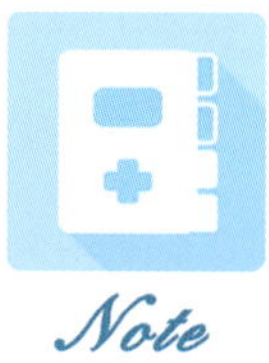

眼球内容物包括房水、晶状体和玻璃体（图 11-2）。这些结构和角膜都具有屈光作用，共同

组成眼球的屈光系统。

1. 眼房和房水

(1) **眼房**(chambers of eyeball) 角膜与晶状体之间的不规则腔隙,被虹膜分隔为前房和后房。前房为虹膜与角膜之间的较大腔隙,后房为虹膜与晶状体之间较狭小的间隙。前房与后房之间借瞳孔相通。

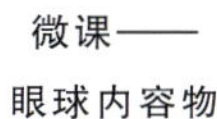

微课——眼球内容物

(2) **房水**(aqueous humor) 充满于眼房内的无色透明液体,由睫状体产生,进入眼后房,经瞳孔流到前房,再由前房角渗入巩膜静脉窦,最后汇入眼静脉。房水除有屈光作用外,在循环过程中,还有营养角膜和晶状体以及维持眼内压的作用。虹膜与晶状体粘连或前房角狭窄等,可造成房水循环障碍,房水充滞于眼房内,引起眼内压增高,压迫视网膜,导致视力减退或失明,临床上称为青光眼。

2. 晶状体(lens) 晶状体紧靠虹膜后方,呈双凸透镜状,晶状体内无血管、淋巴管和神经,无色透明,富有弹性,主要由晶状体纤维构成。晶状体表面包有晶状体囊,其周缘借睫状小带连于睫状体。

晶状体的曲度可随睫状肌的舒缩而改变。看近物时,睫状肌收缩,睫状体向前内侧移位,靠近晶状体,睫状小带松弛,晶状体因本身弹性而变厚,屈光能力增强。看远物时,睫状肌舒张,睫状体向后外侧移位,睫状小带拉紧,晶状体变薄,屈光能力减弱。老年人因晶状体弹性减弱,看近物时模糊,看远物时较清晰,俗称老花眼。因代谢和外伤等原因,晶状体发生混浊而影响视力,称为白内障。

3. 玻璃体(vitreous body) 玻璃体位于晶状体与视网膜之间,为无色透明的胶状物,玻璃体具有屈光和支撑视网膜的作用。玻璃体支撑作用减弱,可导致视网膜与脉络膜剥离;玻璃体混浊,可影响视物,临床称飞蝇感或飞蚊症。

二、眼副器

眼副器(accessory organs of eye)包括眼睑、结膜、泪器、眼球外肌、眶内脂肪及筋膜等,对眼球起保护、运动和支持的功能。

(一) 眼睑

眼睑(palpebra)分上睑和下睑,遮盖于眼球前方(图 11-6),有保护眼球的作用。上、下睑之间的裂隙称**睑裂**。睑裂的外侧角较锐利,称**外眦**,内侧角钝圆,称**内眦**。眼睑的游离缘称**睑缘**,睑缘长有睫毛,睫毛根部的皮脂腺称**睑缘腺**,它开口于睫毛毛囊。

眼睑由浅入深依次分为皮肤、皮下组织、肌层、睑板和睑结膜五层:①皮肤薄而柔软;②皮下组织薄而疏松,易发生水肿或淤血;③肌层主要为骨骼肌,包括眼轮匝肌和提上睑肌,眼轮匝肌收缩时能使睑裂闭合,提上睑肌收缩时提上眼睑;④**睑板**由致密结缔组织构成,呈半月形,对眼睑有支撑作用,睑板内有许多**睑板腺**,导管开口于睑缘,其分泌物有润滑睑缘和保护角膜的作用;⑤睑结膜为薄层黏膜,位于眼睑的最内面。

(二) 结膜

结膜(conjunctiva)为一层富有血管的透明薄膜,分为两个部分:衬于上、下眼睑内面的部分为**睑结膜**;覆盖在巩膜前面的部分为**球结膜**。上、下睑结膜与球结膜返折移行处,形成**结膜穹隆**,分别称**结膜上穹**和**结膜下穹**。闭眼时全部结膜围成一个囊状腔隙称**结膜囊**,此囊经睑裂与外界相通,滴眼药即滴入此囊内。沙眼和结膜炎是结膜的常见疾病。

(三) 泪器

泪器由泪腺和泪道组成(图 11-7)。

1. 泪腺(lacrimal gland) 泪腺位于眶上壁前外侧的泪腺窝内,有 10~20 条排泄管,开口

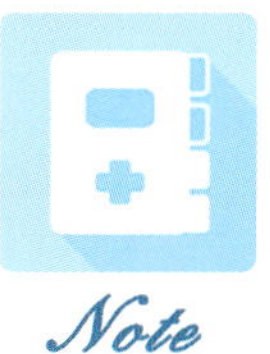

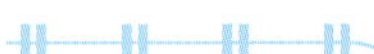

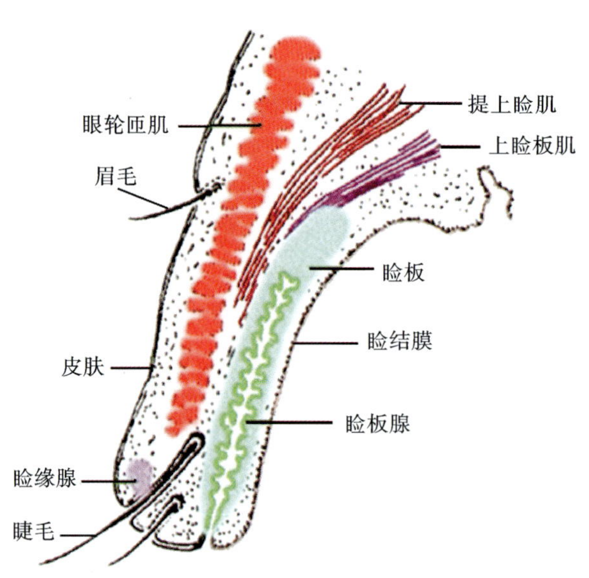

图 11-6 眼睑

于结膜上穹外侧部。泪腺分泌的泪液，借助瞬眼活动涂布于眼球表面，湿润和清洁眼球，对眼球起保护作用。此外，泪液还有杀菌作用。

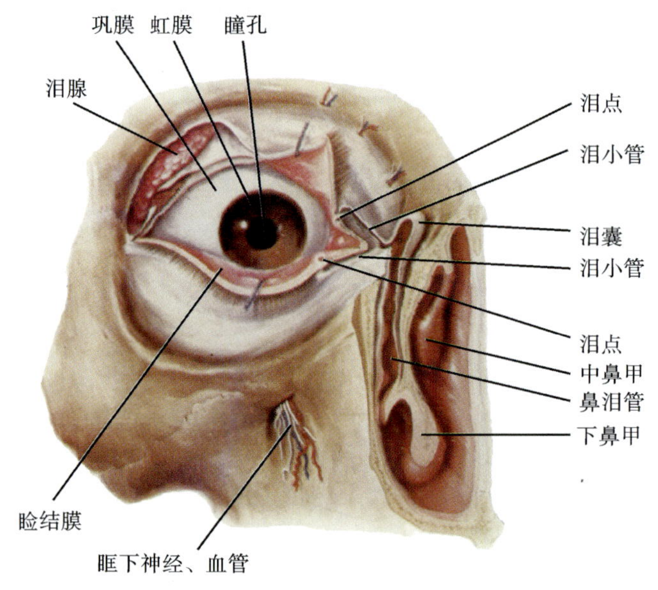

图 11-7 泪器

2. 泪道 泪道包括泪点、泪小管、泪囊和鼻泪管四个部分。

(1) **泪点**(lacrimal punctum) 在上、下睑缘内侧端各有一个小突起，其顶部有一个小孔，称泪点，是泪小管的入口。

(2) **泪小管**(lacrimal ductule) 上、下各一，起于泪点，先分别向上、向下，然后转折向内侧，两管汇合，开口于泪囊。

(3) **泪囊**(lacrimal sac) 位于泪囊窝内，上端为盲端，下端移行于鼻泪管。

(4) **鼻泪管**(nasolacrimal duct) 位于骨鼻泪管内，为一膜性管道，末端开口于下鼻道。

(四) 眼球外肌

眼球外肌包括六块运动眼球肌和一块提上睑肌，均为骨骼肌。运动眼球的肌有内直肌、外

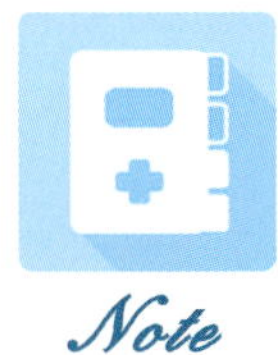
Note

直肌、上直肌、下直肌、上斜肌和下斜肌(图 11-8、图 11-9)。其作用如下:内直肌和外直肌收缩时,分别使眼球转向内侧和外侧;上直肌和下直肌收缩时,分别使眼球转向上内方和下内方;上斜肌和下斜肌收缩时,分别使眼球转向下外方和上外方。眼球的正常转动是这六块肌肉协同作用的结果。当某一块眼球外肌麻痹时,在其拮抗肌的作用下,眼球向相反方向转位,两侧眼球转向出现差异,形成斜视。提上睑肌收缩时,提上睑开大形成睑裂。

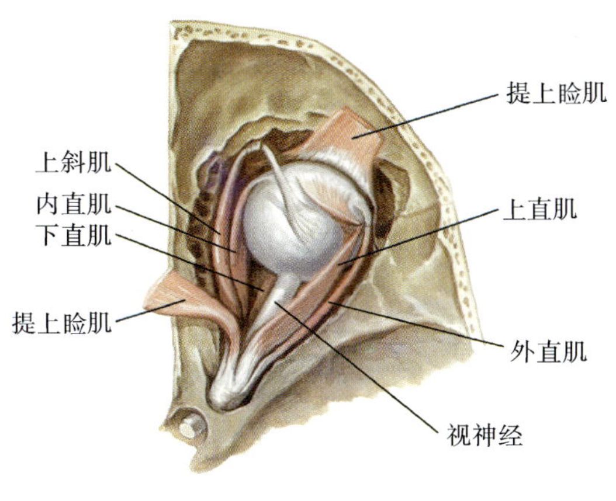

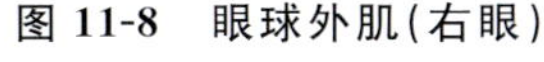
图 11-8　眼球外肌(右眼)

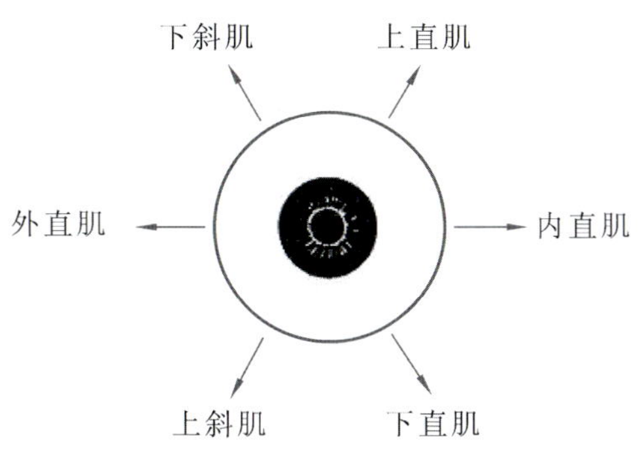

图 11-9　眼球外肌作用示意图

三、眼的血管

(一) 眼动脉

眼球和眼副器的血液供应主要来自**眼动脉**(ophthalmic artery),它起自颈内动脉颅内段,与视神经一起经视神经管入眶,在眶内发出分支分布于眼球壁、眼球外肌、泪腺和眼睑等,其终支经眶上缘出眶到达额部。其中最重要的分支为**视网膜中央动脉**(central artery of retina),它在眼球后方沿视神经中轴行至视神经盘处分为上、下两支,每支再分为两小支,分别称**视网膜鼻侧上、下小动脉**和**视网膜颞侧上、下小动脉**(图 11-4)。临床上常用眼底镜观察这些小动脉,以帮助诊断某些疾病(如高血压)。

(二) 眼静脉

眶内的血液主要通过眼静脉回流,其属支的收集范围与眼动脉分支的分布范围一致,其中包括与视网膜中央动脉及其分支伴行的同名静脉。眼的静脉无静脉瓣,向前在内眦处与面静脉相吻合,向后注入海绵窦,故面部感染处理不当时,可通过眼静脉引起眶内或颅内感染。

第二节　耳

耳(ear)又称**前庭蜗器**(vestibulocochlear organ),是位置觉和听觉器官,包括位置觉器(**前庭器**)和听觉器(**蜗器**)两个部分。这两个部分的功能虽然不同,但在结构上关系密切。耳按部位分为外耳、中耳和内耳三个部分(图 11-10、表 11-2)。外耳和中耳是收集和传导声波的装置,内耳有听觉感受器和位置觉感受器。

一、外耳

外耳(external ear)包括耳廓、外耳道和鼓膜三个部分。

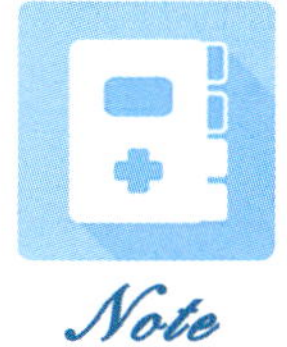

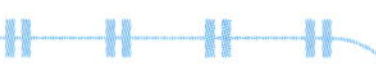

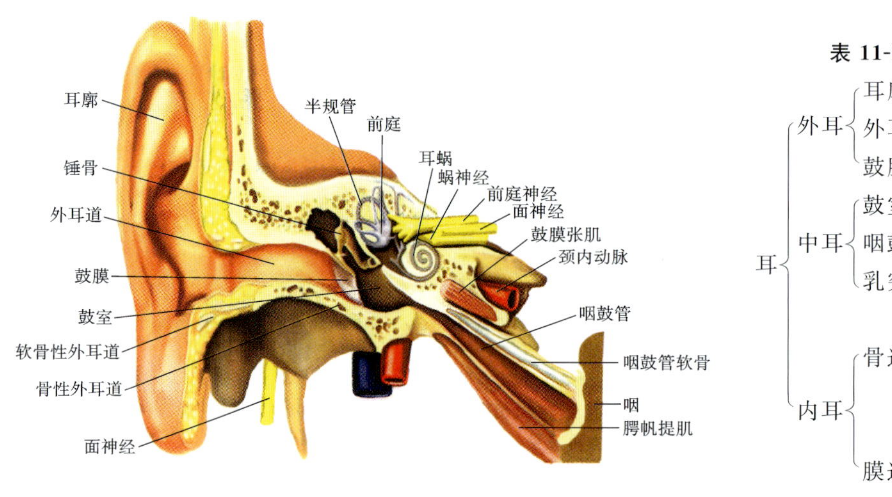

图 11-10　耳的全貌

表 11-2　耳的组成

- 耳
  - 外耳
    - 耳廓
    - 外耳道
    - 鼓膜
  - 中耳
    - 鼓室
    - 咽鼓管
    - 乳突小房和乳突窦
  - 内耳
    - 骨迷路
      - 骨半规管
      - 前庭
      - 耳蜗
    - 膜迷路
      - 膜半规管
      - 椭圆囊和球囊
      - 蜗管

（一）耳廓

耳廓(auricle)位于头部两侧，大部分以弹性软骨为支架，表面覆盖皮肤。耳廓中部有外耳门，外耳门前外方的突起称**耳屏**，耳廓下部无软骨的部分称**耳垂**，由皮肤和皮下组织构成，含丰富的血管，是临床采血的常用部位。耳廓有收集声波的作用。

（二）外耳道

外耳道(external acoustic meatus)为外耳门至鼓膜之间的弯曲管道，其外侧 1/3 为软骨部，内侧 2/3 为骨部。若将耳廓拉向后上方，可使外耳道变直，以检查外耳道和鼓膜。

外耳道皮肤较薄，内含毛囊、皮脂腺和耵聍腺，耵聍腺的分泌物为黄褐色黏稠液体，干燥后形成痂块，称为**耵聍**。外耳道皮下组织极少，皮肤与骨膜、软骨膜结合紧密，不易移动，故外耳道发生疖肿时，因张力较大而疼痛剧烈。

（三）鼓膜

鼓膜(tympanic membrane)(图 11-11)位于鼓室与外耳道之间，为椭圆形半透明薄膜。其外侧面向前、向下、向外倾斜，与外耳道底约成 45°角。鼓膜中心向内凹陷，凹陷的尖部称**鼓膜脐**。鼓膜上 1/4 区称**松弛部**，鼓膜下 3/4 区称**紧张部**。活体观察鼓膜时，可见松弛部呈淡红色，紧张部呈灰白色。从鼓膜脐向前下方有一个三角形的反光区称**光锥**。中耳的某些疾病可引起光锥的改变或消失。

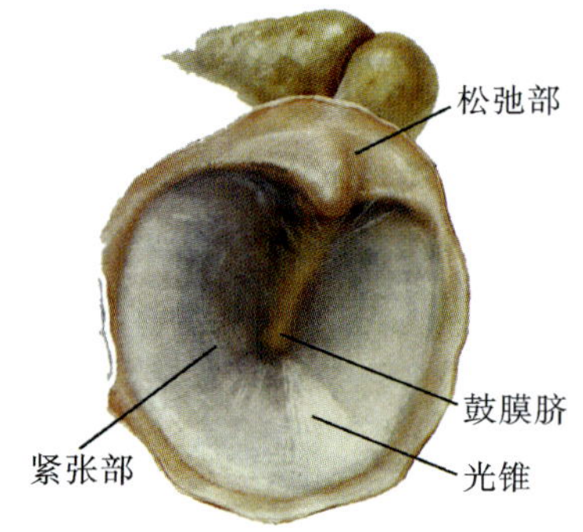

图 11-11　鼓膜

二、中耳

中耳(middle ear)位于外耳和内耳之间，大部分在颞骨岩部内，包括鼓室、咽鼓管、乳突窦和乳突小房。

（一）鼓室

鼓室(tympanic cavity)是颞骨岩部内不规则含气的小腔(图 11-12)，鼓室内有三块听小骨，鼓室壁和听小骨表面都被覆黏膜，并与咽鼓管、乳突窦及乳突小房的黏膜相延续。

1. 鼓室壁

(1) 上壁　又称鼓室盖，为一分隔鼓室与颅中窝的薄层骨板，鼓室的炎症可经此侵入颅中窝。

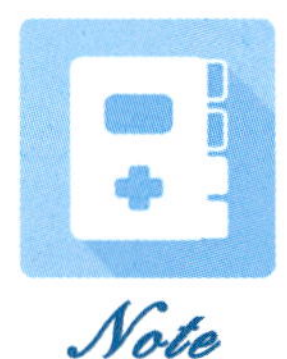
Note

(2) 下壁　又称颈静脉壁，是分隔鼓室与颈内静脉起始处的薄层骨板。

(3) 前壁　又称颈动脉壁，与颈内动脉相邻，其上部有咽鼓管的鼓室开口。

(4) 后壁　又称乳突壁，上部有乳突窦的开口，由此经乳突窦向后与乳突小房相通。

(5) 外侧壁　又称鼓膜壁，主要由鼓膜构成，借鼓膜与外耳道分隔。

(6) 内侧壁　又称迷路壁，即内耳迷路的外侧壁。此壁的中部隆凸称**岬**。岬的后下方有一圆孔，称**蜗窗**，被第二鼓膜封闭。岬的后上方有一卵圆形孔，称**前庭窗**，被镫骨底封闭。前庭窗的后上方有一弓形隆起，称**面神经管凸**，其深部有**面神经管**，管内有面神经通过。

2. 听小骨　位于鼓室内，由外向内依次为**锤骨、砧骨和镫骨**(图 11-13)。锤骨柄附着于鼓膜脐；中间的砧骨与锤骨和镫骨形成关节；内侧的镫骨底借韧带连于前庭窗边缘，并封闭该窗。三块骨借关节相连构成听骨链。当声波振动鼓膜时，引起听骨链杠杆运动，使镫骨底在前庭窗做向内或向外的运动，将声波的振动从鼓膜传递到内耳。

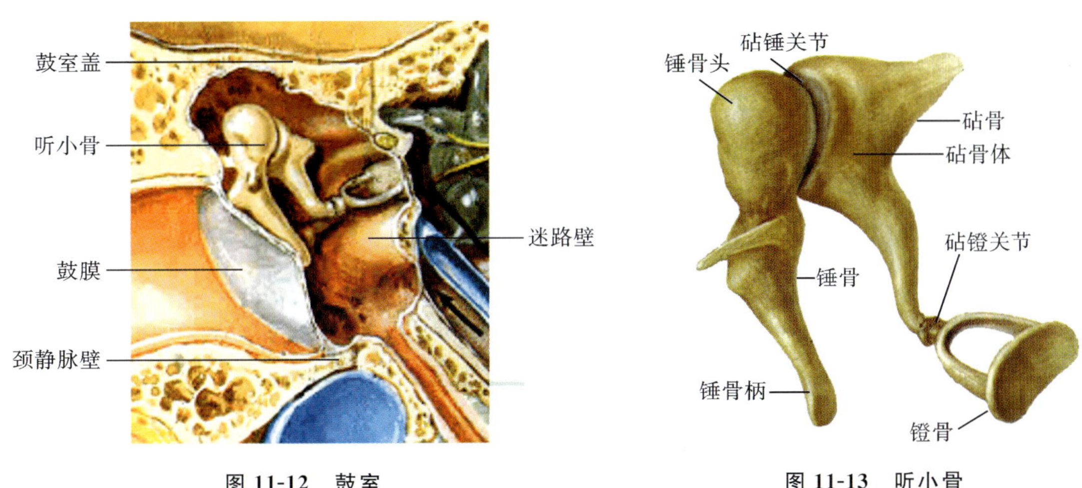

图 11-12　鼓室　　　图 11-13　听小骨

(二) 咽鼓管

咽鼓管(auditory tube)是连通咽与鼓室的管道(图 11-10)。咽鼓管鼓室口开口于鼓室前壁，咽鼓管咽口开口于鼻咽侧壁。其作用是维持鼓室与外界大气压的平衡，有利于鼓膜的正常振动。幼儿的咽鼓管粗、短、直，咽部感染易经此管蔓延至鼓室，引起中耳炎。

(三) 乳突小房和乳突窦

乳突小房(mastoid cells)是颞骨乳突内许多不规则的含气小腔，它们互相连通。**乳突窦**(mastoid antrum)是介于乳突小房与鼓室之间的小腔，向前开口于鼓室后壁，向后通向乳突小房。

三、内耳

内耳(internal ear)又称**迷路**(labyrinth)，位于颞骨岩部内，在鼓室内侧壁和内耳道之间，由骨迷路和膜迷路组成。骨迷路是颞骨岩部内的骨性隧道；膜迷路套在骨迷路内，由互相连通的膜性小管和小囊组成。骨迷路与膜迷路之间有间隙，其内充满外淋巴，膜迷路内含内淋巴，内、外淋巴之间互不相通。位置觉感受器和听觉感受器位于膜迷路内。

(一) 骨迷路

骨迷路(bony labyrinth)由后外向前内沿颞骨岩部的长轴依次分为骨半规管、前庭和耳蜗三个部分(图 11-14)，它们彼此连通。

1. 骨半规管(bony semicircular canal)　骨半规管位于骨迷路的后部，由三个相互垂直排列的半环形小管组成，分别称为前、后、外骨半规管。每个骨半规管均有两个脚，其中一脚膨大

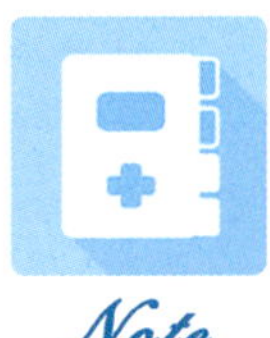

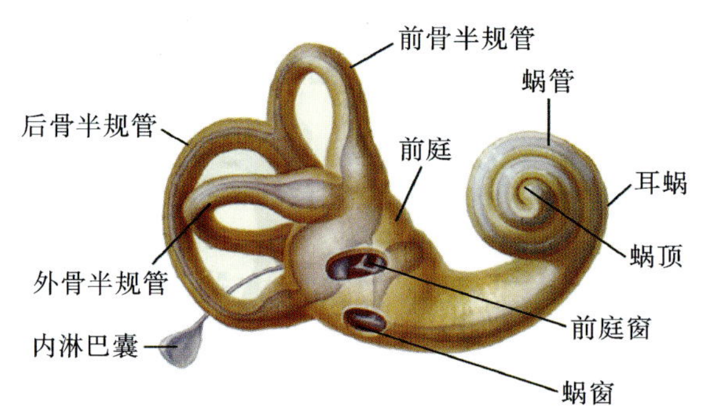

图 11-14 骨迷路

称**骨壶腹**，前、后骨半规管的另一个脚合成一个**总脚**，因此，三个骨半规管共有五个脚，分别开口于前庭。

2. 前庭(vestibule) 前庭位于骨迷路中部。前庭外侧壁即鼓室的内侧壁，其上有前庭窗和蜗窗；前庭内侧壁是内耳道底；后壁借五个孔与三个骨半规管相通；前壁通向耳蜗。

3. 耳蜗(cochlea) 耳蜗(图 11-15)位于前庭的前内侧，形似蜗牛壳，耳蜗的尖端朝向前外侧称**蜗顶**；**蜗底**朝向后内侧，对向内耳道底。位于耳蜗中央的圆锥形骨性中轴称**蜗轴**。蜗螺旋管是一条螺旋形骨管，起于前庭，环绕蜗轴约两圈半，以盲端终于蜗顶。自蜗轴向蜗螺旋管内伸出的骨板称**骨螺旋板**。

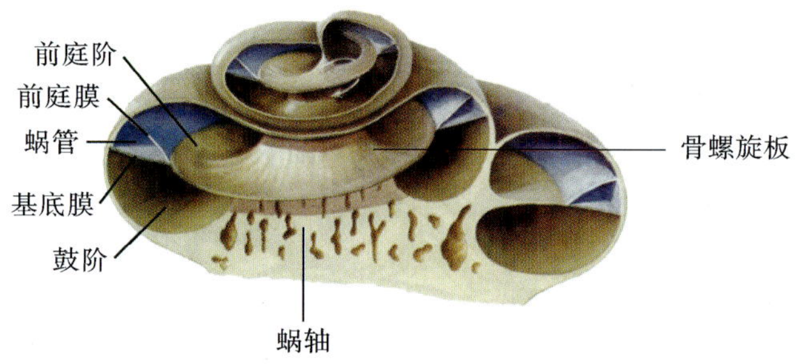

图 11-15 耳蜗纵切面

(二) 膜迷路

膜迷路(membranous labyrinth) 可分为膜半规管、椭圆囊和球囊、蜗管三个部分(图 11-16)。

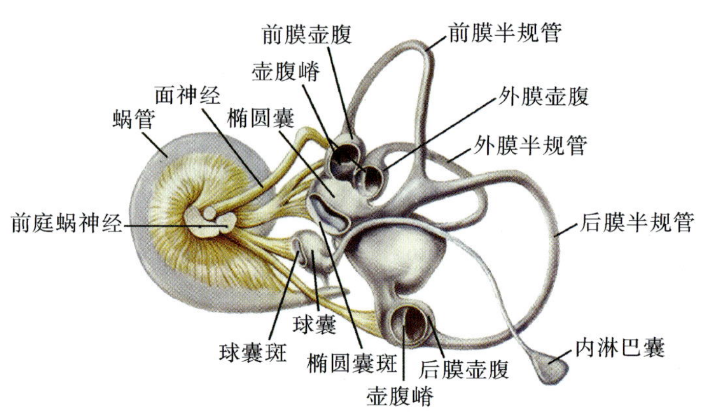

图 11-16 膜迷路

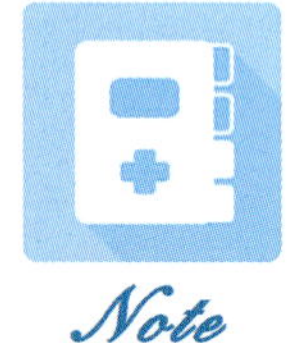

1. 膜半规管(membranous semicircular canal) 膜半规管位于同名的骨半规管内，形状

与骨半规管相似。每管在骨壶腹内的部分也相应膨大，称**膜壶腹**，其管壁有一嵴状隆起，称**壶腹嵴**，是位置觉感受器，能感受头部旋转变速运动的刺激。

2. 椭圆囊(utricle)和**球囊**(saccule) 椭圆囊和球囊为两个膜性小囊，位于前庭内。椭圆囊位于后上方，后壁借五个孔与三个膜半规管连通；球囊位于前下方，两囊以细管连通。球囊以连合管通向蜗管。在囊壁上分别有突入囊腔的**椭圆囊斑**和**球囊斑**，均为位置觉感受器，能感受静止状态下地心引力的刺激产生位置觉，或感受直线变速运动的刺激。

3. 蜗管(cochlear duct) 蜗管位于蜗螺旋管内，是骨螺旋板游离缘与蜗螺旋管周缘之间的膜管，其横断面呈三角形，随蜗螺旋管旋转两圈半。蜗管的上壁和下壁分别称**前庭膜**和**螺旋膜**。在螺旋膜的上面，有凸向蜗管内腔的隆起，随蜗管延伸成螺旋形，称**螺旋器**，又称 **Corti 器**，为听觉感受器，能感受声波刺激。

蜗管和骨螺旋板将蜗螺旋管分隔为上、下两个部分，上部称**前庭阶**，下部称**鼓阶**。两者绕蜗轴至蜗顶处相通。前庭阶通到前庭，正对前庭窗；鼓阶通到前庭，正对蜗窗。

知识链接

耳聋的解剖学基础

1. 传导性耳聋 由外耳和中耳的疾病引起空气传导途径阻断而引起的耳聋。但因骨传导可以部分地代偿，所以不会产生完全性耳聋。

2. 神经性耳聋 由内耳、蜗神经、听觉传导通路和听觉中枢的疾病而引起的耳聋，是完全性耳聋。

临床工作中，常采用将击响的音叉柄直接压置于颅面部的方法来鉴别传导性耳聋和神经性耳聋。

第三节 皮 肤

皮肤(skin)覆盖全身表面，借皮下组织与深部组织相连。皮肤的厚度依部位不同有所差异，以手掌及足底最厚，腋窝和面部最薄。皮肤中有毛、皮脂腺、汗腺和指(趾)甲等皮肤附属器。皮肤具有保护、吸收、排泄、感觉、调节体温以及参与物质代谢等作用。

一、皮肤的结构

皮肤由表皮和真皮两个部分组成(图 11-17、图 11-18)。

(一) 表皮

表皮(epidermis)位于皮肤的浅层，由角化的复层扁平上皮组成，表皮由两类细胞组成：一类是角蛋白形成细胞，构成表皮主要细胞，分层排列；另一类是非角蛋白形成细胞，数量较少，散在分布。

1. 角蛋白形成细胞(keratinocyte) 角蛋白形成细胞又称角质形成细胞，根据细胞的形态特点和位置，由基底到表面可分为典型的五层结构。

(1) **基底层**(stratum basale) 此层附着于基膜上，由一层矮柱状或立方形细胞组成，称基底细胞。基底细胞间由桥粒连接，细胞基底面借半桥粒连于基膜。基底细胞属幼稚细胞，有活跃的分裂增殖能力，新生的细胞向浅层移行，分化为其余各层细胞，故基底层又称生发层。

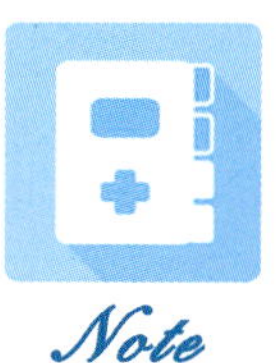

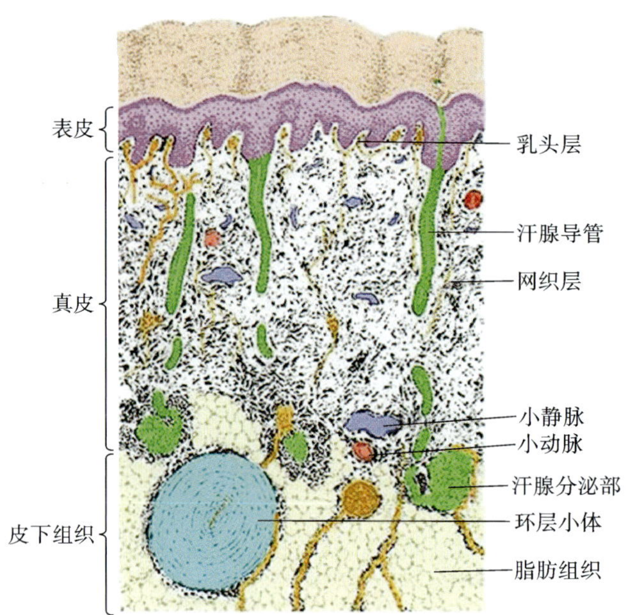

图 11-17　手掌皮肤模式图

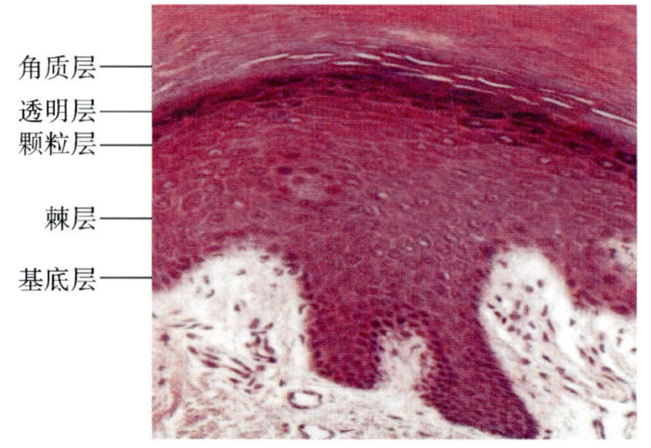

图 11-18　皮肤光镜图

（2）**棘层**(stratum spinosum)　此层位于基底层浅面，由 4～10 层多边形细胞组成；细胞表面伸出许多短小的棘状突起，故名棘细胞；相邻细胞的突起借桥粒相连；棘细胞向浅层推移，细胞逐渐变为扁平形。

（3）**颗粒层**(stratum granulosum)　此层位于棘层浅面，由 2～3 层梭形细胞组成，细胞核趋于退化，胞质内充满嗜碱性颗粒，故称颗粒层，这些颗粒为透明角质颗粒，以胞吐方式将其内容物释放到细胞间隙中，构成阻止物质透过表皮的重要屏障。

（4）**透明层**(stratum lucidum)　此层位于颗粒层浅面，由数层扁平细胞组成，此层细胞界限不清，胞核和细胞器退化消失，呈均质透明状，故名透明层。

（5）**角质层**(stratum corneum)　此层位于表皮的最浅层，由多层扁平的角质形成细胞组成，细胞已完全角化，轮廓不清，细胞核和细胞器已完全消失，胞质充满均质状嗜酸性的角蛋白，角蛋白是一种耐摩擦的物质，细胞间隙中充满由膜被颗粒释放的物质，因此，角质层对阻止体外物质的侵害和体内物质的丢失有重要作用；角质层的表层细胞连接松散，逐渐脱落形成皮屑。

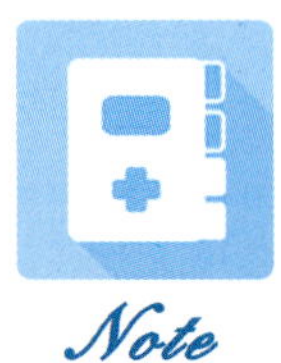
Note

2. 非角蛋白形成细胞　包括黑素细胞和朗格汉斯细胞等。

（1）**黑素细胞**(melanocyte)　黑素细胞散在分布于基底细胞之间。细胞体积较大，伸出许多细长突起，细胞核呈圆形，胞质内含特有的黑素体。黑素细胞具有合成黑色素，形成黑素颗粒的功能。黑素颗粒经突起末端排出，进入邻近的基底细胞和棘细胞内。黑色素为棕黑色或深棕色的生物色素，是决定皮肤颜色的重要因素。黑素颗粒的大小、含量和分布等，决定不同种族或同一个体不同部位肤色的差异。黑色素能吸收紫外线，可保护深部组织免受损伤。

(2) **朗格汉斯细胞**(Langerhans cell)　朗格汉斯细胞主要存在于棘层内，是有树枝状突起的细胞。目前认为朗格汉斯细胞参与免疫应答，属单核吞噬细胞系统。

(二) 真皮

真皮(dermis)位于表皮与皮下组织之间，由致密结缔组织组成，真皮分为乳头层和网状层，两者互相移行，无明显界限。

1. 乳头层　此层纤维较细密，借基膜与表皮相连，呈乳头状凸向表皮，称真皮乳头。乳头的形成，增加了真皮与表皮的接触面积，乳头内含丰富的毛细血管，有利于供给表皮营养物质和运出代谢产物；同时，有些乳头内还含有游离神经末梢和触觉小体。

2. 网状层　此层位于乳头层深面，由粗大的胶原纤维束交织成网，并含有许多弹性纤维，使皮肤有较大的韧性和弹性。此层内有较粗大的血管、淋巴管、神经纤维以及毛囊、皮脂腺和汗腺等，并有环层小体。

二、皮肤的附属器

(一) 毛

体表皮肤除手掌、足底等处外，均有毛分布。毛的粗细、长短因所在部位、年龄、性别及生理状态不同而有差异，以头皮的毛最粗。露出皮肤外的部位称**毛干**，埋在皮肤内的称**毛根**，毛干和毛根均由角化上皮组成。毛根周围包有上皮组织和结缔组织组成的鞘状结构，称**毛囊**。毛根和毛囊下端形成膨大的毛球，毛球底面内凹，结缔组织突入其中，称**毛乳头**，内含毛细血管和神经，是毛的生长点，它对毛的生长起诱导、营养作用，如毛乳头被破坏或退化，毛发即停止生长并脱落。

毛球处上皮内含黑素细胞，随着毛的生长，黑素颗粒注入毛根和毛干内，黑素颗粒的多少与毛的颜色有直接关系。

毛和毛囊斜长在皮肤内，与皮肤表面成钝角的一侧，有一束平滑肌纤维，连于毛囊和真皮乳头层之间，称**立毛肌**。立毛肌受交感神经支配，收缩时使毛竖立(图 11-19)。

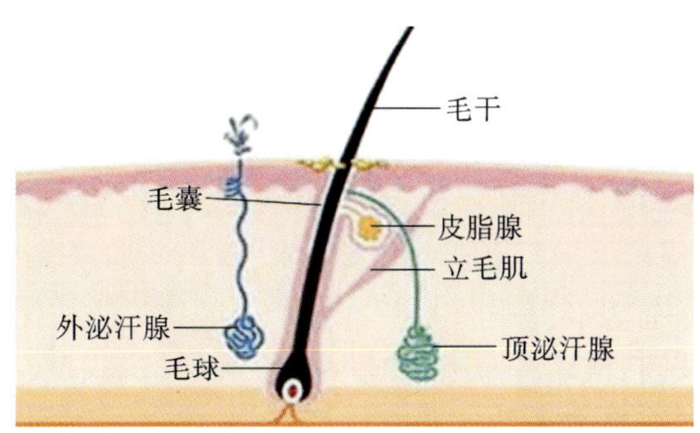

图 11-19　皮肤附属器示意图

(二) 皮脂腺

皮脂腺(sebaceous gland)是一种分支泡状腺，位于立毛肌与毛囊之间，导管较短，多开口于毛囊上段，也有直接开口于皮肤表面的。分泌部外层细胞为较小的幼稚细胞，呈低立方形，称基细胞，有分裂增殖能力，分化出腺细胞，逐渐变大并向分泌部中央移动，同时胞质内聚集大

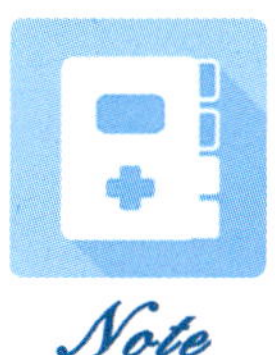
Note

小不等的脂滴，细胞核则固缩、溶解。最后细胞解体，连同脂滴一起排出称为皮脂，这种分泌方式称全浆分泌。皮脂有柔润皮肤和保护毛发的作用。

（三）汗腺

汗腺(sweat gland)是弯曲的单管状腺，开口于表皮的汗孔，遍布于全身各处，以手掌、足底和腋窝等处最多。根据汗腺的分泌方式、分泌物性质和所在部位不同，可分为两种。

1. 小汗腺 其遍布于全身皮肤内。其分泌部位于真皮深层或皮下组织内，由单层矮柱状腺细胞组成。导管部从真皮深部上行，穿过表皮，开口于皮肤表面。汗腺以胞吐方式分泌汗液。汗液具有调节体温、湿润皮肤和排泄含氮代谢产物等作用，并参与水和电解质平衡的调节。

2. 大汗腺 其主要分布于腋窝、会阴及肛门周围等处，其分泌部较粗，腺腔较大，腺导管较直，开口于毛囊，分泌物较浓稠，无特殊气味，经细菌分解后可有臭味，称狐臭。

知识链接

痤　疮

痤疮，俗称粉刺或青春痘，是青春期常见的皮肤病，它的形成与雄激素的分泌有关。青春期时，体内的性激素分泌增多，其中雄激素的生成过多，使皮脂腺分泌异常旺盛，产生大量皮脂。雄激素还可促进毛囊口的上皮角化过度，使毛囊口被角质堵塞，皮脂无法顺利排出，导致皮脂在皮脂腺内积聚，就容易形成痤疮。此外，皮脂的成分不正常、细菌感染及遗传因素也是痤疮发生的因素。由于皮脂腺萎缩，老年人的皮肤和毛均干燥并失去光泽。

指(趾)甲位于手指和足趾的背面，由多层排列紧密的角化上皮细胞组成。露出体表的部分为甲体，甲体下方的皮肤为甲床，埋在皮肤内的部分称甲根，甲体两侧和甲根浅面的皮肤皱襞为甲襞，甲襞与甲体之间的沟称甲沟。甲根附着处的上皮细胞分裂旺盛，该处称甲母基或甲母质，是甲体的生长区，指(趾)受损或拔除后，如甲母质仍保留，则甲仍能再生。

小　结

感觉器由视器和前庭蜗器等组成。

眼(视器)由眼球和眼副器组成，是感受光刺激的视觉器官。眼球由眼球壁及眼球内容物组成。眼球壁由外向内依次为眼球纤维膜、血管膜和视网膜。眼球纤维膜由前向后依次为角膜和巩膜；眼球血管膜由前向后分为虹膜、睫状体和脉络膜；视网膜由前向后分为视网膜虹膜部、睫状体部和视部。眼球内容物包括房水、晶状体和玻璃体，这些结构和角膜共同组成眼球的屈光系统。眼副器包括眼睑、结膜、泪器、眼球外肌、眶内脂肪及筋膜等，对眼球起保护、运动和支持的作用。

耳(前庭蜗器)是位置觉和听觉器官，分为外耳、中耳和内耳。外耳和中耳是收集和传导声波的装置，内耳有听觉和位置觉感受器。外耳包括耳廓、外耳道和鼓膜；中耳由鼓室、咽鼓管、乳突窦和乳突小房组成；内耳由骨迷路和膜迷路组成，其中骨迷路分为骨半规管、前庭和耳蜗；膜迷路分为膜半规管、椭圆囊和球囊、蜗管。声波传入内耳以空气传导为主。

皮肤覆盖全身表面，由表皮和真皮组成。表皮位于皮肤的浅层，由角蛋白形成细胞和非角蛋白形成细胞组成；真皮位于表皮与皮下组织之间，分为乳头层和网状层。皮肤中有毛、皮脂腺、汗腺和指(趾)甲等皮肤附属器。皮肤具有保护、吸收、排泄、感觉、调节体温以及参与物质代谢等作用。

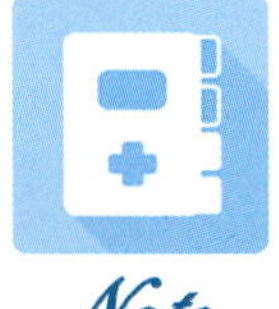

能力检测

实验指导

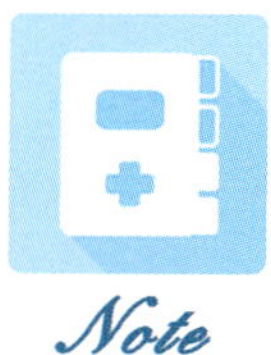

第十二章
神经系统

思政学习

本章课件

学习目标

掌握 神经系统的组成、常用术语；脊髓的位置、外形及内部结构；脑的分部，脑干的组成，脑神经连脑的部位；小脑的组成和功能；间脑的位置、分部；大脑皮质功能定位，基底核的位置和组成，内囊的位置、分部，通过内囊的重要纤维束及临床意义；硬膜外隙、蛛网膜下隙的位置和临床意义；脑脊液的产生、循环途径及作用；大脑动脉环的位置、构成及意义；脊神经的构成，脊神经丛的组成、位置及主要分支分布，胸神经前支分布的节段性；各脑神经的分布；交感神经与副交感神经区别；深、浅感觉及视觉传导通路的组成和走行，锥体系的组成和走行。

熟悉 脊髓节段与同序数椎骨的对应关系；脑神经核、重要的中继核的名称及其功能；脑干内上、下行纤维束的名称和功能；大脑半球的分叶，主要沟、回的名称和位置；主要硬脑膜窦的名称、位置和流注关系；营养脑和脊髓的动脉来源及分布；主要神经干的行程和脑神经的出颅部位；交感干的结构特点；瞳孔对光反射通路。

了解 脊髓和脑干的功能；网状结构的概念；背侧丘脑、下丘脑的功能；脑和脊髓被膜的组成；边缘系统的概念；内脏感觉神经的特点；锥体外系的概念。

第一节　概　　述

神经系统在人体各系统中处于主导地位。它既能调节人体各系统的活动，维持内部环境的恒定，使人体成为一个完整的统一体；又能通过各种感受器接受外界刺激，并做出反应，使人体与外界环境经常保持平衡和统一。如当人们从事体力劳动时，骨骼肌收缩，心跳加强，呼吸加快，而胃肠的蠕动减弱，这些活动都在神经系统的支配下协调地进行着。当然，其他系统对神经系统也有重要的作用和影响。如当脑进行紧张的活动时，循环系统及时向脑输送氧气和营养物质，并运走代谢产物，保证脑的正常活动得以进行。人脑的飞跃发展，使人类超脱于动物的范畴，不仅能够认识世界，而且能够主动地改造世界。

一、神经系统的组成

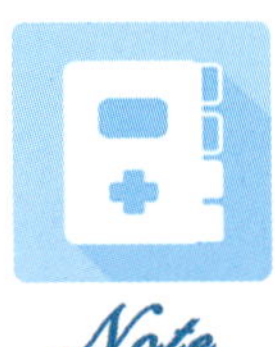

Note

神经系统（nervous system）由位于颅腔内的脑、椎管内的脊髓以及遍布全身各处的神经共同组成（图 12-1）。为了学习和研究方便，通常将神经系统区分为**中枢神经系统**（central nervous system）和**周围神经系统**（peripheral nervous system）两个部分。中枢神经系统包括脑和脊髓，脑分为脑干、小脑、间脑和端脑四个部分，其中脑干又分为延髓、脑桥和中脑；周围神经系统包括与脑相连的 12 对脑神经和与脊髓相连的 31 对脊神经。

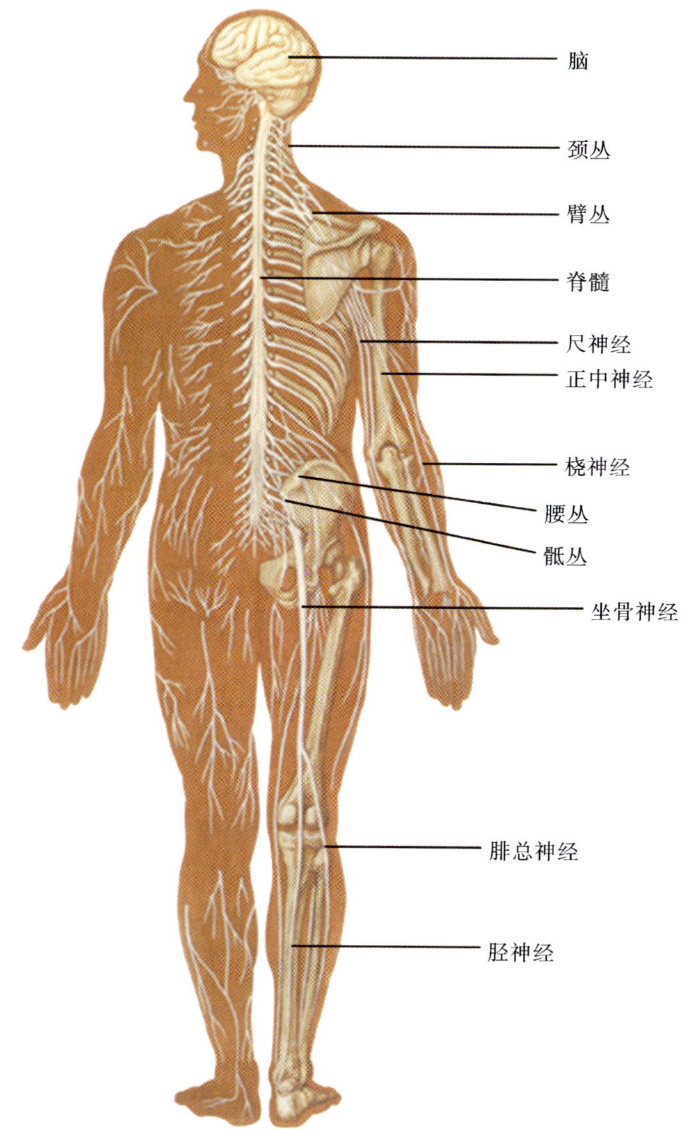

图 12-1 神经系统概观

周围神经系统按其在各器官、系统中分布的范围不同，可区分为**躯体神经**和**内脏神经**。躯体神经分布于体表和运动系统，内脏神经分布于内脏各器官、循环系统和各种腺体。躯体神经和内脏神经都有**感觉纤维**和**运动纤维**。感觉纤维又称传入纤维，它将身体各处感受器产生的神经冲动传向中枢神经系统；运动纤维又称传出纤维，它将神经冲动自中枢神经系统传向身体各处的效应器。内脏神经的传出纤维（即内脏运动神经）支配的是心肌、平滑肌和腺体的活动，它不受人的主观意志控制，故又称**自主神经系统**（autonomic nervous system）或**植物性神经系统**（vegetative nervous system）。内脏运动神经依其功能的不同，又可分为交感神经和副交感神经（表 12-1）。

本书按照中枢神经、周围神经和内脏神经的顺序进行叙述。

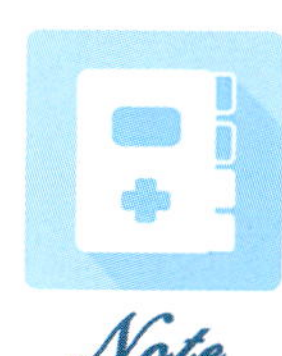

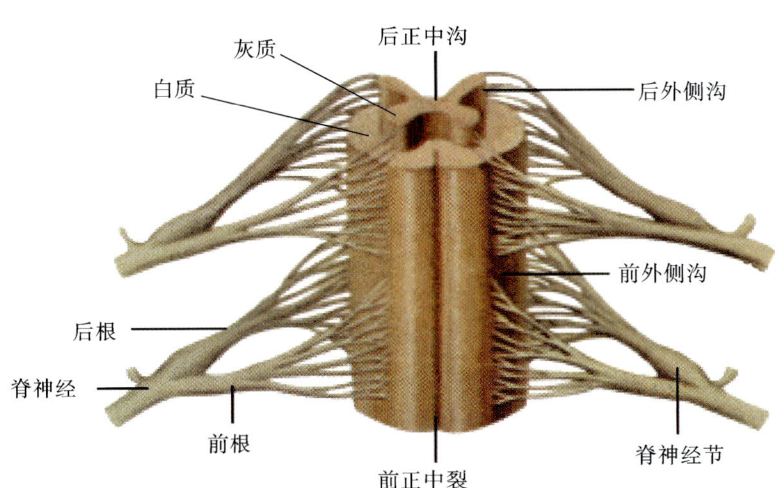

图 12-3　脊髓的结构模式图

表 12-2、图 12-4 所示。

表 12-2　脊髓节段与椎骨的对应关系

脊髓节段	对应椎骨	推算举例
$C_1 \sim C_4$	与同序数的椎骨等高	如第 2 颈节平对第 2 颈椎
$C_5 \sim T_4$	比同序数的椎骨高 1 个椎体	如第 3 胸节平对第 2 胸椎
$T_5 \sim T_8$	比同序数的椎骨高 2 个椎体	如第 7 胸节平对第 5 胸椎
$T_9 \sim T_{12}$	比同序数的椎骨高 3 个椎体	如第 10 胸节平对第 7 胸椎
$L_1 \sim L_5$	平对第 10～12 胸椎	—
$S_1 \sim S_5$、C_0	平对第 1 腰椎	—

（三）脊髓的内部结构

在脊髓的横切面上可见中央有**中央管**(central canal)，它贯穿于脊髓全长，并向上与延髓中央管相延续。中央管的周围是灰质，灰质的周围是白质。

1. 灰质　灰质呈“H”形，每侧灰质向前扩大的部分称**前角**(anterior horn)，向后伸出狭长的部分称**后角**(posterior horn)(图 12-5)，在胸髓和上部腰髓($L_1 \sim L_3$)的前、后角之间，向外侧凸出的部分称**侧角**(lateral horn)，连接两侧灰质的横行部分称灰质连合。

(1) 前角　又称前柱，主要由运动神经元组成。其轴突组成脊神经前根中的躯体运动成分，支配骨骼肌的运动。内侧群的神经元纵贯脊髓全长，支配躯干肌的运动；外侧群的神经元在颈膨大和腰骶膨大处集中，支配四肢肌的运动。临床上，脊髓前角灰质炎是指脊髓前角运动神经元受损，导致所支配的骨骼肌瘫痪、萎缩，腱反射消失，常见于小儿，故称小儿麻痹症。

(2)后角　又称后柱，主要由联络神经元组成。它接受脊神经后根进入脊髓的感觉纤维，其轴突可进入对侧白质形成上行纤维束，将脊神经后根传入的神经冲动传导至脑，也可在脊髓的不同节段起联络作用。

(3)侧角　又称侧柱，是交感神经的低级中枢，内含交感神经元的胞体，其轴突出脊髓，构成脊神经前根中内脏运动的交感神经成分。在骶髓第 2～4 节段，相当于侧角的部位，由副交感神经元胞体组成的核团，称**骶副交感核**。它是副交感神经的低级中枢，其轴突出脊髓，构成脊神经前根中内脏运动的副交感神经成分。

2. 白质　每侧白质借脊髓的沟、裂分为三个索：前正中裂与前外侧沟之间的白质称**前索**(anterior funiculus)；前外侧沟与后外侧沟之间的白质称**外侧索**(lateral funiculus)；后外侧沟

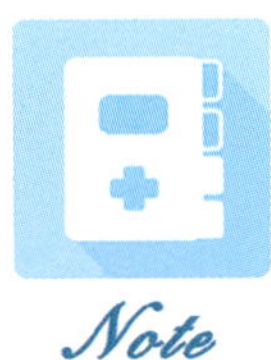
Note

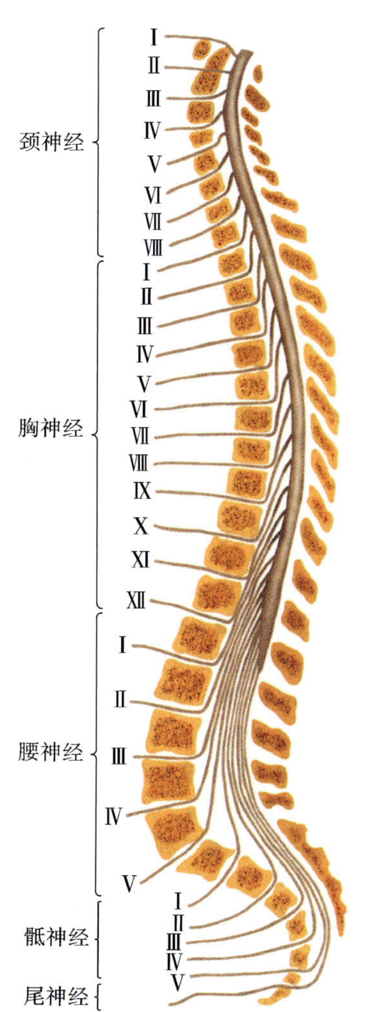

图 12-4 脊髓节段与椎骨的对应关系

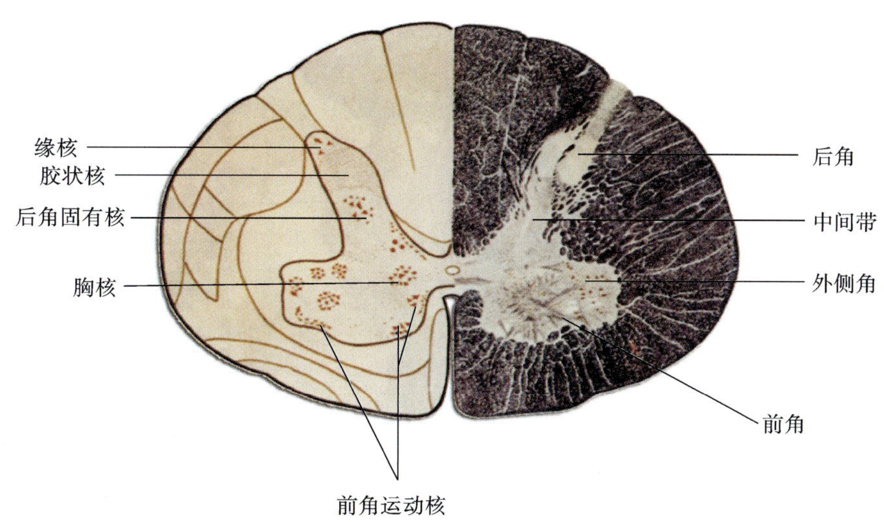

图 12-5 脊髓灰质

与后正中沟之间的白质称**后索**(posterior funiculus)(图 12-6)。在灰质连合前部,两侧前索互相连结的部分称**白质前连合**。

白质由纵行排列的纤维束构成,向上传递神经冲动的纤维束称上行(感觉)纤维束,向下传

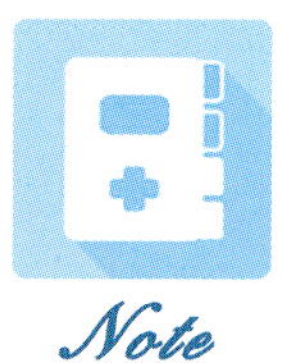

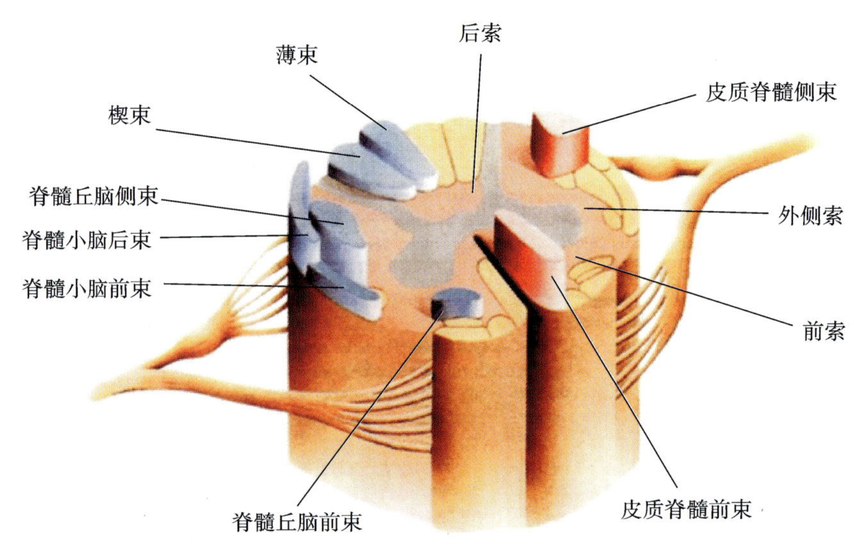

图 12-6　脊髓白质

递神经冲动的纤维束称下行（运动）纤维束。另外，联系脊髓各节段的短距离纤维，它们紧贴灰质边缘，称脊髓固有束。

（1）上行（感觉）纤维束

① **薄束**（fasciculus gracilis）和**楔束**（fasciculus cuneatus）：位于后索内。此二束均起自脊神经节内假单极神经元的中枢突，经后根进入脊髓同侧后索上延而形成。薄束位于后正中沟的两侧，由脊髓第 5 胸节以下来的纤维组成；楔束位于薄束的外侧，由脊髓第 4 胸节以上来的纤维组成。因此，在第 5 胸节以下，后索全由薄束组成；在第 4 胸节以上，既有薄束，又有楔束。

薄束和楔束向脑部传导躯干和四肢的本体感觉（来自肌、腱、关节等处的位置觉、运动觉和震动觉）和精细触觉（辨别两点距离和物体纹理粗细）的冲动。脊髓后索病变的患者，若不借助视觉（如闭眼和黑夜），就难以确定自身肢体的位置和运动状况，出现站立不稳的症状，同时，不能辨别所触摸物体的性状。

② **脊髓丘脑束**（spinothalamic tract）：位于外侧索和前索。脊髓丘脑束起自灰质后角神经元，其纤维经白质前连合交叉到对侧脊髓的外侧索和前索上行。在外侧索上行的纤维束称**脊髓丘脑侧束**，其功能是传导躯干和四肢的痛觉和温度觉冲动；在前索上行的纤维束称**脊髓丘脑前束**，其功能是传导躯干和四肢的粗触觉冲动。

（2）下行（运动）纤维束　下行纤维束主要有**皮质脊髓束**（corticospinal tract）。皮质脊髓束位于外侧索和前索内。此束起自大脑皮质躯体运动中枢的运动神经元，下行至延髓下部时，大部分纤维交叉到对侧脊髓外侧索下降，即**皮质脊髓侧束**（lateral corticospinal tract），其纤维贯穿脊髓全长，陆续止于同侧脊髓前角运动神经元；少数没有交叉的纤维下行于同侧脊髓前索，居正中裂两侧，即**皮质脊髓前束**（anterior corticospinal tract），其纤维一般不超过胸段，止于双侧脊髓前角运动神经元。皮质脊髓侧束的功能是控制四肢骨骼肌的随意运动；皮质脊髓前束的功能是控制躯干骨骼肌的随意运动。

（四）脊髓的功能

1. 传导功能　脊髓通过上行纤维束将躯干和四肢的各种感觉信息传至脑，同时通过下行纤维束将脑发出的运动冲动传至效应器。

2. 反射功能　脊髓灰质内有许多低级反射中枢，可完成一些反射活动，如膝跳反射、排尿和排便反射等。

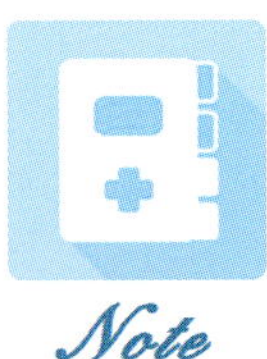

在脊髓受损时，脊髓的传导功能和反射功能都可能出现障碍。

二、脑

脑(brain)位于颅腔内，新鲜时质地柔软。脑由脑干、小脑、间脑和端脑四个部分组成(图12-7)。

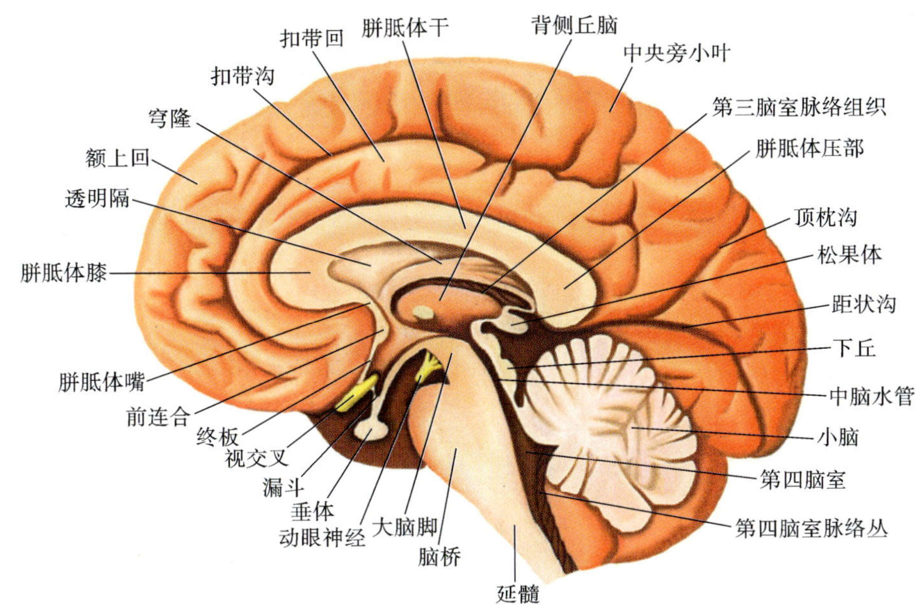

图 12-7　脑的正中矢状面

(一) 脑干

脑干(brain stem)自下而上由延髓、脑桥和中脑三个部分组成。延髓在枕骨大孔处续接脊髓，中脑向上与间脑相接，脑桥和延髓的背面与小脑相连。脑桥、延髓和小脑之间的室腔，称第四脑室。

微课——脑神经的连脑部位

1. 脑干的外形

(1) 腹侧面　**延髓**(medulla oblongata)位于脑干下段(图 12-8)。其腹侧面形似脊髓，下端有与脊髓相延续的沟、裂，即前正中裂和前外侧沟；上端借一横行的**延髓脑桥沟**(bulbopontine sulcus)与脑桥分界。

延髓腹侧面前正中裂两侧的纵行隆起称**锥体**(pyramid)，其内有皮质脊髓束通过，锥体下方前正中裂内可见由左、右纤维束交叉形成的**锥体交叉**(decussation of pyramid)。锥体的外侧有卵圆形隆起称**橄榄**。延髓腹侧面有 4 对脑神经附着：锥体与橄榄之间有舌下神经穿出；橄榄后外侧，自上而下依次有舌咽神经、迷走神经和副神经连于延髓。

脑桥(pons)位于脑干的中部(图12-8)，其上端与中脑的大脑脚相接，下端即延髓脑桥沟。

脑桥腹侧面宽阔膨隆称**脑桥基底部**。基底部正中有纵行的浅沟称**基底沟**(basilar sulcus)，容纳基底动脉。基底部向两侧延伸逐渐缩细形成**小脑中脚**，与小脑相连。脑桥腹侧面有 4 对脑神经附着：基底部与小脑中脚移行处有粗大的三叉神经根出入；延髓脑桥沟内，自内向外依次有展神经、面神经和前庭蜗神经出入。

中脑(midbrain)位于脑干的上部。腹侧面有一对粗大的柱状隆起称**大脑脚**，其内有下行传导束通过。两脚之间的深凹称**脚间窝**(图 12-8)。动眼神经从脚间窝出脑。

(2) 背侧面　延髓下部后正中沟的两侧，各有两个隆起，内侧的隆起称**薄束结节**(gracile tubercle)，深面有薄束核；外侧的隆起称**楔束结节**(cuneate tubercle)，深面有楔束核。楔束结

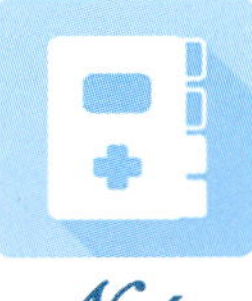
Note

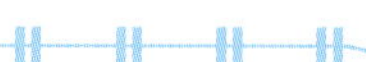

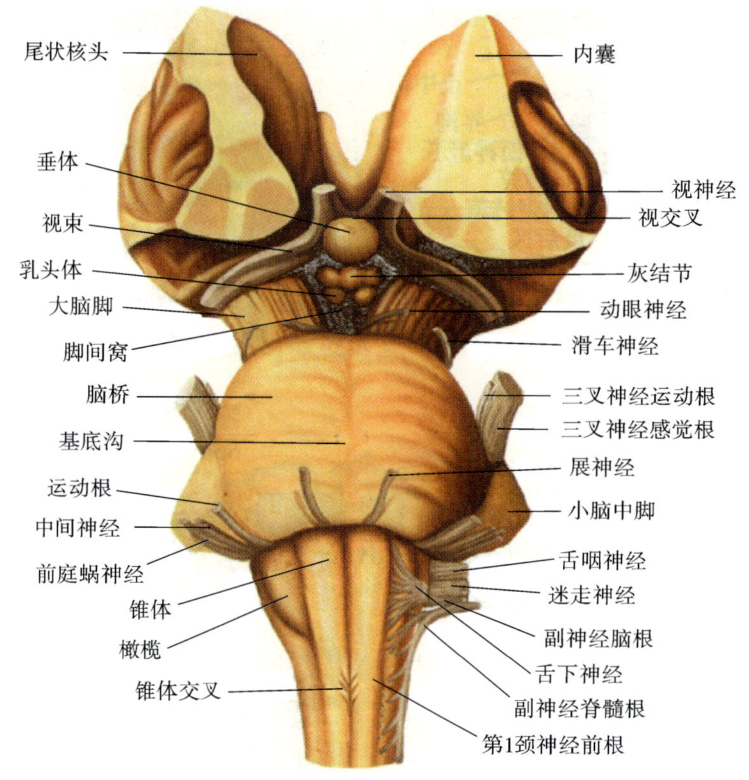

图 12-8 脑干腹侧面

节外上方有隆起的**小脑下脚**，由进入小脑的纤维束组成。延髓上部中央管敞开，参与组成菱形窝下部。

脑桥的背侧面形成菱形窝的上部（图 12-9）。其外侧壁为左、右**小脑上脚**，两个上脚间夹有薄层的白质层，称为上（前）髓帆，参与构成第四脑室顶。

中脑背侧面（图 12-9）有两对圆形突起，下方的一对称**下丘**（inferior colliculus），是听觉皮质下反射中枢；上方的一对称**上丘**（superior colliculus），是视觉皮质下反射中枢。下丘的下方有滑车神经根穿出，这是唯一从脑干背面发出的一对脑神经。中脑内的空腔称**中脑水管**（mesencephalic aqueduct）。

菱形窝即第四脑室的底，呈菱形，窝中部有横行的髓纹，常作为脑桥和延髓在背侧面的分界线。菱形窝内有纵行的正中沟，将其分为左、右对称的两半，每侧又被界沟分为内、外侧两个部分。内侧称内侧隆起，外侧为前庭区和听结节。

2. 脑干的内部结构 脑干的内部结构也包括灰质、白质和网状结构，但其结构远比脊髓复杂。

1）灰质 脑干内的灰质与脊髓不同，它不形成连续的灰质柱，而是分散成不连续的团块，主要以神经核的形式存在。神经核包括三种：一种是与第 3～12 对脑神经相连的**脑神经核**；第二种是参与组成各种传导通路或反射通路的**中继核**；第三种是位于网状结构内的**网状核**或在脑干中缝附近的**中缝核**。

（1）脑神经核 脑神经核是脑神经的起始核或终止核，其位置大致与各脑神经的连脑部位相对应。脑神经核在功能上可分为四种类型，即躯体运动核、内脏运动核、躯体感觉核和内脏感觉核（图 12-10、图 12-11）。

① 躯体运动核：发出纤维支配头颈部的骨骼肌（详见脑神经）。它们居中线两侧，自上而下共有 8 对核团：a. **动眼神经核**位于中脑上丘平面；b. **滑车神经核**位于中脑下丘平面；c. **三叉**

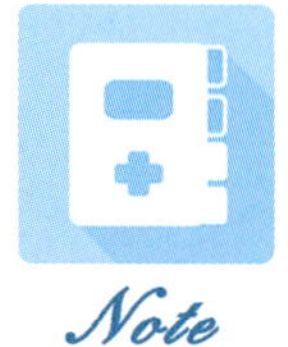
Note

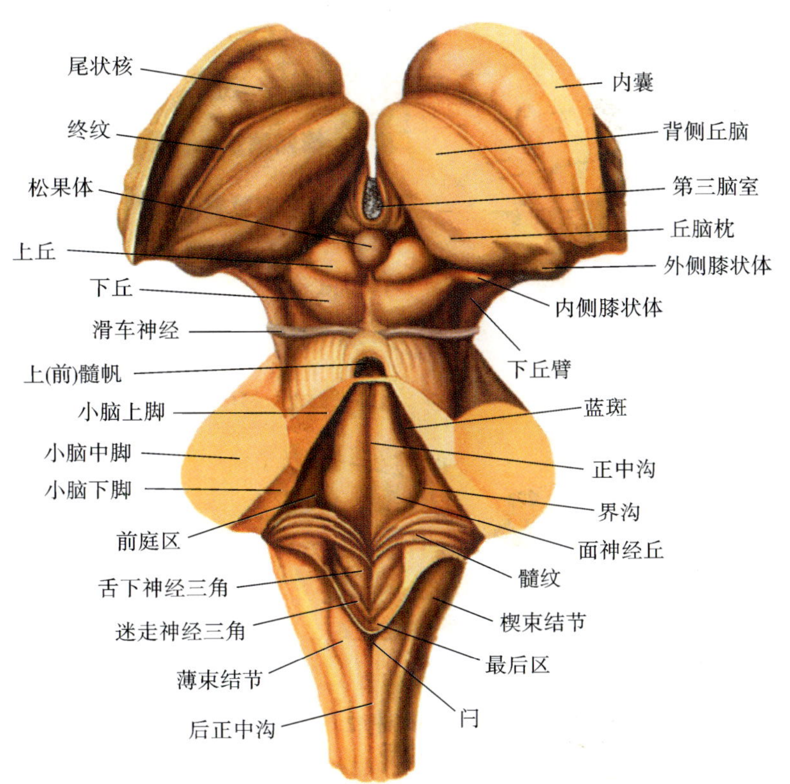

图 12-9 脑干背侧面

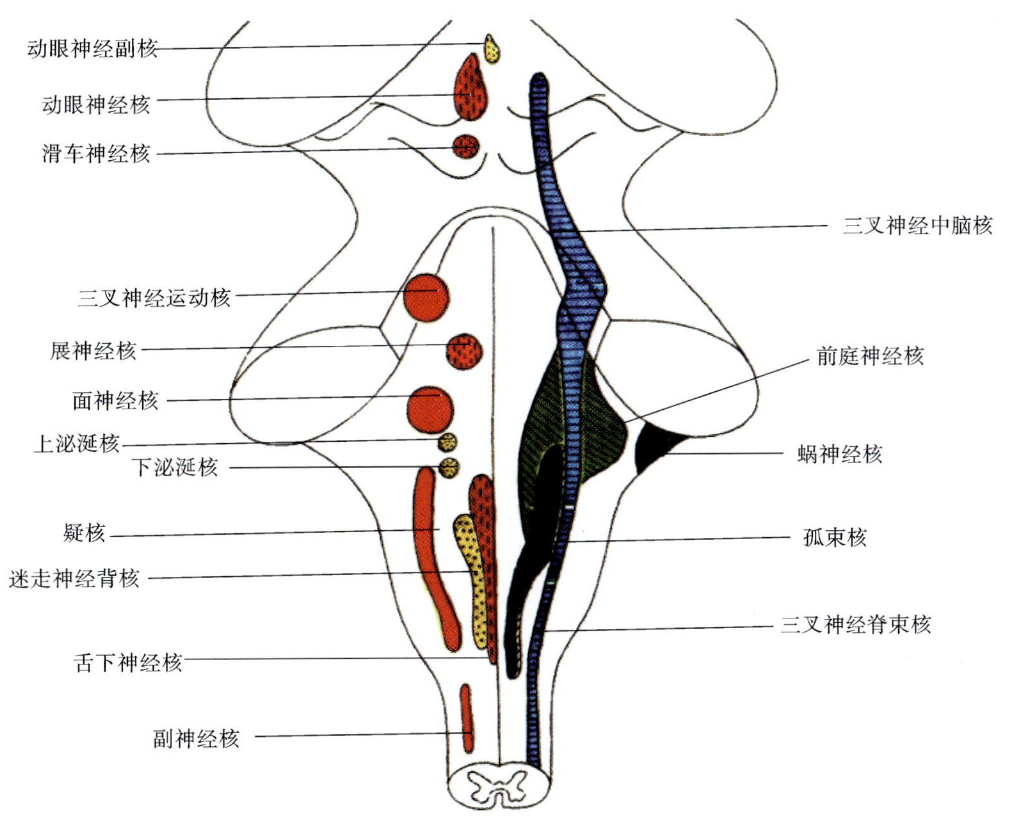

图 12-10 脑神经核在脑干背面的投影

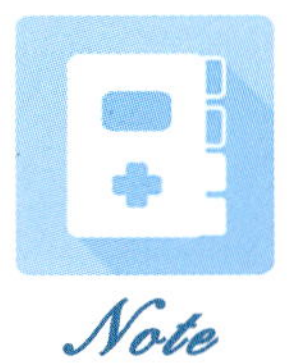

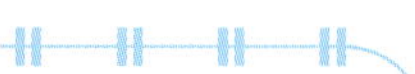

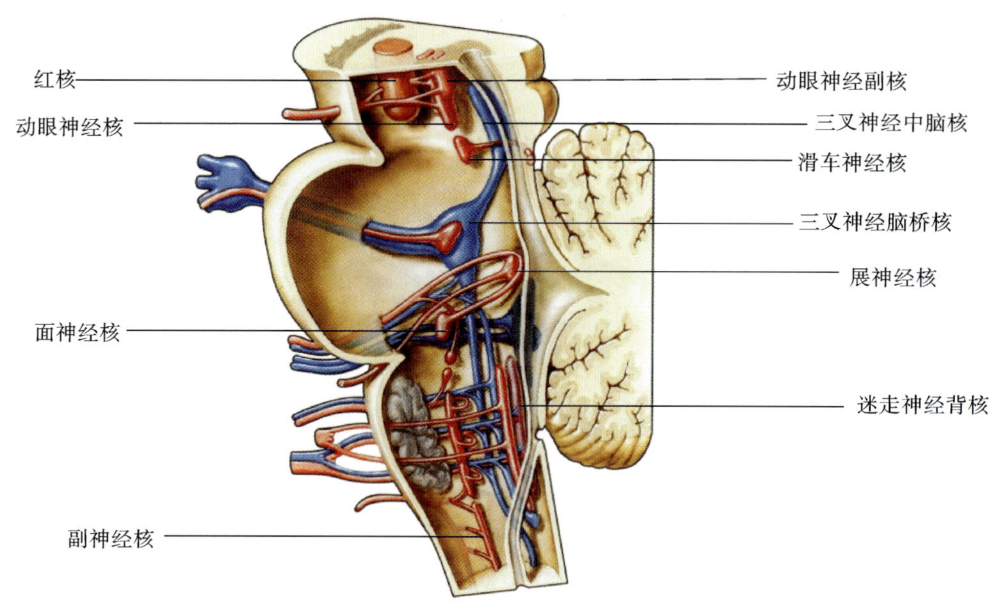

图 12-11 脑神经核(脑干侧面立体模式图)

神经运动核位于脑桥中部展神经核的外上方;d. **展神经核**位于脑桥中下部;e. **面神经核**位于脑桥中下部;f. **疑核**位于延髓上部的网状结构内;g. **舌下神经核**位于延髓上部;h. **副神经核**位于延髓下部、第 1～5 颈髓。

② 内脏运动核:发出纤维支配心肌、平滑肌和腺体。它们位于躯体运动核的外侧,有 4 对核团:a. **动眼神经副核**位于动眼神经核上端的背内侧;b. **上泌涎核**位于脑桥下部的网状结构内;c. **下泌涎核**位于延髓上部的网状结构内;d. **迷走神经背核**位于舌下神经核的外侧。

③ 内脏感觉核:仅有**孤束核**,位于界沟外侧,它从延髓向上延伸到脑桥下段。孤束核接受味觉及一般内脏感觉。

④ 躯体感觉核:接受脑神经中的躯体感觉纤维。它们位于内脏感觉核的腹外侧,有 5 对核团:a. **三叉神经中脑核**位于中脑平面;b. **三叉神经脑桥核**位于脑桥平面;c. **三叉神经脊束核**细长,自颈髓上段向上延续至脑桥,并与三叉神经脑桥核相延续;d. **蜗神经核**位于小脑下脚的腹外侧和背侧;e. **前庭神经核**位于第四脑室底前庭区的深面。

(2) 中继核　中继核的主要核团:①**薄束核**(gracile nucleus)与**楔束核**(cuneate nucleus)分别位于薄束结节和楔束结节的深面,它们分别是薄束和楔束的终止核;②红核位于中脑内,接受大脑和小脑皮质的传入纤维,发出红核脊髓束下行,参与对躯体运动的调节;③黑质见于中脑全长,黑质细胞内含多巴胺,经其轴突释放到大脑的新纹状体。

2) 白质　白质由脑干内部的上行纤维束和下行纤维束组成。

(1) **上行纤维束**　①**内侧丘系**(medial lemniscus):从薄束核和楔束核发出的纤维在中央管腹侧左右交叉,称内侧丘系交叉,交叉后纤维上行组成内侧丘系,终止于背侧丘脑的腹后外侧核,传导对侧躯干、四肢本体感觉和精细触觉。②**脊髓丘系**(spinal lemniscus):来自脊髓丘脑前束和侧束,两束纤维进入延髓后,互相靠近构成脊髓丘系,行于内侧丘系的背外侧,终止于背侧丘脑腹后外侧核,传导对侧躯干及四肢的痛觉、温度觉和触觉。③**三叉丘系**(trigeminal lemniscus):由三叉神经脑桥核和三叉神经脊束核发出纤维交叉至对侧,上行组成三叉丘系,位于内侧丘系的背外侧,止于背侧丘脑腹后内侧核,传导头面部痛觉、温度觉和触觉。④**外侧丘系**(lateral lemniscus):蜗神经核发出的纤维在脑桥腹侧左右交叉至对侧形成斜方体,斜方体的纤维折向上行,称外侧丘系,止于间脑的内侧膝状体,传导听觉信息。

(2) 下行纤维束　**锥体束**(pyramidal tract)是大脑皮质发出控制随意运动的下行纤维束,

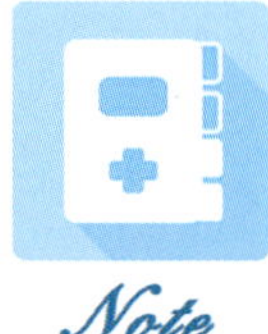
Note

包括皮质核束和皮质脊髓束。纤维束经内囊、中脑大脑脚下行。其中皮质核束在下行过程中，陆续止于脑干的 8 对躯体运动核。皮质脊髓束下行入延髓形成锥体，绝大部分纤维在锥体下端相互交叉至对侧，形成锥体交叉，交叉后的纤维在脊髓外侧索内下行，组成皮质脊髓侧束；小部分不交叉的纤维在同侧脊髓前索内下行，形成皮质脊髓前束。

除锥体束外，还有红核脊髓束、前庭脊髓束等。

3）网状结构　脑干内除神经核和纤维束以外的区域，由纵横交错的纤维和散在其中大小不等的神经细胞核团构成，称**网状结构**。网状结构与中枢神经各部之间均有广泛的联系。

3. 脑干的功能

（1）传导功能　脑干中的上、下行纤维束是脊髓与脑各部分相联系的重要通路，具有传导神经冲动的功能。

（2）反射中枢　脑干内有多个低级反射中枢，如中脑有瞳孔对光反射中枢，脑桥有角膜反射中枢，延髓网状结构有调节心血管活动和呼吸运动的生命中枢，延髓病变可造成呼吸、心跳停止，危及生命。

（3）网状结构的功能　①网状结构可维持大脑皮质的觉醒状态；②通过下行系统调节骨骼肌的张力及运动；③调节多种内脏活动。

（二）小脑

1. 小脑的位置和外形　小脑（cerebellum）位于脑干的背侧，占据颅腔的颅后窝。小脑中间缩细的部分称**小脑蚓**，两侧部膨大称**小脑半球**。上面较平坦，中部有横行的深沟称**原裂**；下面隆突，在小脑半球下面的前内侧，各有一个椭圆形隆起称**小脑扁桃体**（tonsil of cerebellum）（图 12-12）。小脑扁桃体紧邻延髓和枕骨大孔两侧。

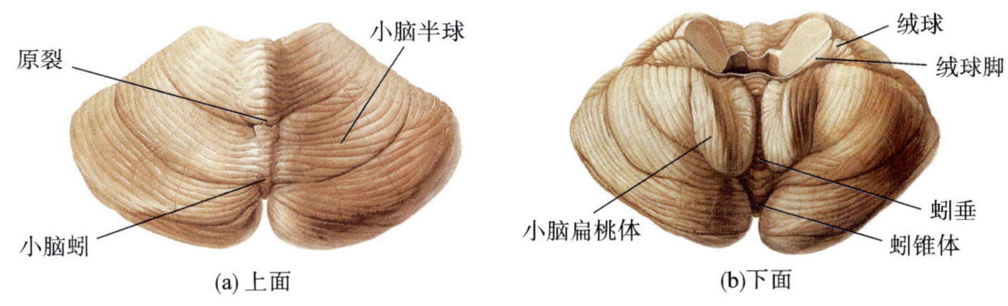

图 12-12　小脑的外形

根据小脑的发生、结构和功能，将小脑分为 3 叶。

（1）绒球小结叶　它包括小脑半球下面的**绒球**、小脑蚓中的**小结**以及连接绒球和小结的**绒球脚**。绒球小结叶在种系发生上最古老，又称**古小脑**（archicerebellum）。此叶与维持身体平衡有关。

（2）前叶　它由小脑上面原裂以前的部分和小脑蚓中的**蚓锥体**和**蚓垂**组成。在种系发生上晚于古小脑，又称**旧小脑**（paleocerebellum）。此叶与肌张力的调节有关。

（3）后叶　它位于原裂以后，包括古小脑和旧小脑以外的部分，此叶占小脑大部分。在进化过程中出现最晚，又称为**新小脑**（neocerebellum）。此叶与肌群的协调功能有关。

2. 小脑的内部结构　小脑和脊髓的内部结构不同。小脑表层为灰质，称**小脑皮质**；白质位于小脑的深面，称**小脑髓体**；髓体中包含的灰质团块，称**小脑核**，如图 12-13 所示。

小脑核包括**齿状核**、**顶核**、**球状核**和**栓状核**。其中，齿状核和顶核较重要。齿状核属新小脑，接受新小脑皮质发出的纤维，其传出纤维止于中脑的红核和背侧丘脑。顶核属古小脑，接受来自小脑皮质的纤维，其传出纤维止于延髓的网状结构和前庭神经核。

小脑借 3 对小脑脚与脑干背面相连。小脑脚由进出小脑的纤维束组成。

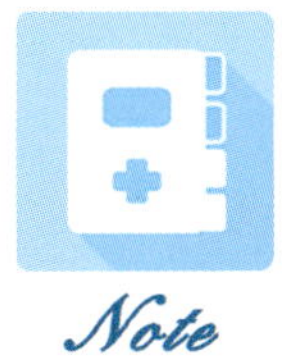

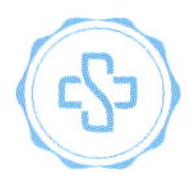

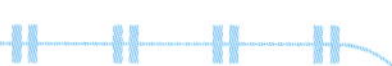

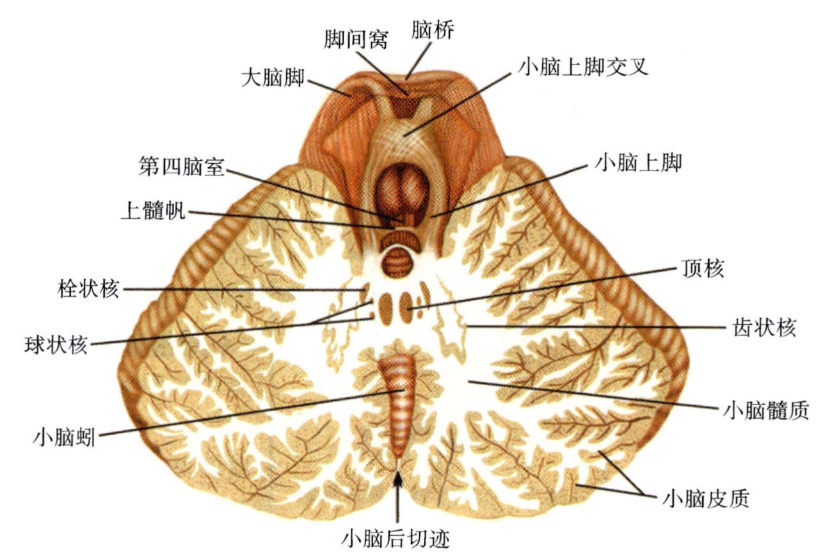

图 12-13　小脑水平切面(示小脑核)

3. 小脑的功能　小脑是重要的运动调节中枢。其主要功能有维持身体平衡、调节肌张力和协调肌群的运动。古小脑损伤后，患者出现平衡失调，站立时身体摇摆不稳，步态蹒跚；旧小脑损伤后，患者肌张力降低；新小脑损伤后，患者主要表现为小脑共济失调。小脑各叶的功能定位只是粗略的和相对的，实际临床症状往往是复杂的。

知识链接

共济失调

共济失调指随意运动中肌群的收缩力量、强度、运动方向难以自主控制，各肌群间的协调运动出现混乱，表现为走路呈跨阈步态，指鼻不准，不能立即由旋前转为旋后运动，运动时表现震颤，静止时震颤消失，持物时手指过度伸开等。

4. 第四脑室(fourth ventricle)　位于脑桥、延髓和小脑之间的腔室。其底即菱形窝，顶前部由小脑上脚及上髓帆组成，后部由下髓帆和第四脑室脉络丛组成。第四脑室向上与中脑水管相通，向下续脊髓中央管，向背侧和两侧分别借一个正中孔和两个外侧孔与蛛网膜下腔相通。第四脑室脉络丛可产生脑脊液。

(三) 间脑

间脑(diencephalon)位于中脑上方，大部分被大脑半球所掩盖。间脑主要包括背侧丘脑、后丘脑、下丘脑、上丘脑和底丘脑五个部分。间脑内的腔室称第三脑室。

1. 背侧丘脑(dorsal thalamus)　背侧丘脑位于间脑背侧部，为一对卵圆形灰质块。背侧丘脑内部被“Y”形的白质板分为前核群、内侧核群和外侧核群三个部分(图 12-14、图12-15)。其中外侧核群又可以分为背侧和腹侧两部分；腹侧部分由前向后可分为**腹前核**、**腹中间核**和**腹后核**三个部分。腹后核又分为腹后内侧核和腹后外侧核。来自全身躯体的浅、深感觉都要到腹后核中继后，才能传到大脑皮质。

2. 后丘脑(metathalamus)　后丘脑为位于背侧丘脑后下方的一对隆起，位于内侧的称**内侧膝状体**，位于外侧的称**外侧膝状体**(图 12-15)。内侧膝状体是听觉传导通路的中继站，由此发出纤维传导至大脑皮质听觉中枢；外侧膝状体是视觉传导通路的中继站，由此发出纤维传导

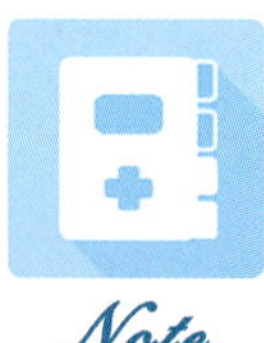

Note

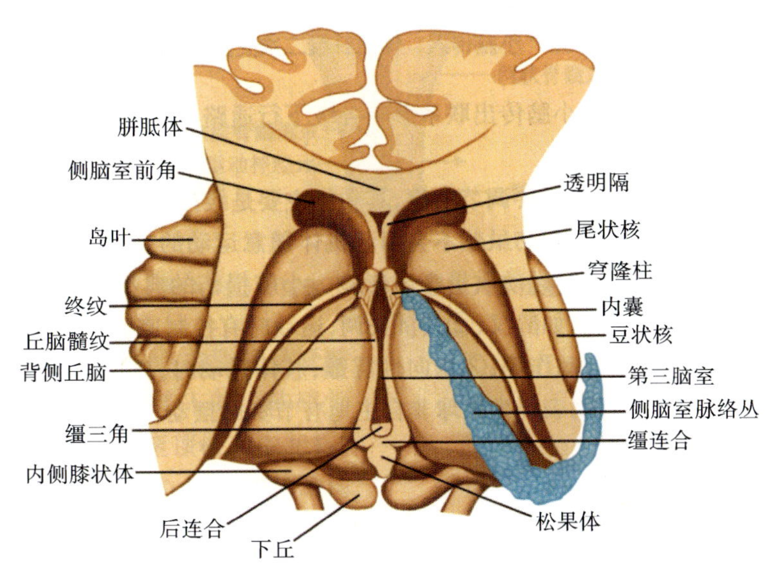

图 12-14 间脑的背面

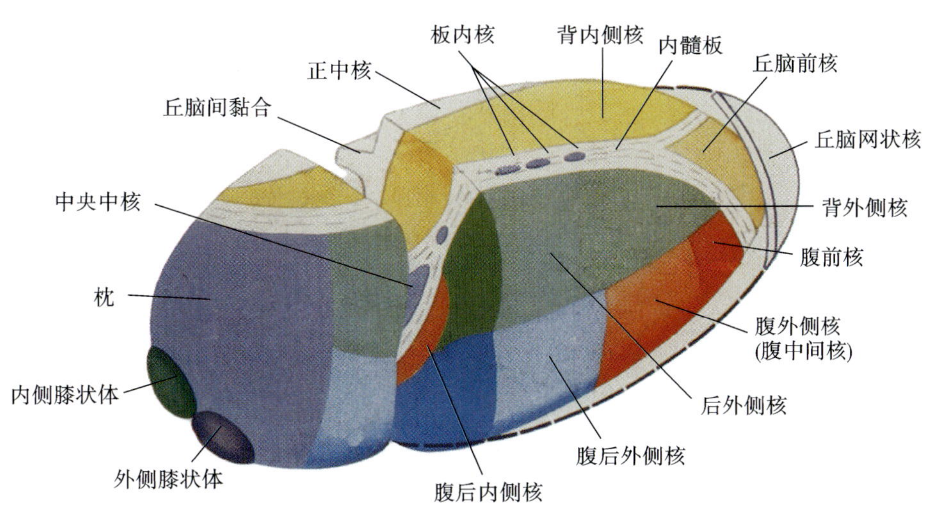

图 12-15 人右侧背侧丘脑核团的立体观

至大脑皮质视觉中枢。

3. 下丘脑(hypothalamus) 下丘脑位于背侧丘脑的前下方，构成第三脑室的下壁和侧壁的下部，包括**视交叉**、**灰结节**、**漏斗**、**垂体**和**乳头体**等结构(图 12-16)。视交叉前连视神经，向后移行为视束。灰结节位于视交叉的后方，向前下移行为漏斗，漏斗的末端与垂体相连。乳头体是灰结节后方的一对隆起。

下丘脑含有多个核群，重要的有视上核和室旁核(图 12-16)。其中视上核位于视交叉的外上方，能分泌抗利尿激素(加压素)；室旁核位于第三脑室的侧壁内，能分泌催产素。视上核和室旁核分泌的激素，经各神经元的轴突，输送至神经垂体储存，再由垂体释放入血液发挥作用。

下丘脑是调节内脏活动的较高级中枢，也是调节内分泌活动的重要中枢。它对体温，摄食，生殖，水、盐代谢平衡等起重要的调节作用，同时与睡眠和情绪反应有关。

4. 上丘脑与底丘脑 上丘脑位于第三脑室顶部周围，由丘脑髓纹、缰三角、缰连合、松果体等构成。底丘脑是中脑和间脑的过渡区。

第三脑室为位于两侧背侧丘脑和下丘脑之间的矢状裂隙。前方借室间孔与两个侧脑室相通，向后下经中脑水管通第四脑室。在第三脑室的顶部有脉络丛，可产生脑脊液。

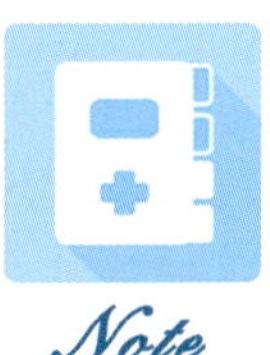

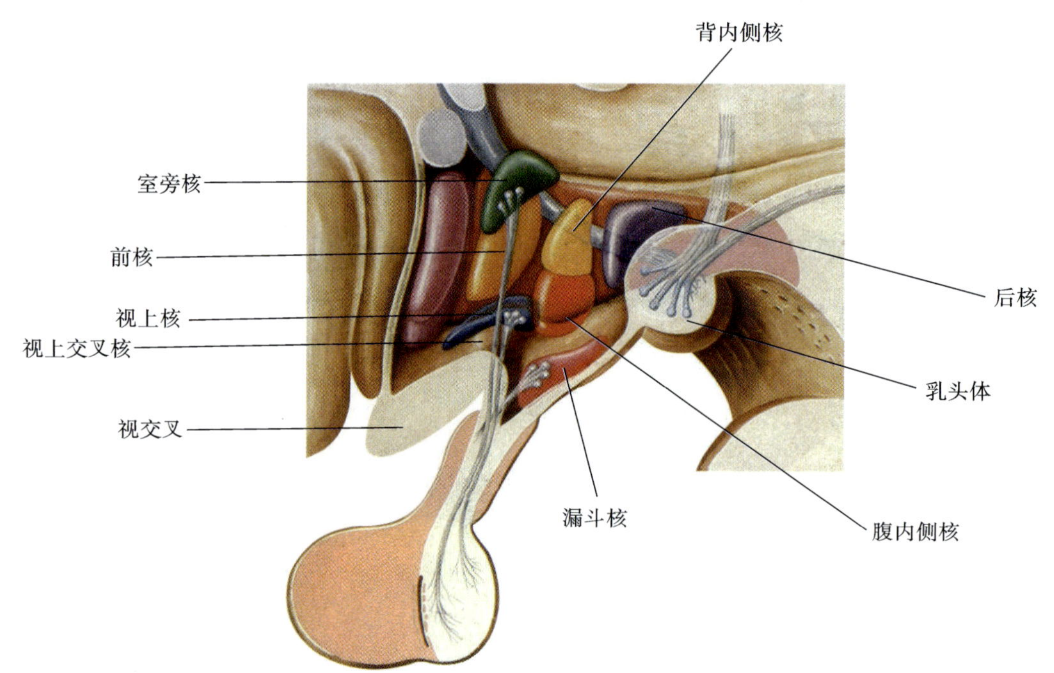

图 12-16　下丘脑的主要核团

（四）端脑

端脑(telencephalon)是中枢神经系统中体积最大、结构最复杂的部分，包括左、右大脑半球。人类端脑覆盖了间脑、中脑和小脑的大部分。两侧大脑半球之间的纵行裂隙，称**大脑纵裂**，裂底有连接左、右大脑半球的白质板，称**胼胝体**。大脑半球和小脑之间有大脑横裂。

1. 大脑半球的外形与分叶　大脑半球前端称**额极**，后端称**枕极**，半球下缘枕极前方 4 cm 处微凹，称**枕前切迹**。大脑半球的表面凹凸不平，有许多深浅不等的沟，称大脑沟，沟与沟之间的隆起称大脑回。每侧大脑半球均可分为 3 个面，即内侧面、上外侧面和下面，并借 3 条大脑沟分为 5 个叶(图 12-17、图 12-18)。

1）大脑沟　①**外侧沟**起于半球的下面，转向上外侧面，行向后上；②**中央沟**起于半球上缘中点的稍后方，斜行向前下方，沟的上端延伸至半球的内侧面；③**顶枕沟**位于半球内侧面，自胼胝体后端的稍后方，斜向后上并延伸至半球的上外侧面(图 12-18)。

2）分叶　①**额叶**(frontal lobe)是外侧沟之上、中央沟之前的部分；②**枕叶**(occipital lobe)是顶枕沟与枕前切迹连线以后的部分；③**顶叶**(parietal lobe)是中央沟与顶枕沟之间、外侧沟之上的部分；④**颞叶**(temporal lobe)为外侧沟之下、枕叶之前的部分；⑤**岛叶**(insula)略呈三角形，藏于外侧沟的深处。

3）大脑半球的主要沟、回

(1) 上外侧面　①**额叶**：中央沟前方与之平行的沟称**中央前沟**，中央沟与中央前沟之间的回称**中央前回**，自中央前沟向前发出两条与半球上缘平行的沟，分别称**额上沟**和**额下沟**，额上沟以上为**额上回**，额下沟以下为**额下回**，两沟之间为**额中回**。②**顶叶**：中央沟后方与中央沟平行的沟称**中央后沟**，中央沟和中央后沟之间的回称**中央后回**，**中央后沟**中部向后发出与半球上缘平行的沟称**顶内沟**，顶内沟以上为**顶上小叶**，以下为**顶下小叶**，顶下小叶又分为环绕外侧沟末端的**缘上回**和环绕颞上沟末端的**角回**。③**颞叶**：有大致与外侧沟平行的**颞上沟**和**颞下沟**，它将颞叶分成**颞上回**、**颞中回**和**颞下回**，在颞上回的中部、外侧沟的深处有**颞横回**。④**枕叶**：上外侧面的沟、回多不恒定。

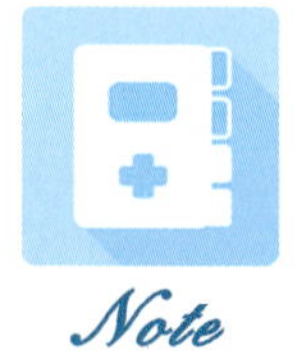
Note

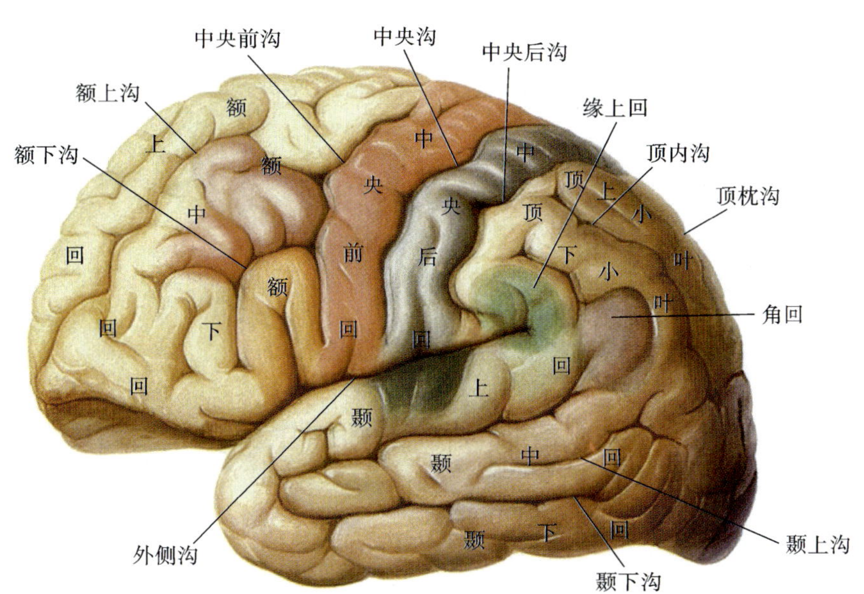

图 12-17 大脑半球(上外侧面)

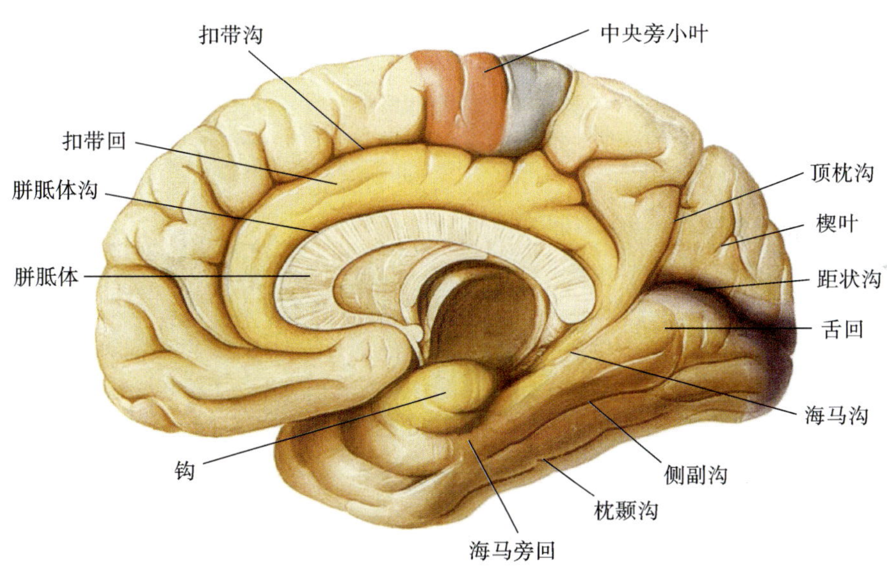

图 12-18 大脑半球(内侧面)

(2) 内侧面 其中间部分是连接左、右大脑半球的胼胝体。**扣带沟**位于胼胝体上方,并与胼胝体基本平行。扣带沟与胼胝体之间为**扣带回**。扣带回外周部分,前份属额上回,中份为**中央旁小叶**(paracentral lobule),是自中央前、后回上外侧面延伸到内侧面的部分。**距状沟**呈前后弓状走向,并与顶枕沟的下端相交。距状沟与顶枕沟之间的三角形区称**楔叶**,距状沟下方为**舌回**。距状沟的前下方,有一自枕叶向前伸向颞叶的沟称**侧副沟**。侧副沟的内侧为**海马旁回**(parahippocampal gyrus),其前端弯曲向后的部分称**钩**。

扣带回、海马旁回、钩等脑回,围绕在胼胝体周围,因其位于大脑半球与间脑交界处的边缘,故称**边缘叶**(limbic lobe)。

(3) 下面 额叶下面有纵行的白质带,称**嗅束**,其前端膨大,称**嗅球**,嗅球与嗅神经相连,嗅束向后扩大为**嗅三角**。嗅球、嗅束和嗅三角与嗅觉冲动的传导有关。

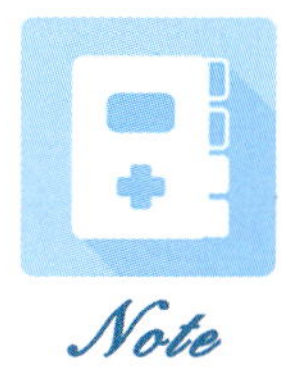

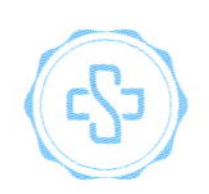

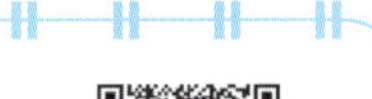

微课——大脑皮质功能定位

2. 大脑皮质的功能定位 人类在长期的进化过程和自身的实践活动中，通过感觉器官接受不同的刺激，在大脑皮质的一定部位产生反应，于是大脑皮质的某些部位，逐渐形成接受某种刺激，并完成某一反射活动的较集中区域，这些区域形成特定的功能区，称大脑皮质的功能定位区（图 12-19）。

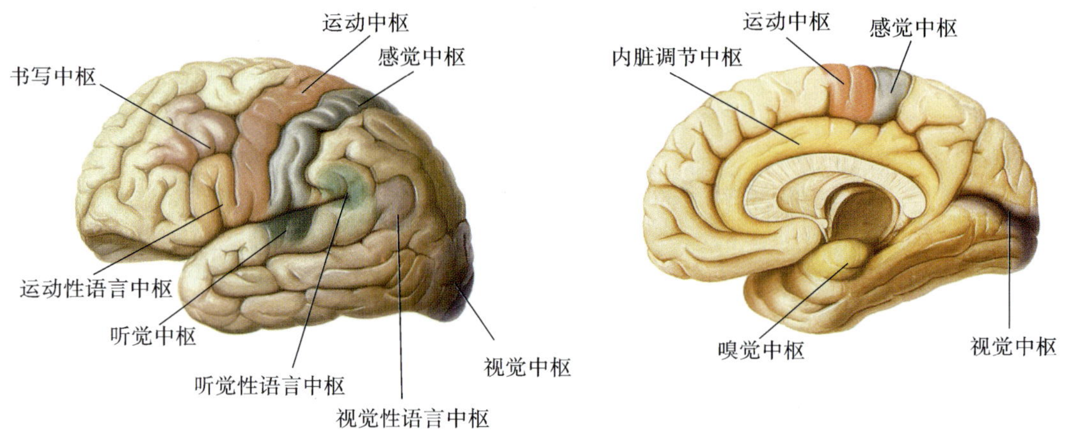

图 12-19 大脑皮质重要中枢

（1）躯体感觉中枢 位于中央后回和中央旁小叶后部，接受背侧丘脑腹后核传来的浅、深感觉。身体各部的感觉在此区有相应的投射部位，其投射特点：①呈倒置的人形，但头面部不倒置，自中央旁小叶的后部开始依次是下肢、躯干、上肢、头颈部的投射区；②左右交叉管理，一侧躯体感觉区管理对侧半身的感觉；③身体各部在该区投射范围的大小取决于该部感觉的敏感程度，如手指、唇、舌的感觉器丰富，在感觉区的投射范围就很大。一侧躯体感觉中枢某一局部损伤，可引起对侧半身相应部位的感觉障碍。

（2）躯体运动中枢 位于中央前回和中央旁小叶前部，此区的锥体细胞发出粗大纤维组成锥体束，管理全身骨骼肌的运动。身体各部的运动在此区均有相应的管理部位，其投射特点：①呈倒置的人形，但头面部不倒置，即中央前回最上部和中央旁小叶前部与下肢运动有关，中部与躯干和上肢的运动有关，下部与面、舌、咽、喉的运动有关；②左右交叉支配，即一侧运动区支配对侧肢体的运动；③身体各部投影区的大小与该区运动的灵巧程度有关，如手的代表区远大于足。一侧躯体运动中枢某一局部损伤，可引起对侧半身相应部位的骨骼肌运动障碍。

（3）视觉中枢 位于枕叶内侧面、距状沟两侧的皮质内，接受同侧外侧膝状体发出的视辐射。由于视交叉，一侧视觉中枢接受同侧视网膜颞侧半和对侧视网膜鼻侧半的纤维，故一侧视觉中枢受损，可引起双眼对侧视野同向偏盲。

（4）听觉中枢 位于颞横回，每侧听觉中枢都接受双耳的听觉冲动。一侧听觉中枢损伤，不会引起全聋。

（5）嗅觉中枢 位于海马旁回的钩附近。

（6）语言中枢 人类大脑皮质所特有的功能区。所谓语言功能是指能理解别人说的话和写、印出来的文字，并能用口语或文字表达自己的思维活动。凡不是由听觉、视觉或骨骼肌运动障碍而引起的语言功能障碍，均称**失语症**。

① 听觉性语言中枢（听话中枢）：位于颞上回后部，此中枢病损时，患者虽然听觉正常，但听不懂别人讲话的意思，自己说话错误、混乱而不自知，称为感觉性失语症。

② 视觉性语言中枢（阅读中枢）：位于角回，此中枢受损时，患者视觉虽然正常，但不能理解文字符号的意义，称为失读症。

③ 运动性语言中枢（说话中枢）：位于额下回后部，此中枢病损时，患者可发出声音，但失

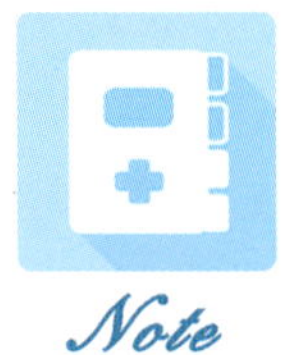
Note

去了说话能力，称为运动性失语症。

④ 书写中枢：在额中回的后部，此中枢病损时，患者虽然手的运动正常，但却丧失了书写文字符号的能力，称失写症。

临床实践证明，善用右手的人（右利者），其语言中枢在左侧半球，大部分善用左手的人（左利者），其语言中枢也在左侧，只有一部分左利者，其语言中枢在右侧。

3. 大脑的内部结构 大脑半球表层为灰质，称**大脑皮质**（cerebral cortex）。皮质深面的白质称大脑髓质。髓质中包藏的灰质核团称**基底核**（basal nuclei）。大脑半球内部的空隙称**侧脑室**（lateral ventricles）（图 12-20）。

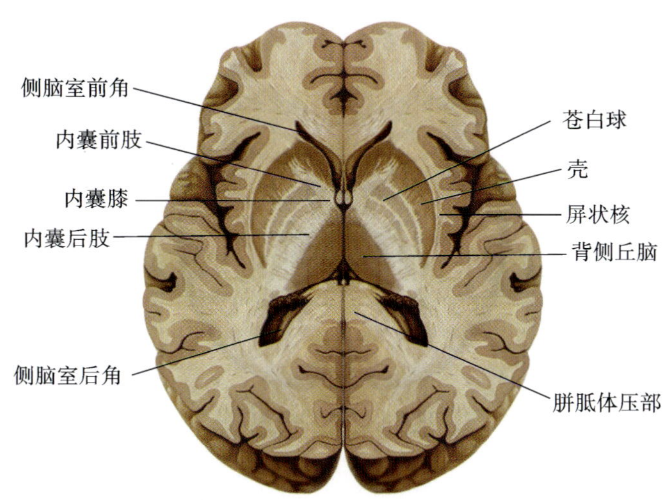

图 12-20 脑的水平切面

（1）基底核 基底核位于大脑半球基底部，包括尾状核、豆状核、屏状核及杏仁体等。豆状核的头端和尾状核头是相连的，在相连处形成灰白相间的条纹，故将尾状核和豆状核合称**纹状体**（图 12-21）。

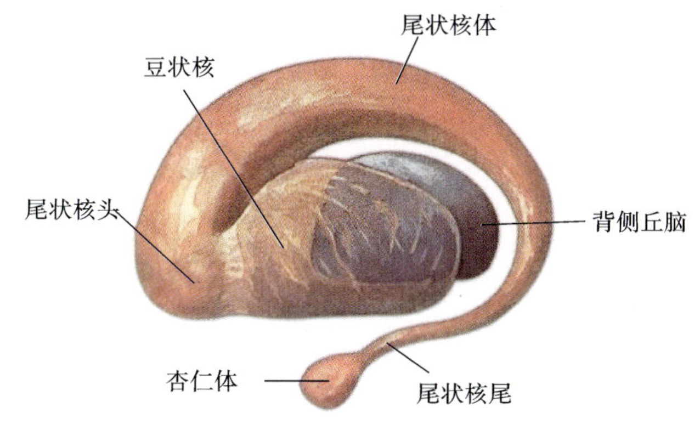

图 12-21 基底核和丘脑

① **尾状核**（caudate nucleus）：略呈"C"形，分头、体、尾三个部分。头部粗大，位于额叶内，并与豆状核相连；体部弓形向后围绕豆状核和丘脑；尾部弯向前，伸入颞叶。

② **豆状核**（lentiform nucleus）：位于背侧丘脑的外侧，在水平切面上呈三角形。其内部被两个白质薄板分隔成三个部分，外侧部称为**壳**（putamen），内侧两部分合称**苍白球**（globus pallidus）。

从种系发生上看，苍白球较古老，称**旧纹状体**；豆状核的壳和尾状核发生较晚，称**新纹状**

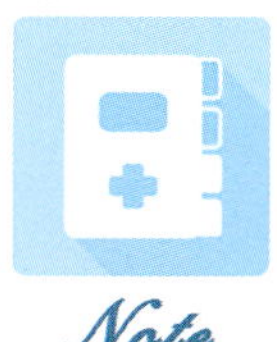

体。纹状体包括旧纹状体和新纹状体，是锥体外系的重要结构，其功能是维持骨骼肌的紧张度，协调骨骼肌的运动。

③ **杏仁体**(amygdaloid body)：连于尾状核的末端，它是边缘叶的一个皮质下中枢，与内脏活动有关。

④ **屏状核**(claustrum)：位于豆状核与岛叶皮质之间的薄层灰质，其功能不明。屏状核与豆状核之间的白质称外囊。

(2) 大脑髓质　大脑髓质位于皮质的深面，由大量神经纤维组成。主要包括联络纤维、联合纤维和投射纤维。

① 联络纤维：联系同侧大脑半球各部皮质的纤维。

② 连合纤维：联系两侧大脑半球的纤维，主要有胼胝体。

③ 投射纤维：大脑半球皮质与皮质下结构之间的上、下行纤维，这些纤维大部分经过内囊。

内囊(internal capsule)在大脑水平切面上呈左右开放“＞＜”形。前部位于豆状核与尾状核之间，称**内囊前脚(肢)**，有下行的额桥束和上行到额叶的丘脑前辐射通过；后部位于豆状核与丘脑之间，称**内囊后脚(肢)**，有皮质脊髓束、丘脑中央辐射、视辐射和听辐射等通过；前后脚相交处称**内囊膝**，有皮质核束通过，如图 12-22 所示。

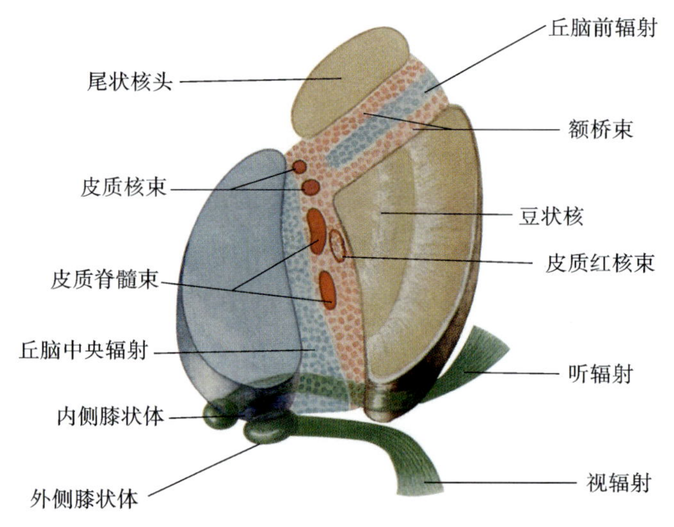

图 12-22　内囊示意图

(3) 侧脑室　侧脑室位于大脑半球内(图 12-23)，左右各一，可分为 4 部。中央部位于顶叶内，是一近水平位的裂隙，由此发出 3 个角。前角向前伸入额叶内；后角伸入枕叶；下角最长，伸入颞叶内。两侧脑室各自借室间孔通第三脑室。侧脑室内有脉络丛，可产生脑脊液。

4. 边缘系统(limbic system)　边缘系统由边缘叶及与之密切联系的皮质和皮质下结构(如杏仁体、下丘脑、丘脑前核等)共同组成。边缘系统与内脏活动、摄食、记忆、情绪反应和性活动等有关。

三、脑和脊髓的被膜

脑和脊髓的表面包被有三层被膜，由外向内依次是硬膜、蛛网膜和软膜(图 12-24)。它们对脑和脊髓具有保护和支持作用。

(一) 硬膜

硬膜(dura mater)是一层坚韧的结缔组织膜，包被于脑的部分称**硬脑膜**(cerebral dura

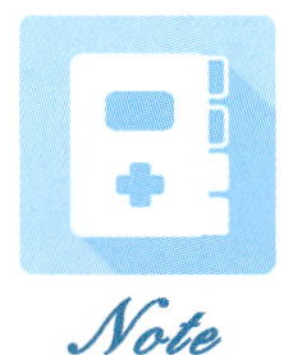

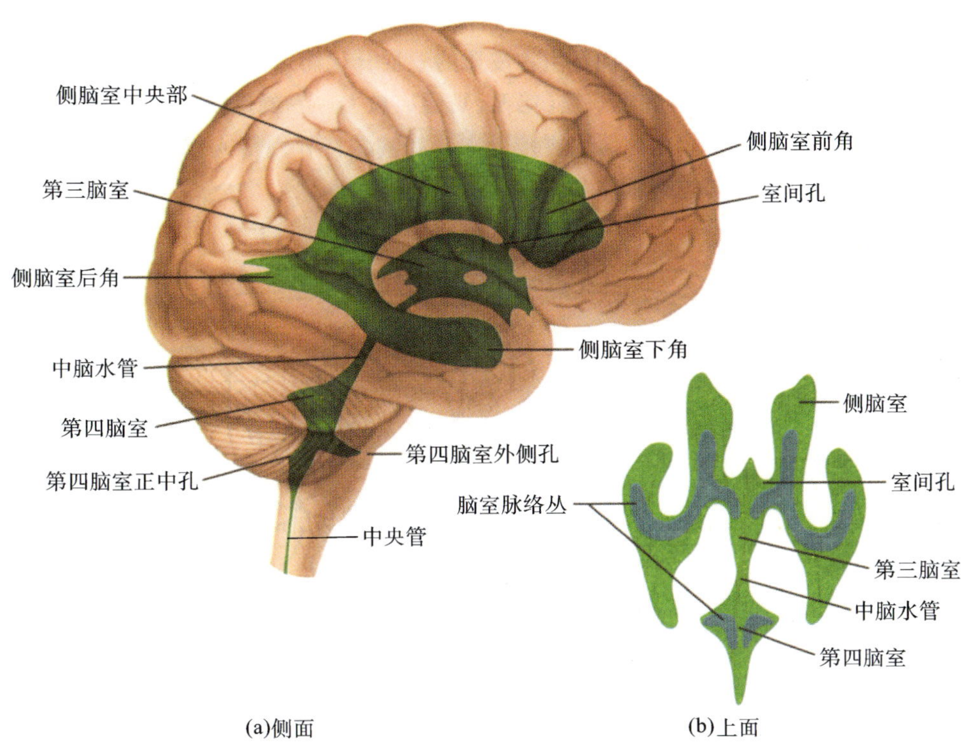

图 12-23　侧脑室

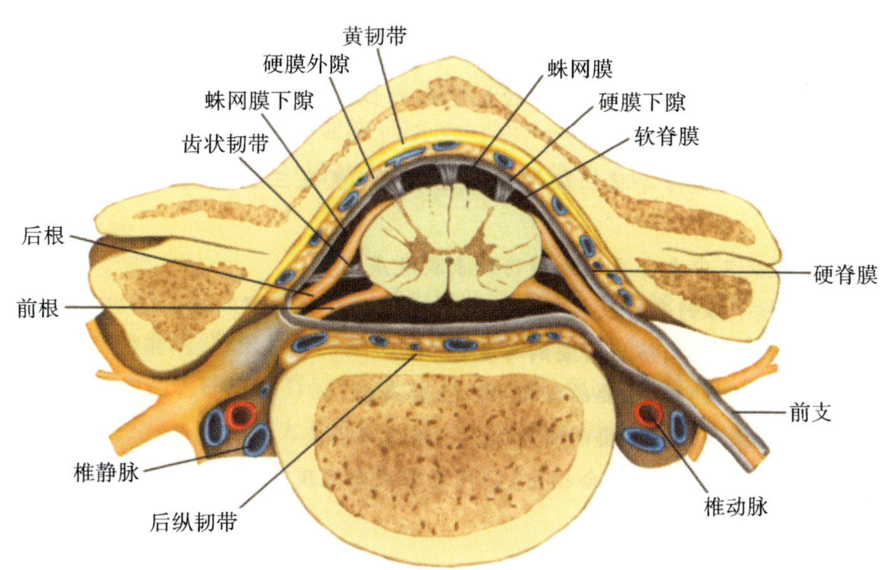

图 12-24　脊髓的被膜

mater)；包被于脊髓的部分称**硬脊膜**(spinal dura mater)。

1. 硬脊膜　上端与枕骨大孔紧密相延连，并与硬脑膜相延续，下端自第 2 骶椎以下包裹终丝，附于尾骨的背面。硬脊膜与椎管内面的骨膜之间有窄腔，称**硬膜外隙**。硬膜外隙略呈负压，内含脂肪和静脉丛，并有脊神经根通过。临床上做硬膜外麻醉时，将麻醉药物注入此腔，以便阻断脊神经根的传导。

2. 硬脑膜　坚厚而有光泽，它与硬脊膜有所不同，由两层合成(图 12-24)。外层相当于颅骨内面的骨膜。硬脑膜两层之间有神经、血管走行。硬脑膜与颅盖诸骨连接较疏松，易于分离，当硬脑膜血管损伤时，可在硬脑膜与颅骨之间形成硬膜外血肿。硬脑膜在颅底处则与颅骨

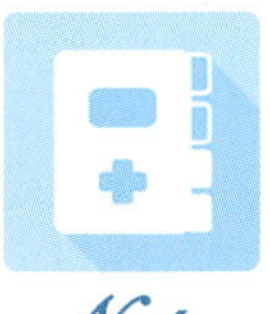

结合紧密，故颅底骨折时，易将硬脑膜与脑蛛网膜同时撕裂，使脑脊液外漏。如颅前窝骨折时，脑脊液可流入鼻腔，形成鼻漏。

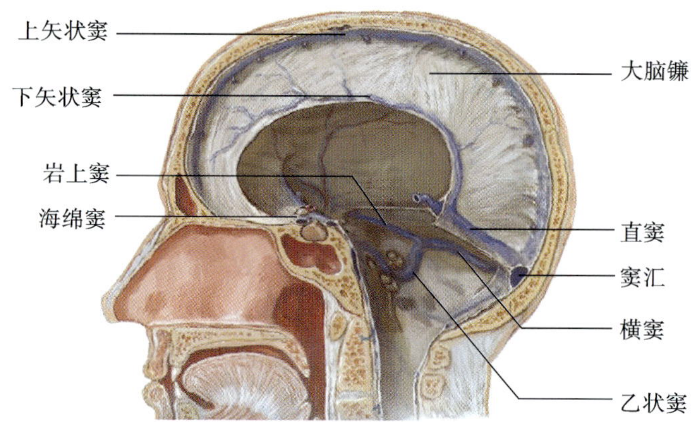

图 12-25　硬脑膜和静脉窦

硬脑膜在某些部位，内层折叠成板状结构，伸入脑的某些裂隙中，对脑有固定和承托作用，重要的有大脑镰和小脑幕。

（1）**大脑镰**（cerebral falx）　形似镰刀，伸入大脑纵裂内。

（2）**小脑幕**（tentorium of cerebellum）　伸入大脑枕叶和小脑之间的大脑横裂中，小脑幕的前内侧缘游离，呈一弧形切迹，称为小脑幕切迹，切迹与鞍背之间形成一环形孔，内有中脑通过。

硬脑膜在某些部位两层分开，形成内含静脉血的腔隙，称**硬脑膜窦**（sinuses of dura mater）。主要硬脑膜窦如下。

（1）**上矢状窦**　位于大脑镰的上缘内。

（2）**下矢状窦**　位于大脑镰的下缘内。

（3）**直窦**　位于大脑镰和小脑幕相接处，向后通窦汇。

（4）**窦汇**　由上矢状窦与直窦在枕内隆突处汇合而成。

（5）**横窦**　位于小脑幕的后缘，此窦向前下延续乙状窦。

（6）**乙状窦**　位于乙状窦沟内，向前下经颈静脉孔延续颈内静脉。

（7）**海绵窦**（cavernous sinus）　位于蝶骨体的两侧（图 12-26），向后外通乙状窦或颈内静脉，前方借眼静脉与面静脉相交通，故面部感染可蔓延至海绵窦，引起海绵窦炎。

硬脑膜窦血液的注流关系如下：

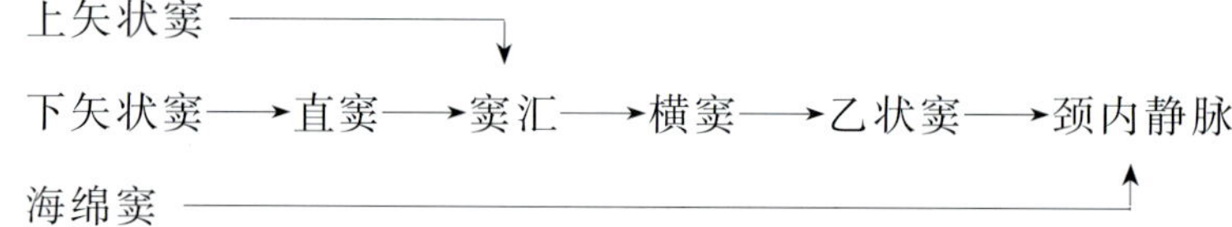

（二）蛛网膜

蛛网膜（arachnoid mater）薄而透明，缺乏神经和血管。按其所在的部位可分为相互连续的两部分，即包被脑的蛛网膜和包被脊髓的蛛网膜。蛛网膜和软膜之间的腔隙，称**蛛网膜下隙**，蛛网膜下隙内充满脑脊液。

蛛网膜下隙在某些部位扩大成池，如小脑和延髓之间的小脑延髓池及脊髓圆锥以下至第 2 骶椎水平扩大部分的终池。终池只有马尾、终丝和脑脊液，故临床上常在第 3、4 或第 4、5 腰椎间进行腰椎穿刺，抽取终池内脑脊液或注入药物而不伤及脊髓。蛛网膜在上矢状窦的两侧，

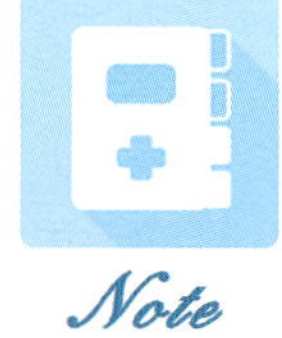
Note

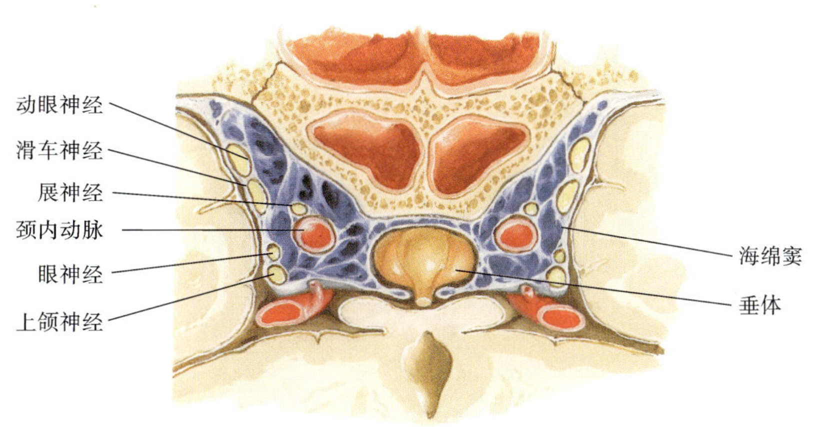

图 12-26 海绵窦(额状切面)

形成许多细小的突起，突入上矢状窦称**蛛网膜粒**。脑脊液通过蛛网膜粒渗入上矢状窦。

(三) 软膜

软膜(pia mater)薄而透明，含有丰富的血管，也可分为相互延续的两个部分，即软脑膜和软脊膜，分别贴于脑和脊髓的表面，并深入其沟裂。

软脑膜上的血管在脑室的某些部位反复分支，形成毛细血管丛，它与软膜和室管膜上皮一起突入脑室内，形成脉络丛。脉络丛是产生脑脊液的主要结构。

四、脑脊液及其循环

脑脊液(cerebrospinal fluid)是各脑室脉络丛产生的无色透明的液体。脑脊液对中枢神经系统起缓冲、保护、运送营养物质、运输代谢产物的作用，并具有调节颅内压的作用。成人脑脊液总量约为 150 mL，它处于不断产生、循环和回流的动态平衡中(图 12-27)。

微课——脑脊液的产生和循环途径

脑脊液循环途径：由侧脑室脉络丛产生的脑脊液经室间孔流至第三脑室，与第三脑室脉络丛产生的脑脊液，经中脑水管流入第四脑室，再汇合第四脑室脉络丛产生的脑脊液，经第四脑室正中孔和两个外侧孔进入蛛网膜下隙，最后经蛛网膜粒渗入上矢状窦，回流入血液循环。脑脊液的循环通路发生阻塞，可导致脑脊液在脑室内潴留，造成脑积水。

脑脊液流注途径如下：

左、右侧脑室 —室间孔→ 第三脑室 —中脑水管→ 第四脑室 —正中孔/外侧孔→ 蛛网膜下隙 —蛛网膜粒→ 上矢状窦

五、脑和脊髓的血管

(一) 脑的血管

脑的血液供应非常丰富，这与脑的功能相适应，从左心室搏出的血液有 15% 流入脑，人体所消耗的氧有 20% 以上是脑消耗的，因此脑细胞对缺血和缺氧非常敏感。

1. 动脉 脑的动脉来自颈内动脉和椎动脉。颈内动脉供应大脑半球前 2/3 和部分间脑，椎动脉供应大脑半球后 1/3、部分间脑、脑干和小脑(图 12-28 至图12-30)。

(1) 颈内动脉 颈内动脉起自颈总动脉，向上穿过颈动脉管入海绵窦，出海绵窦后，在视交叉的外侧分为大脑前动脉和大脑中动脉。颈内动脉在海绵窦内呈“S”状弯曲，位于蝶骨体外侧和上方的一段称虹吸部，其是动脉硬化的好发部位。①大脑前动脉：在大脑纵裂内沿胼胝体的背面向后走行，供应大脑半球的内侧面顶枕沟以前的部分及上外侧面的上缘。②前交通

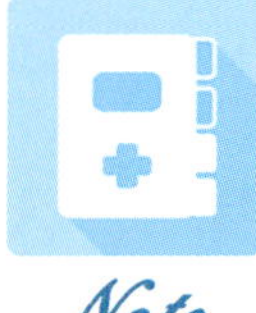

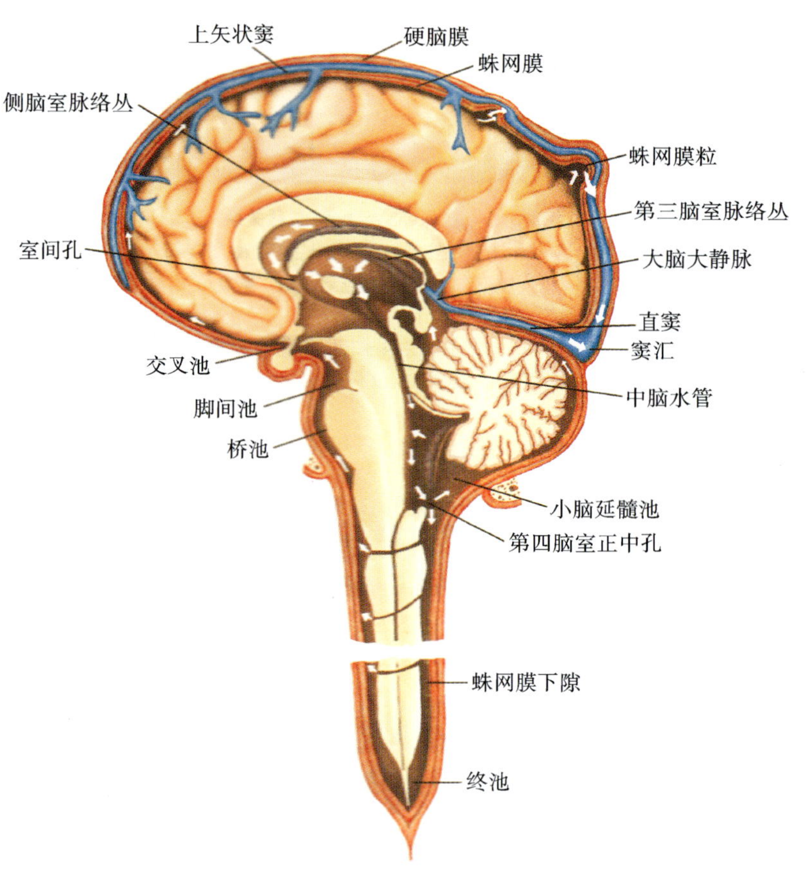

图 12-27 脑脊液循环模式图

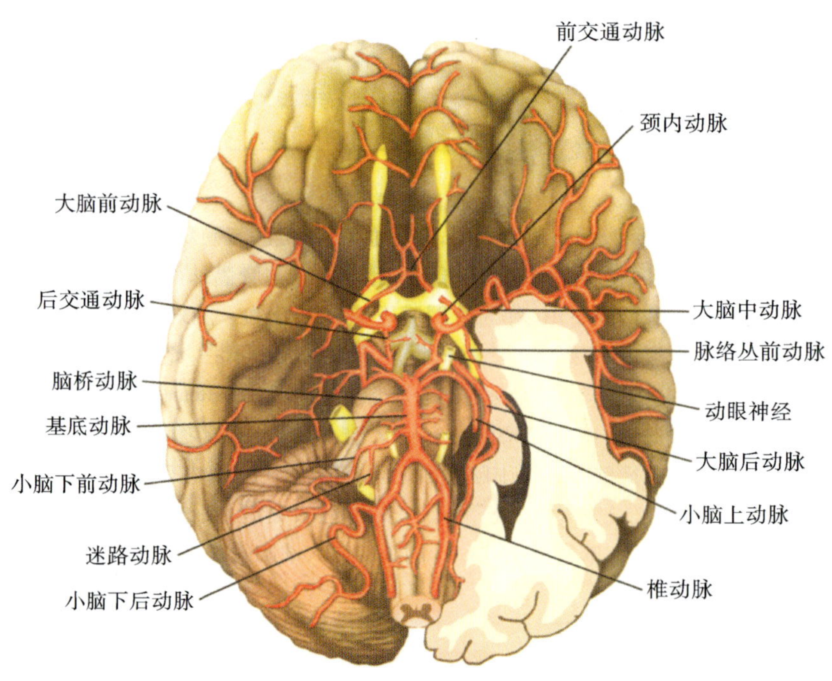

图 12-28 脑的动脉(底面观)

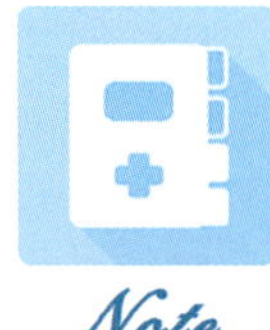
Note

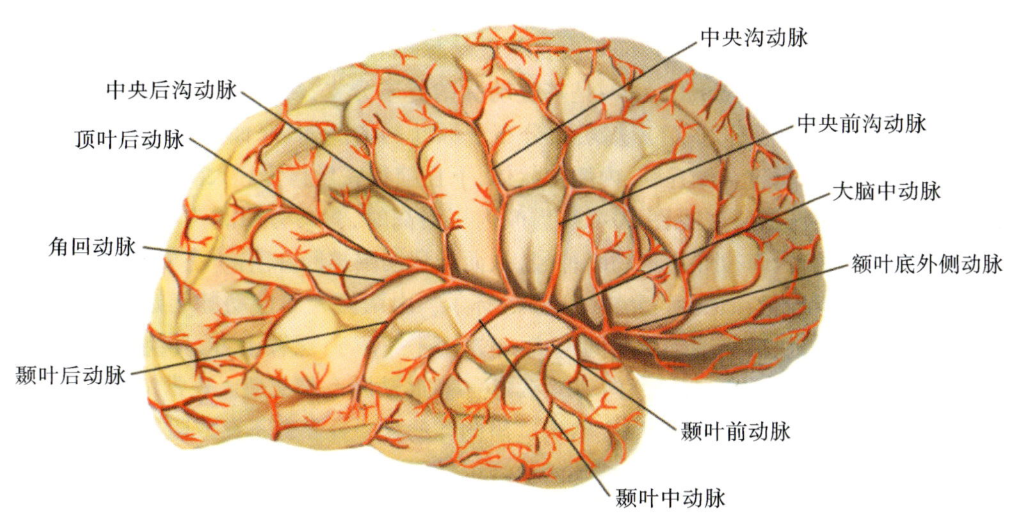

图 12-29 大脑半球背外侧面的动脉分布

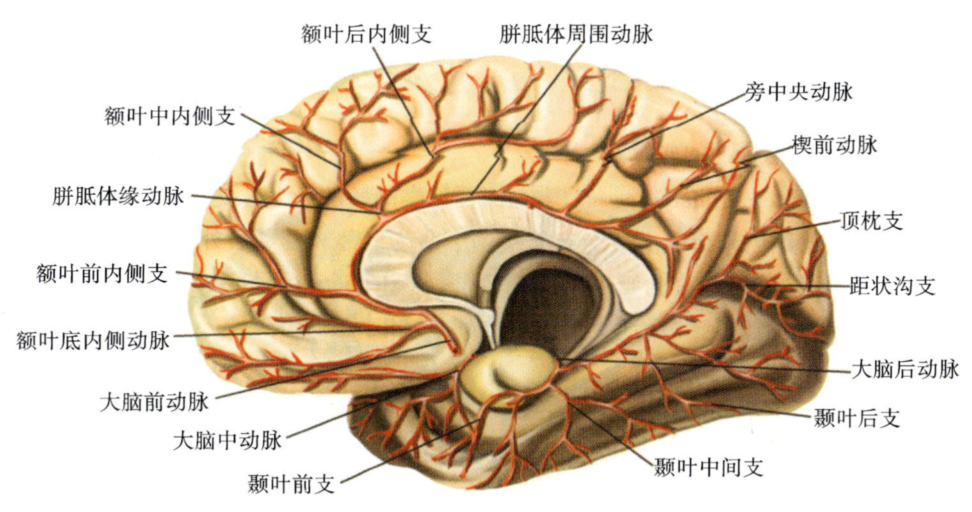

图 12-30 大脑半球内侧面的动脉分布

动脉：左、右大脑前动脉进入大脑纵裂之前有横支相连，称前交通动脉。③大脑中动脉：沿外侧沟向后上走行，供应大脑半球上外面的大部和岛叶。④后交通动脉：在视束下面后行，与大脑后动脉吻合。

(2) 椎动脉 左、右椎动脉自锁骨下动脉发出，向上穿第 6 至第 1 颈椎的横突孔和枕骨大孔入颅腔，沿延髓腹侧面上行，至脑桥基底部合成一条基底动脉，至脑桥上缘分为左、右大脑后动脉两大终支，供应大脑半球的枕叶及颞叶的下面。此外基底动脉沿途还发出小脑下前、后动脉，小脑上动脉、脑桥动脉、迷路动脉等。

(3) **大脑动脉环**(cerebral arterial circle) 大脑动脉环又称 **Willis 环**，围绕着视交叉、灰结节和乳头体，由前交通动脉、大脑前动脉、颈内动脉、后交通动脉和大脑后动脉互相连接组成。动脉环将颈内动脉和椎动脉相互连通，当某一处发育不良或被阻断时，通过大脑动脉环，血液重新分配和代偿，以维持脑的血液供应。

(4) 大脑前、中、后动脉的分支类型(图 12-31) ①皮质支：从大脑前、中、后动脉发出，由浅入深地分布于大脑皮质各层和髓质浅层。这类分支从脑的表面到较深的各层都有广泛的吻合。②中央支：从大脑动脉环或大脑前、中、后动脉的起始段发出，分支分布于中脑、间脑、基底

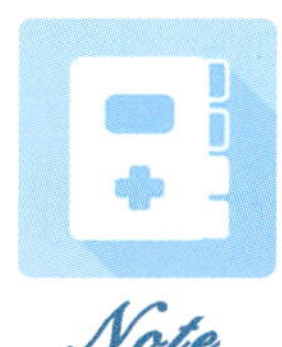
Note

核和内囊等处，中央支发出的部位常与原来的动脉构成直角，而且这些分支较细，动脉硬化时，中央支较皮质支容易破裂出血。

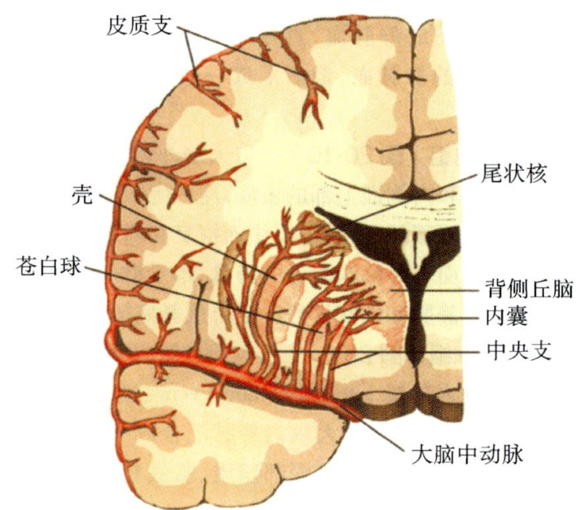

图 12-31　脑半球内部纹状体、内囊的动脉分布

2. 静脉　脑的静脉一般不与动脉伴行，可分为浅、深静脉，最后都注入硬脑膜静脉窦。

（1）浅静脉　收集大脑髓质浅层和皮质各层的静脉血，汇合成大脑上、中、下静脉，分别注入上矢状窦、海绵窦、横窦等，如图 12-32 所示。

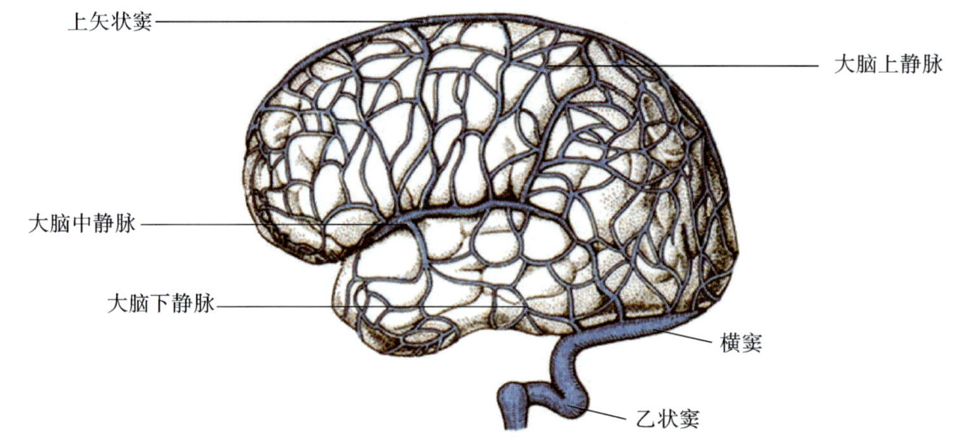

图 12-32　大脑浅静脉

（2）深静脉　收集大脑髓质深层、基底核、间脑和各脉络丛的静脉血，汇合成大脑大静脉，向后注入直窦。

（二）脊髓的血管

1. 动脉　脊髓的动脉（图 12-33）主要来自椎动脉、肋间后动脉和腰动脉的脊髓支。椎动脉经枕骨大孔入颅后，发出脊髓前动脉和脊髓后动脉。**脊髓前动脉**左、右各一，很快就合成一条动脉干，沿脊髓前正中裂下降；两条**脊髓后动脉**分别沿脊髓后外侧沟下降。脊髓前、后动脉在下降的过程中，先后与来自肋间后动脉和腰动脉的脊髓支吻合，共同营养脊髓。

2. 静脉　脊髓的静脉与动脉伴行，多数静脉注入硬膜外隙椎内静脉丛。

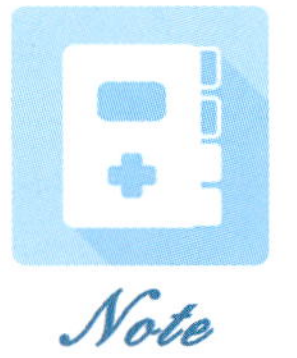
Note

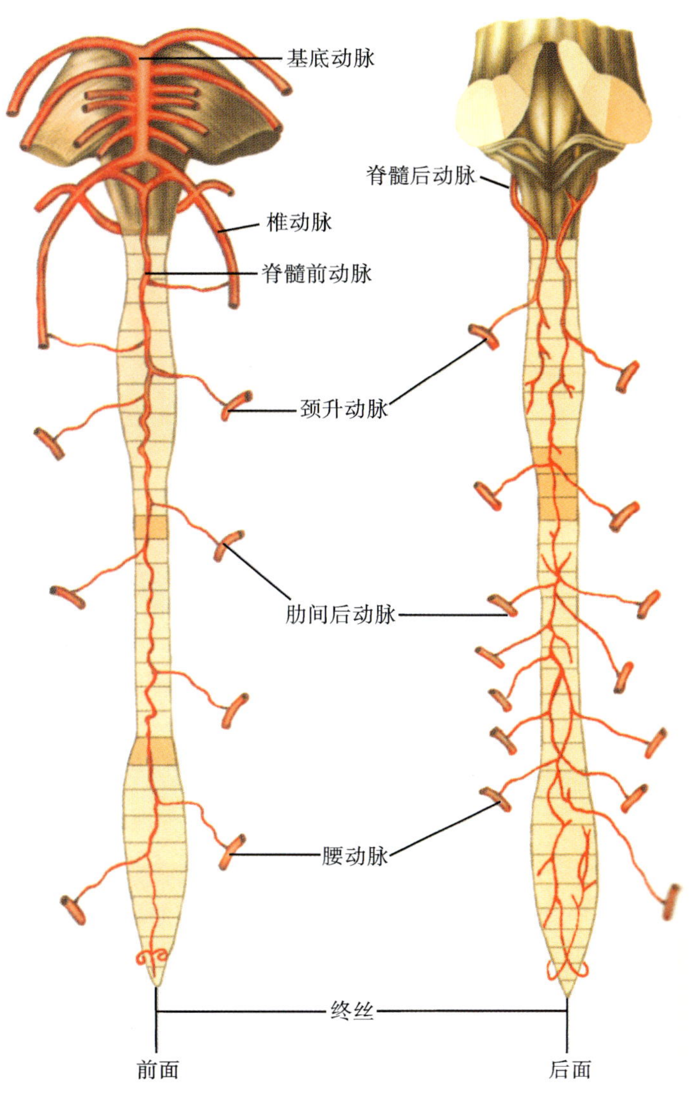

图 12-33 脊髓的动脉

第三节 周围神经系统

周围神经系统是指中枢神经系统以外的神经部分，由神经和神经节构成。根据其发出的部位，周围神经分为以下几类：①脊神经，与脊髓相连，主要分布于躯干和四肢；②脑神经，与脑相连，主要分布于头颈部。根据分布部位，周围神经又分为以下几类：①躯体神经，主要分布于肌、腱、关节和皮肤等；②内脏神经，主要分布于内脏、心血管和腺体。

一、脊神经

脊神经(spinal nerves)共 31 对，每对脊神经均借前根和后根与脊髓相连。前根由运动纤维组成，后根由感觉纤维组成，二者在椎间孔处汇合形成脊神经。因此，每对脊神经都是混合性神经。在脊神经后根上有脊神经节，内含假单极神经元的胞体。它的中枢突构成了脊神经的后根，周围突随脊神经分布至感受器。

脊神经均含有四种功能不同的纤维成分(图 12-34)。

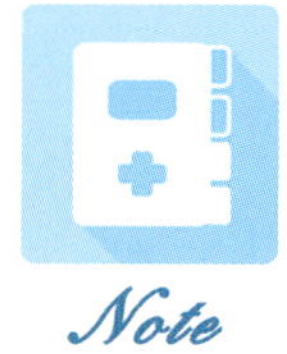

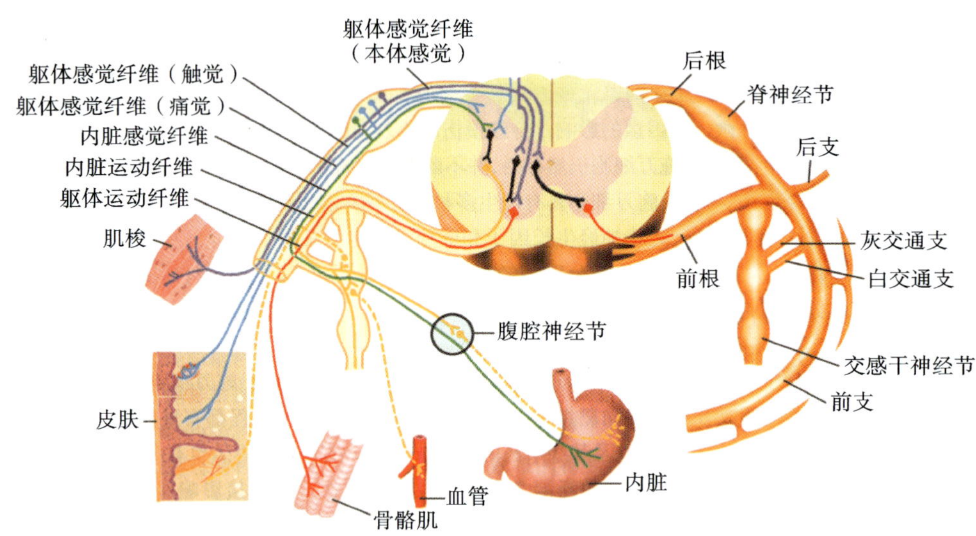

图 12-34 脊神经的纤维成分及其分布示意图

（1）躯体感觉纤维　分布于皮肤、骨骼肌、肌腱和关节，将感受器产生的神经冲动经脊神经节传入感觉中枢。

（2）内脏感觉纤维　分布于内脏、心血管和腺体，将来自这些结构感受器产生的神经冲动经脊神经节传导至感觉中枢。

（3）躯体运动纤维　发自脊髓前角的运动神经元，支配骨骼肌的运动。

（4）内脏运动纤维　来自交感神经或副交感神经的低级中枢，支配平滑肌、心肌的运动，并控制腺体的分泌。

脊神经可分为**颈神经**(cervical nerves)8 对，**胸神经**(thoracic nerves)12 对，**腰神经**(lumbar nerves)5 对，**骶神经**(sacral nerves)5 对和**尾神经**(coccygeal nerve)1 对。第 1 颈神经通过寰椎与枕骨之间出椎管，第 2～7 颈神经通过同序数颈椎上方的椎间孔出椎管，第 8 颈神经通过第 7 颈椎下方的椎间孔穿出，胸神经和腰神经分别通过同序数椎骨下方的椎间孔穿出，第 1～4 骶神经通过同序数的骶前、后孔穿出，第 5 骶神经和尾神经由骶管裂孔穿出。腰、骶、尾神经根行程较长，在椎管内形成马尾。

脊神经穿出椎管后，立即分为前、后两支。后支较细，主要分布于躯干背侧的皮肤和深层肌。前支粗大，除第 2～11 胸神经前支保持原有的节段性外，其余前支分别交织形成**脊神经丛**，再由各神经丛发出分支分布至相应的区域。依据各神经丛所在的部位不同，脊神经的前支可以形成颈丛、臂丛、腰丛和骶丛等。

（一）颈丛

1. 颈丛的组成和位置　**颈丛**(cervical plexus)由第 1～4 颈神经的前支构成，位于胸锁乳突肌上部的深面。

2. 颈丛的分支　颈丛的分支有浅支和深支。

颈丛的浅支在胸锁乳突肌后缘中点附近穿出深筋膜，呈放射状分布于颈前外侧部、肩部、胸壁上部和头后外侧等处皮肤；颈丛的深支主要支配颈部深肌、肩胛提肌、舌骨下肌群和膈等。颈丛的主要分支(图 12-35)如下。

（1）枕小神经　沿胸锁乳突肌后缘斜向上方走行，分布于枕部及耳廓背面上部的皮肤。

（2）耳大神经　沿胸锁乳突肌表面行向前上方，分支分布于耳廓及其附近的皮肤。

（3）颈横神经　向前内侧横越胸锁乳突肌的表面，分布于颈部皮肤。

（4）锁骨上神经　行向外下方，一般有 2～4 支，分布于颈下部外侧面、肩部和胸壁上部的

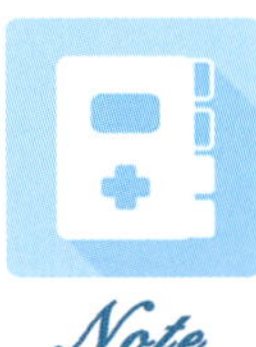

皮肤。

(5) **膈神经**(phrenic nerve) 膈神经为混合性神经。膈神经从前斜角肌上端浅出后沿其表面向内下走行,穿行于锁骨下动、静脉之间,经胸廓上口进入胸腔,经过肺根前方在纵隔胸膜和心包之间下行至膈。膈神经的运动纤维支配膈肌,感觉纤维分布于胸膜、心包及膈下中央部腹膜。右膈神经的感觉纤维还可分布到肝、胆囊、胆总管等处(图 12-36)。

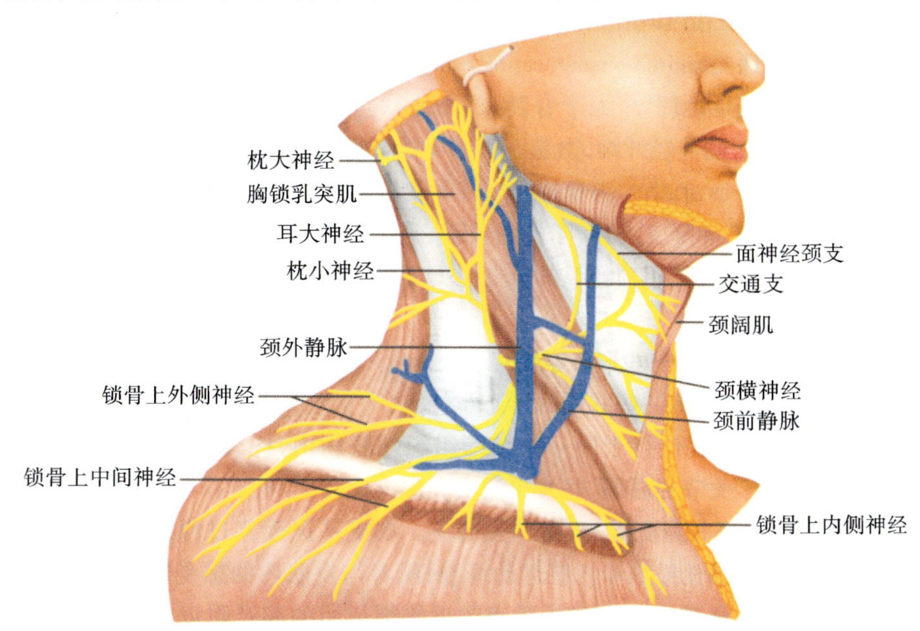

图 12-35 颈丛分支及其分布

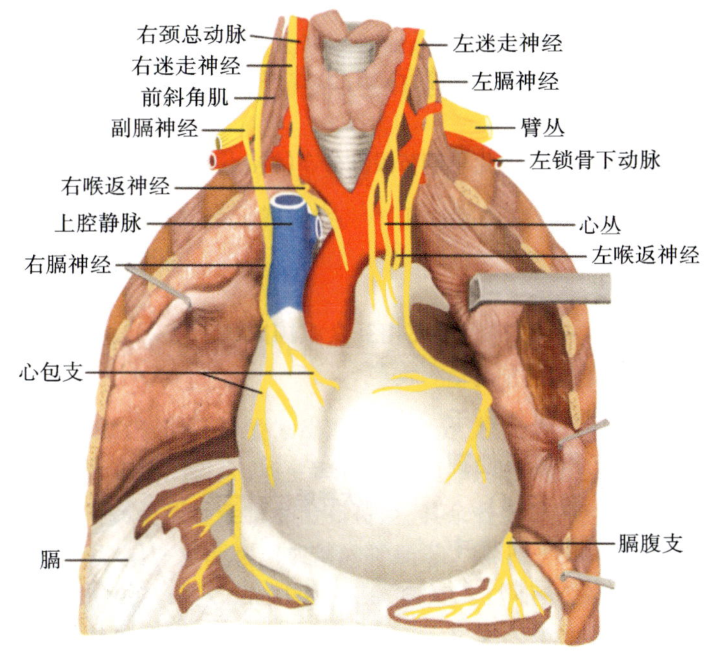

图 12-36 膈神经

(二)臂丛

1. 臂丛的组成和位置 **臂丛**(brachial plexus)由第 5～8 颈神经前支和第 1 胸神经前支的大部分纤维组成(图 12-37)。臂丛经斜角肌间隙穿出,行于锁骨下动脉后上方,经锁骨的后方,向外下进入腋窝。组成臂丛的神经根先合成上、中、下 3 个干,在腋腔内围绕腋动脉分别形

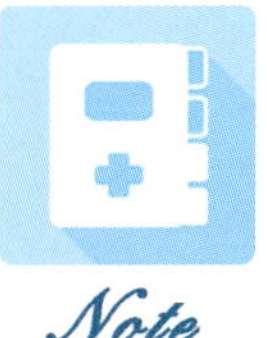

成外侧束、内侧束和后束。臂丛的分支在锁骨中点的后上方相对集中，位置表浅，可以触及，此处为进行臂丛阻滞麻醉的部位。

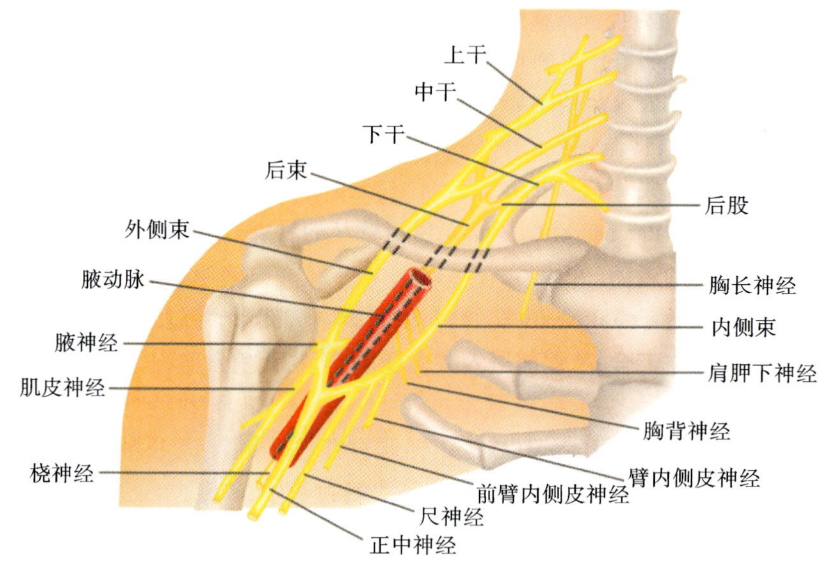

图 12-37 臂丛的组成

2. 臂丛的分支 臂主要分支如下。

(1) 胸长神经 沿前锯肌表面下降并支配该肌。此神经损伤时，前锯肌瘫痪，引起“翼状肩”。

(2) 胸背神经 起自后束，沿肩胛骨外侧缘伴肩胛下血管至背阔肌，支配该肌。

(3) **腋神经**(axillary nerve) 起自后束，穿四边孔，绕肱骨外科颈后方至三角肌深面。由腋神经发出的肌支支配三角肌和小圆肌；发出的皮支自三角肌后缘穿出，分布于肩部和臂上部外侧的皮肤。

(4) **肌皮神经**(musculocutaneous nerve) 起自外侧束，向外下方穿喙肱肌，在肱二头肌和肱肌之间下降，沿途分支支配上述 3 肌。其终支在肘关节稍上方、肱二头肌肌腱外侧穿出深筋膜，延续为**前臂外侧皮神经**，分布于前臂外侧的皮肤(图 12-38)。

(5) **正中神经**(median nerve) 由来自内、外侧束的两根合成，两根夹着腋动脉。正中神经向下沿肱二头肌内侧沟下降至肘窝。从肘窝向下穿旋前圆肌后，在前臂正中指浅、深屈肌之间达腕部，穿腕管到达手掌，分成 3 支指掌侧总神经，行至掌骨头附近，每支又分为两支指掌侧固有神经，沿相邻两手指的相对缘行至指尖。

正中神经在臂部无分支，在臂部以下发出肌支和皮支。肌支在前臂支配除肱桡肌、尺侧腕屈肌和指深屈肌尺侧半以外的所有屈肌；在手部支配除拇收肌外的鱼际肌和第 1、2 蚓状肌；皮支分布于手掌桡侧、桡侧三个半指的掌面及其中节和远节指背的皮肤(图 12-38 至图 12-41)。

(6) **尺神经**(ulnar nerve) 起自臂丛内侧束，在臂中部穿过内侧肌间隔至臂后面，下行于肱骨内上髁后方的尺神经沟，再向下穿尺侧腕屈肌和指深屈肌之间，于尺动脉的内侧下降达腕部。从豌豆骨的外侧进入手掌。

尺神经在臂部无分支，在前臂和手部发出肌支和皮支。在前臂上部发出肌支支配尺侧腕屈肌和指深屈肌尺侧半；在腕部发出肌支支配小鱼际肌、拇收肌、骨间肌和第 3、4 蚓状肌；皮支分布于手掌尺侧半、小指和环指尺侧半掌面的皮肤；在前臂下部发出手背皮支，分布于手背尺侧半、小指和环指尺侧半背面的皮肤，以及环指、中指近节背面相对缘的皮肤。

(7) **桡神经**(radial nerve) 起自后束，在腋窝位于腋动脉的后方，与肱深动脉伴行，向下入桡神经沟，在肱骨外上髁上方至肱桡肌与肱肌之间，分为浅、深两支。浅支为皮支，分布于手

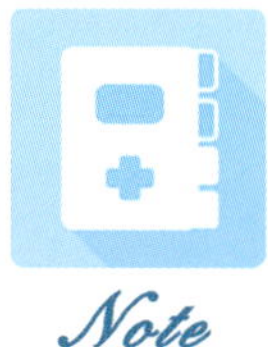
Note

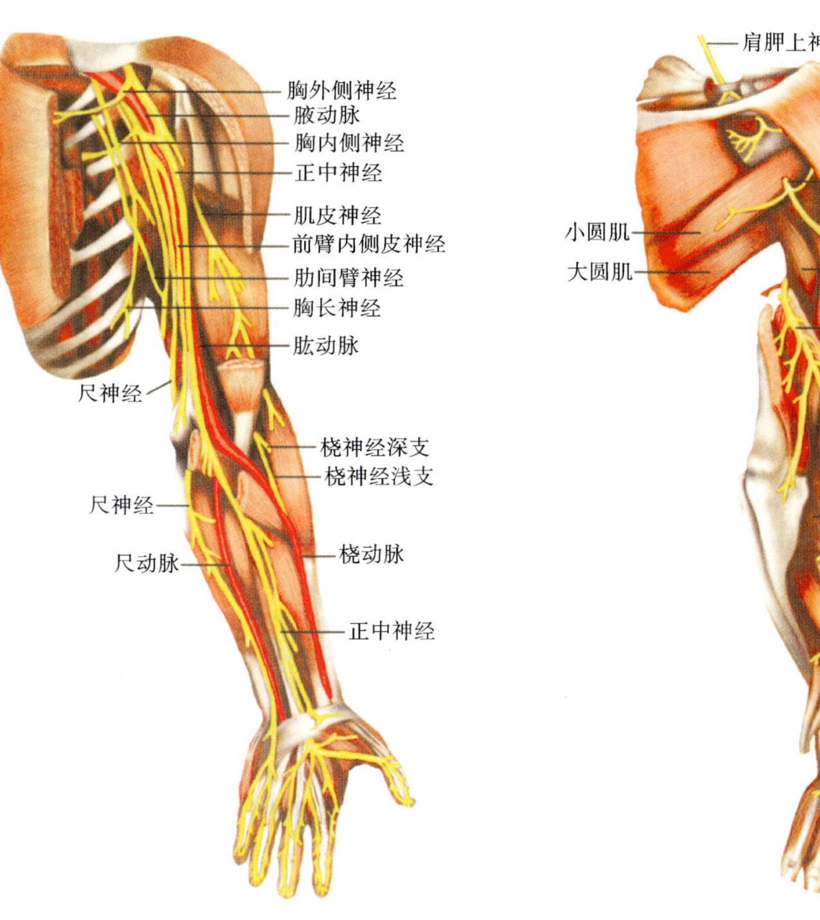

图 12-38 上肢前面的神经

图 12-39 上肢后面的神经

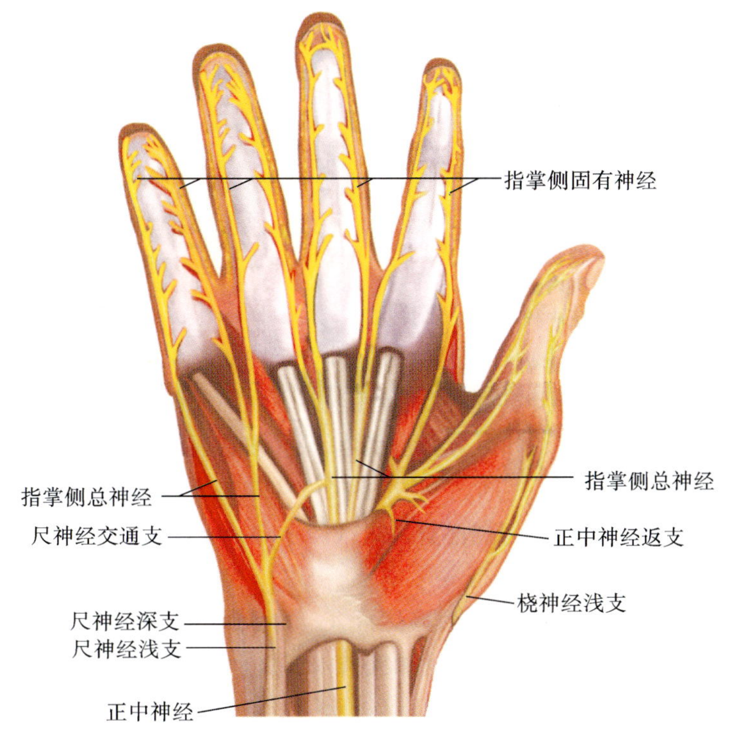

图 12-40 手掌侧的神经及其分布

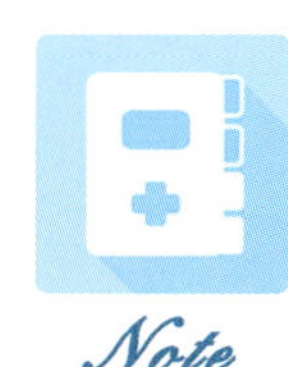

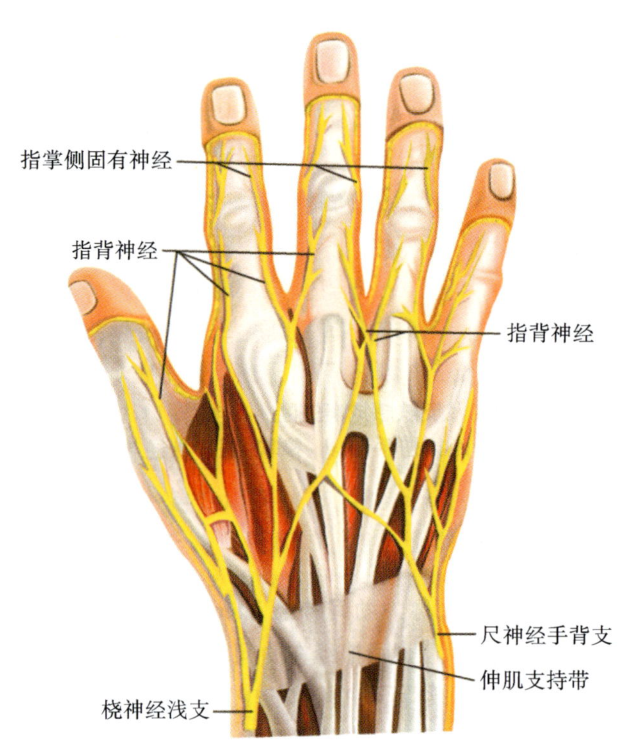

图 12-41 手背的神经及其分布

背桡侧半和桡侧 2 个半指的手背皮肤；深支为肌支，支配前臂全部伸肌和肱桡肌。桡神经主干在臂部发出肌支和皮支，肌支支配肱三头肌，皮支分布于臂及前臂背面的皮肤。

知识链接

神经损伤

腋神经、桡神经、尺神经和正中神经与肱骨、前臂骨的关系密切，骨的不同部位骨折时，常导致相应的神经受损，并造成功能障碍。如肱骨上端骨折，易损伤腋神经，致三角肌瘫痪，上肢外展困难；肱骨中段骨折，易损伤桡神经，导致前臂伸肌瘫痪，呈“垂腕”状；肱骨下端骨折，易伤及尺神经，造成屈腕力减弱，手肌内侧群萎缩且除拇指外各掌指关节过伸，呈“爪”状；前臂骨骨折，易损伤正中神经，造成前臂不能旋前，鱼际肌萎缩，手掌变平坦，称“猿手”(图 12-42)。

（三）胸神经的前支

胸神经共 12 对，除第 1 对胸神经前支大部分参与形成臂丛和第 12 对胸神经前支小部分参与形成腰丛外，其余均不成丛。第 1～11 对胸神经前支，伴肋间血管，行于相应的肋间隙，称**肋间神经**，第 12 对胸神经前支因位于第 12 肋的下方，称**肋下神经**。下 6 对胸神经前支斜向内下至腹壁，并进入腹直肌鞘内。胸神经前支支配肋间肌和腹前外侧壁肌群，并分布于胸、腹壁皮肤及相应的壁胸膜和壁腹膜。

胸神经前支，在胸、腹壁皮肤的分布上，保留了明显的节段性(图 12-43)。自上而下按神经序数依次排列。如第 2 胸神经前支分布于胸骨角平面；第 4 胸神经前支分布于乳头平面；第 6 胸神经前支分布于剑突平面；第 8 胸神经前支分布于肋弓平面；第 10 胸神经前支分布于脐平面；第 12 胸神经前支分布于耻骨联合与脐连线中点平面。临床上常以胸骨角、剑突、脐等为标

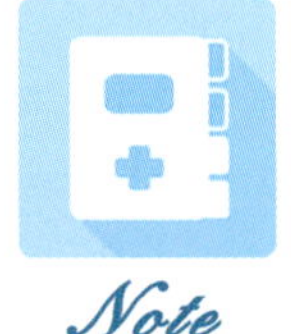
Note

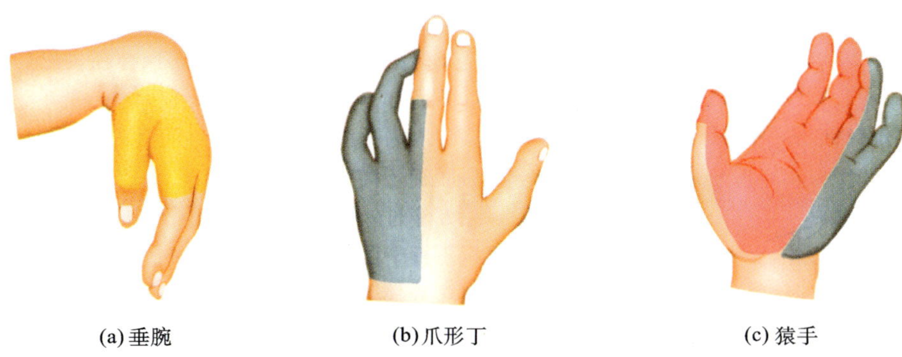

(a) 垂腕　(b) 爪形手　(c) 猿手

图 12-42　上肢主要神经损伤时手的功能障碍

志，检查感觉障碍平面，借以推断病变所在脊髓的节段。

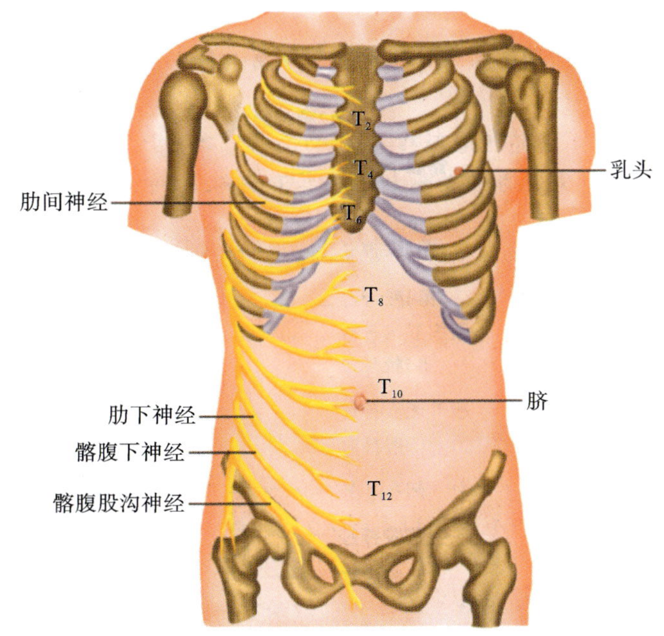

图 12-43　胸神经前支的节段性分布

（四）腰丛

1. 腰丛的组成和位置　**腰丛**(lumbar plexus)由第 12 胸神经前支的一部分、第 1～3 腰神经前支和第 4 腰神经前支的一部分组成，位于腰大肌后方(图 12-44)。

2. 腰丛的分支　腰丛主要分支如下(图 12-44、图 12-45)。

(1) 髂腹下神经和髂腹股沟神经　均经肾后面和腰方肌前面行向外下，走行在腹壁肌之间。髂腹下神经终支在腹股沟管浅环上方穿腹外斜肌腱膜至皮下，皮支分布于腹股沟区附近的皮肤，肌支支配腹壁诸肌。髂腹股沟神经位于髂腹下神经的下方，终支自腹股沟管皮下环浅出，皮支分布于阴囊或大阴唇、腹股沟区附近的皮肤，肌支支配腹壁诸肌。

(2) 股外侧皮神经　走行于髂前上棘内侧，经腹股沟韧带深面入股，分布于大腿外侧部的皮肤。

(3) 生殖股神经　自腰大肌前面穿出并下降，在腹股沟韧带上方分为生殖支和股支。**生殖支**进入腹股沟管，伴精索下行，分布于提睾肌(子宫圆韧带)和阴囊(阴唇)皮肤；**股支**分布于

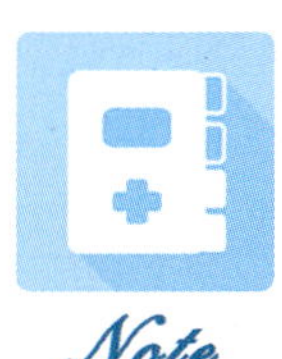

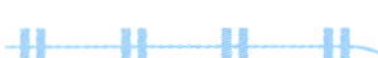

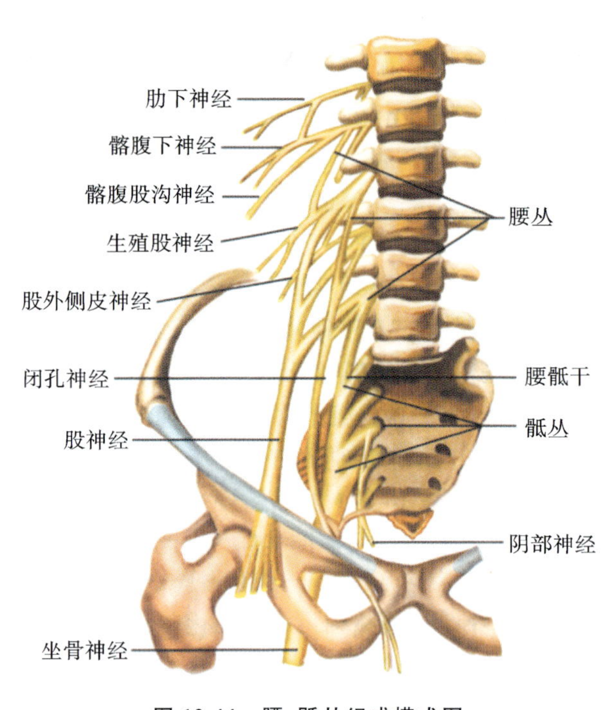

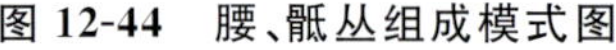

图 12-44 腰、骶丛组成模式图

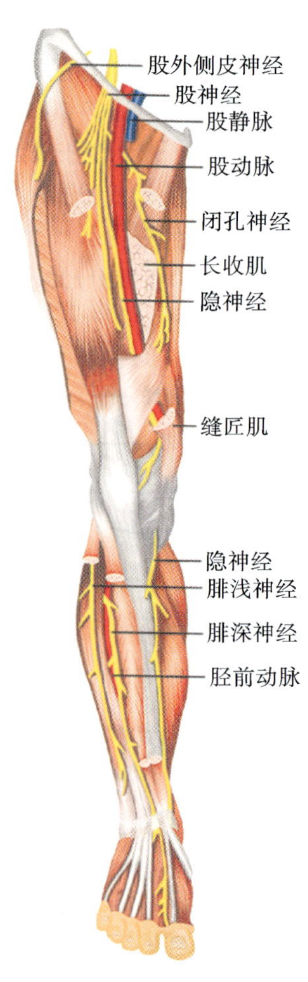

图 12-45 下肢前面的神经

腹股沟韧带下方隐静脉裂孔附近的皮肤。

(4) 闭孔神经　穿出腰大肌的内侧缘，沿骨盆内侧壁行向前下，穿闭孔膜出骨盆后到达大腿内侧部，分支分布于大腿内侧群肌和相应的皮肤。

(5) **股神经**(femoral nerve)　股神经穿出腰大肌外侧缘后，在腰大肌与髂肌之间下行，于腹股沟韧带中点深面进入股三角。肌支支配缝匠肌、股四头肌和耻骨肌；皮支分布于大腿前面的皮肤。其中最长的皮支称**隐神经**，它伴随股动脉入收肌管下行，至膝关节内侧浅出皮下，伴大隐静脉沿小腿内侧面下降至足内侧缘，分支分布于小腿内侧和足内侧缘的皮肤。

(五) 骶丛

1. 骶丛的组成和位置　**骶丛**(sacral plexus)由腰骶干、全部骶神经和尾神经的前支组成，**腰骶干**由第 4 腰神经的一部分和第 5 腰神经前支合成。骶丛位于骶骨及梨状肌的前面。

2. 骶丛的分支　骶丛主要分支如下(图 12-46)。

(1) 臀上神经　伴臀上动、静脉经梨状肌上孔出盆腔，行于臀中、小肌之间，支配臀中肌、臀小肌和阔筋膜张肌。

(2) 臀下神经　伴臀下动、静脉经梨状肌下孔出盆腔至臀大肌深面，支配臀大肌和髋关节。

(3) 阴部神经　伴阴部内血管出梨状肌下孔，绕坐骨棘经坐骨小孔入坐骨直肠窝，分支分布于肛门外括约肌以及肛门周围的皮肤，向前的分支分布于会阴部和外生殖器的肌肉和皮肤。

(4) 股后皮神经　出梨状肌下孔，至臀大肌下缘浅出，主要分布于臀下部、股后部和腘窝

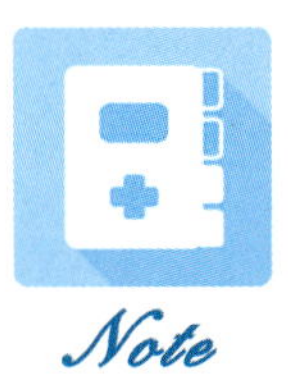
Note

的皮肤。

（5）**坐骨神经**（sciatic nerve） 全身最粗大的神经，经梨状肌下孔出盆腔，行于臀大肌深面，经股骨大转子与坐骨结节之间降至大腿后部，穿股二头肌长头深面达腘窝，通常在腘窝上侧附近分为胫神经和腓总神经两个终支。坐骨神经在股后部发出肌支支配大腿后群诸肌。

① **胫神经**（tibial nerve）：经腘窝中线向下，伴胫后动脉在比目鱼肌深面下降，经内踝后方进入足底，分为足底外侧神经和足底内侧神经。胫神经肌支支配小腿肌后群及足底肌，皮支分布于小腿后面和足底皮肤（图 12-47）。

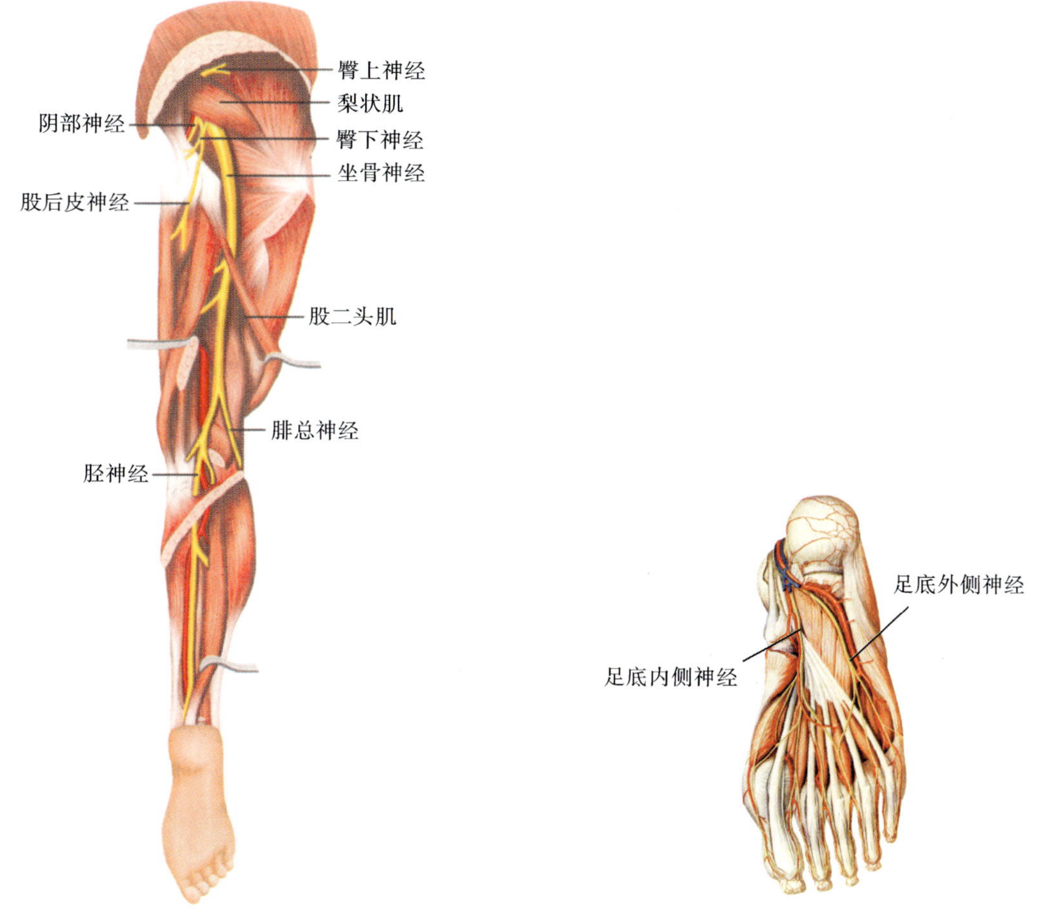

图 12-46 下肢后面的神经

图 12-47 足底神经

② **腓总神经**（common peroneal nerve）：沿腘窝外侧缘向下，绕腓骨头的外下方，分为腓浅神经和腓深神经。腓浅神经在腓骨长、短肌和趾长伸肌间下行，发出肌支支配小腿肌外侧群，发出皮支分布于小腿外侧面、足背以及第 2～5 趾背面的皮肤；腓深神经穿腓骨长肌和趾长伸肌起始部，至小腿前部与胫前动脉伴行，穿小腿肌前群下行至足背。肌支支配小腿肌前群和足背肌，皮支分布于小腿前面及第 1、2 趾相对缘的皮肤。

胫神经在腘窝及内踝后方容易受损，损伤后足呈背屈、外翻位，出现“钩状足”畸形，称仰趾足；腓总神经在腓骨颈处位置表浅、易受损伤，受损后，足不能背屈，趾不能伸，足下垂且内翻，呈“马蹄内翻足”畸形（图 12-48）。

二、脑神经

脑神经（cranial nerves）是与脑相连的周围神经，共 12 对（图 12-49）。

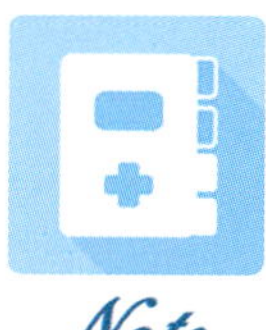

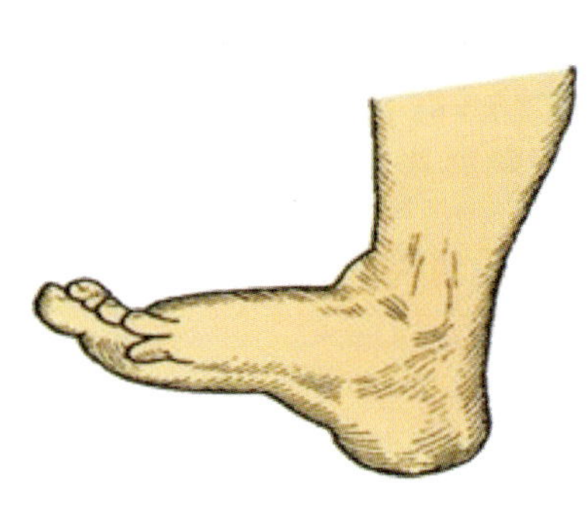

(a) 仰趾足(胫神经损伤)

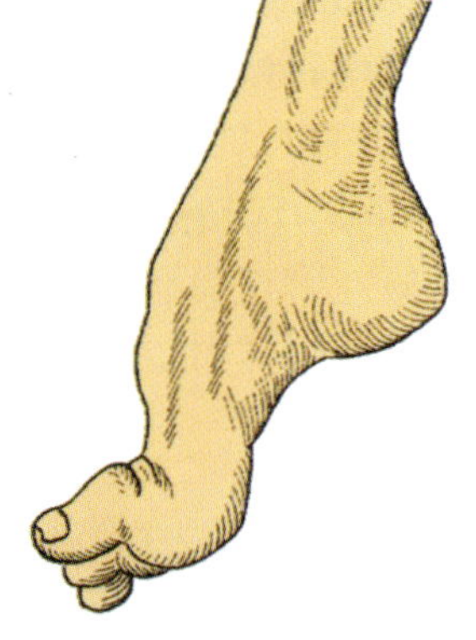

(b) 马蹄内翻足(腓总神经损伤)

图 12-48 下肢神经损伤的足形

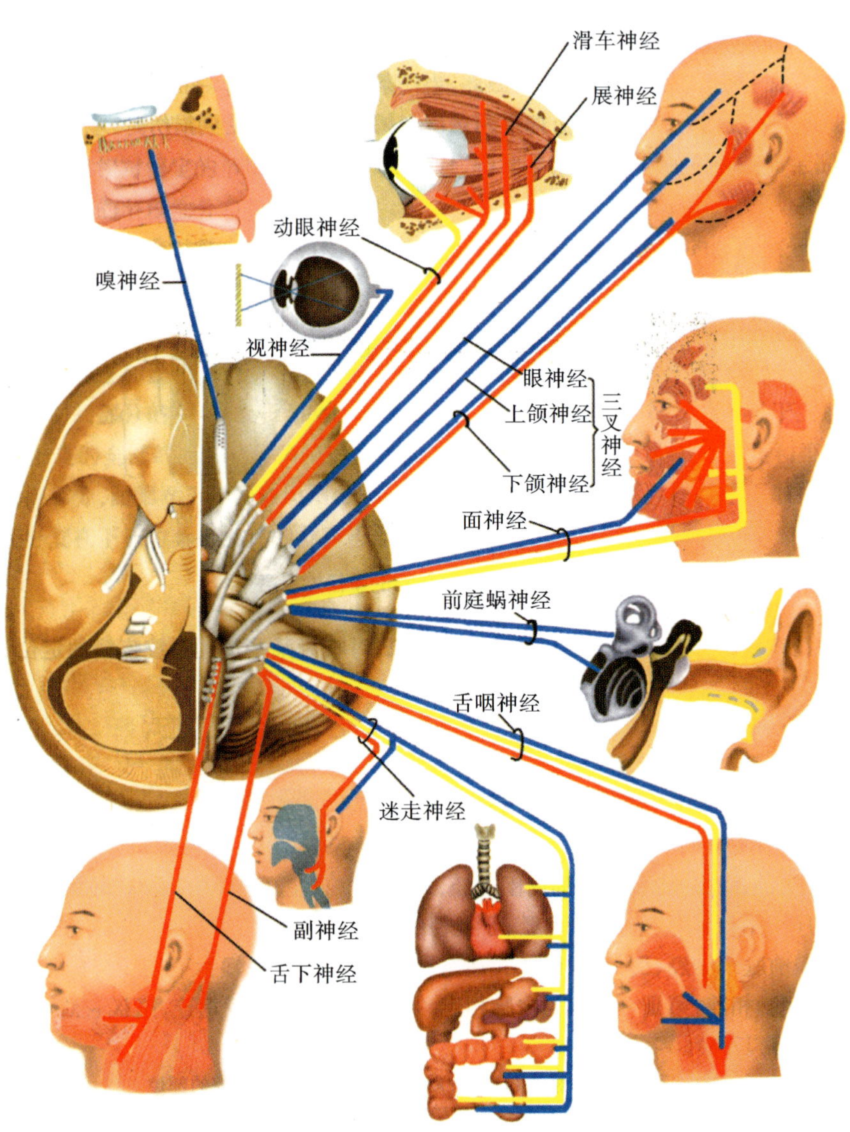

图 12-49 脑神经的分布

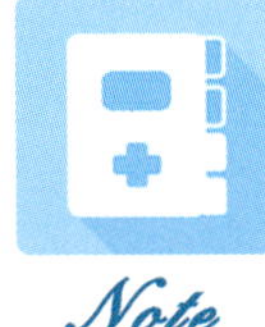

脑神经的纤维成分较脊神经复杂，含有以下四种纤维成分。

感觉纤维
- 躯体感觉纤维：分布于头部皮肤和口、鼻大部分黏膜，特殊感觉器官和前庭器官；本体感觉纤维至面肌及咀嚼肌等。
- 内脏感觉纤维：分布于头、颈、胸、腹的脏器和味蕾、嗅器等。

运动纤维
- 躯体运动纤维：分布于头部肌、咽喉肌和部分颈肌等。
- 内脏运动纤维：分布于平滑肌、心肌和腺体。

根据所含的纤维成分和功能不同，脑神经可分为运动性神经、感觉性神经和混合性神经（表 12-3）。

表 12-3 脑神经名称、性质、连脑部位及进出颅腔的部位

顺序	名称	性质	连脑部位	进出颅腔部位
Ⅰ	嗅神经	感觉性	端脑	筛孔
Ⅱ	视神经	感觉性	间脑	视神经管
Ⅲ	动眼神经	运动性	中脑	眶上裂
Ⅳ	滑车神经	运动性	中脑	眶上裂
Ⅴ	三叉神经	混合性	脑桥	第 1 支眼神经经眶上裂 第 2 支上颌神经经圆孔 第 3 支下颌神经经卵圆孔
Ⅵ	展神经	运动性	脑桥	眶上裂
Ⅶ	面神经	混合性	脑桥	内耳门→茎乳孔
Ⅷ	前庭蜗神经	感觉性	脑桥	内耳门
Ⅸ	舌咽神经	混合性	延髓	颈静脉孔
Ⅹ	迷走神经	混合性	延髓	颈静脉孔
Ⅺ	副神经	运动性	延髓	颈静脉孔
Ⅻ	舌下神经	运动性	延髓	舌下神经管

（一）嗅神经

嗅神经(olfactory nerve)是感觉性神经，起于鼻腔顶、上鼻甲上部和鼻中隔上部嗅黏膜中的嗅细胞，中枢突聚集成约 20 条嗅丝，穿筛孔入颅，止于嗅球，传导嗅觉冲动。颅前窝骨折累及筛板时，可撕脱嗅丝和脑膜，造成嗅觉障碍，同时脑脊液可流入鼻腔导致脑脊液鼻漏。鼻炎时，炎症延至鼻上部黏膜，可造成一时性嗅觉障碍。

（二）视神经

视神经(optic nerve)（图 12-50）是感觉性神经，由视网膜中的节细胞轴突在视神经盘处聚集后穿出巩膜构成。视神经经视神经管入颅中窝，在垂体前方形成视交叉，传导视觉冲动。

（三）动眼神经

动眼神经(oculomotor nerve)是运动性神经，含有躯体运动和内脏运动两种纤维成分。其中躯体运动纤维起自动眼神经核，内脏运动纤维起自动眼神经副核，两种纤维组成动眼神经自脚间窝出脑后，向前穿海绵窦，再经眶上裂入眶。躯体运动纤维支配眼球上直肌、下直肌、内直肌、下斜肌以及提上睑肌；内脏运动纤维支配瞳孔括约肌和睫状体肌。动眼神经损伤，可出现上眼睑下垂、眼外斜视、瞳孔散大以及对光反射消失等症状（图 12-50）。

（四）滑车神经

滑车神经(trochlear nerve)是运动性神经，起自滑车神经核，自中脑背侧面出脑，绕大脑脚外侧前行，穿过海绵窦外侧壁向前，经眶上裂入眶。其支配上斜肌。

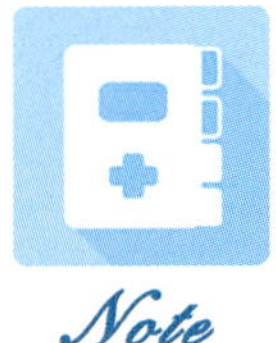

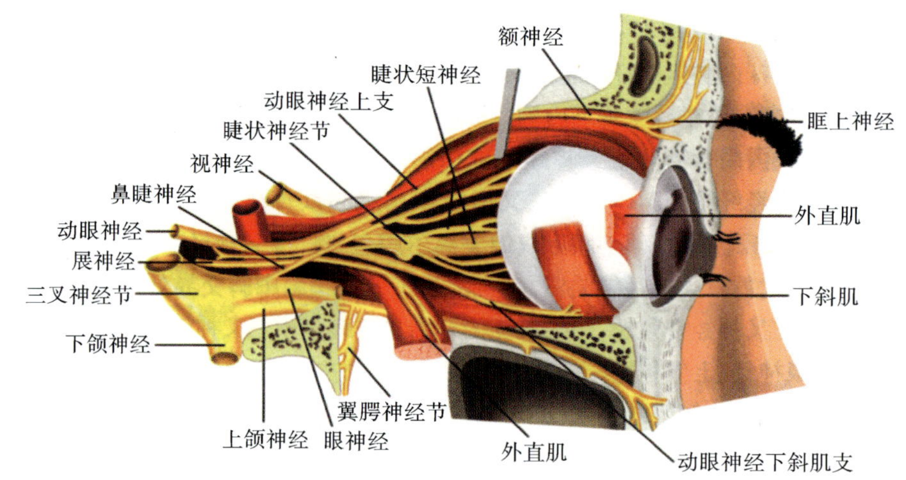

图 12-50 眶内神经与视神经

（五）三叉神经

三叉神经(trigeminal nerve)是混合性神经，含躯体感觉和躯体运动两种纤维成分。其中躯体运动纤维起自三叉神经运动核，纤维组成三叉神经运动根，出脑后并入下颌神经；躯体感觉神经的胞体聚集在颞骨岩部，形成三叉神经节，其中枢突进入脑桥，止于三叉神经脊束核和三叉神经脑桥核，周围突形成眼神经、上颌神经和下颌神经(图 12-51、图 12-52)。

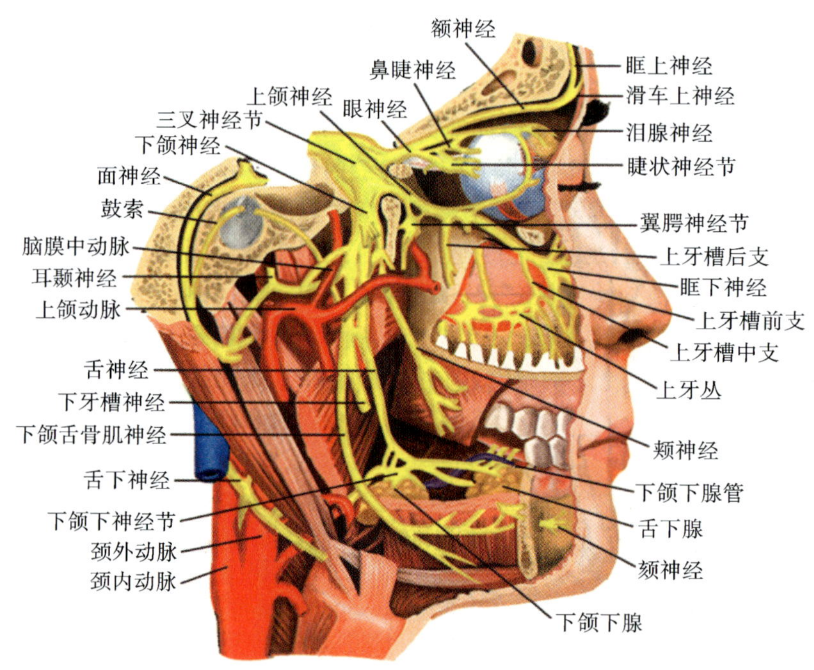

图 12-51 三叉神经的分布

1. 眼神经(ophthalmic nerve) 眼神经由感觉纤维组成，向前穿海绵窦，经眶上裂入眶，分支分布于眶、泪腺、结膜、硬脑膜、部分鼻黏膜、额顶部及上睑和鼻背的皮肤。眼神经的主要分支有额神经、泪腺神经和鼻睫神经。

2. 上颌神经(maxillary nerve) 上颌神经由感觉纤维组成。起自三叉神经节，穿海绵窦，经圆孔出颅，再穿过眶下裂入眶，主要分布于眼裂与口裂之间的皮肤、上颌牙齿及牙龈、鼻腔和口腔顶部黏膜以及上颌窦和硬脑膜等。上颌神经的分支主要有眶下神经、颧神经和上牙槽神经。

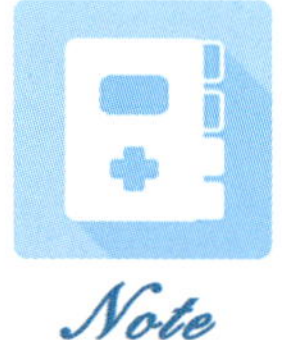

3. 下颌神经(mandibular nerve) 下颌神经属混合性神经，经卵圆孔出颅后分为数支。

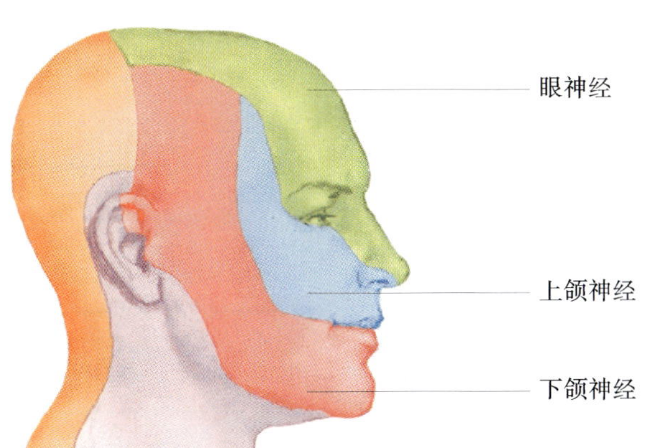

图 12-52 三叉神经的皮支分布区

下颌神经的运动纤维支配咀嚼肌运动,感觉纤维主要分布于口裂以下和耳颞区的皮肤,以及下颌牙齿及牙龈、舌前 2/3 及口底部黏膜等。下颌神经的主要分支有耳颞神经、颊神经、下牙槽神经和舌神经。

(六) 展神经

展神经(abducent nerve)是运动性神经,由展神经核发出,在脑桥延髓沟中线两侧出脑,向前穿海绵窦后经眶上裂入眶,支配外直肌。展神经损伤引起外直肌瘫痪,导致内斜视。

(七) 面神经

面神经(facial nerve)属混合性神经,含有四种纤维成分。面神经在展神经的外侧出脑,经内耳门进入内耳道,再穿入鼓室壁内的面神经管,最后经茎乳孔出颅,向前下方到达腮腺,在腮腺内分为数支并相互交织成丛,呈放射状出腮腺前缘,分为五支:**颞支**、**颧支**、**颊支**、**下颌缘支**和**颈支**(图 12-53),分支支配面部表情肌和颈阔肌。面神经在面神经管内的主要分支有鼓索和岩大神经,其中内脏感觉纤维分布于舌前 2/3 的味蕾,传导味觉;内脏运动纤维分布于下颌下腺、舌下腺、泪腺以及鼻、腭部的黏液腺,支配腺体分泌。

知识链接

面神经损伤

在面神经管内和管外,面神经损伤的表现不同。面神经管外损伤主要表现为损伤侧面肌瘫痪。例如:笑时口角偏向健侧、不能鼓腮;说话时唾液从口角流出;损伤侧额纹消失、鼻唇沟变浅;眼轮匝肌瘫痪,闭眼困难,角膜反射消失等。面神经管内损伤同时伤及面神经管外的分支,因此除上述面肌瘫痪症状外,还出现舌前 2/3 味觉障碍,泪腺和唾液腺的分泌障碍等症状。

(八) 前庭蜗神经

前庭蜗神经(vestibulocochlear nerve)是感觉性神经,包括前庭神经和蜗神经。前庭神经传导平衡觉,其双极感觉神经元胞体位于前庭神经节,周围突分布于内耳壶腹嵴、椭圆囊斑和球囊斑;中枢突组成前庭神经,出内耳门入脑,止于前庭神经核。蜗神经传导听觉,其双极神经元胞体位于蜗神经节,周围突分布于内耳螺旋器;中枢突组成蜗神经,出内耳门入脑,止于蜗神经核。

(九) 舌咽神经

舌咽神经(glossopharyngeal nerve)属混合性神经,含四种纤维成分。躯体运动纤维和内

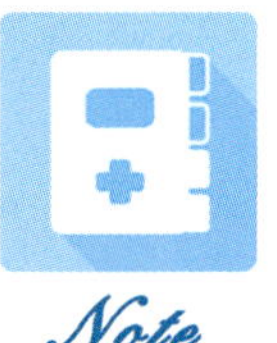
Note

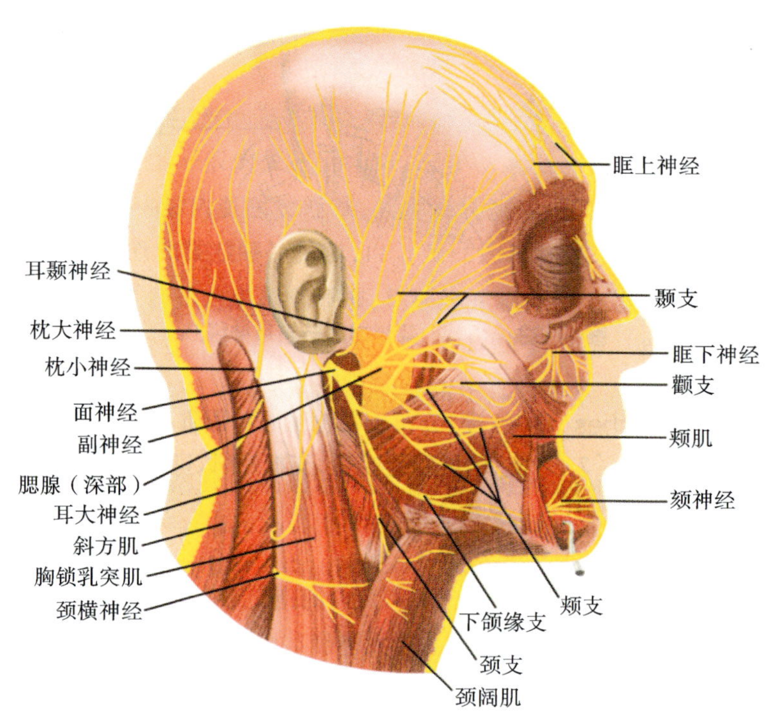

图 12-53 面神经

脏运动纤维分别起自疑核和下泌涎核；内脏感觉纤维止于脑内的孤束核；一般躯体感觉纤维止于脑内的三叉神经脊束核。

舌咽神经自延髓橄榄的后方出入脑，经颈静脉孔出颅腔，在颈内动脉、颈内静脉之间向前下方走行，经舌骨、舌肌深面至舌根（图 12-54）。其主要分支有**鼓室神经**、**颈动脉窦支**和**舌支**，其中内脏运动纤维支配腮腺的分泌；内脏感觉纤维分布于舌后 1/3 的黏膜和味蕾，传导黏膜的一般感觉和味觉，此外可分布于颈动脉窦和颈动脉小球，反射性地调节血压和呼吸。

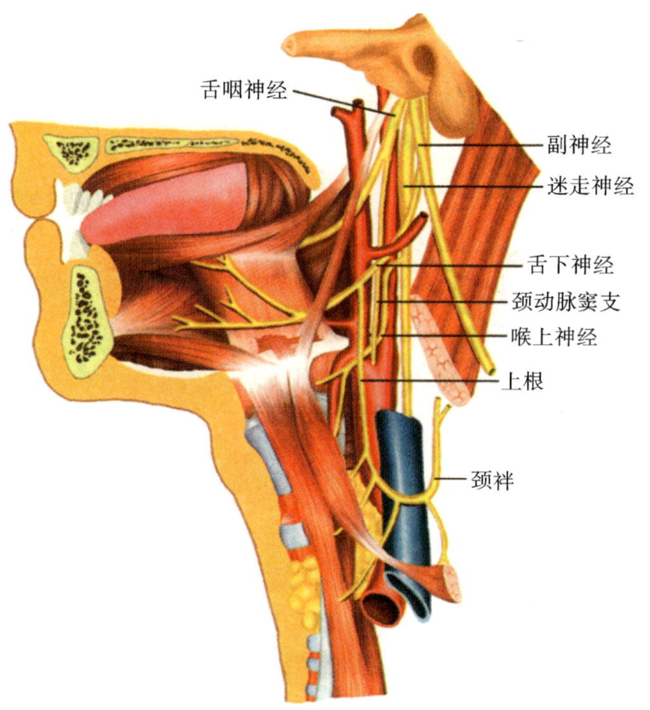

图 12-54 舌咽神经、副神经和舌下神经

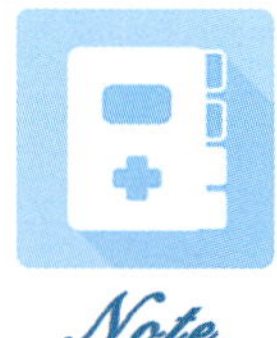
Note

（十）迷走神经

迷走神经(vagus nerve)属混合性神经，有四种纤维成分。躯体运动纤维和内脏运动纤维分别起于延髓的疑核和迷走神经背核；躯体感觉纤维和内脏感觉纤维分别止于三叉神经脊束核和孤束核(图 12-55)。

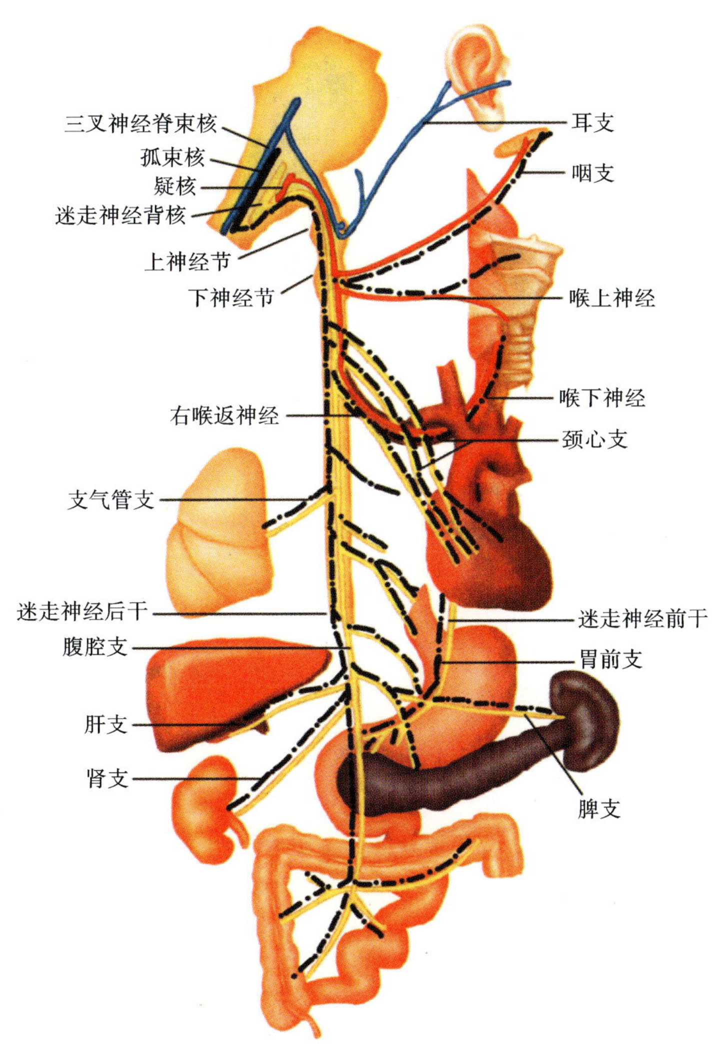

图 12-55 迷走神经的分布

自延髓橄榄的后方出入脑，与舌咽神经和副神经一起经颈静脉孔出颅腔，进入颈部的颈动脉鞘内，下行于颈内动脉、颈总动脉与颈内静脉之间的后方，经胸廓上口入胸腔。左、右迷走神经的行程略有不同。左迷走神经在左颈总动脉与左锁骨下动脉之间下行，越过主动脉弓的前方，经左肺根的后方，至食管前面攀绕食管，分支参与形成食管前丛，在食管下端延续为迷走神经前干；右迷走神经越过右锁骨下动脉前方，沿气管右侧下行，经右肺根后方，至食管后面攀绕食管，分支参与构成食管后丛，在食管下端延续为迷走神经后干。迷走神经前、后干与食管一起穿膈食管裂孔入腹腔，分支主要分布于肝、胰、脾、肾以及结肠左曲以上的肠管。

迷走神经主要分支如下。

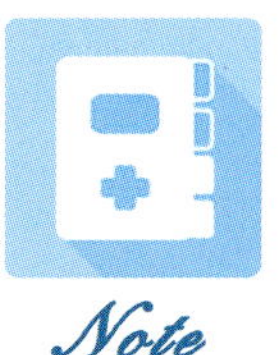

1. 颈部的分支

(1) 喉上神经　起自下神经节，在颈内动脉内侧下行，于舌骨大角处分为内、外两支。内支含一般内脏感觉纤维，穿甲状舌骨膜入喉，分支分布于声门裂以上的喉黏膜；外支细小，含特殊内脏运动纤维，分支支配环甲肌。

(2) 颈心支　有上、下两支，沿喉与气管两侧下行入胸腔，两支与交感神经一起构成心丛，调节心脏活动。上支有一支称主动脉神经或减压神经，分布至主动脉弓的壁内，感受血压变化和化学刺激。

2. 胸部的分支

(1) 支气管支和食管支　迷走神经在胸部发出的数条小支，含有一般内脏运动纤维和一般内脏感觉纤维，分别加入肺丛和食管丛。

(2) 喉返神经　发自迷走神经的胸段，右喉返神经勾绕右锁骨下动脉，左喉返神经勾绕主动脉弓，向上返至颈部。左、右喉返神经上行于气管、食管之间的沟内，其运动纤维支配除环甲肌以外所有的喉肌，感觉纤维分布至声门裂以下的喉黏膜。

3. 腹部的分支

(1) 胃前支和肝支　在贲门附近起自迷走神经前干，胃前支沿胃小弯至胃前壁，分数支形成"鸦爪"形；肝支有数支，参与形成肝丛。

(2) 胃后支和腹腔支　在贲门附近起自迷走神经后干，胃后支沿胃小弯至胃后壁，分支形成"鸦爪"形，分布于幽门窦及幽门管的后壁；腹腔支向右走行，参与构成腹腔丛，并与交感神经纤维一起伴随动脉分布至脾、小肠、盲肠、升结肠、横结肠、肝、胰、肾等腹腔脏器。

知识链接

喉返神经损伤

喉返神经是喉肌的重要运动神经，在其入喉前与甲状腺下动脉的终支互相交错，关系复杂。在甲状腺手术结扎动脉或用止血钳时，易损伤此神经，导致声音嘶哑；若两侧同时损伤，可引起呼吸困难，甚至窒息。

(十一) 副神经

副神经(accessory nerve)为运动性神经，起自延髓的疑核和脊髓的副神经核，在迷走神经根的下方出延髓，与舌咽神经、迷走神经一起经颈静脉孔出颅腔，可分为内支和外支(图12-56)。内支加入迷走神经，支配咽喉肌；外支较粗，出颅腔后行向外下方，支配胸锁乳突肌和斜方肌。

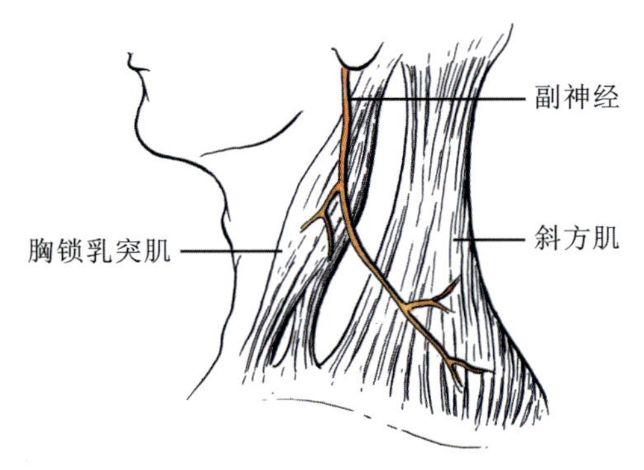

图 12-56　副神经

(十二) 舌下神经

舌下神经(hypoglossal nerve)是运动性神经，起自舌下神经核，自延髓前外侧沟出脑，穿舌下神经管出颅腔，支配舌内肌和大部分舌外肌(图 12-57)。一侧舌下神经损伤，可致同侧颏舌肌瘫痪，伸舌时，舌尖偏向患侧。

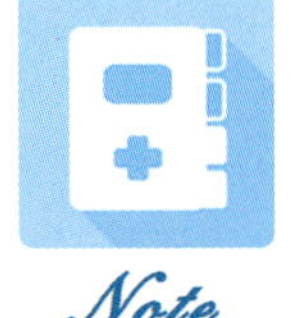

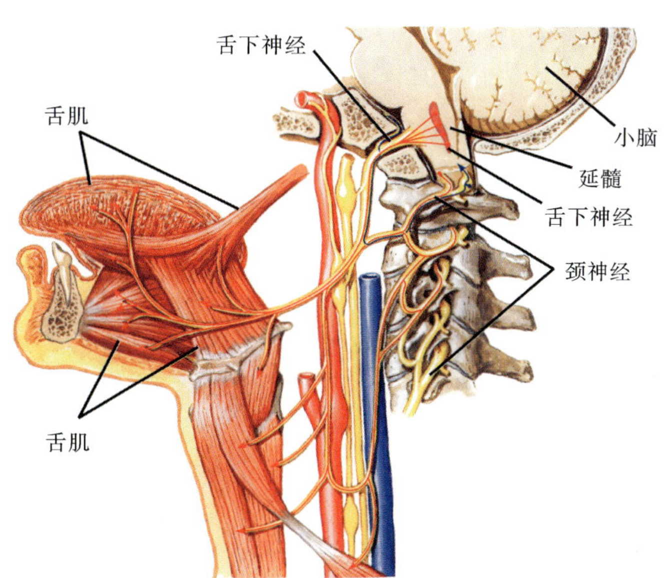

图 12-57　舌下神经

三、内脏神经

内脏神经(visceral nervous)主要分布于内脏器官、心血管和腺体,可分为内脏运动神经和内脏感觉神经两个部分。

(一) 内脏运动神经

内脏运动神经与躯体运动神经相比,在形态结构、分布范围、功能等方面存在较大的差异。

(1) 支配的器官不同　内脏运动神经支配全身的平滑肌、腺体和心肌,且不受意识控制;躯体运动神经支配骨骼肌,受意识控制。

(2) 神经元数目不同　内脏运动神经从低级中枢到达所支配器官需要经过两级神经元,而躯体运动神经自低级中枢至骨骼肌只有一级神经元。在内脏运动神经行程中,胞体位于脑干或脊髓内的神经元称节前神经元,其发出的轴突称**节前纤维**;胞体位于周围部的内脏神经节内的神经元称节后神经元,其发出的轴突称**节后纤维**。

(3) 纤维成分不同　内脏运动神经分为交感和副交感两种纤维成分;躯体运动神经则只有一种纤维成分。

(4) 分布形式不同　内脏运动神经节后纤维常攀附脏器和血管形成神经丛,由丛分支至效应器,而躯体运动神经以神经干的形式直达效应器。

根据形态和功能特点,内脏运动神经分为交感神经和副交感神经两个部分(图 12-58)。

1. 交感神经(sympathetic nerve)　交感神经可分为中枢部和周围部。交感神经的低级中枢位于脊髓 $T_1 \sim L_3$ 节段的灰质侧角内;周围部包括交感神经节、交感干、节前纤维、节后纤维以及神经丛。

(1) 交感神经节　依交感神经节所在的位置,将其分为如下两类。

① 椎旁神经节:又称交感干神经节,位于脊柱的两侧,借节间支连接形成串珠状,称**交感干**(sympathetic trunk)。交感干上至颅底,下至尾骨。在尾骨的前面,左右两条交感干汇合,终于**奇神经节**。

② 椎前神经节:位于脊柱前方,呈不规则的结节状团块,包括腹腔神经节、主动脉肾节、肠系膜上神经节和肠系膜下神经节等。

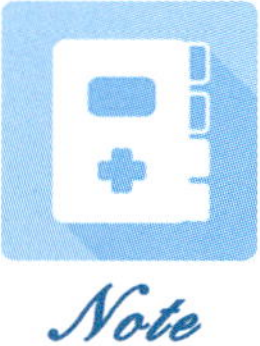

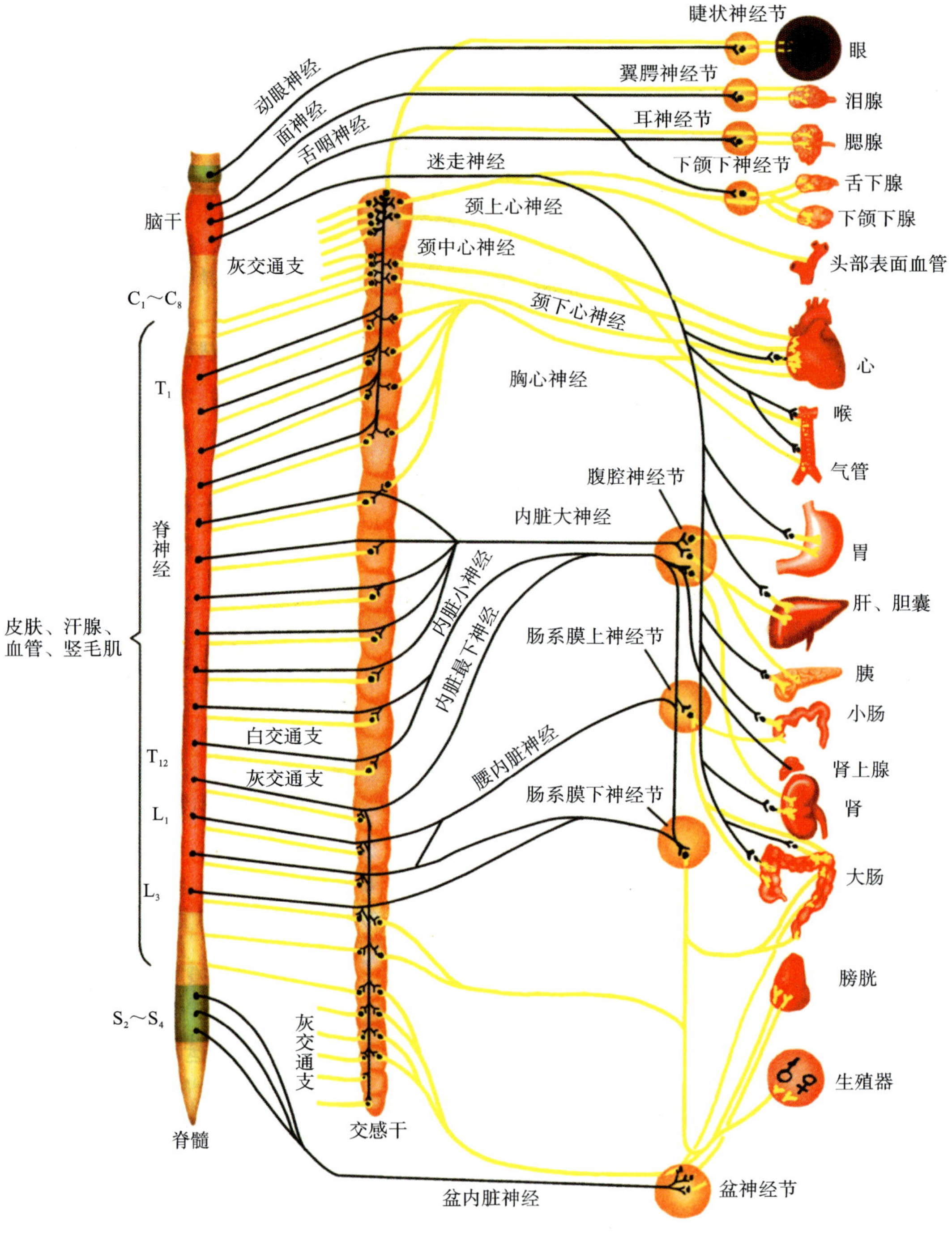

图 12-58　内脏运动神经概况示意图

(2) 交感干的分支　交感干神经节与相应脊神经连接的交通支分为**白交通支**和**灰交通支**(图 12-59)。白交通支是由脊髓侧角细胞发出的具有髓鞘的节前纤维，只存在于 T_1～L_3 各脊神经与相应的交感干神经节之间；灰交通支是由交感干神经节细胞发出的无髓鞘的节后纤维，存在于交感干与 31 对脊神经之间。

交感神经的节前纤维经白交通支进入交感干后有三种去向：①立即止于相应的椎旁神经节；②在交感干内上升或下降 1～2 个神经节后止于邻近椎旁神经节；③穿出椎旁神经节，进入椎前神经节。

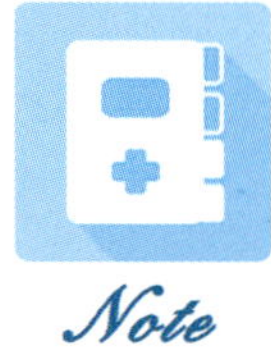

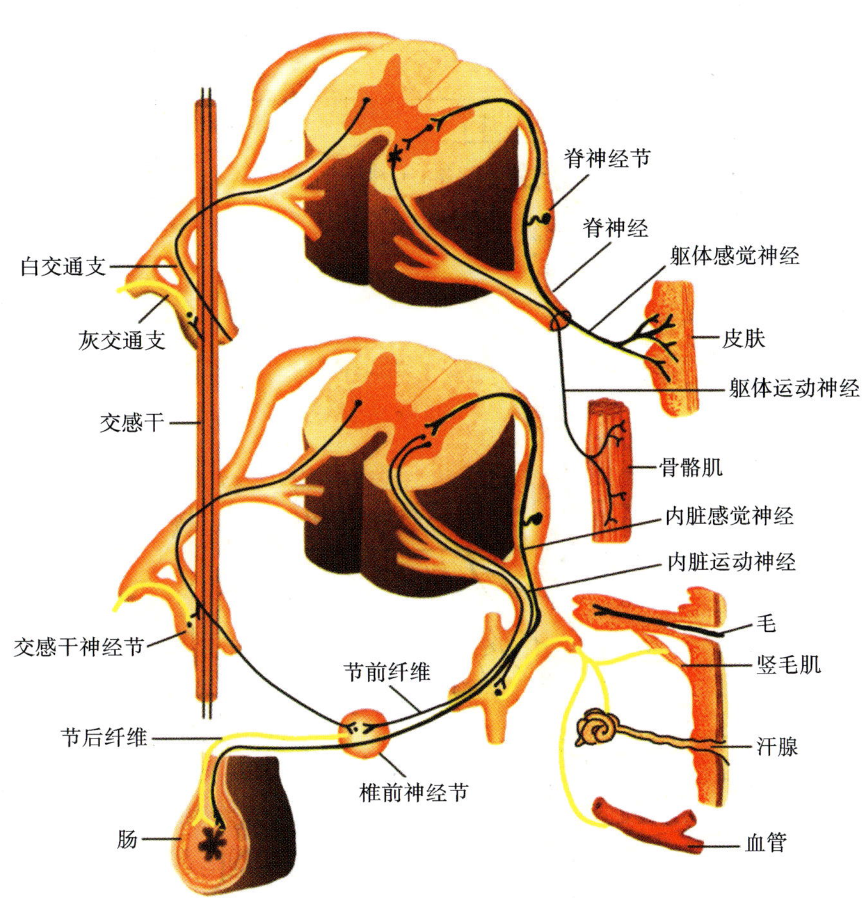

图 12-59 交感神经纤维走行模式图

交感神经的节后纤维也有三种去向：①形成灰交通支返回脊神经(见于各对脊神经)；②攀附动脉形成相应的神经丛，并随动脉分支分布到所支配器官；③由交感神经节直接发出分支到达所支配的器官。

(3) 交感神经的分布概况 交感神经的构成和分布如表 12-4 所示。

表 12-4 交感神经的构成和分布

节前纤维的来源	节后神经元胞体部位	节后纤维的分布
T_1～T_5 节段的侧角	椎旁神经节	头颈、胸腔器官及上肢的血管、汗腺、竖毛肌
T_5～T_{12} 节段的侧角	椎旁神经节或椎前神经节	肝、胰、脾、肾等腹腔实质器官，结肠左曲以上的消化管
L_1～L_3 节段的侧角	椎旁神经节或椎前神经节	结肠左曲以下的消化管、盆腔脏器和下肢的血管、汗腺、竖毛肌

2. 副交感神经(parasympathetic nerve) 副交感神经也可分为中枢部和周围部。副交感神经的低级中枢位于脑干内副交感神经核和脊髓内骶髓副交感神经核；周围部包括副交感神经节、节前纤维和节后纤维。

(1) 副交感神经节 多位于所支配的器官附近或其壁内，分别称为**器官旁节或器官内节**，其中，位于颅部的器官旁节较大，肉眼可见的有睫状神经节、翼腭神经节、耳神经节和下颌下神经节等。其他部位的副交感神经节很小，只有在显微镜下才能看到。

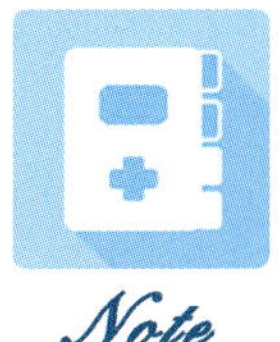

（2）副交感神经纤维

① 颅部副交感神经：动眼神经的副交感神经纤维由中脑的动眼神经核发出节前纤维，随动眼神经入眶后，在睫状神经节内换元，节后纤维支配瞳孔括约肌和睫状肌。

面神经的副交感神经纤维由脑桥上泌涎核发出节前纤维，加入面神经。一部分至翼腭神经节换元，其节后纤维分布于泪腺、鼻腔黏膜的腺体；一部分经鼓索加入舌神经，至下颌下神经节换元，其节后纤维分布于下颌下腺、舌下腺及口腔黏膜的腺体。

舌咽神经的副交感神经纤维由延髓下泌涎核发出的节前纤维加入舌咽神经，分支进入耳神经节换元，其节后纤维分布于腮腺。

迷走神经的副交感神经纤维由延髓的迷走神经背核发出的节前纤维加入迷走神经，分支到心、肺、肝、脾、胰、肾及结肠左曲以上消化管的器官旁节或器官内节换元，其节后神经纤维分布于上述器官的平滑肌、心肌和腺体。

② 骶部副交感神经：由脊髓骶段第2～4节灰质侧角副交感神经核发出节前纤维，出骶前孔后组成盆内脏神经加入盆丛，随盆丛分支到所支配脏器的器官旁节或器官内节换元。节后纤维支配结肠左曲以下的消化管、盆腔内脏的平滑肌和腺体。

3. 交感神经与副交感神经的区别 交感神经和副交感神经都是内脏运动神经，它们常共同支配一个器官，但二者在来源、形态结构和分布范围方面有许多不同之处（表12-5）。

表12-5 交感神经和副交感神经结构、分布比较

	交感神经	副交感神经
低级中枢位置	脊髓第1胸节至第3腰节侧角	脑干的内脏运动神经核，第2～4骶髓节段的骶副交感神经核
神经节	椎旁神经节和椎前神经节	器官旁节和器官内节
节前、节后纤维	节前纤维短，节后纤维长	节前纤维长，节后纤维短
分布范围	胸腔、腹腔、盆腔脏器的平滑肌及心肌、腺体、竖毛肌、瞳孔开大肌和全身血管	胸腔、腹腔、盆腔脏器的平滑肌及心肌、腺体（肾上腺髓质除外）、瞳孔括约肌、睫状肌

交感神经和副交感神经对同一器官所起的作用不同，二者在高级神经中枢的控制和调节下，既相互拮抗又相互统一，以调节机体适应机能活动状态的变化。例如：在机体功能活动增强时，交感神经活动加强，副交感神经活动减弱，出现心率加快、血压升高、支气管扩张、消化功能抑制等；在机体功能活动减弱时，副交感神经活动加强，而交感神经活动受抑制，从而出现心率减慢、血压降低、支气管收缩、消化活动增强等现象。交感神经和副交感神经对各器官的作用比较如表12-6所示。

表12-6 交感神经和副交感神经对各器官的作用比较

器官	交感神经	副交感神经
心	心率加快、收缩力增强、冠状动脉舒张	心率减慢、收缩力减弱、冠状动脉收缩
支气管	气管平滑肌舒张	气管平滑肌收缩
胃肠道	肠平滑肌蠕动减弱、腺体分泌减少	肠平滑肌蠕动增强、腺体分泌增加
膀胱	膀胱壁的平滑肌舒张、括约肌收缩	膀胱壁的平滑肌收缩、括约肌舒张
瞳孔	瞳孔散大	瞳孔缩小

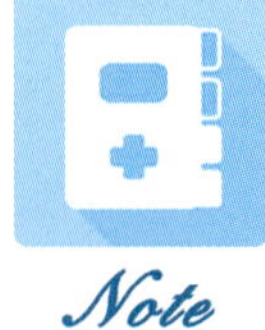

（二）内脏感觉神经

内脏感觉神经接受内脏器官的各种刺激，转变为神经冲动传至中枢，产生内脏感觉。

1. 内脏感觉的特点

（1）正常内脏活动中一般不引起感觉，较强烈的活动才能引起感觉。如饥饿时胃的收缩可引起饥饿感，直肠、膀胱的充盈可引起膨胀感等。

（2）内脏对切割等刺激不敏感，但对牵拉、膨胀、冷热、缺血等刺激十分敏感。

（3）内脏感觉的传入途径比较分散，即一个脏器的感觉纤维可经数个脊神经传入中枢，一条脊神经可含有几个脏器的感觉纤维。因此，内脏痛往往是弥散的，定位不准确。

2. 牵涉痛 当某些内脏器官发生病变时，常在体表的一定区域产生感觉过敏或疼痛，这种现象称牵涉痛。牵涉痛的发生机制，目前尚不清楚。临床上，牵涉痛的部位可帮助诊断内脏疾病（表 12-7）。

表 12-7 常见脏器的牵涉痛部位

患病器官	疼痛牵涉部位
心	心前区、左肩、左臂和手尺侧区
肝、胆囊	右上腹、右肩区
胃、胰	左上腹、肩胛区
小肠、阑尾	上腹、脐周区
肾、输尿管	腰、腹股沟区

第四节 神经传导通路

人体感受器接受内、外环境的各种刺激，并将其转化为神经冲动，通过传入神经元传递至中枢神经系统，在大脑皮质产生感觉，此传导通路称感觉（上行）传导通路；感觉信息在大脑皮质进行分析综合后，发出神经冲动下行，经传出神经传至效应器，做出相应的反应，此传导通路称运动（下行）传导通路。本节着重介绍重要的传导通路。

一、感觉传导通路

（一）躯干和四肢的本体感觉和精细触觉传导通路

本体感觉是指肌、腱及关节等处感受器所接受的位置觉、运动觉和振动觉，故又称深感觉。皮肤的精细触觉是指辨别两点间距离和感受物体纹理粗细的感觉。二者传导通路相同，由三级神经元组成（图 12-60）。

第一级神经元的胞体位于脊神经节内，其周围突随相应脊神经分布于肌、腱、关节等处的本体感受器，中枢突经脊神经后根进入脊髓后索。来自第 5 胸神经及其以下各脊神经的纤维，组成薄束；来自第 4 胸神经及其以上各脊神经的纤维，组成楔束。二者上行至延髓，分别终于延髓内的薄束核和楔束核。

第二级神经元的胞体位于延髓内的薄束核和楔束核。此二核发出的纤维向前绕过中央灰质的腹侧，在中线上与来自对侧的纤维交叉，形成内侧丘系交叉。交叉后的纤维组成内侧丘系，向上经脑干终止于背侧丘脑的腹后外侧核。

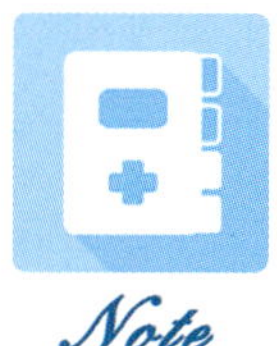

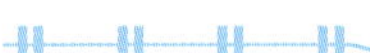

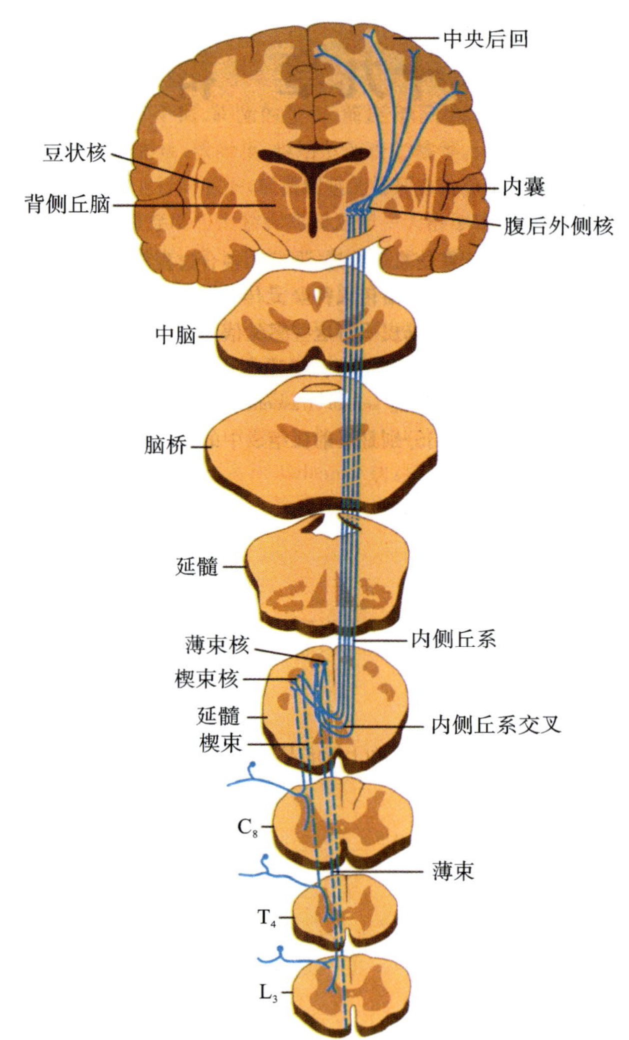

图 12-60 本体感觉和精细触觉传导通路

第三级神经元的胞体位于背侧丘脑的腹后外侧核。由此核发出纤维加入丘脑中央辐射，经内囊后肢投射至大脑皮质中央旁小叶后部及中央后回上 2/3 部。

此传导通路的损伤，引起躯干、四肢的本体感觉和精细触觉减退或丧失。

（二）痛觉、温度觉和粗触觉传导通路

痛觉、温度觉和粗触觉感受器位于皮肤和黏膜中，属于浅感觉，故该通路又称浅感觉传导通路。它由三级神经元构成(图 12-61)。

1. 躯干和四肢的痛觉、温度觉及粗触觉传导通路

第一级神经元的胞体位于脊神经节内。其周围突随相应脊神经分布于躯干、四肢皮肤内的感受器。中枢突经脊神经后根进入脊髓，上升 1～2 个脊髓节段，止于脊髓后角固有核。

第二级神经元的胞体位于脊髓后角固有核内。由此核发出神经纤维，经白质前联合交叉至对侧外侧索和前索，分别形成脊髓丘脑侧束（痛觉、温度觉纤维）和脊髓丘脑前束（粗触觉纤维）。经脊髓、延髓橄榄核的背外侧至脑桥和中脑，走在内侧丘系的外侧，向上止于背侧丘脑腹后外侧核。

第三级神经元的胞体位于背侧丘脑腹后外侧核。由此核发出神经纤维加入丘脑中央辐射经内囊后肢，投射至大脑皮质中央旁小叶后部及中央后回上 2/3 部。

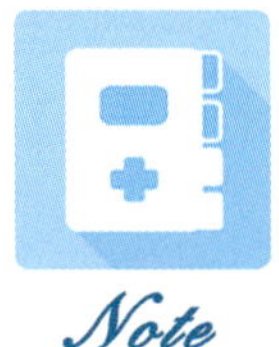
Note

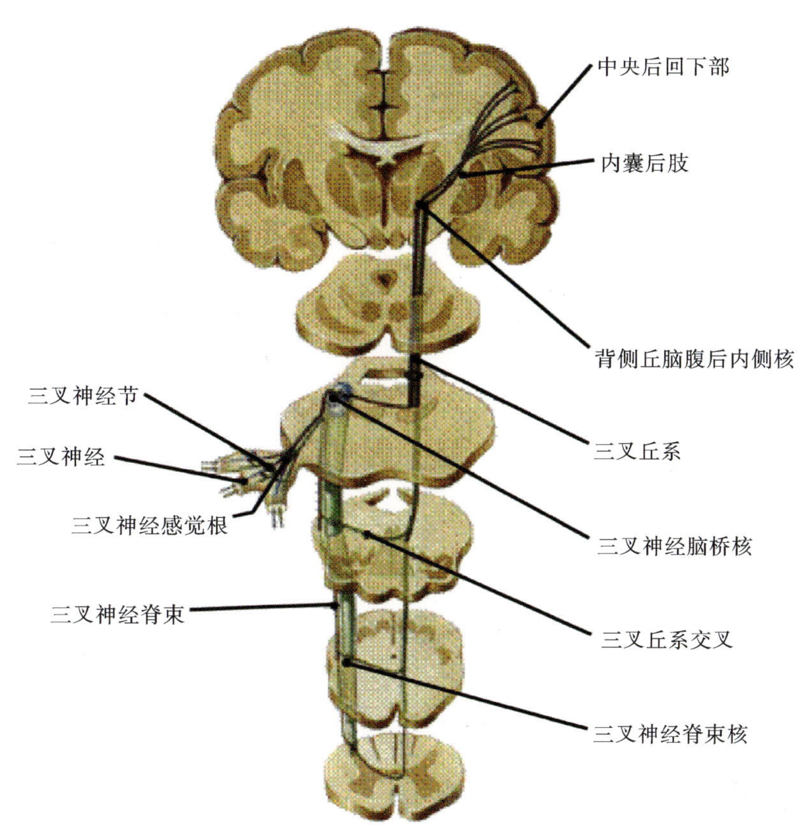

图 12-61 痛觉、温度觉和粗触觉传导通路

2. 头面部的痛觉、温度觉及粗触觉传导通路 一般认为，头面部的痛、温觉和粗触觉由三叉神经传导，由三级神经元组成。

第一级神经元的胞体位于三叉神经节内。其周围突组成三叉神经感觉支，分布于头面部皮肤及口鼻黏膜的相应感受器；中枢突经三叉神经根入脑桥，传导粗触觉的纤维止于三叉神经脑桥核；传导痛觉、温度觉的纤维止于三叉神经脊束核。

第二级神经元的胞体位于三叉神经脑桥核和三叉神经脊束核内。由该核群发出神经纤维交叉至对侧组成三叉丘系，在内侧丘系背侧上行，止于背侧丘脑腹后内侧核。

第三级神经元的胞体位于背侧丘脑腹后内侧核。由该核发出神经纤维组成丘脑中央辐射经内囊后肢，投射至中央后回下 1/3 部。

此通路中，若三叉丘系交叉以上受损，则导致对侧头面部痛觉、温度觉和粗触觉障碍；若三叉丘系交叉以下受损，则同侧头面部痛觉、温度觉和粗触觉障碍。

（三）视觉传导通路和瞳孔对光反射通路

微课——视觉传导通路

1. 视觉传导通路 由三级神经元组成（图 12-62）。

第一级神经元是视网膜内的双极细胞。视细胞接受光线刺激并转化为神经冲动，传导至视网膜内的双极细胞，双极细胞的中枢突与节细胞形成突触。

第二级神经元是节细胞。节细胞轴突汇集成视神经入颅后，形成视交叉，向后延续为视束，绕大脑脚，大部分纤维止于外侧膝状体。视交叉为不完全交叉，来自两眼视网膜鼻侧半的纤维交叉，交叉后加入对侧视束；来自视网膜颞侧半的纤维不交叉，走在同侧视束内。因此，每侧视束内含有同侧眼视网膜的颞侧半纤维和对侧眼视网膜的鼻侧半纤维。

第三级神经元的胞体位于外侧膝状体内。由该核发出神经纤维组成视辐射，经内囊后肢投射至大脑皮质视部（距状沟两侧）。

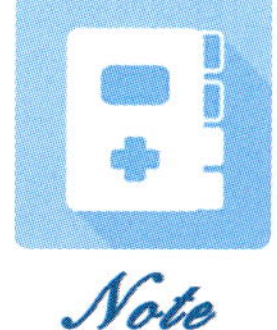
Note

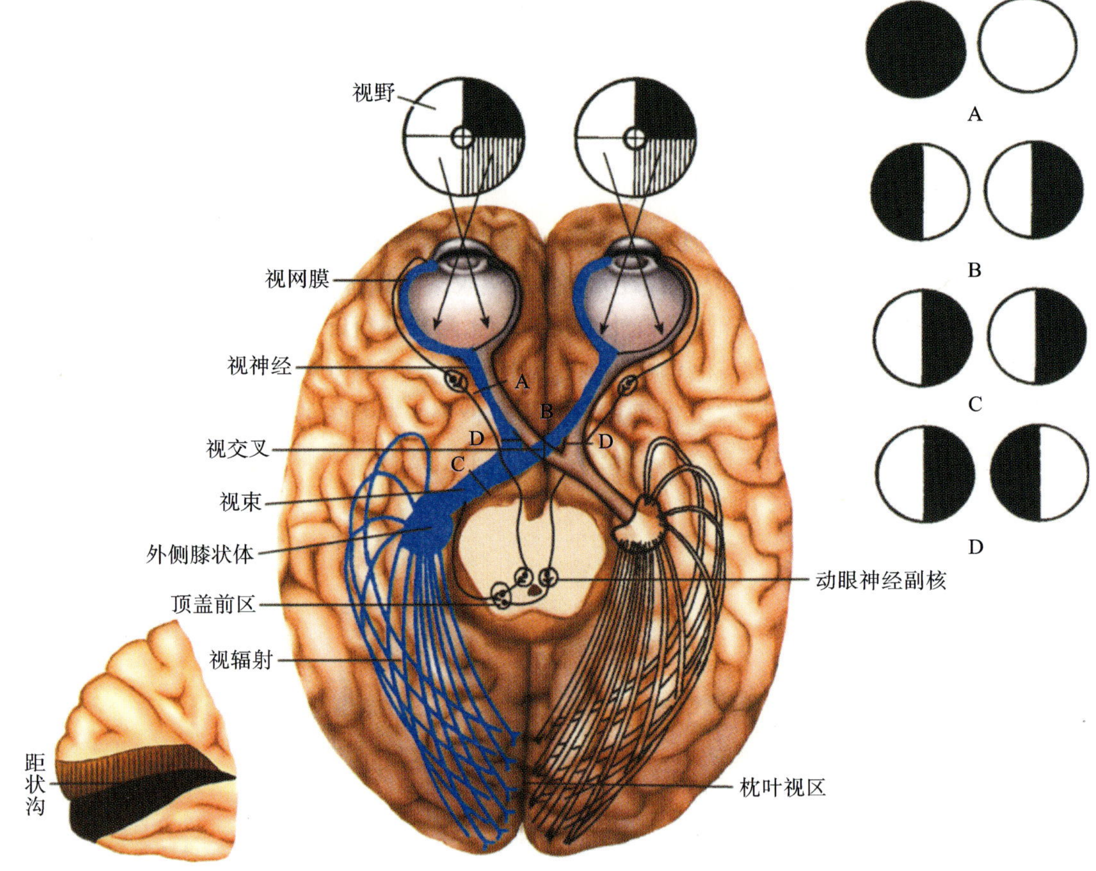

图 12-62 视觉传导通路

视野是指眼球固定向前平视时所能看到的空间范围。视觉传导通路不同部位的损伤，会导致不同的视野缺损：①一侧视神经损伤，导致该侧眼视野全盲；②视交叉中间部交叉纤维损伤，导致双眼视野颞侧半偏盲；③一侧视交叉外侧部的未交叉纤维损伤，可出现患侧视野鼻侧偏盲；④一侧视束或视辐射、视皮质受损，导致双眼病灶对侧视野同向性偏盲（患侧视野鼻侧偏盲和健侧视野颞侧偏盲）。

2. 瞳孔对光反射通路 光照一侧瞳孔，引起两侧瞳孔缩小的反应称瞳孔对光反射。光照侧的反应称直接对光反射，未照射侧的反应称间接对光反射。瞳孔对光反射的通路如下：视网膜→视神经→视交叉→两侧视束→顶盖前区→两侧动眼神经副核→动眼神经→睫状神经节→节后纤维→瞳孔括约肌收缩→两侧瞳孔缩小。

瞳孔对光反射在临床上有重要意义，反射消失可能是病危表现。视神经和动眼神经的损伤也可引起瞳孔对光反射改变：一侧视神经受损，患侧直接对光反射消失，间接对光反射存在；一侧动眼神经受损，患侧直接和间接对光反射均消失。

二、运动传导通路

运动传导通路起于大脑皮质运动中枢，管理骨骼肌的运动，包括锥体系和锥体外系。

（一）锥体系

锥体系（pyramidal system）是重要的下行传导通路，支配骨骼肌的随意运动，一般由两级神经元构成。第一级神经元胞体位于大脑皮质运动中枢，其轴突构成皮质核束和皮质脊髓束，称**上运动神经元**（upper motor neuron）；第二级神经元位于脑干躯体运动核和脊髓灰质前角，

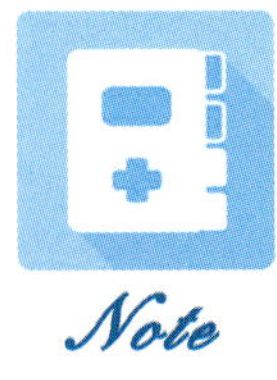
Note

其轴突进入脑神经和脊神经，直接支配相应骨骼肌运动，称**下运动神经元**(lower motor neuron)。

上运动神经元的纤维下行经内囊、脑干至脊髓。在下行过程中，止于脑干内躯体运动神经核的纤维束，称皮质核束；止于脊髓前角的纤维束，称皮质脊髓束。

1. 皮质核束(corticonuclear tract) 皮质核束主要由中央前回下部锥体细胞的轴突集合而成(图 12-63)，下行经内囊膝部至大脑脚底，由此向下陆续分出纤维，大部分止于双侧脑神经运动核，随脑神经支配眼外肌、咀嚼肌、面上部表情肌、胸锁乳突肌、斜方肌和咽喉肌；小部分纤维完全交叉到对侧，止于面神经运动核下部和舌下神经核，支配对侧面下部表情肌和舌肌。

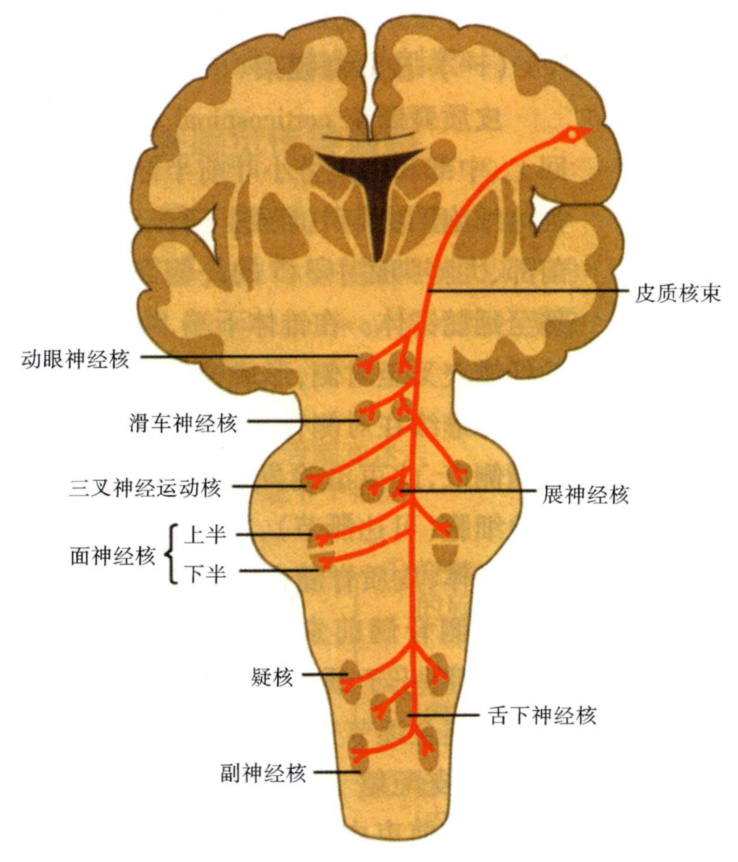

图 12-63 皮质核束

因此，一侧上运动神经元损伤，可导致对侧眼裂以下的面肌和对侧舌肌瘫痪。表现为病灶对侧鼻唇沟消失，口角低垂并向病灶侧偏斜，流涎，不能做鼓腮、露齿等动作，伸舌时舌尖偏向病灶对侧。一侧面神经下运动神经元损伤，可导致病灶侧所有面肌瘫痪，表现为额横纹消失，眼不能闭，口角下垂，鼻唇沟消失等；一侧舌下神经下运动神经元损伤，可导致病灶侧舌肌瘫痪，表现为伸舌时舌尖偏向病灶侧(图 12-64)。

2. 皮质脊髓束 由中央前回上、中部和中央旁小叶前半部等处皮质的锥体细胞轴突集中而成(图 12-65)，经内囊后肢、大脑脚、脑桥基底部至延髓锥体。在锥体下端，大部分的纤维交叉至对侧，形成锥体交叉。交叉后的纤维在对侧脊髓外侧索内下行，形成皮质脊髓侧束。此束纤维在下行的过程中，逐节止于同侧脊髓前角运动神经元，主要支配四肢肌。小部分未交叉的纤维在同侧脊髓前索内下行，形成皮质脊髓前束。此束仅达上胸节，并经白质前连合逐节交叉至对侧，止于脊髓前角运动神经元，支配躯干和四肢肌；此束中有一部分纤维始终不交叉，止于同侧脊髓前角运动神经元，主要支配躯干肌。所以，躯干肌受双侧大脑皮质支配。

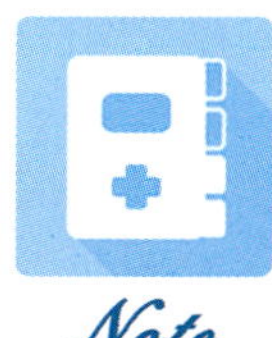

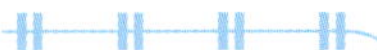

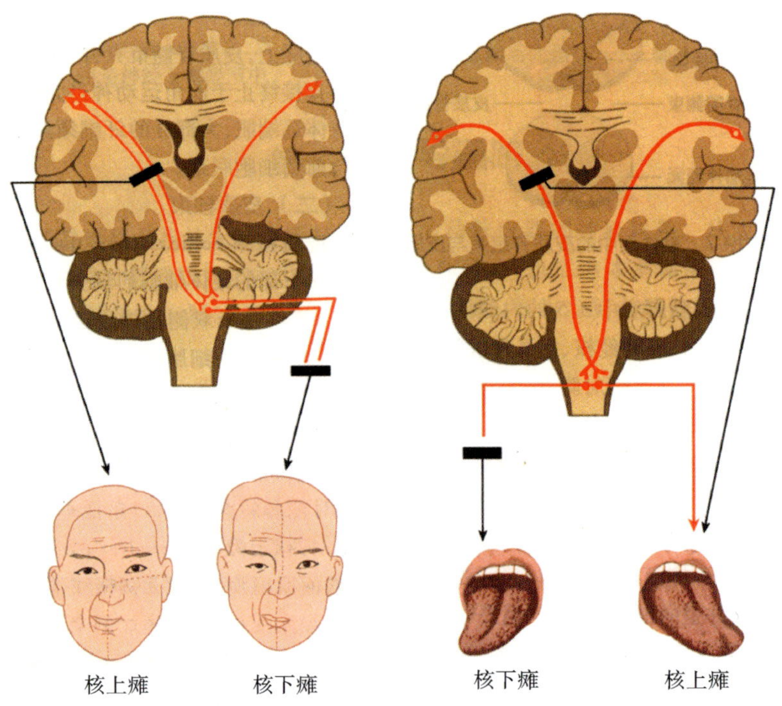

图 12-64　面神经和舌下神经核上、下瘫

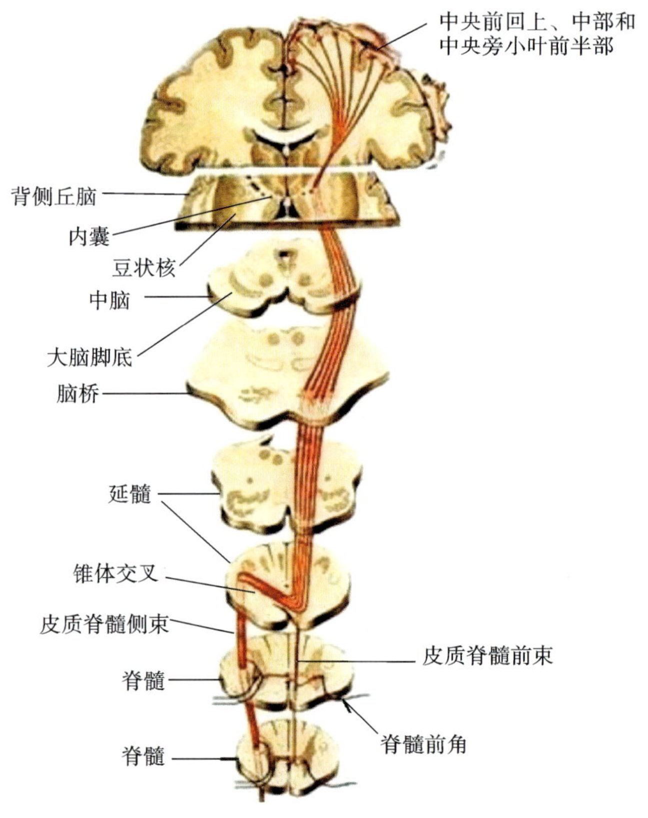

图 12-65　皮质脊髓束

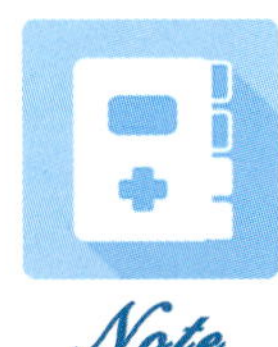

由上所述，一侧皮质脊髓束在锥体交叉以上受损，主要引起对侧肢体瘫痪，躯干肌运动不受明显影响；在锥体交叉以下受损，主要引起同侧肢体瘫痪。

锥体系任何部位损伤都可引起所支配区随意运动障碍，即瘫痪。可分为两类：一类是上运动神经元损伤（核上瘫），另一类是下运动神经元损伤（核下瘫）。两类的表现不同，如表 12-8 所示。

表 12-8 上、下运动神经元损伤的区别

项　目	上运动神经元	下运动神经元
瘫痪特点	痉挛性（硬瘫）	弛缓性（软瘫）
肌张力	增高	降低
深反射	亢进	消失或减弱
病理反射	出现（阳性）	不出现（阴性）
早期肌萎缩	不明显	明显

（二）锥体外系

除锥体系以外，所有下行的运动传导通路都可归为**锥体外系**（extrapyramidal system）。锥体外系并不是一个简单独立的结构系统，而是一个复杂的涉及脑内许多结构的功能系统，包括大脑皮质、背侧丘脑、苍白球、壳、尾状核、黑质、红核、脑桥核、前庭神经核、小脑、脑干的某些网状核以及它们的联络纤维等，这些结构共同组成复杂的多级神经元链。

锥体外系的主要功能是调节肌紧张、协调肌的活动、维持和调整体姿势、进行习惯性和节律性动作等。临床上锥体外系常见疾病是震颤麻痹和舞蹈病。

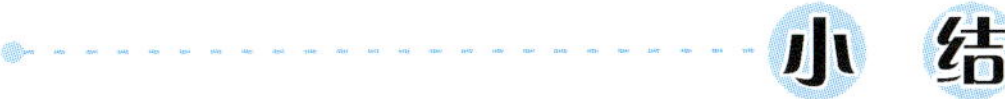

小 结

神经系统包括中枢神经系统和周围神经系统两个部分，神经系统完成各种活动的结构基础是反射弧。

中枢神经系统包括脊髓和脑。脊髓位于椎管内，呈前后略扁的圆柱形，全长粗细不等，有两处膨大，表面有 6 条纵行的沟裂，在横切面上可见中央管、灰质和白质。脑位于颅腔内，由脑干、小脑、间脑和端脑四个部分组成。脑干包括延髓、脑桥和中脑三个部分，与第 3～12 对脑神经相连。小脑位于颅后窝，可分为古小脑、旧小脑和新小脑。脑桥、延髓和小脑之间的空腔为第四脑室。间脑分为背侧丘脑和下丘脑等几个部分。大脑是人体多种功能活动的中枢，包括躯体感觉中枢、躯体运动中枢、听觉中枢、视觉中枢和语言中枢等。脑和脊髓的外面都覆有三层被膜。脑和脊髓的血液供应来源于椎动脉和颈内动脉。脑脊液由脑室的脉络丛产生，进入蛛网膜下隙，经上矢状窦回流至颈内静脉。

周围神经系统包括 31 对脊神经、12 对脑神经。脊神经穿出椎管后，立即分为前、后两支，后支较细，前支除第 2～11 胸神经保持原有的节段性外，其余前支分别交织形成脊神经丛，主要分布于躯干和四肢。脑神经由颅的孔、裂出入颅腔，主要分布于头颈部。内脏神经是脊神经和脑神经中分布至内脏器官、心血管系统及全身腺体中的纤维，包括内脏运动神经和内脏感觉神经。内脏运动神经分为交感神经和副交感神经。

上行传导通路主要有以下几种：躯干和四肢的本体感觉和精细触觉传导通路；痛觉、温度觉和粗触觉传导通路；视觉传导通路和瞳孔对光反射通路。下行传导通路主要是锥体系，包括皮质核束和皮质脊髓束。

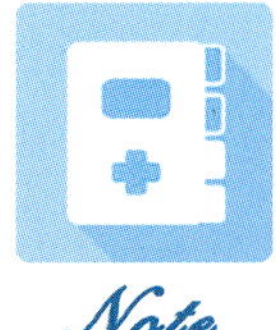

能力检测

实验指导

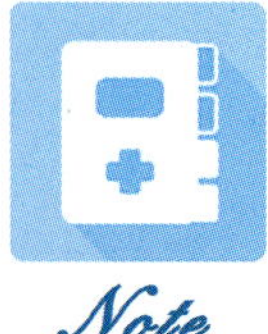

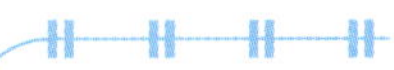

第十三章
人体胚胎学概要

思政学习

学习目标

掌握 精子获能、受精、桑葚胚和胚盘的概念；植入的过程、部位和条件；三胚层的形成过程；胎盘的形态、结构和功能。

熟悉 生殖细胞的成熟过程；胎膜的组成。

了解 孪生和多胎；致畸的因素。

人体胚胎学(human embryology)是研究人出生前发生、发育过程及机制的一门科学。

人胚胎在母体子宫内的发育经历 38 周(约 266 天)，可分为 2 个时期：①**胚期**(embryonic period)，从受精卵形成至第 8 周末，此期，受精卵由单个细胞经过迅速而复杂的增殖分化，历经**胚**(embryo)的不同阶段而初具人形；②**胎期**(fetal period)，自第 9 周至出生，此期，胎儿逐渐长大，各器官继续发育，其结构和功能逐渐完善。

胚期质变剧烈，是整个胚胎发育的关键时期。本章主要介绍前 8 周人胚的发生、发育及胚胎与母体的关系等。

知识链接

围产期与围产医学

近年来，为了加强胎儿及母体的保健和护理，促进优生优育，减少新生儿死亡，临床上将妊娠 28 周胎儿至出生后 1 周的新生儿发育阶段称为围产期。研究围产期孕产妇、胎儿或新生儿卫生保健的科学称围产医学，其属于临床学科的范畴。

第一节　生殖细胞与受精

一、生殖细胞

生殖细胞包括精子和卵子，它们均为单倍体细胞，即仅有 23 条染色体，其中一条是性染色体。

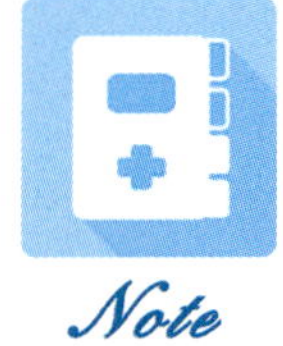

Note

（一）精子的成熟与获能

精子产生于睾丸的生精小管，继而在附睾内发育成熟（即获得运动能力）。射出的精子虽具有运动能力，但还不能进入卵细胞使其受精，这是由于精子头部黏附的来自精液的糖蛋白阻止了顶体酶的释放。当精子通过女性的子宫和输卵管时，该糖蛋白被去除，从而使精子获得受精能力，此现象称**获能**（capacitation）。精子的受精能力一般可维持 24 h。

（二）卵子的成熟

从卵巢排出的卵细胞是次级卵母细胞，只有受到精子穿入其内的激发，才完成第二次成熟分裂，形成卵子。若未受精，则于排卵后 12～24 h 退化。

二、受精

受精（fertilization）是指精子与卵子结合形成受精卵的过程。受精部位通常在输卵管壶腹部。

（一）受精的过程

1. 顶体反应（acrosome reaction） 获能精子与卵细胞相遇时，精子释放顶体酶，溶蚀放射冠、透明带和卵细胞膜的过程称顶体反应。

2. 精卵融合 精子与卵细胞的细胞膜融合，精子的细胞核及细胞质进入卵细胞内。此时卵细胞立即向细胞外释放酶类，使透明带（主要是精子受体）的结构发生变化，阻止其他精子再次穿越透明带，这一过程称**透明带反应**（zona reaction），可保证正常的单精受精。同时，卵细胞迅速完成第二次成熟分裂，排出一个第二极体。精子与卵子的细胞核分别形成雄原核与雌原核。随即两个原核融合，形成二倍体的受精卵，完成受精过程（图 13-1）。

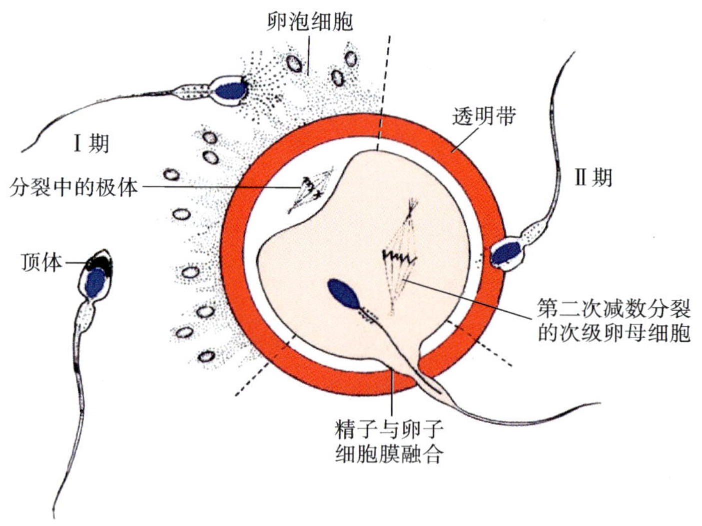

图 13-1 受精示意图

（二）受精的条件

发育正常并已获能的精子与发育正常的卵子在限定的时间相遇是受精的基本条件。

① 有足够数量的正常精子。当精子密度过低（低于 400 万个/毫升）或异常精子过多（超过总数的 40%）时，均可造成男性不育。

② 卵细胞处于减数分裂的第二次成熟分裂的中期。

③ 两性生殖管道通畅，生殖细胞能顺利相遇。应用避孕套、子宫帽、输卵管或输精管结扎等措施，可阻止精子和卵子相遇，达到避孕的目的。

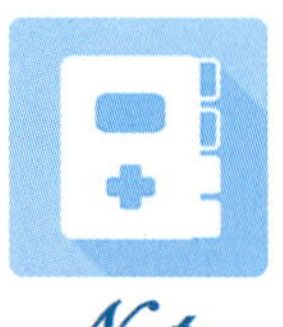
Note

④ 精子的受精能力在女性生殖管道内约维持 24 h，卵细胞在排卵后 12～24 h 死亡，故精子和卵子的结合有限定的时间。

（三）受精的意义

① 精子与卵子的结合，恢复了细胞的二倍体核型；同时，来自双亲的遗传物质随机组合，加之生殖细胞在减数分裂时曾发生染色体联合和片段交换，因而由受精卵发育而来的新个体既维持了双亲的遗传特点，又具有与亲代不完全相同的性状。

② 受精决定新个体的遗传性别。带有 Y 染色体的精子与卵子结合，发育为男性；带有 X 染色体的精子与卵子结合，发育为女性。

③ 精子进入卵子，犹如中子轰击铀原子核后引发剧烈级联反应，使原本相对静止的卵子转入旺盛的能量代谢与生化合成阶段。受精卵开始进行快速的细胞分裂，启动了胚胎发育的进程。

第二节 胚泡的形成与植入

一、卵裂和胚泡的形成

受精卵一旦形成，便开始一边向子宫方向运行，一边进行细胞分裂。由于细胞分裂在透明带内进行，受精卵的细胞质被不断地分到子细胞中，因而随着细胞数量的增加，细胞体积逐渐变小，受精卵这种特殊的有丝分裂称**卵裂**（cleavage），卵裂产生的子细胞称**卵裂球**。第 3 天，卵裂球数达 12～16 个，共同组成一个实心的胚，形如桑葚，称**桑葚胚**（morula）。

约在受精后第 4 天，桑葚胚进入子宫腔，当卵裂球数达 100 个左右时，细胞间出现小的腔隙，它们逐渐汇合成一个大腔并充满液体。此时胚呈囊泡状，称**胚泡**（blastocyst）。胚泡由三个部分构成：①胚泡中心为**胚泡腔**；②胚泡壁由单层细胞构成，与营养的吸收有关，称**滋养层**（trophoblast）；③位于胚泡腔一侧的细胞团称**内细胞群**（inter cell mass），它是形成胚体的原基。包裹于胚泡外方的透明带逐渐变薄而消失，胚泡得以与子宫内膜接触，开始植入（图 13-2、图 13-3）。

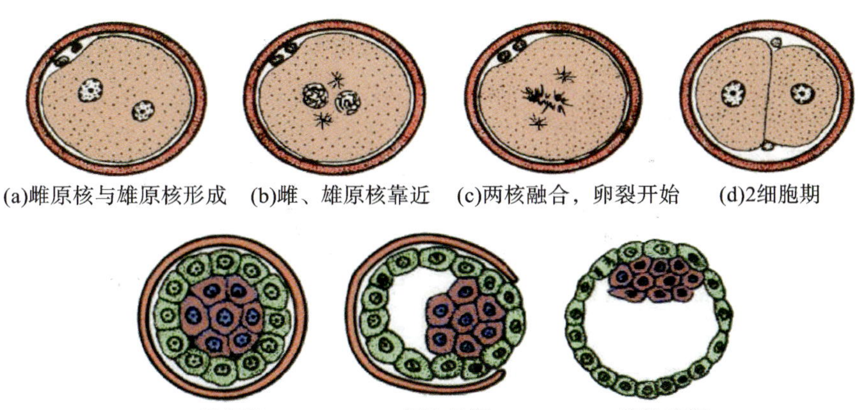

图 13-2 卵裂和胚泡形成示意图

二、胚泡的植入

胚泡逐渐埋入子宫内膜的过程称**植入**（implantation），又称着床。植入于受精后第 5～6

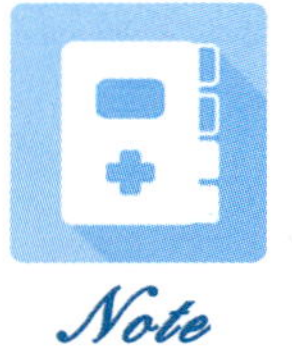

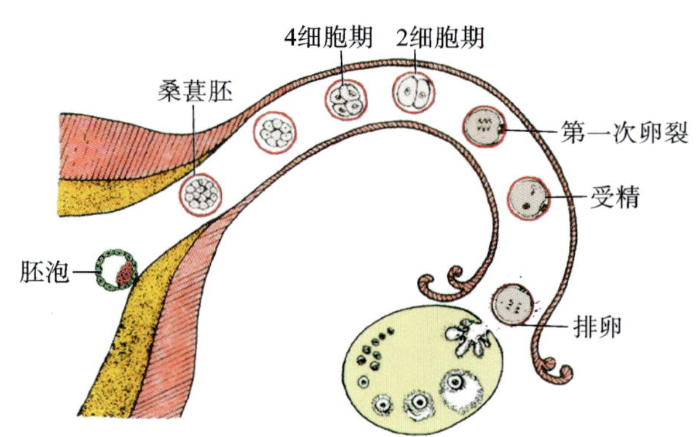

图 13-3 排卵、受精、卵裂和胚泡形成示意图

天开始，于受精后第 11～12 天完成。

（一）植入的过程

植入时，内细胞群侧的滋养层先与子宫内膜接触，分泌蛋白水解酶，在内膜溶蚀出一个缺口，胚泡逐渐埋入其中，最后，缺口修复，植入完成。

在植入过程中，与子宫内膜接触的滋养层细胞迅速增殖，分化为内、外两层：外层细胞互相融合，细胞界限消失，称**合体滋养层**；内层细胞界限清楚，单层排列，称**细胞滋养层**。细胞滋养层的细胞具有分裂能力，可不断形成新的细胞融入合体滋养层（图 13-4）。

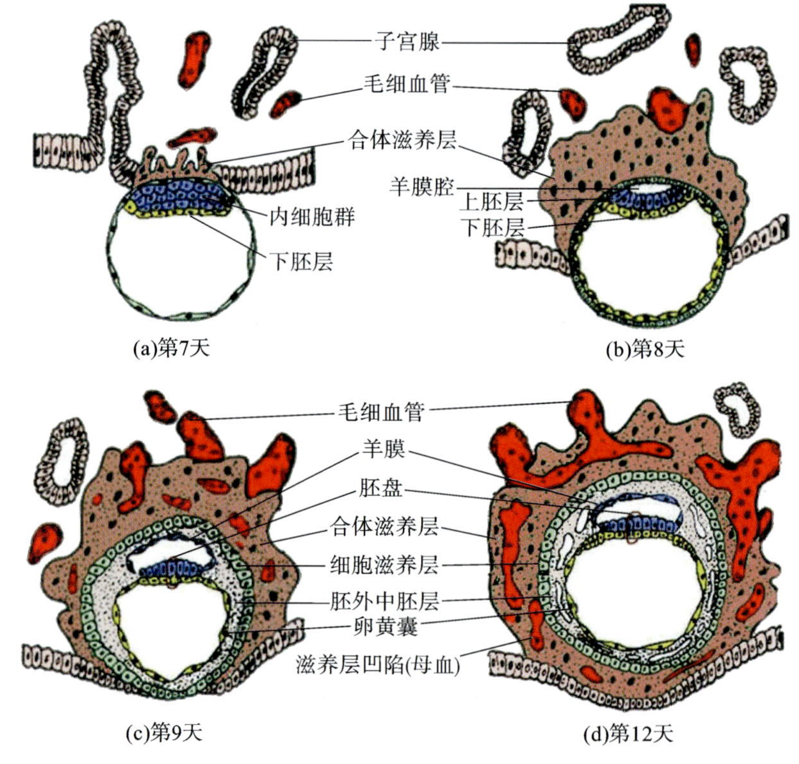

图 13-4 植入过程示意图

（二）植入的部位

胚泡的植入部位通常在子宫体部和底部，多见于子宫后壁。若植入部位靠近子宫颈，将形成前置胎盘，在妊娠晚期或临产时常发生无诱因、无痛性的反复阴道流血，分娩时胎盘还会堵塞产道，导致胎儿娩出困难。植入于子宫体部和底部以外的部位称**异位妊娠**，常发生于输卵

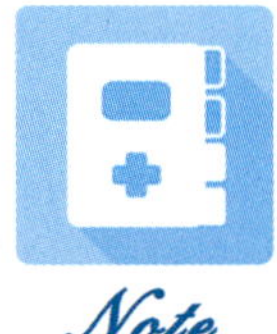
Note

管，偶见于卵巢、子宫阔韧带、腹膜腔和子宫颈(图 13-5)。异位妊娠的胚胎多因营养供应不足，早期死亡而被吸收；少数胚胎发育到较大后，引起植入部位的破裂和大出血。

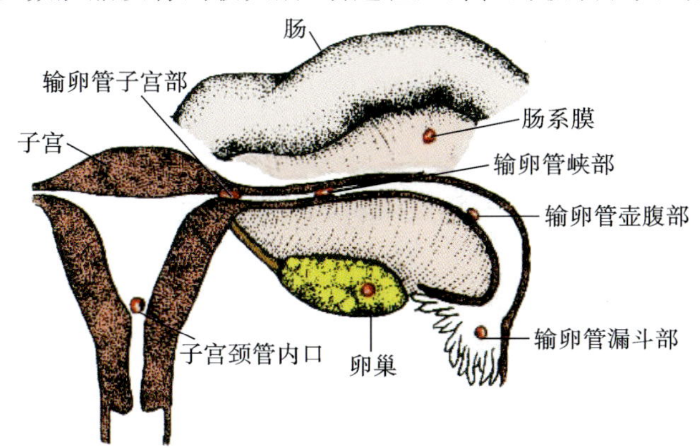

图 13-5 异位植入示意图

知识链接

异位妊娠

异位妊娠是妇产科常见的急腹症之一，典型的症状为腹痛和阴道流血。由于患者常不知道自己已怀孕，可出现晕厥或失血性休克，妊娠病史难于采集，需注意与外科和妇产科其他急腹症相鉴别。

(三) 植入的条件

子宫内膜的周期性变化与胚泡发育同步是植入的基本条件。

① 母体雌激素和孕激素分泌正常，维持子宫内膜处于分泌期。若母体内分泌紊乱或被人为干扰，子宫内膜不处于正常的分泌期，植入便不能完成。

② 胚泡适时进入子宫腔，且透明带准时溶解消失。

③ 正常的子宫腔内环境。子宫有炎症或放置宫内节育器，均可阻碍胚泡的植入。

(四) 植入后子宫内膜的变化

植入时的子宫内膜正处于分泌期，植入后血液供应更丰富，腺体分泌更旺盛，内膜进一步增厚，改称**蜕膜**(decidua)。根据蜕膜与胚的位置关系(图 13-6)，将蜕膜分为三个部分：①**基蜕膜**，位于胚深面；②**包蜕膜**，覆盖于胚的子宫腔侧；③**壁蜕膜**，是子宫其余部分的蜕膜。

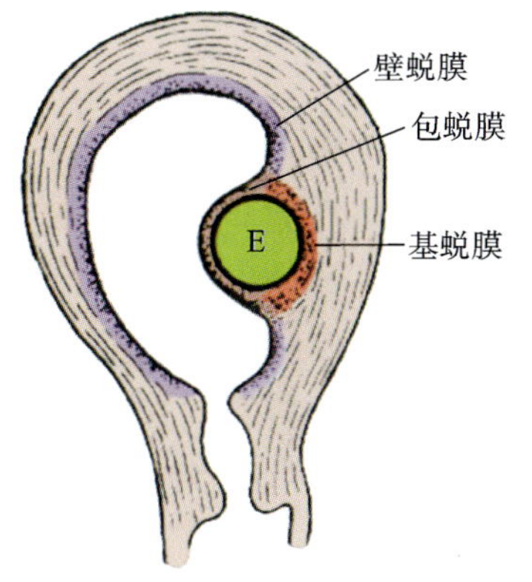

图 13-6 胚与子宫蜕膜关系示意图

知识链接

试管婴儿

受孕是一个复杂而微妙的过程，一旦其中的一个环节发生失误，就会导致失败。1978年，世界上第一例试管婴儿 Louis Brown 在英国诞生，为许多不孕家庭带来福音。

试管婴儿是一种辅助生殖技术，采用的是体外受精-胚胎移植技术(in vitro

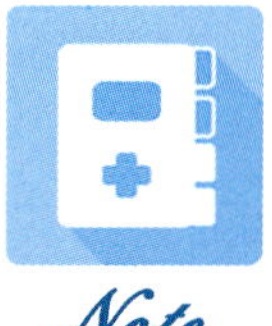

fertilization and embryo transfer，IVF-ET），即从女性体内取出卵子，在体外（试管内）与精子受精，待受精卵发育到桑葚胚或更早的时期，再将培养的胚移植到女性子宫腔内，获得圆满妊娠。

第三节　胚盘的形成

胚泡内细胞群的细胞增殖、分化，逐渐形成圆盘状的**胚盘**（embryonic disc）。在形成三胚层的胚盘之前，首先形成的是二胚层的胚盘。

一、二胚层胚盘及相关结构的形成

（一）二胚层胚盘的形成

受精后第 2 周，在胚泡植入的过程中，内细胞群的细胞便开始不断分裂增殖：①靠近胚泡腔一侧（腹侧）逐渐形成一层整齐的立方形细胞，称**下胚层**（hypoblast）；②在下胚层上方（背侧）形成一层柱状细胞，称**上胚层**（epiblast）。上、下胚层紧密相贴，呈圆盘状，称**二胚层胚盘**。

（二）羊膜囊

上胚层细胞增殖，其内出现一个充满液体的小腔，称**羊膜腔**，腔内液体称**羊水**。伴随小腔的扩大，滋养层和羊膜腔间仅留有一层扁平的上胚层细胞，它们分化为最初的**羊膜**。由羊膜包围羊膜腔形成的囊称**羊膜囊**（amnion），上胚层封闭羊膜囊的底。

（三）卵黄囊

下胚层周边的细胞向腹侧生长延伸，围成另一个囊，称卵黄囊（yolk sac），下胚层封闭卵黄囊的顶。

胚盘是人发生的原基，羊膜囊和卵黄囊对其有保护和营养作用。

（四）胚外中胚层的形成

胚泡滋养层的细胞向胚泡腔内增殖，填充于滋养层和羊膜囊、卵黄囊之间，形成**胚外中胚层**。胚外中胚层内逐渐出现一个大腔隙，称**胚外体腔**。胚外中胚层则分别附着于滋养层的内面及卵黄囊和羊膜囊的外面。随着胚外体腔的扩大，二胚层胚盘及其背腹两侧的羊膜囊、卵黄囊仅由少部分胚外中胚层与滋养层直接相连，这部分胚外中胚层称**体蒂**，将发育为脐带的主要成分（图 13-7）。

二、三胚层胚盘的形成

第 3 周初，部分上胚层细胞增殖较快，在上胚层正中线（胚轴）的一侧（尾侧）形成一条增厚区，称**原条**（primitive streak），原条的出现确定了胚盘的中轴和头尾。原条的头端略膨大，称**原结**。继而，原结的中心出现浅凹，原条的中线出现浅沟，分别称**原凹**和**原沟**。

从原凹向头端增生迁移的上胚层细胞，在上、下胚层之间形成一条单独走行的细胞索，称**脊索**（notochord）。同时，原沟的上胚层细胞在上、下胚层之间向两侧和头端迁移扩展：①一部分在上、下胚层之间形成一个夹层，与脊索共同构成**胚内中胚层**，即**中胚层**（mesoderm），其边缘与胚外中胚层相衔接；②另一部分则进入下胚层，并将其完全置换，形成一层新的细胞，称**内胚层**（endoderm）；③内胚层和中胚层出现之后，上胚层改称**外胚层**（ectoderm）。至此，**三胚层胚盘**形成（图 13-8）。

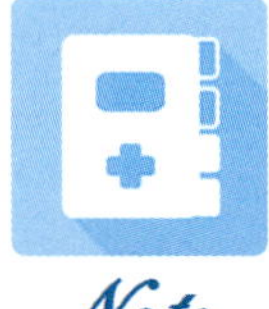
Note

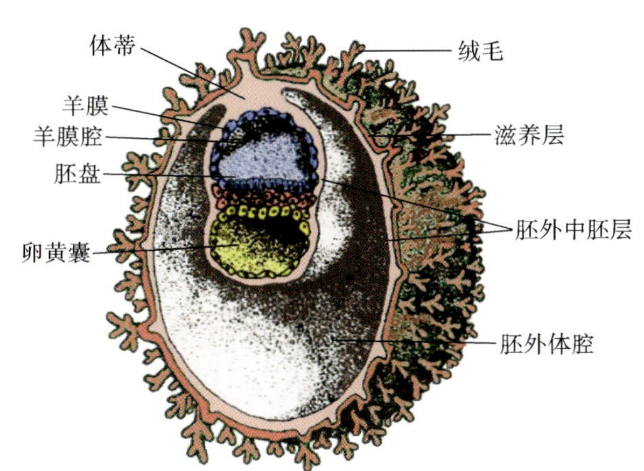

图 13-7　第 3 周初人胚剖面立体结构示意图

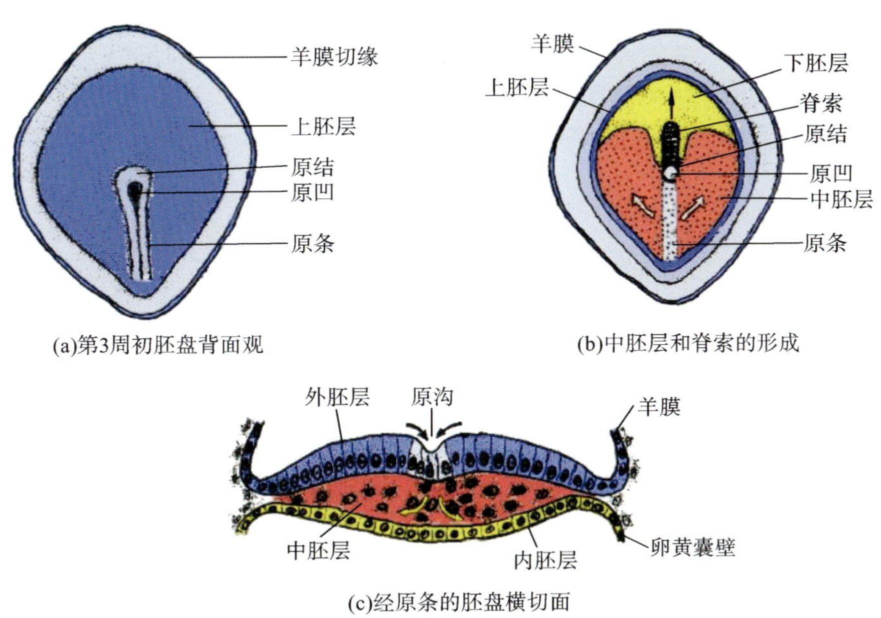

图 13-8　三胚层形成示意图

脊索的头侧和原条的尾侧，各有一个无中胚层的小区，此处内、外胚层相贴，呈薄膜状，分别称**口咽膜**和**泄殖腔膜**。

随着胚体的发育，原条最终消失。若原条细胞残留，在人体的骶尾部可增殖分化，形成由多种组织构成的畸胎瘤。

第四节　胚体的形成与三胚层的分化

一、胚体的形成

三胚层胚盘形成后，即第 4 周初，其边缘向腹侧卷折形成头褶、尾褶和左右侧褶。它们逐渐向中心靠拢，最终在胚盘腹侧的成脐处会聚，扁平形的胚盘变为圆柱状（头尾方向的生长快于左右侧向的生长）的胚体：外胚层包于胚体外表；胚体凸入羊膜腔；体蒂和卵黄囊在成脐处合并，外包羊膜，形成脐带；内胚层卷到胚体内部，形成头尾方向的原始消化管；口咽膜和泄殖腔

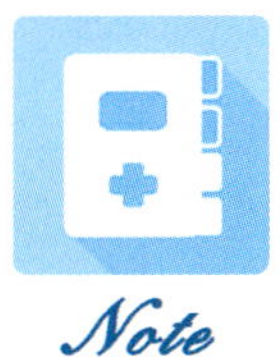

膜转到胚体的腹面，分别封闭原始消化管的头端和尾端。

二、三胚层的分化

伴随胚体的形成，三个胚层也在不断进行分化，逐渐形成各个器官的原基（图 13-9）。

（一）外胚层的分化

脊索形成后，诱导其背上方的外胚层增厚成板状，称**神经板**。构成神经板的这部分外胚层也称**神经外胚层**，而其余部分常称**表面外胚层**。

1. 神经管的形成和分化 神经板中央沿长轴向下凹陷，形成**神经沟**；左、右两侧隆起，形成**神经褶**。两侧的神经褶从中间向头尾两端开始融合，使神经沟完全闭合为**神经管**（图 13-9）。神经管两侧的表面外胚层在其上方靠拢并融合，神经管埋入深部。神经管是中枢神经系统的原基，将分化为脑和脊髓以及神经垂体和视网膜等。神经管头尾两端未闭合时，分别留有两个开口，称**前神经孔**和**后神经孔**。若前、后神经孔未闭合，将会分别导致无脑畸形和脊髓裂。

2. 神经嵴的形成和分化 在神经沟闭合为神经管时，神经褶与表面外胚层相连处的细胞并不参与神经管的形成。它们形成位于表面外胚层与神经管之间的两条纵行细胞索，称**神经嵴**。神经嵴是周围神经系统的原基，将分化为神经节和神经以及肾上腺髓质的嗜铬细胞。

3. 表面外胚层的分化 表面外胚层将分化为皮肤的表皮及其附属器，以及腺垂体、口腔、鼻腔及肛管下段的上皮等。

（二）中胚层的分化

中胚层的细胞通常先形成间充质，然后再分化为各种结缔组织、肌组织以及部分上皮组织（如内皮和间皮等）。

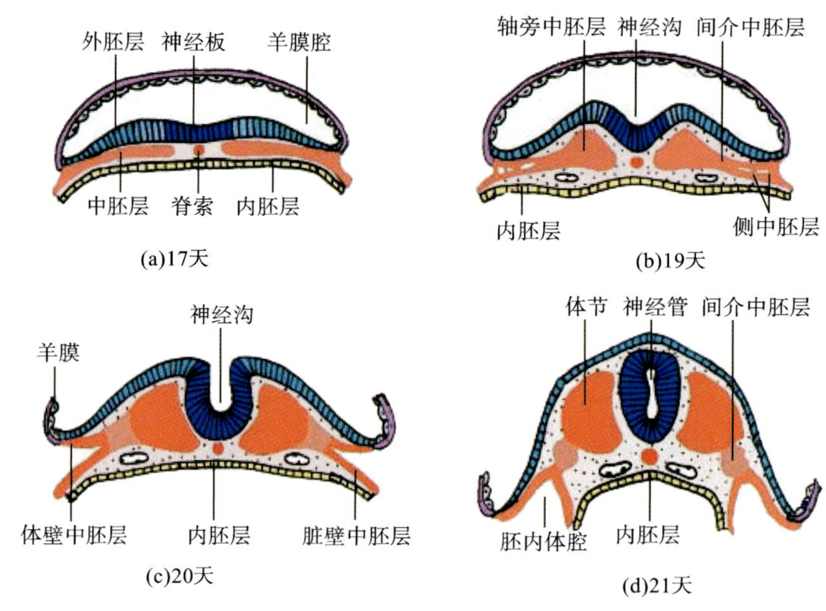

图 13-9 三胚层分化示意图

1. 脊索 在胚胎早期起一定的支架作用，以后大部分退化消失，仅在脊柱的椎间盘内残留为髓核。

2. 脊索两旁的中胚层 由内向外依次分化为三个部分：**轴旁中胚层**、**间介中胚层**和**侧中胚层**。

（1）轴旁中胚层 随即断裂为团块状的**体节**。体节左右成对，共 42～44 对，将分化为背部的皮肤真皮、皮下组织、骨骼肌、中轴骨骼和血管等。

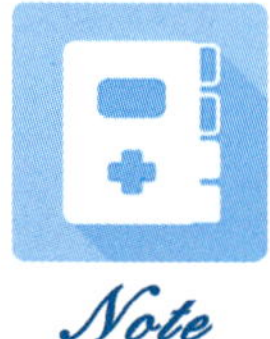
Note

(2) 间介中胚层　将分化为泌尿、生殖系统的主要器官。

(3) 侧中胚层　其内部逐渐出现一个大的**胚内体腔**,并与胚外体腔相通,侧中胚层便分为两层:①与外胚层相贴的为**体壁中胚层**,将分化为胸腹部和四肢的皮肤真皮、皮下组织、骨骼肌、骨骼、壁层间皮和血管等;②与内胚层相贴的为**脏壁中胚层**,覆盖于由内胚层演化形成的原始消化管外面,分化为消化系统、呼吸系统的结缔组织、肌组织、脏层间皮和血管以及心壁等;③胚内体腔与胚外体腔分开,分化为心包腔、胸膜腔和腹膜腔。

(三) 内胚层的分化

内胚层向腹侧卷折,最终被包入胚体内部,形成一条头尾走向的封闭管道,称**原始消化管**,将分化为咽喉及其以下的消化系统、呼吸系统的上皮。

胚体经历了第 4～8 周的发育后,各器官的原基均已形成,至第 8 周末,颜面及上、下肢已初步形成,胚体初具人形。

第五节　胎膜和胎盘

胎盘和胎膜不参与胚胎本身的形成,是胚胎以外的附属结构,对胚胎起营养、保护、呼吸和排泄等作用。胎儿娩出后,胎膜、胎盘和子宫蜕膜一起从子宫排出。

一、胎膜

胎膜(fetal membrane)包括绒毛膜、羊膜、卵黄囊、尿囊和脐带(图 13-10)。

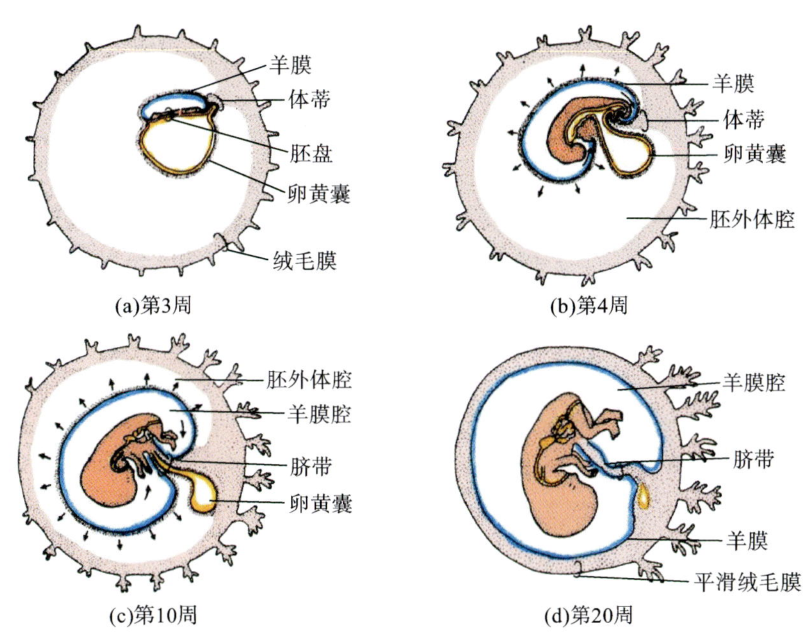

图 13-10　胎膜的形成及演变示意图

(一) 绒毛膜

绒毛膜(chorion)由滋养层和其内面的胚外中胚层构成。胚泡完成植入后,在胚泡表面形成许多绒毛样的突起,以细胞滋养层为中轴,外裹合体滋养层,称初级绒毛干。第 3 周时,胚外中胚层深入中轴的细胞滋养层内,初级绒毛干改称为次级绒毛干。第 3 周末,绒毛干胚外中胚层内形成血管网和结缔组织,并与胚体内的血管相通,次级绒毛干改称三级绒毛干(图 13-11)。

在绒毛干顶端,细胞滋养层细胞增殖,穿出合体滋养层抵达蜕膜,在蜕膜表面扩展,彼此相

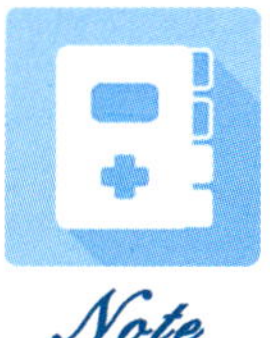

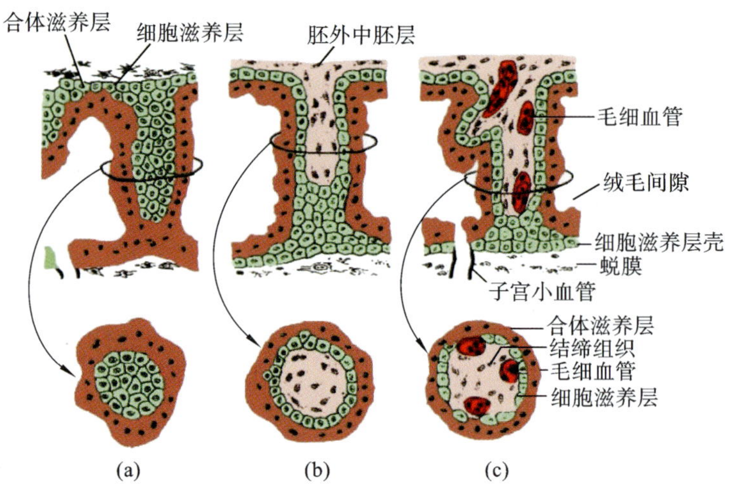

图 13-11 绒毛干的分化发育示意图

连，在蜕膜表面形成细胞滋养层壳，将绒毛干固定在蜕膜上。绒毛干之间的间隙称绒毛间隙，其内充满了来自母体子宫螺旋动脉的血液，各级绒毛干表面形成的细小的绒毛浸浴在绒毛间隙的母血中，胚胎通过绒毛汲取母血中的营养物质和氧气并排出代谢废物。

胚胎发育早期，整个绒毛膜表面的绒毛均匀分布。此后，由于基蜕膜侧的血供充足、营养丰富，此处绒毛生长旺盛，称丛密绒毛膜，它与基蜕膜共同组成了胎盘。包蜕膜侧的绒毛膜血供匮乏，绒毛逐渐退化消失，称平滑绒毛膜。随着胚胎的发育增长及羊膜腔的扩大，羊膜、平滑绒毛膜和包蜕膜一起凸向子宫腔，最终与壁蜕膜融合，子宫腔逐渐消失。

在绒毛膜发育过程中，若绒毛膜血供不足，可导致胚胎发育迟缓甚至死亡。若绒毛上的滋养层细胞过度分裂和增殖，可使胎盘绒毛形成大小不等的水泡，水泡之间还有细蒂相连成串，形似葡萄，称葡萄胎或水泡状胎。若滋养层细胞发生癌变，则形成绒毛膜上皮癌。

（二）羊膜

羊膜(amnion)为半透明薄膜，表面光滑，无血管、神经及淋巴，具有一定的弹性。羊膜由一层羊膜上皮和少量的胚外中胚层构成。羊膜腔内充满着的液体称羊水。随着胚体形成，羊膜腔扩大，胚胎凸入羊膜腔内并浸泡在羊水里。

正常羊水于妊娠早期多为无色澄清液体；于妊娠中期，因胎儿吞咽羊水，并排出消化、泌尿系统的分泌物，羊水逐渐变混浊；妊娠晚期，羊水因混有胎脂、脱落的上皮而呈乳白色。羊膜和羊水对胚胎有着重要的保护作用，如胎儿在羊水中自由活动，可防止胎儿肢体粘连，能缓冲外部对胎儿的振动和压迫；在分娩时还有扩张子宫颈和冲洗产道的作用。此外，通过羊膜穿刺术吸取羊水，进行细胞学检查或测定某种物质的含量，可确定胎儿染色体有无异常、胎儿的性别以及代谢有无异常等，为优生工作提供科学依据。

知识链接

羊水穿刺术

穿刺抽取羊水，通过对羊水标本的判断可以对胎儿的状况进行诊断。若混有胎粪，羊水呈黄绿色或深绿色，为胎儿窘迫征象；若羊水呈黄色黏稠状，提示胎盘功能减弱或妊娠过期；若羊水混浊呈脓性，有臭味，表示羊膜腔内有明显感染。此外，通过羊水的脱落细胞检查、细胞培养及生物化学检测可早期诊断某些先天性异常。

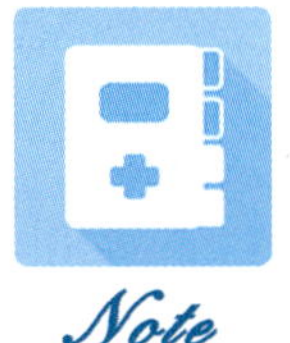
Note

随着孕周的增加，羊水量增多，最后2～4周开始逐渐减少。妊娠足月时羊水量约800 mL。如果羊水量多于2000 mL，为羊水过多，确切原因仍不清楚，临床多见于胎儿畸形、多胎妊娠以及孕妇和胎儿的各种疾病。妊娠晚期羊水量少于300 mL，称羊水过少，临床上多见于胎儿畸形、过期妊娠以及羊膜病变等。若羊水量少于50 mL，胎儿的死亡率达88%。

（三）卵黄囊

人胚卵黄囊不发达，内无卵黄。第4周，卵黄囊顶壁的内胚层随着胚盘向腹侧包卷形成原始消化管，其余部分留在胚外。第5周时，卵黄囊缩小呈梨形，仅以卵黄蒂与原始消化管相连。第6周末，逐渐与原始消化管脱离并入脐带中，残存于脐带与胎盘附着处。

（四）尿囊

尿囊(allantois)发生于第3周，卵黄囊顶部尾侧的内胚层向体蒂内长出的盲管，即为尿囊。随着尿囊的发生，其壁上的胚外中胚层分化形成尿囊动脉和静脉，随着脐带的形成，尿囊动脉和静脉分别演化成脐动脉和脐静脉。尿囊根部参与膀胱形成，其余的部分仅存数周便退化。

（五）脐带

脐带(umbilical cord)是连接胎儿与胎盘间的索状结构，胚胎及胎儿借助脐带悬浮于羊水中。脐带一端连于胎儿腹壁脐部，另一端附着于胎盘胎儿面。脐带表面被羊膜覆盖呈灰白色，内含退化的卵黄囊、尿囊、两条脐动脉、一条脐静脉，以及具有保护脐血管作用的结缔组织。脐动脉可将胚胎血液中的代谢产物运至胎盘的绒毛内毛细血管，在此与绒毛间隙的母血进行物质交换；脐静脉可将母体的营养物质和含氧的血液送回胚胎。因此，脐带是母体与胎儿营养物质供应以及代谢产物排出的重要通道。

妊娠足月时，胎儿的脐带长30～70 cm，直径1.0～2.5 cm。脐带过短(20 cm以下)，胎儿分娩时易造成胎盘过早剥离，引起产妇大出血；脐带过长(120 cm以上)，易发生脐带打结或缠绕肢体或颈部，导致胎儿发育不良，严重者可窒息死亡。

二、胎盘

（一）胎盘的形态结构

胎盘(placenta)是母体与胎儿间进行物质交换的器官，由羊膜、胎儿的丛密绒毛膜与母体的基蜕膜共同组成。足月胎盘呈圆盘状，重约500 g，直径16～20 cm，厚1～3 cm，中间略厚，边缘略薄(图13-12)。胎盘分为胎儿面和母体面。胎盘胎儿面光滑，表面被覆羊膜，呈灰蓝色，脐带附着于中央或稍偏，透过羊膜可见脐血管由脐带附着处呈放射状走行；胎盘的母体面粗糙，表面呈暗红色，可见胎盘小叶。

在胎盘垂直切面上可见羊膜下方为绒毛膜的结缔组织，内有脐血管的分支。从绒毛膜板伸出的绒毛干，逐渐分支，向绒毛间隙伸展，形成终末绒毛网。绒毛末端以细胞滋养层壳固定于基蜕膜。每个绒毛干中均有脐动脉和脐静脉，随着绒毛干的一再分支，脐血管越来越细，最终成为毛细血管进入绒毛末端。绒毛干之间为绒毛间隙，从基蜕膜上发出若干小隔伸入绒毛间隙中，称为**胎盘隔**(placental septum)。胎盘隔形成若干浅沟，将母体面分成15～30个胎盘小叶，每个小叶内含1～4个绒毛干及其分支。子宫螺旋动脉与子宫小静脉开口于绒毛间隙，绒毛浸浴在绒毛间隙的母血中。

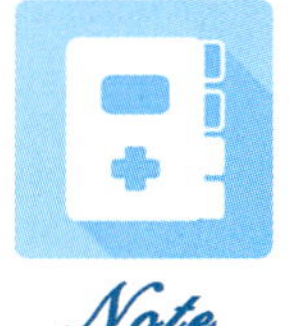

（二）胎盘的血液循环

胎盘内有母体和胎儿两套血液循环通路，它们在各自封闭的管道内循环，互不相混，但可

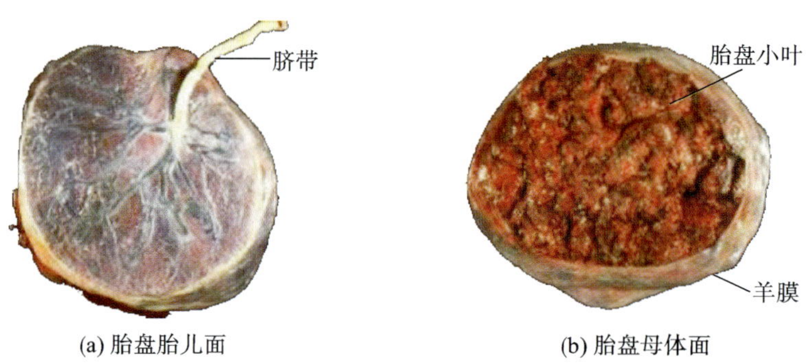

(a) 胎盘胎儿面　　(b) 胎盘母体面

图 13-12　胎盘

以进行物质交换(图 13-13)。母体与胎儿之间的物质交换均在胎盘小叶的绒毛处进行。可见胎儿的静脉血经脐动脉及其分支到达绒毛的毛细血管，与绒毛间隙的母血进行物质交换，成为动脉血后再经脐静脉回流到胎儿体内。母体的动脉血经基蜕膜螺旋动脉开口通向绒毛间隙内，再经开口的子宫静脉返回母体内。

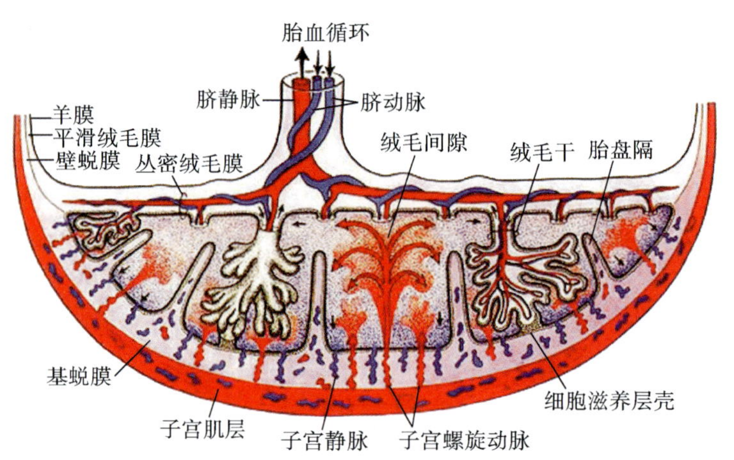

图 13-13　胎盘结构与血液循环示意图

胎儿血和母血在胎盘内进行物质交换所通过的结构，称**胎盘屏障**(placental barrier)，又称**胎盘膜**(placental membrane)。早期的胎盘屏障由绒毛内毛细血管内皮及其基膜、绒毛内的薄层结缔组织、细胞滋养层及其基膜、合体滋养层构成。随着胚胎生长，细胞滋养层逐渐消失，胎盘屏障逐渐变薄，胎儿与母体血液之间仅隔以绒毛毛细血管内皮、薄层合体滋养层及两者的基膜，更有利于物质交换。

(三) 胎盘的功能

胎盘功能包括物质交换功能、防御功能以及内分泌功能等。

1. 物质交换功能　物质交换是胎盘的主要功能。胎儿通过胎盘从母血中获得氧、葡萄糖、氨基酸以及多种维生素，同时排出二氧化碳、尿素、尿酸等代谢产物入母血，由母体排出体外。

2. 防御功能　胎盘屏障在正常情况下，能阻挡母血内大分子物质进入胎体，对胎儿具有保护作用。但是大部分药物和激素可以通过胎盘屏障进入胎体；某些病毒(如风疹、麻疹、水痘、脊髓灰质炎及艾滋病病毒)也可通过胎盘屏障进入胎体使胎儿感染，有些病毒和药物还可引起先天性畸形，故孕妇用药应慎重。

3. 内分泌功能　胎盘能分泌多种激素，对维持妊娠、保证胎儿正常发育具有重要作用。

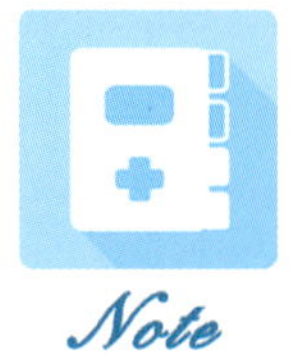

胎盘分泌的激素主要有如下几种。

（1）**绒毛膜促性腺激素**（human chorionic gonadotropin，HCG） 在受精后第 2 周从尿中检出，妊娠后第 8 周血中浓度达到峰值，持续 1～2 周后迅速下降。所以，妊娠早期尿中检测此激素可作为妊娠的诊断指标。此激素主要作用是促使黄体继续发育，维持正常妊娠。

（2）**人胎盘生乳素**（human placental lactogen，HPL） 于妊娠第 2 个月开始分泌，第 8 个月达到峰值，并维持至分娩。主要作用是促进乳腺腺泡发育，为产后泌乳做好准备，同时可以促使母体的葡萄糖运送给胎儿促进其生长发育。

（3）**孕激素和雌激素** 妊娠早期由卵巢妊娠黄体产生，妊娠第 8～10 周后黄体逐渐退化，胎盘成为两种激素的主要来源，它们起到继续维持妊娠的作用。

知识链接

胚胎龄的推算

胚胎龄的计算方法通常有两种，一种是以受精龄推算，另一种是以月经龄推算。受精龄是以受精之日为胚胎龄的第一天，至胎儿娩出，共 266 天左右，科研中常用此种方法。月经龄是从孕妇末次月经的第一天算起，胎儿娩出日为最后一天，共 280 天左右。计算预产期的公式：末次月经的月份减 3，日加 7，年份加 1。这种方法常用于临床预产期的推算，但常由于月经周期的个体差异而出现一定误差。

第六节 双胎、联胎和多胎

一、双胎

双胎又称**孪生**（twins），是指一次妊娠分娩两个胎儿，其发生率在不同国家、地区之间略有差异，在我国占新生儿比例约为 1%。有家族史、胎次多、年龄大者发生孪生的概率高，近年来医源性原因增加了孪生的发生率。孪生有两种，一种是双卵孪生，一种是单卵孪生。

1. 双卵孪生 由两个卵子分别受精发育为两个胚胎，约占孪生的 2/3。两个胎儿的性别、血型可以不同，容貌与一般的兄弟姐妹相似。

2. 单卵孪生 由一个受精卵分裂发育成两个胚胎，约占孪生的 1/3。由于胎儿的基因相同，因此其性别、血型、容貌等极其相似（图 13-14）。

二、联胎

发生于单卵双胎，两个双胎胚体的局部相连称**联胎**（conjoined twins）或称联体畸胎（图 13-15）。联胎有对称型和不对称型两类。对称型指两个胚胎大小相同，常见的有胸腹联胎、颜面胸腹联胎及臀部联胎等。若联体中两个个体一大一小，小者常发育不全，形成寄生胎或胎中胎。

三、多胎

一次娩出两个以上新生儿为**多胎**（multiple birth）。多胎形成的原因与孪生大体相同，可

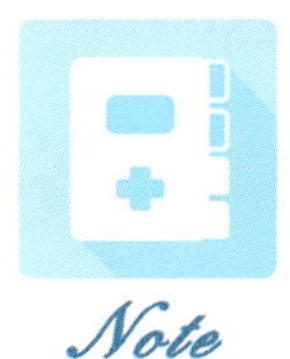

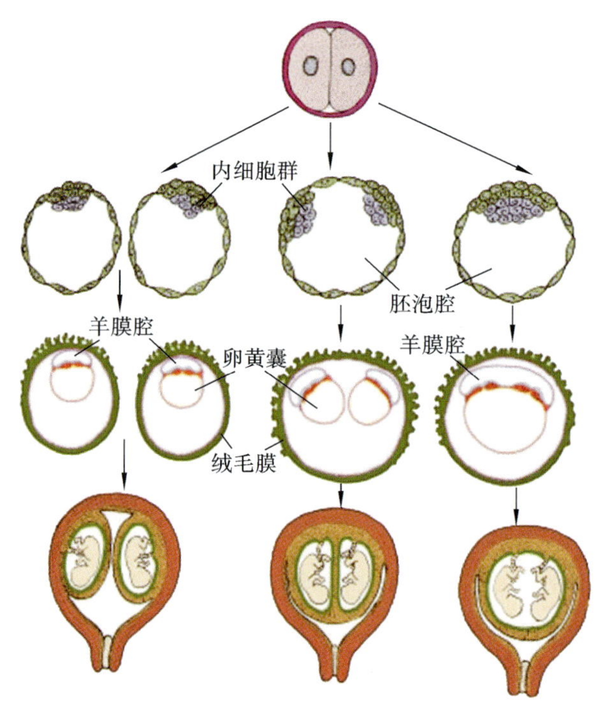

图 13-14　单卵孪生的形成图解

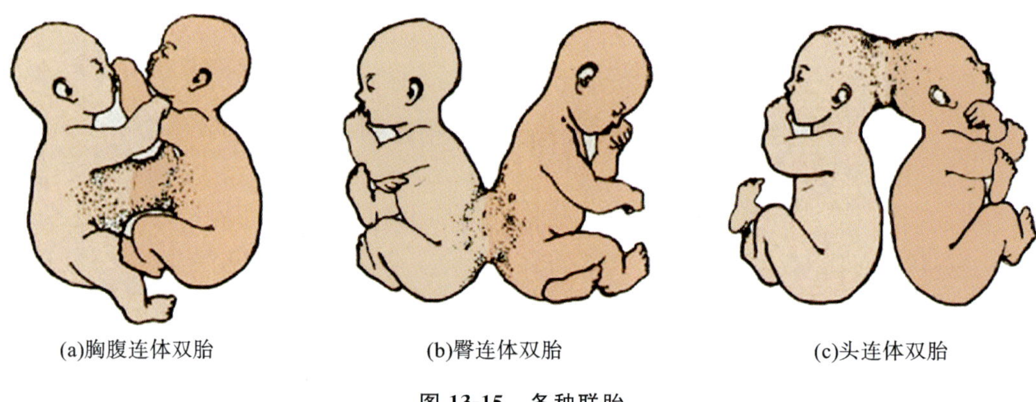

图 13-15　各种联胎

以是单卵多胎、多卵多胎及混合多胎，以混合多胎为多。多胎的发生与遗传因素、环境因素、年龄及妊娠次数有关。近年来，临床上促排卵药物的应用增高了多胎的发生率。

知识链接

滥用促排卵药物的危害

成年女性一般每个月排一个卵子，每月按时排卵是怀孕的首要条件。人为地使用促排卵药物，促使卵巢多排卵，其可能会引发卵巢过度刺激综合征，如头晕、恶心、肝肾功能损害等。这类药物还可能引发一些并发症，如卵巢囊肿、卵巢破裂、栓塞、电解质紊乱、卵巢过度刺激综合征等，给孕妇带来肝功能衰竭、肾功能衰竭、胸腔积液、腹腔积液等后果，严重的甚至会导致休克。因此一定要在医师指导下严格、正确使用促排卵药物。

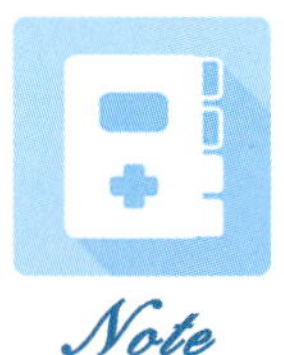
Note

第七节 先天畸形与致畸因素

一、先天畸形

先天畸形(congenital malformation)是由于胚胎发育紊乱而出现的形态结构异常,出生时即已存在。先天畸形影响胎儿发育,是胎儿宫内死亡的主要原因。近年来,随着现代工业的发展和环境污染的加重,先天畸形的发生率有上升趋势。先天畸形给人们的生活带来了沉重的负担,应引起高度重视,并积极预防和控制先天畸形的发生。

二、致畸因素

先天畸形主要由遗传因素和环境因素的单独或相互作用所引起。

(一) 遗传因素

遗传因素引起的先天畸形包括染色体畸变和基因突变。

1. 染色体畸变 染色体畸变是指染色体数目和结构发生改变而引起的发育异常。在生殖细胞成熟分裂过程中,发生某一对染色体不分离,使子细胞出现增多或减少一条染色体,其受精卵将发育成多倍体或非整倍体的胎儿或婴儿。如先天愚型是多了一条常染色体;先天性卵巢发育不全症是少了一条性染色体(X 染色体)。染色体的结构畸变也可引起畸形,如 5 号染色体短臂末端断裂缺失可引起猫叫综合征。

2. 基因突变 基因突变是指基因的核苷酸顺序或数目发生改变。基因突变主要造成代谢性遗传病,如苯丙酮尿症等,引起的畸形有软骨发育不全、小头畸形、多囊肾、睾丸女性化综合征等。

(二) 环境因素

有害的环境因素可对精子、卵子或受精卵发育的不同阶段产生影响,从而引发先天畸形。凡能引起先天畸形的环境因素统称致畸因子。环境致畸因子主要分为生物性致畸因子、物理性致畸因子、化学性致畸因子以及其他致畸因子。

1. 生物性致畸因子 致畸微生物可直接穿过胎盘屏障作用于胚体,或间接破坏胎盘屏障引起胎儿畸形。目前已经确定对人类胚胎有致畸作用的生物因子有风疹病毒、巨细胞病毒、单纯疱疹病毒、弓形体、梅毒螺旋体等。

2. 物理性致畸因子 射线是最早被发现的一种物理性致畸因子。孕妇在妊娠早期接受大剂量的 X 射线、放射碘等,可引起胎儿小头、智力低下、骨发育不全、甲状腺发育不全等畸形。还有一些物理因子,如高温、机械性压迫和损伤等也可引起胎儿先天畸形。

3. 化学性致畸因子 部分抗生素、抗惊厥药物、激素类口服避孕药可引起多种先天畸形,另外大多数抗肿瘤药物也有明显的致畸作用,如氨基蝶呤可引起无脑、小头及四肢畸形。工业"三废"、农药、食品添加剂和防腐剂、某些重金属(如铅、砷、镉、汞)均有一定的致畸作用。

4. 其他致畸因子 酗酒、大量吸烟、缺氧、严重营养不良等均有致畸作用。孕期过量饮酒可引起多种畸形,称胎儿酒精综合征,主要表现是胎儿发育迟缓、小头、小眼、短眼裂、眼距小等。吸烟的孕妇胎儿出现畸形的危险性比不吸烟者大大增高,严重者可导致胎儿死亡和流产。

三、胎儿致畸易感期

胚胎的发育过程是一个极为复杂的过程,是细胞和组织按照一定的顺序进行分化的过程,

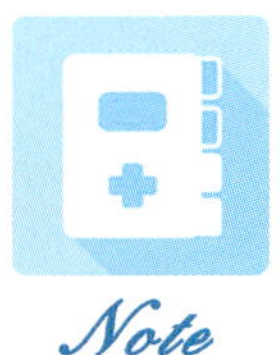
Note

在这个过程中任何一个环节受到干扰都可能导致各种畸形。受到致畸因子的作用最易发生畸形的发育阶段称为**致畸易感期**(susceptible period)。

受精后 2 周内,对一般有害物质不敏感,较少发生畸形。

受精后 3~8 周内,是人胚胎发育的最重要时期,许多重要器官及系统正在陆续分化,组织娇嫩、敏感,极易受到内、外环境因素的影响与损害,导致形体与内脏的畸形,故此期称为致畸敏感期。

第 9~38 周为胎儿期,器官组织逐渐发育成形,对有害物质的敏感性下降。但因中枢神经系统分化发育时间较长,直到妊娠晚期还保持对致畸因子的敏感性,故孕期受侵害可影响胎儿智力发育。

知识链接

孕妇吸烟对胎儿的影响

胎儿的生长发育是借胎盘的血液循环和母体进行物质交换的,母亲接触到有害物质,有些会通过母体血液循环输送到胎儿体内,危害胎儿。香烟中的尼古丁可使胎盘血管收缩,导致对胎儿的供氧量减少;同时烟雾可使母血的一氧化碳浓度升高、含氧量降低,造成胎儿发育迟缓、体重减轻。加之其他有害成分的影响,还可引起胎儿畸形、流产、早产或胎儿死亡。

小　结

受精卵通过卵裂形成桑葚胚、胚泡,并植入子宫内膜。在受精第 2 周末由上、下胚层构成的二胚层胚盘形成,它是胚体发育的原基。第 3 周,原条、原结出现,三胚层胚盘形成,并逐渐分化为各个器官的原基。至第 8 周末,胚胎已经初具人形。

在受精卵不断分裂的过程中,另一部分则形成胎膜和胎盘等附属器官。胎膜包括绒毛膜、羊膜、卵黄囊、尿囊和脐带。绒毛膜由滋养层和其内面的胚外中胚层构成,可分初级绒毛干、次级绒毛干和三级绒毛干。胎盘由羊膜、胎儿的丛密绒毛膜与母体的基蜕膜共同组成,是母体与胎儿间进行物质交换的器官。孪生是指一次妊娠分娩两个胎儿,分为双卵孪生和单卵孪生两种。先天畸形主要是由遗传因素和环境因素的单独或相互作用所引起的。

能力检测

实验指导

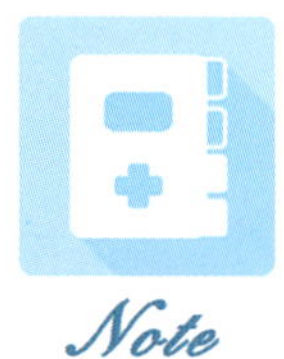

中英文对照

A

暗带　dark band

B

背侧　dorsal
被覆上皮　covering epithelium
变移上皮　transitional epithelium
白细胞　leukocyte，white blood cell
比目鱼肌　soleus
髌骨　patella
鼻旁窦　paranasal sinus
背阔肌　latissimus dorsi
半腱肌　semitendinosus
半膜肌　semimembranosus
贲门　cardia
壁细胞　parietal cell
鼻　nose
鼻腔　nasal cavity
包皮系带　frenulum of prepuce
闭孔动脉　obturator artery
白髓　white pulp
边缘区　marginal zone
玻璃体　vitreous body
鼻泪管　nasolacrimal duct
表皮　epidermis
壁腹膜　parietal peritoneum
白质　white matter
薄束结节　gracile tubercle
薄束　fasciculus gracilis
薄束核　gracile nucleus
背侧丘脑　dorsal thalamus

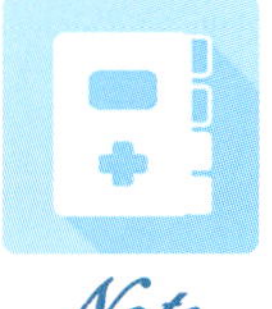

边缘叶	limbic lobe
边缘系统	limbic system
臂丛	brachial plexus

C

尺侧	ulnar
垂直轴	vertical axis
粗面内质网	rough endoplasmic reticulum,RER
成纤维细胞	fibroblast
传入神经元	afferent neuron
传出神经元	efferent neuron
触觉小体	tactile corpuscle
耻骨	pubis
尺骨	ulna
齿状线	dentate line
初级卵泡	primary follicle
次级卵泡	secondary follicle
尺动脉	ulnar artery
肠系膜上动脉	superior mesenteric artery
肠系膜上静脉	superior mesenteric vein
肠系膜下动脉	inferior mesenteric artery
肠系膜下静脉	inferior mesenteric vein
垂体	hypophysis
垂体细胞	pituicyte
肠系膜	mesentery
侧角	lateral horn
侧脑室	lateral ventricle
苍白球	globus pallidus
尺神经	ulnar nerve

D

单位膜	unit membrane
单层扁平上皮	simple squamous epithelium
单层立方上皮	simple cuboidal epithelium
单层柱状上皮	simple columnar epithelium
单核细胞	monocyte
多极神经元	multipolar neuron
骶骨	sacrum
大肠	large intestine
窦周隙	perisinusoidal space,Disse cavity
狄氏腔	Disse cavity
胆小管	bile canaliculus
胆囊	gallbladder

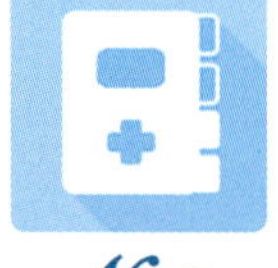

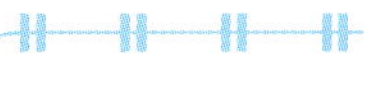

胆囊管	cystic duct
胆囊三角	Calot triangle
胆总管	common bile duct
动脉	artery
窦房结	sinuatrial node
动脉韧带	arterial ligament
大隐静脉	great saphenous vein
胆囊静脉	cystic vein
动脉周围淋巴鞘	periarterial lymphatic sheath
单核吞噬细胞系统	mononuclear phagocytic system
大网膜	greater omentum
第四脑室	forth ventricle
第三脑室	third ventricle
端脑	telencephalon
岛叶	insula
顶叶	parietal lobe
大脑镰	cerebral falx
大脑皮质	cerebral cortex
豆状核	lentiform nucleus
大脑动脉环	cerebral arterial circle
骶神经	sacral nerves
骶丛	sacral plexus
动眼神经	oculomotor nerve
顶体反应	acrosome reaction
多胎	multiple birth

E

腭	palate
耳	ear
耳廓	auricle
耳蜗	cochlea
额叶	frontal lobe

F

腹侧	ventral
腓侧	fibular
复层扁平上皮	stratified squamous epithelium
缝隙连接	gap junction
蜂窝组织	areolar tissue
肥大细胞	mast cell
腓骨	fibula
腹直肌	rectus abdominis
腹外斜肌	obliquus externus abdominis

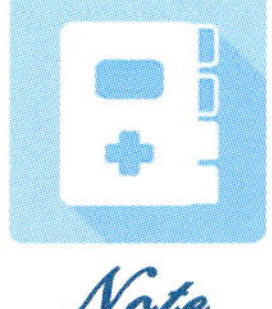

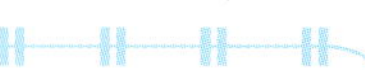

腹内斜肌	obliquus internus abdominis
腹股沟管	inguinal canal
缝匠肌	sartorius
腓骨长肌	peroneus longus
腓骨短肌	peroneus brevis
腓肠肌	gastrocnemius
肺	lung
肺小叶	pulmonary lobule
肺泡管	alveolar duct
肺泡囊	alveolar sac
肺泡	pulmonary alveoli
肺泡隔	alveolar septum
肺泡孔	alveolar pore
附睾	epididymis
房室结	atrioventricular node
房室束	atrioventricular bundle
肺动脉干	pulmonary trunk
肺静脉	pulmonary vein
腹主动脉	abdominal aorta
腹腔干	celiac trunk
附脐静脉	paraumbilical vein
副皮质区	paracortical area
房水	aqueous humor
腹膜	peritoneum
腹膜腔	peritoneal cavity
反射弧	reflex arc
反射	reflection
腓总神经	common peroneal nerve
副神经	accessory nerve
副交感神经	parasympathetic nerve

G

冠状轴	frontal axis
冠状面	frontal plane
高尔基复合体	Golgi complex/Golgi apparatus
过氧化酶体	peroxisome
骨组织	osseous tissue
骨板	bone lamella
骨陷窝	bone lacuna
骨小管	bone canaliculus
骨细胞	osteocyte
骨松质	spongy bone
骨密质	compact bone

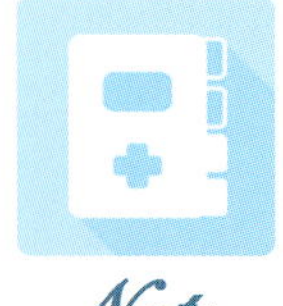

骨单位	osteon
骨骼肌	skeletal muscle
感觉神经元	sensory neuron
感觉神经末梢	sensory nerve ending
骨质	bony substance
骨髓	bone marrow
骨膜	periosteum
关节	articulation
关节腔	articular cavity
关节囊	articular capsule
关节面	articular surface
关节盘	articular disc
关节唇	articular labrum
股骨	femur
骨盆	pelvis
肱骨	humerus
膈	diaphragm
肱二头肌	biceps brachii
肱肌	brachialis
肱三头肌	triceps brachii
股四头肌	quadriceps femoris
股二头肌	biceps femoris
固有层	lamina propria
固有口腔	oral cavity proper
肛管	anal canal
肛瓣	anal valve
肛窦	anal sinus
肛门	anus
肛柱	anal column
肝	liver
肝小叶	hepatic lobule
肝板	hepatic plate
肝索	hepatic cord
肝细胞	hepatocyte
肝血窦	hepatic sinusoid
肝巨噬细胞	Kupffer cell
肝门	porta hepatis
肝胰壶腹	hepatopancreatic ampulla, Vater ampulla
肝总管	common hepatic duct
睾丸	testis
冠状沟	coronary sulcus
冠状窦	coronary sinus
肱动脉	brachial artery

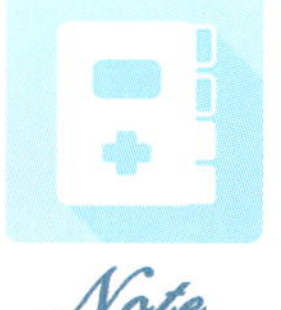
Note

肝总动脉	common hepatic artery
睾丸动脉	testicular artery
股动脉	femoral artery
腘动脉	popliteal artery
贵要静脉	basilic vein
肝静脉	hepatic veins
肝门静脉	hepatic portal vein
睾丸静脉	testicular vein
股静脉	femoral vein
骨迷路	bony labyrinth
骨半规管	bony semicircular canal
感受器	receptor
感觉器	sensory organ
巩膜	sclera
鼓膜	tympanic membrane
鼓室	tympanic cavity
肝胃韧带	hepatogastric ligament
肝十二指肠韧带	hepatoduodenal ligament
膈脾韧带	phrenicosplenic ligament
冠状韧带	coronary ligament
肝裸区	bare area of liver
古小脑	archicerebellum
膈神经	phrenic nerve
股神经	femoral nerve

H

后	posterior
核糖体	ribosome
滑面内质网	smooth endoplasmic reticulum, SER
核基质	nuclear matrix
核膜	nuclear membrane
核仁	nucleolus
环骨板	circumferential lamella
哈弗斯系统	Haversian system
红细胞	erythrocyte, red blood cell
横纹肌	striated muscle
横小管	transverse tubule
环层小体	lamellar corpuscle
踝关节	ankle joint
滑膜囊	synovial bursa
喙肱肌	coracobrachialis
回肠	ileum
横结肠	transverse colon

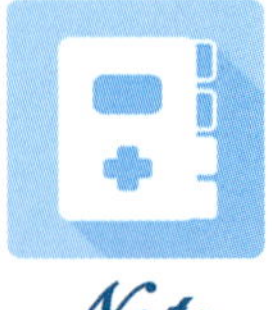

呼吸系统	respiratory system
呼吸性细支气管	respiratory bronchiole
喉	larynx
喉软骨	laryngeal cartilage
会厌软骨	epiglottic cartilage
环状软骨	cricoid cartilage
环甲关节	cricothyroid joint
环杓关节	cricoarytenoid joint
喉肌	laryngeal muscle
喉腔	laryngeal cavity
后室间沟	posterior interventricular groove
回肠动脉	ileal arteries
回结肠动脉	ileocolic artery
红髓	red pulp
赫令体	Herring body
虹膜	iris
黄斑	macula lutea
黑素细胞	melanocyte
汗腺	sweat gland
横结肠系膜	transverse mesocolon
灰质	gray matter
海绵窦	cavernous sinus
后角	posterior horn
后索	posterior funiculus
后丘脑	metathalamus
海马旁回	parahippocampal gyrus
滑车神经	trochlear nerve
获能	capacitation

J

局部解剖学	regional anatomy
胫侧	tibial
近侧	proximal
基本组织	primary tissue
间皮	mesothelium
假复层纤毛柱状上皮	pseudostratified ciliated columnar epithelium
紧密连接	tight junction
基膜	basement membrane
结缔组织	connective tissue
巨噬细胞	macrophage
浆细胞	plasma cell
胶原纤维	collagen fiber
基质	ground substance

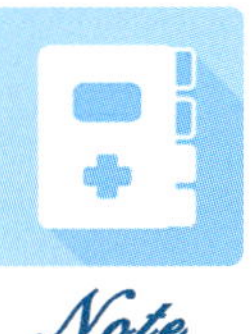

间骨板	interstitial lamellae
肌组织	muscle tissue
肌纤维	muscle fiber
肌质	sarcoplasm
肌质网	sarcoplasmic reticulum
肌原纤维	myofibril
肌节	sarcomere
假单极神经元	pseudounipolar neuron
肌梭	muscle spindle
脊柱	vertebral column
颈椎	cervical vertebrae
胫骨	tibia
肩胛骨	scapula
肩关节	shoulder joint
筋膜	fascia
腱鞘	tendinous sheath
胫骨前肌	tibialis anterior
胫骨后肌	tibialis posterior
颊	cheek
颈黏液细胞	mucous neck cell
结肠	colon
降结肠	descending colon
甲状软骨	thyroid cartilage
甲状舌骨膜	thyrohyoid membrane
集合小管	collecting tubule
近端小管	proximal tubule
极垫细胞	polar cushion cell
精囊	seminal vesicle
精索	spermatic cord
静脉	vein
颈总动脉	common carotid artery
颈外动脉	external carotid artery
颈内动脉	internal carotid artery
甲状腺上动脉	superior thyroid artery
甲状颈干	thyrocervical trunk
降主动脉	descending aorta
胫前动脉	anterior tibial artery
胫后动脉	posterior tibial artery
静脉瓣	venous valve
颈内静脉	internal jugular vein
颈外静脉	external jugular vein
奇静脉	azygos vein
局部淋巴结	regional lymph node

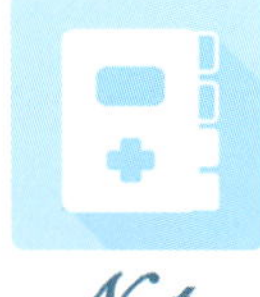

甲状旁腺	parathyroid gland
甲状腺	thyroid gland
甲状腺素	thyroxin
甲状腺滤泡	follicle
角膜	cornea
睫状体	ciliary body
晶状体	lens
结膜	conjunctiva
角蛋白形成细胞	keratinocyte
角质层	stratum corneum
基底层	stratum basale
棘层	stratum spinosum
脊索	notochord
脊髓	spinal cord
颈膨大	cervical enlargement
脊髓圆锥	conus medullaris
脊神经节	spinal ganglion
脊髓丘脑束	spinothalamic tract
基底沟	basilar sulcus
脊髓丘系	spinal lemniscus
旧小脑	paleocerebellum
间脑	diencephalon
基底核	basal nuclei
脊神经	spinal nerves
颈神经	cervical nerves
颈丛	cervical plexus
肌皮神经	musculocutaneous nerve
胫神经	tibial nerve
交感神经	sympathetic nerve

K

抗体	antibody
髋骨	hip bone
髋关节	hip joint
颏孔	mental foramen
眶	orbit
阔筋膜张肌	tensor fasciae latae
口腔	oral cavity
口腔前庭	oral vestibule
口唇	oral lip
口腔腺	oral glands
空肠	jejunum
空肠动脉	jejunal arteries

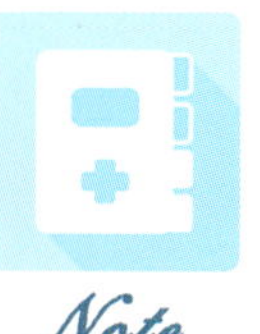

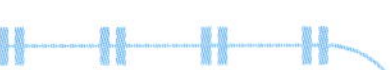

颗粒层	stratum granulosum

L

淋巴细胞	lymphocyte
联络神经元	association neuron
郎飞结	Ranvier node
肋	rib
肋骨	costal bone
肋椎关节	costovertebral joint
颅	skull
梨状肌	piriformis
阑尾	vermiform appendix
梨状隐窝	piriform recess
裂孔膜	slit membrane
滤过膜	filtration membrane
滤过屏障	filtration barrier
卵巢	ovary
连续毛细血管	continuous capillary
淋巴系统	lymphatic system
淋巴管	lymphatic vessel
淋巴干	lymphatic trunk
淋巴导管	lymphatic duct
淋巴结	lymph node
淋巴器官	lymphoid organ
淋巴索	lymphoid cord
淋巴小结	lymphoid nodule
淋巴组织	lymphoid tissue
卵巢动脉	ovarian artery
卵巢静脉	ovarian vein
滤泡旁细胞	parafollicular cell
泪腺	lacrimal gland
泪点	lacrimal punctum
泪小管	lacrimal ductule
泪囊	lacrimal sac
朗格汉斯细胞	Langerhans cell
镰状韧带	falciform ligament of liver
阑尾系膜	mesoappendix
卵黄囊	yolk sac
卵裂	cleavage
孪生	twins

M

免疫球蛋白	immunoglobulin

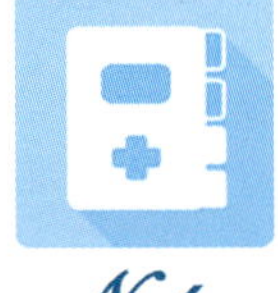

明带	light band
踇长屈肌	flexor hallucis longus
盲肠	cecum
门管区	portal area
泌尿系统	urinary system
脉管系统	vascular system
毛细血管	capillary
毛细淋巴管	lymphatic capillary
面动脉	facial artery
面静脉	facial vein
弥散淋巴组织	diffuse lymphoid tissue
脉络膜	choroid
迷路	labyrinth
膜迷路	membranous labyrinth
膜半规管	membranous semicircular canal
马尾	cauda equina
面神经	facial nerve
迷走神经	vagus nerve

N

内侧	medial
内	internal
内质网	endoplasmic reticulum,ER
内皮	endothelium
内分泌腺	endocrine gland
尼氏体	Nissl body
内脏运动神经末梢	visceral motor nerve ending
颞下颌关节	temporomandibular joint
颞肌	temporalis
黏膜	mucosa
黏膜肌层	muscularis mucosae
黏膜下层	submucosa
内脏	viscera
内脏学	splanchnology
尿道	urethra
女性尿道	female urethra
尿道外口	external urethral orifice
尿道内口	internal urethral orifice
尿道海绵体	cavernous body of urethra
尿道球	bulb of urethra
尿道球腺	bulbourethral gland
男性尿道	male urethra
颞浅动脉	superficial temporal artery

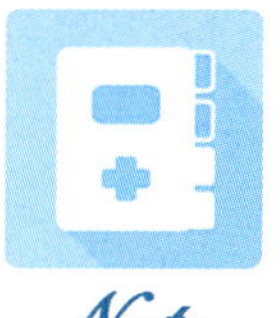

内分泌系统	endocrine system
内耳	internal ear
脑	brain
脑干	brain stem
脑桥	pons
内侧丘系	medial lemniscus
颞叶	temporal lobe
内囊	internal capsule
脑脊液	cerebrospinal fluid
脑神经	cranial nerves
内脏神经	visceral nervous
内胚层	endoderm
内细胞群	inter cell mass
尿囊	allantois

P

胚胎学	embryology
平滑肌	smooth muscle
潘氏细胞	Paneth cell
膀胱	urinary bladder
膀胱三角	trigone of bladder
脾动脉	splenic artery
膀胱下动脉	inferior vesical artery
脾静脉	splenic vein
脾	spleen
皮质淋巴窦	cortical sinus
皮质	cortex
皮肤	skin
皮脂腺	sebaceous gland
脾肾韧带	splenorenal ligament
膀胱子宫陷凹	vesicouterine pouch
皮质核束	corticonuclear tract
皮质脊髓束	corticospinal tract
屏状核	claustrum
皮质脊髓侧束	lateral corticospinal tract
皮质脊髓前束	anterior corticospinal tract
胚	embryo
胚盘	embryonic disc
胚泡	blastocyst
胚期	embryonic period
胚胎干细胞	embryonic stem cell,ESC

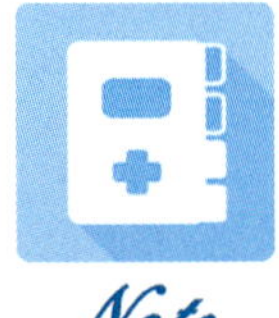
Note

Q

前	anterior
浅	superficial
桥粒	desmosome
躯体运动神经末梢	somatic motor nerve ending
髂骨	ilium
前锯肌	serratus anterior
髂腰肌	iliopsoas
气管	trachea
气-血屏障	blood-air barrier
球外系膜细胞	extraglomerular mesangial cell
球旁细胞	juxtaglomerular cell
球旁复合体	juxtaglomerular complex
前列腺	prostate
前庭大腺	greater vestibular gland
前室间沟	anterior interventricular groove
髂内动脉	internal iliac artery
髂内静脉	internal iliac vein
浅层皮质	superfacial cortex
髂外动脉	external iliac artery
髂外静脉	external iliac vein
髂总动脉	common iliac artery
髂总静脉	common iliac vein
脐动脉	umbilical artery
球状带	zona glomerulosa
前庭蜗器	vestibulocochlear organ
前庭	vestibule
球囊	saccule
前角	anterior horn
前索	anterior funiculus
壳	putamen
前庭蜗神经	vestibular nerve
脐带	umbilical cord

R

人体解剖学	human anatomy
桡侧	radial
溶酶体	lysosome
染色质	chromatin
染色体	chromosome
软骨组织	cartilage tissue
韧带	ligament

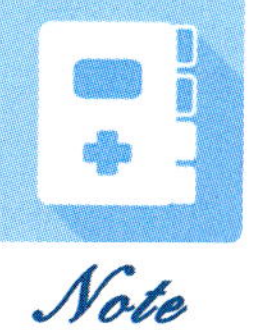

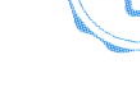

桡腕关节	radiocarpal joint
桡骨	radius
乳头孔	papillary foramen
肉膜	dartos coat
乳房	breast
乳房悬韧带	Cooper ligament
桡动脉	radial artery
乳糜池	cisterna chyli
乳头肌	papillary muscles
乳突小房	mastoid cells
乳突窦	mastoid antrum
软膜	pia mater
桡神经	radial nerve
人体胚胎学	human embryology
绒毛膜	chorion
绒毛膜促性腺激素	human chorionic gonadotropin，HCG
人胎盘生乳素	human placental lactogen，HPL

S

上	superior
深	profundal
矢状轴	sagittal axis
矢状面	sagittal plane
水平面	horizontal plane
上皮组织	epithelial tissue
上皮	epithelium
疏松结缔组织	loose connective tissue
嗜酸性粒细胞	eosinophilic granulocyte
嗜碱性粒细胞	basophilic granulocyte
神经组织	nervous tissue
神经细胞	nerve cell
神经元	neuron
神经胶质细胞	neuroglial cell
双极神经元	bipolar neuron
少突胶质细胞	oligodendrocyte
室管膜细胞	ependymal cell
施万细胞	Schwann cell
神经原纤维	neurofibril
树突	dendrite
神经纤维	nerve fiber
神经纤维结	node of nerve fiber
神经末梢	nerve ending
锁骨	clavicle

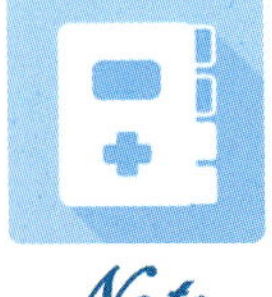

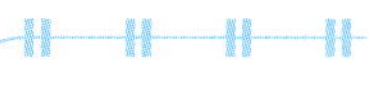

竖脊肌	erector spinae
三角肌	deltoid
舌	tongue
腮腺	parotid gland
舌下腺	sublingual gland
食管	esophagus
十二指肠	duodenum
升结肠	ascending colon
杓状软骨	arytenoid cartilage
肾	Kidney
肾门	renal hilum
肾蒂	renal pedicle
肾窦	renal sinus
肾区	renal region
肾筋膜	renal fascia
肾皮质	renal cortex
肾柱	renal column
肾髓质	renal medulla
肾锥体	renal pyramid
肾乳头	renal papillae
肾小盏	minor renal calice
肾大盏	major renal calice
肾盂	renal pelvis
肾单位	nephron
肾小体	renal corpuscle
肾小囊	renal capsule
肾小管	renal tubule
髓放线	medullary ray
髓袢	medullary loop
肾小球旁器	juxtaglomerular apparatus
输尿管	ureter
输尿管间襞	interureteric fold
生殖系统	reproductive system
射精管	ejaculatory duct
输精管	ductus deferens
输卵管	uterine tuba
三尖瓣复合体	tricuspid valve complex
升主动脉	ascending aorta
上颌动脉	maxillary artery
锁骨下动脉	subclavian artery
肾动脉	renal artery
肾上腺中动脉	middle suprarenal artery
上腔静脉	superior vena cava

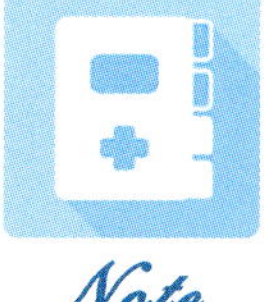

锁骨下静脉	subclavian vein
哨位淋巴结	sentinel lymph node
肾静脉	renal vein
肾上腺静脉	suprarenal vein
髓窦	medullary sinus
髓索	medullary cord
神经垂体	neurohypophysis
肾上腺	suprarenal gland
嗜酸性细胞	acidophil，oxyphilic cell
束状带	zona fasciculate
松果体	pineal body
髓质	medulla
视器	visual organ
视网膜	retina
视神经盘	optic disc
视网膜中央动脉	central artery of retina
神经系统	nervous system
髓质	medulla
神经节	ganglion
神经核	nucleus
上丘	superior colliculus
三叉丘系	trigeminal lemniscus
视神经	optic nerve
三叉神经	trigeminal nerve
上颌神经	maxillary nerve
舌咽神经	glossopharyngeal nerve
舌下神经	hypoglossal nerve
上运动神经元	upper motor neuron
桑葚胚	morula
上胚层	epiblast
受精	fertilization

T

头侧	cranial
弹性纤维	elastic fiber
透明软骨	hyaline cartilage
弹性软骨	elastic cartilage
突触	synapse
突触前成分	presynaptic element
突触间隙	synaptic cleft
突触后成分	postsynaptic element
臀肌粗隆	gluteal tuberosity
臀大肌	gluteus maximus

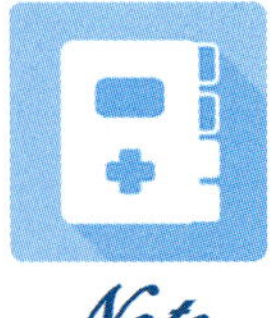
Note

臀中肌	gluteus medius
臀小肌	gluteus minimus
弹性圆锥	conus elasticus
臀上动脉	superior gluteal artery
臀下动脉	inferior gluteal artery
头臂静脉	brachiocephalic vein
头静脉	cephalic vein
瞳孔	pupil
椭圆囊	utricle
透明层	stratum lucidum
胎期	fetal period
体外受精-胚胎移植技术	in vitro fertilization and embryo transfer,IVF-ET
透明带反应	zona reaction
蜕膜	deciduas
胎膜	fetal membrane
胎盘	placenta
胎盘隔	placental septum
胎盘屏障	placental barrier
胎盘膜	placental membrane

W

外	external
外侧	lateral
尾侧	caudal
微体	microbody
外分泌腺	exocrine gland
微绒毛	microvillus
网状纤维	reticular fiber
网状组织	reticular tissue
网织红细胞	reticulocyte
卫星细胞	satellite cell
无髓神经纤维	unmyelinated nerve fiber
尾骨	coccyx
外膜	tunica adventitia
胃	stomach
外鼻	external nose
微循环	microcirculation
胃左动脉	left gastric artery
胃右静脉	right gastric vein
胃左静脉	left gastric vein
外耳	external ear
外耳道	external acoustic meatus
蜗管	cochlear duct

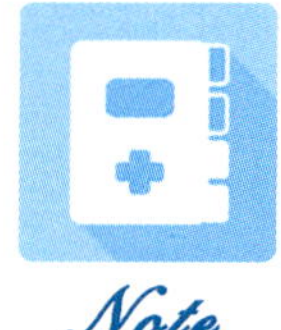

网膜	omentum
网膜孔	omental foramen
网膜囊	omental bursa
胃脾韧带	gastrosplenic ligament
胃结肠韧带	gastrocolic ligament
网状结构	reticular formation
外侧索	lateral funiculus
外侧丘系	lateral lemniscus
尾状核	caudate nucleus
尾神经	coccygeal nerves
外胚层	ectoderm

X

系统解剖学	systematic anatomy
下	inferior
细胞	cell
细胞膜	cell membrane
细胞质	cytoplasm
细胞器	organelle
细胞核	nucleus
线粒体	mitochondrion
细胞骨架	cytoskeleton
细胞周期	cell cycle
腺	gland
腺上皮	glandular epithelium
纤毛	cilium
纤维	fiber
纤维软骨	fibrous cartilage
血液	blood
血浆	plasma
血细胞	blood cell
血清	serum
血红蛋白	hemoglobin
血小板	blood platelet
心肌	cardiac muscle
星形胶质细胞	astrocyte
小胶质细胞	microglia
胸廓	thorax
胸椎	thoracic vertebra
膝关节	knee joint
胸骨	sternum
胸骨角	sternal angle
胸肋关节	sternocostal joints

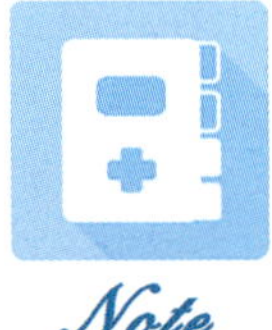

下颌头	head of mandible
下颌孔	mandibular foramen
下颌角	angle of mandible
胸锁乳突肌	sternocleidomastoid
斜方肌	trapezius
胸大肌	pectoralis major
胸小肌	pectoralis minor
小腿三头肌	triceps surae
消化系统	alimentary system
下颌下腺	submandibular gland
小肠	small intestine
胸膜	pleura
胸膜腔	pleural cavity
胸腔	thoracic cavity
纤维囊	fibrous capsule
血管球	glomerulus
细段	thin segment
心	heart
心血管系统	cardiovascular system
血窦	sinusoid
心尖	cardiac apex
心底	cardiac base
心肌膜	myocardium
心内膜	endocardium
心外膜	epicardium
心包	pericardium
心包腔	pericardial cavity
胸廓内动脉	internal thoracic artery
下颌后静脉	retromandibular vein
胸主动脉	thoracic aorta
下腔静脉	inferior vena cava
小隐静脉	small saphenous vein
胸导管	thoracic duct
胸腺	thymus
胸腺依赖区	thymus dependent area
腺垂体	adenohypophysis
小网膜	lesser omentum
楔束	fasciculus cuneatus
楔束结节	cuneate tubercle
下丘	inferior colliculus
小脑	cerebellum
楔束核	cuneate nucleus
小脑扁桃体	tonsil of cerebellum

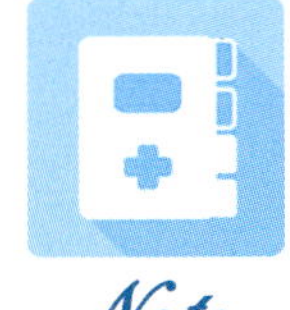

新小脑	neocerebellum
下丘脑	hypothalamus
杏仁体	amygdaloid body
小脑幕	tentorium of cerebellum
胸神经	thoracic nerves
嗅神经	olfactory nerve
下颌神经	mandibular nerve
下运动神经元	lower motor neuron
下胚层	hypoblast
先天畸形	congenital malformation

Y

远侧	distal
液态镶嵌模型学说	fluid mosaic model
有髓神经纤维	myelinated nerve fiber
游离神经末梢	free nerve ending
有被囊神经末梢	encapsulated nerve ending
运动神经末梢	motor nerve ending
运动终板	motor end plate
运动系统	locomotor system
腰椎	lumbar vertebra
咬肌	masseter
牙	teeth
咽	pharynx
幽门	pylorus
胰	pancreas
乙状结肠	sigmoid colon
远端小管	distal tubule
阴道	vagina
阴茎	penis
阴茎包皮	prepuce of penis
阴茎海绵体	cavernous body of penis
阴囊	scrotum
有孔毛细血管	fenestrated capillary
右心房	right atrium
右心室	right ventricle
右冠状动脉	right coronary artery
右肺动脉	right pulmonary artery
腋动脉	axillary artery
右结肠动脉	right colic artery
乙状结肠动脉	sigmoid arteries
阴部内动脉	internal pudendal artery
右淋巴导管	right lymphatic duct

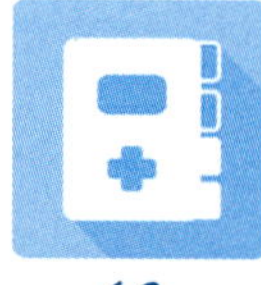

眼	eye
眼球	eyeball
眼副器	accessory organs of eye
眼球纤维膜	fibrous tunic of eyeball
眼球血管膜	vascular tunic of eyeball
眼睑	palpebra
眼动脉	ophthalmic artery
眼房	chambers of eyeball
咽鼓管	auditory tube
乙状结肠系膜	sigmoid mesocolon
延髓	medulla oblongata
腰骶膨大	lumbosacral enlargement
延髓脑桥沟	bulbopontine sulcus
硬膜	dura mater
硬脑膜	cerebral dura mater
硬脊膜	spinal dura mater
硬脑膜窦	sinuses of dura mater
腰神经	lumbar nerves
腰丛	lumbar plexus
腋神经	axillary nerve
眼神经	ophthalmic nerve
羊膜囊	amnion
原条	primitive streak
羊膜	amnion

Z

组织学	histology
中心体	centrosome
中间连接	intermediate junction
质膜内褶	plasma membrane infolding
脂肪细胞	fat cell
组织液	tissue fluid
致密结缔组织	dense connective tissue
脂肪组织	adipose tissue
中央管	central canal
中心粒细胞	neutrophilic granulocyte
纵小管	longitudinal tubule
中间神经元	interneuron
轴突	axon
轴丘	axon hillock
椎间盘	intervertebral disc
椎骨	vertebra
肘关节	elbow joint

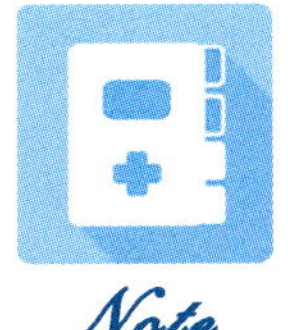

坐骨	ischium
足弓	arch of foot
趾长伸肌	extensor digitorum longus
趾长屈肌	flexor digitorum longus
主细胞	chief cell
直肠	rectum
直肠壶腹	ampulla of rectum
中央静脉	central vein
中央乳糜管	central lacteal
纵隔	mediastinum
脂肪囊	adipose capsule
致密斑	macula densa
子宫	uterus
子宫底	fundus of uterus
子宫颈	neck of uterus
子宫体	body of uterus
子宫峡	isthmus of uterus
左心房	left atrium
左心室	left ventricle
左冠状动脉	left coronary artery
主动脉	aorta
主动脉弓	aortic arch
左肺动脉	left pulmonary artery
椎动脉	vertebral artery
掌浅弓	superficial palmar arch
掌深弓	deep palmar arch
中结肠动脉	middle colic artery
直肠上动脉	superior rectal artery
左结肠动脉	left colic artery
直肠下动脉	inferior rectal artery
子宫动脉	uterine artery
肘正中静脉	median cubital vein
椎静脉丛	vertebral venous plexus
中枢淋巴器官	central lymphoid organ
周围淋巴器官	peripheral lymphoid organ
主细胞	chief cell
中央凹	central fovea
中耳	middle ear
真皮	dermis
直肠膀胱陷凹	rectovesical pouch
三角韧带	triangular ligaments
脏腹膜	visceral peritoneum
直肠子宫陷凹	rectouterine pouch

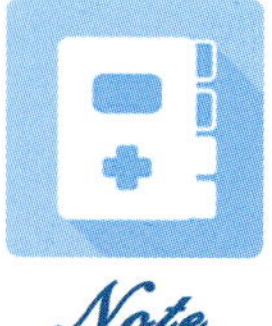
Note

自主神经系统	autonomic nervous system
植物性神经系统	vegetative nervous system
终丝	filum terminale
中央管	central canal
锥体	pyramid body
锥体交叉	decussation of pyramid
中脑	midbrain
中脑水管	mesencephalic aqueduct
锥体束	pyramidal tract
枕叶	occipital lobe
中央旁小叶	paracentral lobule
蛛网膜	arachnoid mater
正中神经	median nerve
坐骨神经	sciatic nerve
展神经	abducent nerve
周围神经系统	peripheral nervous system
锥体系	pyramidal system
锥体外系	extrapyramidal system
植入	implantation
中胚层	mesoderm
滋养层	trophoblast
致畸易感期	susceptible period

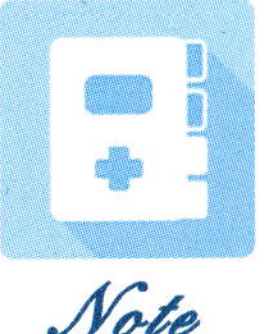

参考文献

Cankao Wenxian

[1] 曾园山,陈宁欣.组织学与胚胎学[M].北京:科学出版社,2008.

[2] 唐军民,张书永.人体解剖学与组织胚胎学[M].北京:北京大学医学出版社,2002.

[3] 牟兆新,申社林.人体解剖学与组织胚胎学[M].北京:高等教育出版社,2006.

[4] 汪平安,雷良蓉.正常人体结构[M].武汉:湖北科学技术出版社,2008.

[5] 丁自海.人体解剖学[M].北京:中国科学技术出版社,2007.

[6] 沈宗起.人体解剖学与组织胚胎学[M].上海:上海科学技术出版社,2006.

[7] 王滨,甘泉涌.解剖组胚学[M].2版.北京:科学出版社,2008.

[8] 张雅芳,高振平,张书琴.人体解剖学[M].10版.长春:吉林科学技术出版社,2009.

[9] 郭光文,王序.人体解剖学图谱[M].2版.北京:人民卫生出版社,2008.

[10] 杨佩满.组织学与胚胎学[M].5版.北京:人民卫生出版社,2009.

[11] 钟世镇.系统解剖学[M].北京:高等教育出版社,2003.

[12] 赵凤臣.人体结构与功能[M].上海:同济大学出版社,2012.

[13] 何欣,龙大宏,刘学政.局部解剖学(案例版)[M].北京:科学出版社,2007.

[14] 余哲.解剖学[M].2版.北京:人民卫生出版社,1998.

[15] 邹仲之,李继承.组织学与胚胎学[M].7版.北京:人民卫生出版社,2008.

[16] 杨壮来.人体结构学[M].北京:高等教育出版社,2010.

[17] 臧卫东,贺生,申社林.人体解剖学[M].3版.郑州:郑州大学出版社,2009.

[18] 邢贵庆.解剖学及组织胚胎学[M].3版.北京:人民卫生出版社,2007.

[19] 肖日东.组织学与胚胎学[M].2版.北京:中国科学技术出版社,2006.